LACAN · DAS SEMINAR · BUCH III

AF879221

Text- und seitengleich mit der von
Norbert Haas und Hans-Joachim Metzger
herausgegebenen Ausgabe des Seminars
Lektorat: Claus Koch

JACQUES LACAN

DIE PSYCHOSEN

DAS SEMINAR, BUCH III (1955-1956)

TEXTHERSTELLUNG DURCH
JACQUES-ALAIN MILLER

AUS DEM FRANZÖSISCHEN VON
MICHAEL TURNHEIM

VERLAG TURIA + KANT
WIEN–BERLIN

Bibliografische Information Der Deutschen Bibliothek
Die Deutsche Bibliothek verzeichnet diese Publikation in der Deutschen Nationalbibliografie; detaillierte bibliografische Daten sind im Internet über http://dnb.ddb.de abrufbar.

Bibliographic Information published by Die Deutsche Bibliothek
Die Deutsche Bibliothek lists this publication in the Deutsche Nationalbibliografie; detailed bibliographic data are available on the internet at http://dnb.ddb.de.

ISBN 978-3-85132-805-9

Originaltitel:
Le séminaire de Jacques Lacan. Texte établi par Jacques-Alain Miller, Livre III, Les psychoses (1955-1956)
© EDITIONS DU SEUIL, PARIS 1981

Frühere deutsche Ausgabe:
Quadriga Verlag, Weinheim-Berlin 1997

Reprint der Übersetzung mit freundlicher Genehmigung von Dian Turnheim

© für die deutsche Ausgabe:
VERLAG TURIA + KANT, 2016, 2021
A – 1010 Wien, Schottengasse 3A/5/DG 1
Büro Berlin: D-10827 Berlin, Crellestraße 14 / Remise
info@turia.at | www.turia.at

INHALT

EINFÜHRUNG IN DIE FRAGE DER PSYCHOSEN

I

11 EINFÜHRUNG IN DIE FRAGE DER PSYCHOSEN

Schizophrenie und Paranoia
Gaëtan de Clérambault
Die Vorspiegelungen des Verstehens
Von der Verneinung * *zur Verwerfung* *
Psychose und Psychoanalyse

Dieses Jahr beginnt die Frage der Psychosen.

Ich sage die *Frage,* denn man kann nicht von vornherein von der *Behandlung* der Psychosen sprechen, wie eine erste Notiz es Ihnen zunächst mitgeteilt hatte, und noch weniger von der Behandlung der Psychose *bei Freud,* denn er hat niemals davon gesprochen, außer ganz andeutungsweise.

Wir werden ausgehen von der Freudschen Doktrin, um abzuschätzen, was sie zu diesem Thema beiträgt, aber wir werden nicht versäumen, die Begriffe einzuführen, die wir im Laufe der vorhergehenden Jahre ausgearbeitet haben, und alle Probleme zu behandeln, die die Psychosen uns *heute* stellen. Klinische und nosographische Probleme zunächst, für die mir schien, daß der ganze Gewinn, den die Psychoanalyse bringen kann, nicht völlig freigelegt worden ist. Auch Behandlungsprobleme, in die unsere Arbeit von diesem Jahr einmünden wird müssen – das ist unser Zielpunkt.

Es ist also kein Zufall, wenn ich als Titel zunächst das angegeben habe, womit wir schließen werden. Nehmen wir an, daß es ein Versprecher war, ein bedeutsamer Versprecher.

1

Ich möchte den Akzent auf eine erste Evidenz legen, wie immer die am wenigsten bemerkte.

Bei dem, was gemacht worden ist, bei dem, was im Entstehen begriffen ist, was die Behandlung der Psychosen betrifft, geht man viel lieber die
12 Schizophrenien an als die Paranoias, man interessiert sich dafür viel lebhafter, man erwartet davon viel mehr Resultate. Warum also ist es im Gegenteil die Paranoia, die für die Freudsche Doktrin eine etwas bevorzugte Stellung einnimmt, die eines Knotens, aber auch eines widerständigen Kerns?

Vielleicht werden wir lange brauchen, bevor wir auf diese Frage antworten, aber sie wird für unser Vorgehen grundlegend bleiben.
Freilich, Freud war die Schizophrenie nicht unbekannt. Die Bewegung der Ausarbeitung dieses Begriffs fiel in seine Zeit. Aber wenn er auch gewiß die Arbeiten der Zürcher Schule anerkannt, bewundert, sogar ermutigt und die analytische Theorie in Beziehung gebracht hat mit dem, was in der Umgebung Bleulers aufgebaut wurde, ist er doch davon recht weit entfernt geblieben. In erster Linie und im wesentlichen hat er sich für die Paranoia interessiert. Und um Ihnen gleich einen Anhaltspunkt zu geben, auf den Sie sich werden beziehen können, erinnere ich Sie daran, daß am Ende seines Berichts über den Fall Schreber, der der Haupttext seiner Doktrin bezüglich der Psychosen ist, Freud die Linie einer Wasserscheide zieht, wenn ich mich so ausdrücken darf, zwischen der Paranoia einerseits, und andererseits all dem, von dem er gerne hätte, sagt er, daß man es Paraphrenie nennen würde, und was sehr genau dem Feld der Schizophrenien entspricht. Das ist ein Anhaltspunkt, den wir für das Verständnis dessen brauchen, was wir in der Folge sagen werden – für Freud teilt sich das Feld der Psychosen in zwei.
Was deckt der Ausdruck Psychose im psychiatrischen Bereich? Psychose ist nicht Demenz. Die Psychosen, das ist, wenn Sie wollen – es gibt keinen Grund, sich den Luxus zu versagen, dieses Wort zu gebrauchen –, das, was dem entspricht, was man immer die *Verrücktheiten* genannt hat und immer noch legitimerweise nennt. In diesem Bereich macht Freud eine Zweiteilung. Viel mehr hat er sich nicht um Nosologie gekümmert in Sachen Psychose, aber in diesem Punkt ist er sehr deutlich, und in Anbetracht der Qualität ihres Autors können wir diese Unterscheidung nicht für belanglos halten.
Darin ist Freud, wie es vorkommt, nicht ganz im Einklang mit seiner Zeit. Ist er sehr im Rückstand? Ist er weit voraus? Da ist die Zweideutigkeit. Auf den ersten Blick ist er sehr im Rückstand.
Ich kann Ihnen hier nicht die Geschichte der Paranoia nachzeichnen, seitdem sie aufgetaucht ist, mit einem Psychiater, der Kantschüler war, am Anfang des XIX. Jahrhunderts, aber Sie müssen wissen, daß sie, am Höhepunkt ihrer Ausdehnung in der deutschen Psychiatrie, so gut wie vollständig die Verrücktheiten deckte – siebzig Prozent der Kranken der Irrenhäuser trugen das Etikett Paranoia. Alles, was wir Psychose oder Verrücktheit nennen, war Paranoia.
In Frankreich ist das Wort Paranoia, zum Zeitpunkt, wo es in die Nosologie eingeführt worden ist – einem äußerst späten Zeitpunkt, es braucht dazu etwa fünfzig Jahre –, mit etwas grundsätzlich anderem identifiziert worden.

13 Ein Paranoiker – zumindest bevor die Doktorarbeit eines gewissen Jacques Lacan große Verwirrung unter die Geister zu bringen trachtete, die sich auf einen kleinen Kreis beschränkt hat, auf den angemessenen kleinen Kreis, so daß man heute nicht mehr von den Paranoikern spricht wie früher – ein Paranoiker, das war ein Böser, ein Intoleranter, ein Kerl mit übler Laune, Hochmut, Mißtrauen, Empfindlichkeit, Selbstüberschätzung. Diese Charakteristik bildete die Grundlage der Paranoia – wenn der Paranoiker allzu paranoisch war, konnte er delirieren. Es handelte sich weniger um eine Konzeption als um eine, im übrigen sehr feine, Klinik.

Da ungefähr, ich übertreibe in nichts, waren wir in Frankreich nach der Arbeit von Génil-Perrin über die *Constitution paranoïaque*, die den charakterologischen Begriff der Anomalie der Persönlichkeit durchgesetzt hatte, wesentlich durch das konstituiert, was man – das Buch trägt den Stempel dieser Eingebung – gut als perverse Struktur des Charakters qualifizieren kann. Wie jeder Perverse konnte der Paranoiker die Grenzen überschreiten und in jenen furchtbaren Wahnsinn verfallen, maßlose Übertreibung der Züge seines unerfreulichen Charakters.

Diese Sichtweise kann als psychologisch, psychologisierend oder sogar psychogenetisch bezeichnet werden. Die ganzen formellen Bezüge auf eine organische Grundlage, aufs Temperament zum Beispiel, ändern nichts daran – in Wirklichkeit war es eine psychologische Genese. Etwas wird definiert und eingeschätzt auf einer bestimmten Ebene, und die Entwicklung folgt darauf in kontinuierlicher Weise, mit autonomer Kohärenz, die sich in ihrem eigenen Feld selbst genügt. Insofern handelte es sich insgesamt um Psychologie, trotz der Ablehnung dieses Gesichtspunktes, die man unter der Feder des Autors findet.

In meiner Doktorarbeit habe ich versucht, eine andere Sicht voranzubringen. Ich war gewiß noch ein junger Psychiater, und ich wurde da maßgeblich durch die Arbeiten, den direkten Unterricht, ich würde sogar wagen zu sagen, die Vertraulichkeit jemandes eingeführt, der eine sehr wichtige Rolle in der französischen Psychiatrie dieser Epoche gespielt hat, und der Gaëtan de Clérambault ist, dessen Persönlichkeit, Tätigkeit und Einfluß ich in dieser Einführungsplauderei wachrufen möchte.

Für diejenigen unter Ihnen, die von seinem Werk nur eine annähernde Kenntnis haben, oder vom Hörensagen – es muß da eine gewisse Anzahl geben – steht Clérambault im Ruf, ein wilder Verfechter einer extremen organischen Auffassung gewesen zu sein. Das war sicher die ausdrückliche Absicht vieler seiner theoretischen Darlegungen. Trotzdem, ich glaube nicht, daß sich von da eine richtige Perspektive gewinnen läßt, nicht nur auf den Einfluß, den

seine Persönlichkeit und seine Lehre tatsächlich haben ausüben können, 14
sondern auch auf die wahrhafte Tragweite seiner Entdeckungen.

Das ist ein Werk, das, unabhängig von seinen theoretischen Absichten, konkreten klinischen Wert besitzt – beträchtlich ist die Anzahl der klinischen Syndrome, die von Clérambault auf völlig neuartige Weise herausgefunden worden sind und seither zum Stammgut der psychiatrischen Erfahrung gehören. Er hat kostbare Dinge beigetragen, die nie vor ihm gesehen und seither nie wieder aufgenommen worden sind, ich spreche von seinen Studien über die toxisch bedingten Psychosen. Mit einem Wort, auf dem Gebiet der Psychosen bleibt Clérambault absolut unentbehrlich.

Der Begriff des *automatisme mental* verdankt offenbar seine zentrale Stellung im Werk und in der Lehre Clérambaults der Bemühung, den grundlegend *nicht-vorstellungshaften* Charakter, wie er sich ausdrückte, der Phänomene zu zeigen, die sich im Verlauf der Psychose manifestieren, was besagen soll *nicht entsprechend einem Vorstellungsablauf* – das hat leider nicht viel mehr Sinn als der Diskurs des Herren. Diese Kennzeichnung erfolgt also in Funktion einer unterstellten Verstehbarkeit. Der vorrangige Bezug auf die Verstehbarkeit dient dazu, zu bestimmen, was eben einen Bruch erzeugt und sich als unverstehbar darstellt.

Das ist eine Annahme, von der es übertrieben wäre zu sagen, daß sie recht naiv ist, denn es besteht kein Zweifel, daß es keine verbreitetere gibt – und, fürchte ich, auch noch bei Ihnen, zumindest vielen von Ihnen. Der wichtigste Fortschritt der Psychiatrie seit der Einführung dieser Forschungsbewegung, die Psychoanalyse heißt, hat darin bestanden, glaubt man, den Sinn in der Kette der Phänomene wiederherzustellen. Das ist nicht falsch an sich. Was aber falsch ist, das ist, sich vorzustellen, daß der Sinn, um den es geht, das ist, was sich versteht. Was wir gelernt hätten an Neuem, denkt man allseits in den Ärztezimmern, Ausdruck des *sensus communis* der Psychiater, das ist, die Kranken zu verstehen. Das ist eine reine Täuschung.

Der Begriff des Verstehens hat eine sehr genaue Bedeutung. Das ist ein Bereich, aus dem Jaspers, unter dem Namen *verständlicher Zusammenhang*, den Angelpunkt seiner ganzen sogenannten allgemeinen Psychopathologie gemacht hat. Das besteht darin, zu denken, daß es Dinge gibt, die selbstverständlich sind, daß zum Beispiel, wenn jemand traurig ist, das daran liegt, daß er nicht hat, was sein Herz begehrt. Nichts ist falscher – es gibt Leute, die alles haben, was ihr Herz begehrt, und die trotzdem traurig sind. Die Traurigkeit ist eine Leidenschaft ganz anderer Art.

Ich möchte darauf beharren. Wenn Sie einem Kind eine Ohrfeige geben, ja sicher, das versteht sich, es weint – ohne daß sich irgend jemand überlegt, daß das überhaupt nicht so sein muß, daß es weint. Ich erinnere mich an den kleinen Buben, der, wenn er eine Ohrfeige bekam, fragte – *Ist das ein Streicheln oder ein Klaps?* Wenn man ihm sagte, daß es ein Klaps war, dann weinte er, das gehörte zum Übereinkommen, zur Regel des Augenblicks, und wenn es ein Streicheln war, dann war er begeistert. Womit übrigens die Frage nicht erschöpfend beantwortet ist. Wenn man eine Ohrfeige bekommt, gibt es genug andere Arten, darauf zu antworten, als zu weinen, man kann sie zurückgeben, und auch die andere Wange hinhalten, man kann auch sagen: *Schlag, aber hör zu.* Eine sehr große Vielfalt von Sequenzen bietet sich an, die vernachlässigt werden im Begriff des verständlichen Zusammenhangs, wie Herr Jaspers ihn erläutert.

Sie können bis zum nächsten Mal sein Kapitel mit der Überschrift *Die verständlichen Zusammenhänge* nachsehen. Die Ungereimtheiten tauchen rasch auf – das ist der Nutzen eines durchgehaltenen Diskurses.

Das Verstehen ist lediglich als ein Zusammenhang angesprochen, der immer an der Grenze ist. Sobald man sich ihm nähert, ist es im wahrsten Sinne des Wortes unfaßbar. Die Beispiele, die Jaspers für die offensichtlichsten hält – seine Orientierungspunkte, mit denen er sehr schnell und zwangsläufig den Begriff selbst verwechselt – sind Idealbezüge. Ergreifend ist aber die Tatsache, daß er in seinem eigenen Text, und trotz aller Kunstgriffe, die er aufwenden mag, diese Täuschung aufrechtzuerhalten, nicht darum herumkommt, solche Beispiele zu geben, die immer schon gerade durch die Tatsachen widerlegt worden sind. Zum Beispiel, der Selbstmord als Ausdruck eines Hanges zum Niedergang, zum Tod, es scheint, daß ein jeder sagen könnte – aber nur, wenn man ihn hernimmt, um es ihn sagen zu machen –, daß er eher vorkommt beim Niedergang der Natur, das heißt im Herbst. Nun weiß man aber, daß man sich viel häufiger im Frühjahr umbringt. Das ist weder mehr noch weniger verständlich. Überrascht zu sein, daß die Selbstmorde im Frühjahr häufiger sind als im Herbst, kann nur auf dieser haltlosen Täuschung beruhen, die man verständlichen Zusammenhang nennt, als ob es da irgend etwas gäbe, das sich jemals fassen ließe.

So beginnt man zu begreifen, daß die Psychogenese gleichzusetzen ist mit der Wiedereinführung dieses berühmten Zusammenhangs in die Beziehung zum psychiatrischen Objekt. Es ist, offengestanden, sehr schwer, das zu begreifen, denn es ist buchstäblich unbegreiflich, aber wie alles, was man nicht scharf angeht, in einen wahrhaften Begriff faßt, bleibt das eine versteckte Annahme, und sie ist versteckt vorhanden im Farbwechsel der Psychiatrie der letzten dreißig Jahre. Also gut, wenn Psychogenese das ist, dann sage ich – denn ich denke, daß die meisten von Ihnen von jetzt an imstande sind, es zu

erfassen, nach zwei Jahren Lehre über das Symbolische, das Imaginäre und das Reale, und ich sage es auch für die, die vielleicht noch nicht so weit sind – es ist das große Geheimnis der Psychoanalyse, daß es keine Psychogenese gibt. Wenn Psychogenese das ist, dann ist das eben das, wovon die Psycho-
analyse am weitesten entfernt ist, durch ihre ganze Bewegung, durch ihre 16
ganze Inspiration, durch ihren ganzen Drang, durch alles, was sie gebracht hat, durch alles, zu dem sie uns hinführt, durch alles, worin sie uns halten soll.

Eine andere Art, die Sachen auszudrücken, und eine, die viel weiter geht, besteht darin, zu sagen, daß das Psychologische, wenn wir versuchen, es streng zu fassen, das Ethologische ist, die Gesamtheit der Verhaltensweisen des Individuums, biologisch gesprochen, in seinen Beziehungen zu seiner natürlichen Umwelt. Das wäre eine angemessene Definition der Psychologie. Es geht um eine Ordnung von Tatsachenbeziehungen, etwas Objektivierbares, ein ausreichend begrenztes Feld. Um aber ein Wissenschaftsobjekt zu konstituieren, muß man ein bißchen weiter gehen. Für die Humanpsychologie gilt, was Voltaire über die Naturgeschichte sagte, nämlich, daß sie gar nicht so natürlich ist, und sogar, daß sie das Widernatürlichste ist, was es gibt. Alles was im menschlichen Verhalten psychologischer Natur ist, ist derart grundlegenden Anomalien unterworfen, weist jederzeit derart offensichtliche Paradoxe auf, daß sich das Problem stellt, was hier eingeführt werden muß, damit die Katze ihre Jungen wiederfindet.

Vergißt man das Relief, die Grundspannung der Psychoanalyse, so kommt man – was natürlich der beständige, täglich konstatierte Hang der Psychoanalytiker ist – auf allerlei Mythen zurück, die, von einem Zeitpunkt an, der noch zu definieren wäre, ausgebildet wurden, und der ungefähr am Ende des XVIII. Jahrhunderts anzusetzen ist. Mythos der Einheit der Persönlichkeit, Mythos der Synthese, Mythos der höheren und niederen Funktionen, Verwirrung in bezug auf den Automatismus, alle diese Organisationstypen des objektiven Feldes zeigen fortwährend das Bersten, die Vierteilung, das Zerreißen, die Verneinung der Tatsachen, das Verkennen der unmittelbarsten Erfahrung.

Aber daß man sich nicht täusche – ich bin jetzt nicht dabei, mich dem Mythos jener unmittelbaren Erfahrung hinzugeben, der die Grundlage dessen ist, was man existentielle Psychologie oder gar existentielle Psychoanalyse nennt. Die unmittelbare Erfahrung hat nicht mehr Vorrang, uns innehalten zu lassen, uns zu fesseln, als in irgendeiner anderen Wissenschaft. Sie ist keineswegs der Maßstab der Ausarbeitung, zu der wir letztlich gelangen müssen. Die Freudsche Lehre, und darin stimmt sie gänzlich überein mit dem, was sich sonst auf dem Gebiet der Wissenschaft abspielt – so verschieden von unserem eigenem Mythos wir dieses auch begreifen müssen – bringt Bereiche ins Spiel, die jenseits der unmittelbaren Erfahrung liegen und keineswegs sinnlich erfaßt werden können. Hier wie in der Physik, halten wir nicht die Farbe, so wie sie durch die direkte Erfahrung empfunden und differenziert wird, fest, sondern etwas, das dahinter ist und sie bedingt.

17 Die Freudsche Erfahrung ist keineswegs vorbegrifflich. Das ist keine reine Erfahrung. Es ist eine Erfahrung, die sehr wohl strukturiert ist durch etwas Künstliches, das die analytische Beziehung ist, so wie diese konstituiert ist durch das Geständnis, das das Subjekt dem Arzt ablegt, und durch das, was der Arzt daraus macht. Von diesem ersten Operationsmodus her geschieht die ganze Ausarbeitung.

Durch diese Erinnerung müssen Sie schon die drei Ordnungen wiedererkannt haben, von denen ich Ihnen immer wieder vorbete, wie notwendig sie sind, um auch nur irgendwas an der psychoanalytischen Erfahrung zu verstehen – das heißt das Symbolische, das Imaginäre und das Reale.

Das Symbolische, Sie haben es soeben auftauchen sehen im Moment, wo ich, und zwar durch zwei verschiedene Zugänge, auf das angespielt habe, was jenseits jeglichen Verstehens ist, worin sich jedes Verstehen einfügt, und das einen so offensichtlich verwirrenden Einfluß auf die menschlichen und zwischenmenschlichen Beziehungen ausübt.

Das Imaginäre, Sie haben es ebenfalls aufscheinen sehen, als ich mich auf die Tierethologie bezogen habe, das heißt auf jene in Bann schlagenden oder fesselnden Formen, welche die Geleise darstellen, auf denen das tierische Verhalten seinen natürlichen Zielen zugeführt wird. Herr Piéron, der für uns nicht im Geruche der Heiligkeit steht, hat einem seiner Bücher den Titel *La sensation, guide de vie* | *Die Sinnesempfindung als Lebensführer* gegeben. Das ist ein sehr schöner Titel, aber ich weiß nicht, ob er so gut zur Empfindung paßt wie er sagt, und der Inhalt des Buches bestätigt es gewiß nicht. Was stimmt an diesem Gesichtspunkt, ist, daß das Imaginäre sicherlich Lebensführer ist für den gesamten tierischen Bereich. Wenn das Bild in unserem eigenen Bereich gleichfalls eine entscheidende Rolle spielt, so wird doch diese Rolle ganz und gar neu aufgenommen, umgeknetet und wiederbelebt durch die symbolische Ordnung. Das Bild ist immer mehr oder weniger integriert in diese Ordnung, die, ich erinnere Sie daran, sich beim Menschen auszeichnet durch ihre organisierte Struktur.

Welchen Unterschied gibt es zwischen dem, was der imaginären oder realen Ordnung zugehört, und dem, was der symbolischen Ordnung zugehört? In der imaginären oder realen Ordnung haben wir immer ein mehr oder weniger, eine Schwelle, einen Spielraum, eine Kontinuität. In der symbolischen Ordnung gilt jedes Element, insofern es in Opposition steht zu einem anderen.

Nehmen wir ein Beispiel aus dem Gebiet, in das wir uns einzuführen beginnen.

Einer unserer Psychotiker erzählt uns, in welch fremdartige Welt er seit einiger Zeit eingedrungen ist. Alles ist für ihn Zeichen geworden. Nicht nur, daß er belauert, beobachtet, überwacht wird, daß man spricht, sagt, andeutet, daß man ihn anschaut, ihm zuzwinkert, sondern das strömt über – Sie werden gleich die Ambiguität sich breitmachen sehen – auf den Bereich der unbelebten, nicht menschlichen realen Objekte. Schauen wir hier ein wenig näher zu. Wenn ihm auf der Straße ein rotes Auto begegnet – ein Auto ist kein natürliches Objekt – so kommt das doch nicht von ungefähr, wird er sagen, daß es gerade jetzt vorbeigefahren ist.

Gehen wir der Frage dieser wahnhaften Intuition nach. Dieses Auto hat eine 18
Bedeutung, aber das Subjekt ist sehr häufig außerstande, genau anzugeben, welche. Ist sie günstig? ist sie bedrohlich? Sicher, das Auto ist aus irgendeinem Grund da. Von diesem denkbar undifferenzierten Phänomen können wir drei völlig verschiedene Auffassungen haben.

Wir können die Sache unter dem Blickwinkel einer Wahrnehmungsstörung betrachten. Glauben Sie nicht, daß wir so weit davon entfernt sind. Vor nicht allzulanger Zeit hat man auf dieser Ebene die Frage nach der elementaren Erfahrung des verrückten Subjekts gestellt. Vielleicht könnte es ein Farbenblinder sein, der das Rote grün sieht, und umgekehrt. Vielleicht erkennt er die Farbe nicht.

Wir können die Begegnung mit dem roten Auto auch noch im Register dessen betrachten, was sich abspielt, wenn das Rotkehlchen seinen Artgenossen trifft und ihm die Brust zeigt, der es seinen Namen verdankt. Man hat zeigen können, daß dieses Kleid der Vögel mit der Bewachung der Grenzen des Reviers in Beziehung steht, und daß die Begegnung allein schon ein gewisses Verhalten gegenüber dem Feind determiniert. Das Rot hat hier eine imaginäre Funktion, die, in der Ordnung der Beziehungen des Verstehens eben, sich in der Tatsache ausdrückt, daß dieses Rot bewirkt, daß das Subjekt rot sieht, daß Rot ihm den ausdrücklichen und unmittelbaren Ausdruck von Feindschaft oder Wut in sich zu bergen scheint.

Schließlich können wir das rote Auto in der symbolischen Ordnung verstehen, so wie man die Farbe Rot in einem Kartenspiel versteht, das heißt als in einer Oppositionsbeziehung zu Schwarz stehend, als Teil einer schon organisierten Sprache.

So haben wir die drei Register unterschieden, und unterschieden auch die drei Ebenen, in die sich unser angebliches Verstehen des Elementarphänomens einfügen kann.

2

Die Neuheit dessen, was Freud eingeführt hat, als er die Paranoia in Angriff nahm, ist noch eklatanter als sonst überall – vielleicht weil es lokalisierter ist, und mehr mit den zeitgenössischen Diskursen über die Psychose bricht. Wir sehen hier Freud von Anfang an mit einer Verwegenheit vorgehen, die einen absoluten Neubeginn anzeigt.

Zweifellos ist auch die *Traumdeutung** eine Schöpfung. Man hat leicht reden, daß man sich schon vorher für die Bedeutung des Traumes interessiert hatte, das hatte überhaupt nichts zu tun mit der Pionierarbeit, die da vor
19 unseren Augen vollbracht wird. Das führt nicht nur zu der Formel, daß der Traum Ihnen etwas sagt, denn das einzige, was Freud interessiert, ist die Arbeit, durch die hindurch er es sagt – er sagt es, wie man spricht. Das hatte man bis dahin niemals gesehen. Man hatte bemerken können, daß der Traum eine Bedeutung hatte, daß man aus ihm etwas lesen konnte, aber nicht, daß der Traum spricht.

Zugegeben, daß Freuds Zugang zum Traum vielleicht durch die unschuldigen Praktiken vorbereitet wurde, die seinem Versuch vorausgegangen sind. Dagegen hat es niemals etwas gegeben, das der Art vergleichbar wäre, wie er mit Schreber vorgeht. Was macht er? Er nimmt das Buch eines Paranoikers, dessen Lektüre er, im Augenblick, wo er sein eigenes Werk schreibt, platonisch empfiehlt – *versäumen Sie nicht, es zu lesen, bevor Sie mich lesen* – und liefert davon eine champollioneske Entzifferung, er entziffert es, wie man Hieroglyphen entziffert.

Von all den plädoyerartigen literarischen Produktionen, von all den Berichten jener, die die Grenze überschritten haben und uns von der fremdartigen Erfahrung der Psychose sprechen, ist das Werk Schrebers gewiß eines der bemerkenswertesten. Es geht hier um eine außergewöhnliche Begegnung zwischen dem Genie Freuds und einem einzigartigen Buch.

Ich habe gesagt *Genie*. Ja, es ist ein wahrhafter Geniestreich Freuds, der nicht das Geringste mit intuitiver Durchdringung zu tun hat – es ist der Geniestreich des Linguisten, der in einem Text mehrmals das gleiche Zeichen auftauchen sieht, von der Vorstellung ausgeht, daß das etwas bedeuten muß, und dem es gelingt, den Gebrauch aller Zeichen dieser Sprache wiederaufzustellen. Die erstaunliche Identifizierung der Vögel des Himmels mit den jungen Mädchen, die Freud herstellt, hat mit diesem Phänomen zu tun – das ist eine sensationelle Hypothese, die erlaubt, die gesamte Kette des Textes wiederherzustellen, nicht nur das Signifikantenmaterial, um das es geht, zu verstehen, sondern, was mehr ist, die Sprache selbst wiederherzustellen, diese berühmte *Grundsprache,* von der uns Schreber spricht. Deutlicher als sonstwo erweist sich hier die analytische Deutung als symbolisch, im strukturierten Sinn des Wortes.

Diese Übersetzung ist wirklich sensationell. Aber aufgepaßt, sie beläßt das Feld der Psychosen und dasjenige der Neurosen auf der gleichen Ebene. Wenn die Anwendung der analytischen Methode nicht mehr als eine symbolische Lektüre hergäbe, erwiese sie sich als unfähig, der Unterscheidung der beiden Felder Rechnung zu tragen. Es ist also jenseits dieser Dimension, daß sich die Probleme stellen, die dieses Jahr unseren Forschungsgegenstand darstellen.

Da es sich um den Diskurs handelt, um den gedruckten Diskurs des Geisteskranken, liegt es also auf der Hand, daß wir uns in der symbolischen Ordnung befinden. Jetzt, was ist das eigentliche Material dieses Diskurses? Auf welcher Ebene wickelt sich der von Freud übersetzte Sinn ab? Wovon sind die Benennungselemente dieses Diskurses entlehnt? Auf eine allgemeine 20
Weise ist das Material der eigene Körper.

Die Beziehung zum eigenen Körper charakterisiert beim Menschen das letztlich reduzierte, aber wahrhaft irreduzible Feld des Imaginären. Wenn irgendwas beim Menschen der imaginären Funktion entspricht, wie sie beim Tier wirksam ist, so ist es all das, was ihn in elektiver, aber stets äußerst schwer erfaßbarer Weise zur allgemeinen Form seines Körpers in Beziehung setzt, wo dieser oder jener Punkt als erogene Zone bezeichnet wird. Nur die analytische Erfahrung hat erlaubt, dieses Verhältnis, immer an der Grenze des Symbolischen, in seinen letzten Beweggründen zu erfassen.

Das also zeigt uns die symbolische Analyse des Falls Schreber. Nur durch die Eingangspforte des Symbolischen kann man in ihn eindringen.

3

Die Fragen, die sich stellen, machen genau die Runde der Kategorien, die in unserem Operationsfeld wirksam sind.

Es ist klassisch, zu sagen, daß bei der Psychose das Unbewußte an der Oberfläche liegt, daß es bewußt ist. Eben deshalb scheint es keinen großen

Effekt zu machen, daß es artikuliert ist. Von diesem an sich schon sehr lehrreichen Gesichtspunkt aus können wir allsogleich feststellen, daß das nicht ganz einfach, wie Freud immer betont hat, von diesem negativen Zug her ist, ein *Unbewußtes** zu sein, ein Nicht-Bewußtes, daß das Unbewußte seine Wirksamkeit erlangt. Freud übersetzend, sagen wir – das Unbewußte ist eine Sprache. Daß es artikuliert ist, impliziert deswegen noch nicht, daß es anerkannt ist. Bewiesen wird das dadurch, daß sich alles so abspielt, als ob Freud eine Fremdsprache übersetzen würde, ja, als ob er sie wiederherstellen würde durch Zerlegung. Das Subjekt ist ganz einfach, seiner Sprache gegenüber, in demselben Verhältnis wie Freud. Falls es möglich ist, daß jemand in einer Sprache spricht, die er überhaupt nicht kennt, werden wir sagen, daß das psychotische Subjekt die Sprache nicht kennt, die es spricht.

Befriedigt diese Metapher? Gewiß nicht. Es geht nicht so sehr darum, zu wissen, warum das Unbewußte, das da ist, artikuliert an der Oberfläche, für das Subjekt ausgeschlossen, nicht angenommen bleibt – sondern warum es im Realen erscheint.

Ich hoffe, daß sich genügend viele unter Ihnen an den Kommentar erinnern, den Herr Hyppolite uns hier zur *Verneinung** gegeben hat, und ich bedaure seine Abwesenheit heute vormittag, die mich um die Gewißheit bringt, die von ihm freigelegten Begriffe nicht zu entstellen.

21 Deutlich hervorgegangen aus seiner Analyse dieses großartigen Textes ist, daß in dem, was unbewußt ist, alles nicht lediglich verdrängt ist, das heißt vom Subjekt, nachdem es verbalisiert worden ist, verkannt wird, sondern daß man, hinter dem Vorgang der Verbalisierung, eine ursprüngliche *Bejahung** annehmen muß, eine Zulassung im Sinne des Symbolischen, die ihrerseits fehlen kann.

Dieser Punkt überschneidet sich mit anderen Texten, und insbesondere mit einer denkbar expliziten Passage, wo Freud ein Ausschlußphänomen annimmt, für welches der Ausdruck *Verwerfung** angemessen erscheint, und das von der *Verneinung** verschieden ist, die sich zu einem viel späteren Zeitpunkt herstellt. Es kann vorkommen, daß ein Subjekt etwas, das es sehr wohl erfahren hat, dennoch den Zugang zu seiner symbolischen Welt verweigert, und was hier nichts anderes ist als die Kastrationsdrohung. Die ganze spätere Entwicklung des Subjekts zeigt, daß es nichts von ihr wissen will, Freud sagt es wörtlich, *im Sinne des Verdrängten* [1].

Was der Verdrängung unterliegt, kehrt wieder, denn Verdrängung und Wiederkehr des Verdrängten sind bloß Vorder- und Rückseite der nämlichen Sache. Das Verdrängte ist immer da und drückt sich völlig artikuliert in den

Symptomen und einer Vielzahl anderer Phänomene aus. Was hingegen der *Verwerfung** unterliegt, hat ein ganz anderes Schicksal.

Es ist nicht nutzlos, daß ich Ihnen dazu meinen Vergleich vom letzten Jahr in Erinnerung rufe, zwischen gewissen Phänomenen der symbolischen Ordnung und dem, was sich in Maschinen, im modernen Sinn des Wortes, abspielt, diesen Maschinen, die noch nicht so recht sprechen, die aber jeden Augenblick zu sprechen beginnen werden. Man füttert sie mit kleinen Ziffern, und man erwartet, daß sie uns etwas geben, zu dessen Berechnung wir vielleicht hunderttausend Jahre gebraucht hätten. Wir können aber nur etwas in den Schaltkreis eingeben, wenn wir den eigenen Rhythmus der Maschine respektieren – andernfalls fällt es unter den Tisch, kann nicht hineinkommen. Man kann das Bild übernehmen. Nur findet sich außerdem noch, daß alles, was in der symbolischen Ordnung verweigert wird im Sinne der *Verwerfung**, im Realen wiederauftaucht.

Freuds Text ist darüber unzweideutig. Wie Sie wissen, geht es um den Wolfsmann, der gewiß psychotische Tendenzen und Eigenschaften erkennen läßt, was er durch die kurzdauernde Paranoia beweist, die er ausbilden wird im Zeitraum zwischen dem Ende von Freuds Behandlung und dem Augenblick, wo sein Fall wiederaufgenommen wird. Nun, daß er jeglichen Zugang der Kastration, die doch in seinem Verhalten in Erscheinung tritt, zum Register der symbolischen Funktion verworfen [2] hat, daß jegliche Annahme der Kastration durch ein *Ich*|*je* ihm unmöglich geworden ist, steht in engstem Zusammenhang mit der Tatsache, daß er in der Kindheit eine kurze Halluzination gehabt hat, über die er äußerst genaue Einzelheiten berichtet.

Es geht um folgende Szene. Mit seinem Taschenmesser spielend, hatte er sich 22
in den Finger geschnitten, der nur mehr an einem ganz kleinen Stück Haut hing. Das Subjekt erzählt diese Episode in einem Stil, der Abklatsch des Erlebnisses ist. Jeglicher zeitliche Bezugspunkt scheint entschwunden zu sein. Er ist dann auf eine Bank gesunken, neben seiner Kinderfrau, der Vertrauten seiner frühesten Erlebnisse, und er hat sich nicht getraut, ihr etwas zu sagen. Wie bezeichend, diese Aufhebung jeglicher Möglichkeit zu sprechen – und gerade zu der Person, zu der er über alles gesprochen hat, und besonders über solche Dinge. Es ist da ein Abgrund, ein zeitliches Untertauchen, ein Erlebnisschnitt, woraus sich dann ergibt, daß er gar nichts hat, alles ist vorbei, sprechen wir nicht mehr davon. Die Beziehung, die Freud herstellt, zwischen diesem Phänomen und dem sehr eigenartigen *nichts wissen von der Sache, selbst im Sinne des Verdrängten*, das in seinem Text ausgedrückt ist, äußert sich folgendermaßen – was verweigert wird in der symbolischen Ordnung, taucht im Realen wieder auf.

Es gibt eine enge Beziehung zwischen einerseits der Verneinung und dem Wiedererscheinen im rein intellektuellen Bereich dessen, was vom Subjekt nicht integriert wird, und andererseits der *Verwerfung** und der Halluzination, das heißt dem Wiedererscheinen im Realen dessen, was verweigert wird vom Subjekt. Es gibt da eine Skala, einen Fächer von Beziehungen.
Worum geht es bei einem halluzinatorischen Phänomen? Dieses Phänomen hat seinen Ursprung in dem, was wir provisorisch die Geschichte des Subjekts im Symbolischen nennen werden. Ich weiß nicht, ob ich diese Verbindung von Ausdrücken immer beibehalten werde, denn alle Geschichte ist ihrer Definition nach symbolisch, aber bleiben wir vorläufig bei dieser Formel. Die wesentliche Unterscheidung ist diese – der Ursprung des neurotischen Verdrängten liegt nicht auf derselben Geschichtsebene im Symbolischen wie derjenige des Verdrängten, um das es in der Psychose geht, selbst wenn es die engsten Beziehungen zwischen den Inhalten gibt. Diese Unterscheidung liefert für sich allein einen Schlüssel, der erlaubt, das Problem viel einfacher zu stellen als es bisher geschehen ist.
Dasselbe gilt für das Schema vom vergangenen Jahr, was die verbale Halluzination betrifft.

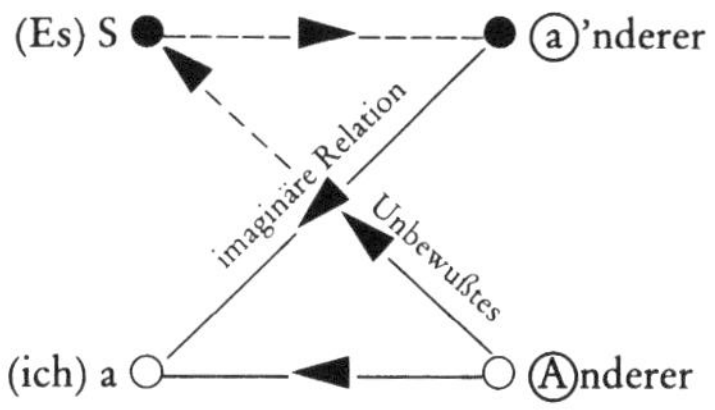

23 Unser Schema, ich erinnere Sie daran, stellt die Unterbrechung des vollen Sprechens zwischen dem Subjekt und dem Anderen dar, und seinen Umweg über die beiden Ich|moi, *a* und *a'*, und ihre imaginären Beziehungen. Es wird da auf eine Triplizität beim Subjekt hingewiesen, die der Tatsache entspricht, daß es das Ich des Subjekts ist, das normalerweise zu einem anderen spricht, und zwar vom Subjekt, vom Subjekt S, in der dritten Person. Aristoteles hat darauf hingewiesen, daß man nicht sagen soll, daß der Mensch denkt, sondern daß er mit seiner Seele denkt. Genauso sage ich, daß das Subjekt *sich* spricht *mit* seinem Ich.
Nur, beim normalen Subjekt ist das Sich-mit-seinem-Ich-sprechen niemals völlig explizierbar, sein Verhältnis zum Ich ist grundsätzlich zweideutig, jede Annahme des Ich kann widerrufen werden. Beim psychotischen Subjekt

dagegen zeigen uns gewisse Elementarphänomene, und insbesondere die Halluzination, die davon die charakteristischste Form ist, das Subjekt vollkommen identifiziert mit seinem Ich, mit dem es spricht, oder das Ich ganz angenommen in instrumentaler Weise. Es ist es, das von ihm spricht, das Subjekt, das S, in den beiden äquivoken Bedeutungen des Ausdrucks, der Anfangsbuchstabe S und das deutsche Es*. Genau das zeigt das Phänomen der verbalen Halluzination. Im Augenblick, wo sie im Realen erscheint, das heißt begleitet von jenem Realitätsgefühl, welches das Grundcharakteristikum des Elementarphänomens darstellt, spricht das Subjekt buchstäblich mit seinem Ich, so wie wenn ein Dritter, sein Double, sprechen und sein Handeln kommentieren würde.

Dahin wird uns dieses Jahr unser Versuch führen, die verschiedenen Formen der Psychose im Verhältnis zu den drei Registern des Symbolischen, des Imaginären und des Realen zu situieren. Er wird uns bis ins letzte die Funktion zu präzisieren erlauben, die dem Ich in der Kur zu geben ist. Es ist die Frage der Objektbeziehung, die sich an der Grenze abzeichnet.

Die gegenwärtige Handhabung der Objektbeziehung im Rahmen einer als dual aufgefaßten analytischen Beziehung beruht auf der Verkennung der Autonomie der symbolischen Ordnung, die automatisch ein Durcheinanderbringen der imaginären Ebene und der realen Ebene nach sich zieht. Die symbolische Beziehung ist aber deswegen nicht ausgeschaltet, spricht man doch weiterhin, und tut sogar nichts als das, aber es ergibt sich aus dieser Verkennung, daß das, was im Subjekt beansprucht, anerkannt zu werden auf der angemessenen Ebene des authentischen symbolischen Tausches – die nicht so leicht zugänglich ist, weil sie andauernd durchkreuzt wird – ersetzt wird durch eine Anerkennung des Imaginären, des Phantasmas. Derart alles beglaubigen, was im Subjekt der imaginären Ordnung angehört, heißt recht eigentlich aus der Analyse das Vorzimmer des Wahnsinns zu machen, und wir haben nur zu bewundern, daß das nicht zu einer tieferen Verrücktheit führt – das weist zweifellos darauf hin, daß, um verrückt zu sein, es irgendeiner Prädisposition oder sogar Voraussetzung bedarf.

Als mich in Wien ein charmantes Bürschchen, dem ich ein paar Kleinigkeiten 24
zu erklären versuchte, fragte, ob ich glaube, daß die Psychosen organisch seien oder nicht, sagte ich ihm, daß diese Frage völlig überholt sei, daß ich schon seit sehr langem keinen Unterschied mache zwischen Psychologie und Physiologie, und daß man sicher sagen kann, *Es wird nicht jeder verrückt, der es will,* wie ich es in alten, etwas archaischen Zeiten an der Wand meines Ärztezimmers angeschlagen hatte. Es bleibt deswegen nicht weniger, daß die wohlbekannten Fälle, wo es ziemlich rasch zur Auslösung eines mehr oder

weniger beständigen, manchmal auch definitiven Wahns kommt, einer gewissen Art der Handhabung der analytischen Beziehung zuzuschreiben sind, die darin besteht, das Imaginäre zu beglaubigen, die Anerkennung auf der symbolischen Ebene durch die Anerkennung auf der imaginären Ebene zu ersetzen.

Die Tatsache, daß eine Analyse von ihren ersten Augenblicken an eine Psychose auslösen kann, ist wohlbekannt, aber niemand hat jemals erklärt, warum. Das hängt offensichtlich von den Dispositionen des Subjekts ab, aber auch von einer unvorsichtigen Handhabung der Objektbeziehung.

Ich habe, glaube ich, heute nichts anderes machen können, als Sie in das Interesse dessen einzuführen, was wir untersuchen werden.

Es ist nützlich, sich mit der Paranoia zu beschäftigen. So undankbar und trocken das auch für uns sein mag, es geht gleichzeitig um die Reinigung, die Ausarbeitung und das Wirksammachen der Freudschen Begriffe und im selben auch um unsere Bildung zur Psychoanalyse. Ich hoffe, Sie spüren gemacht zu haben, inwiefern diese Begriffserarbeitung die direktesten Einwirkungen auf die Art haben kann, wie wir dasjenige denken werden oder uns zu denken hüten werden, was unsere tägliche Erfahrung ist und sein soll.

16. November 1955

II
DIE BEDEUTUNG DES WAHNS 25

Kritik Kraepelins
Die dialektische Trägheit
Séglas und die psychomotorische Halluzination
Der Präsident Schreber

Je mehr man die Geschichte des Begriffs Paranoia studiert, umso bedeutsamer erscheint sie, und umso mehr wird man der Lehre gewahr, die man aus dem Fortschritt ziehen kann, oder aus dem Fehlen von Fortschritt – ganz wie Sie wollen –, durch den sich die psychiatrische Bewegung auszeichnet.

1

Es gibt letzten Endes keinen paradoxeren Begriff. Wenn ich das letzte Mal Sorgfalt darauf verwendet habe, die Verrücktheit in den Vordergrund zu stellen, so deshalb, weil man wirklich sagen kann, daß die Autoren mit dem Wort Paranoia die ganze Ambiguität zu erkennen gegeben haben, die im Gebrauch des alten Ausdrucks *folie,* Verrücktheit gegenwärtig ist, dem grundlegenden Ausdruck der Gemeinsprache.
Den Ausdruck gibt es schon lange und auch nicht erst seit der Geburt der Psychiatrie. Ohne mich hier einer allzu billigen Entfaltung von Gelehrsamkeit hinzugeben, werde ich Ihnen nur in Erinnerung rufen, daß die Bezugnahme auf die Verrücktheit seit jeher zur Sprache der Weisheit gehört, oder der angeblichen. In dieser Hinsicht behält das berühmte *Lob der Torheit* | *Eloge de la folie* durchaus seinen Wert, sofern es diese mit dem normalen menschlichen Verhalten gleichsetzt – obwohl dieser letzte Ausdruck in jener Zeit nicht gebräuchlich war. Was damals in der Sprache der Philosophen gesagt wurde, von Philosoph zu Philosoph, wurde schließlich mit der Zeit ernstgenommen, wortwörtlich genommen – Wendepunkt, der sich einstellt mit Pascal, der, ganz im Tone des Wichtigen und des Überlegten, formuliert, daß es zweifellos eine notwendige Verrücktheit gibt, daß es durch eine andere Wendung der Verrücktheit verrückt sein hieße, nicht verrückt zu sein nach Art der Verrücktheit aller Welt.

26 Diese Erinnerungen sind nicht nutzlos in Anbetracht der Paradoxe, die implizit sind in den Prämissen der Theoretiker. Man kann sagen, daß man bis zu Freud die Verrücktheit auf eine gewisse Anzahl von Verhaltensweisen, von *patterns* zurückgeführt hat, während andere dachten, derart das Verhalten aller Welt zu beurteilen. Letzten Endes springt der Unterschied, *pattern* für *pattern*, nicht ins Auge. Der Akzent ist niemals vollständig gesetzt worden, der erlauben würde, sich ein Bild zu machen von dem, was ein normales oder gar verstehbares Verhalten ist, und das eigentlich paranoische Verhalten davon zu unterscheiden.

Bleiben wir auf der Ebene der Definitionen. Die Abgrenzung der Paranoia war unbestreitbar viel ausgedehnter während des ganzen XIX. Jahrhunderts als vom Ende des letzten Jahrhunderts an, das heißt gegen 1899, zur Zeit der 4. oder 5. Auflage des *Kraepelin*. Kraepelin ist sehr lange der vagen Vorstellung verhaftet geblieben, daß im großen und ganzen jemand, der praktische Erfahrung hat, durch eine Art Sinn das natürliche Anzeichen erkennen kann. Die wahrhafte medizinische Begabung besteht darin, das Anzeichen zu sehen, das die Realität gut abgrenzt. 1899 erst führt er eine weiter reduzierte Unterteilung ein. Er fügt die früheren Paranoias in den Rahmen der Dementia praecox ein, durch die Schöpfung des paranoiden Sektors, und er gibt jetzt eine recht interessante Definition der Paranoia, die sie von den anderen paranoischen Wahnformen unterscheidet, mit denen sie bis dahin verschmolzen war.

Die Paranoia unterscheidet sich von den anderen, weil sie sich auszeichnet durch *die aus inneren Ursachen erfolgende, schleichende Entwicklung eines dauernden, unerschütterlichen Wahnsystems, das mit vollkommener Erhaltung der Klarheit und Ordnung im Denken, Wollen und Handeln einhergeht.*

An dieser Definition aus der Feder eines hervorragenden Klinikers ist bemerkenswert, daß sie Punkt für Punkt allen Gegebenheiten der Klinik widerspricht. Nichts darin ist wahr.

Die Entwicklung ist nicht schleichend, es gibt immer Schübe, Phasen. Mir scheint, aber ich bin mir nicht ganz sicher, daß ich es bin, der den Begriff *moment fécond* | fruchtbarer Augenblick eingeführt hat. Dieser *moment fécond* ist immer spürbar zu Beginn einer Paranoia. Es gibt immer einen Bruch in dem, was Kraepelin im weiteren als die aus inneren Ursachen erfolgende kontinuierliche Entwicklung eines Wahns bezeichnet. Es ist ganz offensichtlich, daß man die Entwicklung einer Paranoia nicht auf die inneren Ursachen beschränken kann. Um sich davon zu überzeugen, genügt es, zum Kapitel *Ursachen* seines Lehrbuches überzugehen, und die zeitgenössischen

Autoren zu lesen, Sérieux und Capgras, deren Arbeit fünf Jahre später entstanden ist. Wenn man die auslösenden Ursachen einer Paranoia sucht, beruft man sich immer, mit dem nötigen Fragezeichen, auf ein emotionales Element im Leben des Subjekts, auf eine Lebenskrise, die sehr wohl mit seinen äußeren Beziehungen in Zusammenhang steht, und es wäre sehr erstaunlich, daß man nicht dorthin geleitet würde, handelt es sich doch um 27
einen Wahn, der sich wesentlich als ein Beziehungswahn auszeichnet – ein Ausdruck, der nicht von Kretschmer, sondern von Wernicke stammt.
Ich lese – *kontinuierliche Entwicklung eines dauernden, unerschütterlichen Wahnsystems.* Ganz falsch – das Wahnsystem ändert sich, ob man es erschüttert hat oder nicht. Um die Wahrheit zu sagen, die Frage scheint mir nebensächlich. Diese Veränderung rührt von etwas Interpsychologischem her, von Interventionen von außen, von der Aufrechterhaltung oder der Störung einer gewissen Ordnung in der Umwelt des Kranken. Er ist sehr weit davon entfernt, dem nicht Rechnung zu tragen, und er sucht, im Laufe der Entwicklung seines Wahns, diese Elemente mit seinem Wahn in Einklang zu bringen.
Das mit vollkommener Erhaltung der Klarheit und Ordnung im Denken, Wollen und Handeln einhergeht. Freilich. Es geht aber darum, zu wissen, was Klarheit und Ordnung sind. Falls etwas, das diese Namen verdient, gefunden werden kann in der Darstellung, die das Subjekt von seinem Wahn gibt, so muß man allerdings erst klarmachen, was man darunter versteht, und diese Überprüfung ist dazu angetan, die Begriffe, um die es geht, in Frage zu stellen. Was Denken, Wollen und Handeln betrifft, so sind wir eher hier, um zu versuchen, sie in bezug auf eine gewisse Anzahl konkreter Verhaltensweisen, von denen die Verrücktheit eine ist, zu definieren, als von ihnen wie von gesicherten Begriffen auszugehen. Die akademische Psychologie scheint uns erst einmal einer Umarbeitung zu bedürfen, ehe sie imstande ist, für einen Austausch hinreichend rigorose Begriffe zu liefern, zumindest auf der Ebene unserer Erfahrung.
Woher kommt die Ambiguität dessen, was um den Begriff Paranoia herum geschehen ist? Von vielem, und vielleicht von einer unzureichenden klinischen Unterteilung. Ich denke, daß die Psychiater unter Ihnen hinreichend die verschiedenen klinischen Typen kennen, um zum Beispiel zu wissen, daß ein Deutungswahn keineswegs dasselbe ist wie ein Querulantenwahn. Es ist gleichfalls angebracht, zwischen den paranoischen Psychosen und den Leidenschaftspsychosen zu unterscheiden, Unterschied, der vortrefflich durch die Arbeiten meines Lehrers Clérambault zur Geltung gebracht worden ist, dessen Funktion, Rolle, Persönlichkeit und Lehre ich Ihnen das

letzte Mal zu zeigen begonnen habe. Gerade im Bereich der psychologischen Unterscheidungen hat sein Werk die größte Tragweite. Heißt das, daß man die klinischen Typen zerstreuen, auf eine gewisse Pulverhaftigkeit zugehen soll? Ich glaube nicht. Das Problem, das sich uns stellt, betrifft den Rahmen der Paranoia in seiner Gesamtheit.

Ein Jahrhundert Klinik hat nichts anderes getan, als dauernd an dem Problem abzugleiten. Jedesmal wenn die Psychiatrie sich etwas vorgewagt, vertieft hat, hat sie sofort wieder das eroberte Terrain verloren, durch die Art eben, dasjenige in Begriffe zu fassen, was unmittelbar wahrnehmbar war in den Beobachtungen. Nirgends ist der Widerspruch offenkundiger, der zwischen
28 der Beobachtung und der Theoretisierung besteht. Man kann beinahe sagen, daß es keinen offenkundigeren und augenfälligeren Diskurs der Verrücktheit gibt als den der Psychiater, und gerade über das Thema Paranoia.

Es gibt etwas, das mir durchaus dem Problem zuzugehören scheint. Wenn Sie zum Beispiel meine Arbeit über die paranoische Psychose lesen, werden Sie sehen, daß ich darin den Nachdruck auf etwas lege, das ich mit einem meinem Lehrer Clérambault entlehnten Ausdruck als die Elementarphänomene bezeichne, und daß ich die grundsätzliche Verschiedenheit dieser Phänomene zu zeigen versuche in bezug auf schlechthin alles, was aus dem gezogen werden kann, was er *déduction idéique* | vorstellungshafte Deduktion nennt, das heißt aus dem, was für jeden verständlich ist.

Von jener Zeit an habe ich entschieden betont, daß die Elementarphänomene nicht elementarer sind als das, was der gesamten Wahnkonstruktion zugrunde liegt. Sie sind elementar, so wie es in bezug auf eine Pflanze das Blatt ist, an dem eine gewisse Besonderheit der Art, wie sich die Adern überschneiden und ineinander einfügen, zu sehen ist – es gibt etwas der ganzen Pflanze Gemeinsames, das sich reproduziert in gewissen Formen, die ihre Gesamtheit bilden. Genauso finden sich jeweils analoge Strukturen auf der Ebene des Aufbaus, der Motivation, der Thematisierung des Wahns und auf der Ebene des Elementarphänomens. Mit anderen Worten, es ist immer die gleiche strukturierende Kraft, wenn man sich so ausdrücken kann, die im Wahn am Werk ist, ob man ihn nun auf einen seiner Teile oder auf sein Ganzes hin betrachtet.

Das Wichtige am Elementarphänomen ist also nicht, daß es ein Ausgangskern ist, ein parasitärer Punkt, wie Clérambault sich ausdrückte, innerhalb der Persönlichkeit, um den das Subjekt eine Konstruktion errichten würde, eine Faserreaktion, bestimmt, es durch Einwickeln zu verzysten und zugleich zu integrieren, das heißt zu erklären, wie man häufig sagt. Der Wahn ist nicht deduziert, er reproduziert dieselbe Aufbaukraft, er ist, auch er, ein Elementarphänomen. Das heißt, daß der Begriff Element hier nicht anders aufzufassen ist als der Begriff Struktur, differenzierte Struktur, auf nichts anderes zurückführbar als auf sich selbst.

Dieser Bereich der Struktur ist so grundlegend verkannt worden, daß der gesamte Diskurs, von dem ich gerade im Zusammenhang mit der Paranoia gesprochen habe, den Stempel dieser Verkennung trägt. Es gibt eine Prüfung, die Sie bei der Lektüre Freuds und fast aller Autoren anstellen können – Sie werden da über die Paranoia Seiten, mitunter ganze Kapitel finden, lösen Sie sie aus ihrem Kontext heraus, lesen Sie sie laut, und Sie werden die großartigsten Abhandlungen über das Verhalten von aller Welt sehen. Es fehlt nicht viel und was ich Ihnen gerade von Kraepelins Definition der Paranoia vorgelesen habe, würde das normale Verhalten definieren. Sie 29
werden dieses Paradox ständig wiederfinden, und noch bei Autoren, die Analytiker sind, wenn sie sich ausgerechnet auf die Ebene dessen begeben, was ich soeben *pattern* genannt habe, ein Ausdruck, dessen Vorherrschen quer durch die analytische Theorie neu ist, der aber deswegen nicht weniger potentiell da war seit sehr langem.

Ich las, um dieses Gespräch vorzubereiten, einen schon alten Artikel wieder, von 1908, in dem Abraham das Verhalten eines Falls von Dementia praecox beschreibt, und seine sogenannte Gefühllosigkeit, von seiner Beziehung zu den Objekten her. Da haben wir ihn also, wie er monatelang, einen Stein nach dem anderen, gewöhnliche Kiesel aufhäuft, denen er größten Wert beimißt. Weil er sie aber auf einem Brett aufhäuft, bricht dieses, großer Krach im Zimmer, man kehrt das ganze zusammen, und dieser Kerl, der diesen Kieselsteinen soviel Wichtigkeit beizumessen schien, schenkt dem, was sich abspielt, nicht die geringste Aufmerksamkeit, erhebt nicht den geringsten Protest gegen die gänzliche Evakuierung der Objekte seiner Wünsche. Er fängt ganz einfach wieder von vorne an, er wird andere anhäufen. Typisch Dementia praecox.

Aus diesem kleinen Apolog hätte man Lust, eine Fabel zu machen, die zeigen würde, daß wir genau das dauernd machen. Ich würde sogar weiter gehen – ein Menge wertloser Sachen anhäufen, sie von heute auf morgen als verloren ansehen müssen, und wieder von vorne anfangen, das ist ein sehr gutes Zeichen. Gerade wenn das Subjekt festhielte an dem, was es verliert, nicht ertrüge, daß es um etwas gebracht wird, könnte man sagen, daß da eine Überbewertung der Objekte vorliegt.

Diese angeblich beweisenden Triebfedern sind von einer so vollständigen Ambiguität, daß man sich fragt, wie ihre Illusion auch nur einen Augenblick lang aufrechterhalten werden kann, es sei denn durch eine Art Vernebelung

der Kritikfähigkeit, die sich der Gesamtheit der Leser zu bemächtigen scheint, sobald sie ein technisches Werk aufschlagen, und besonders wenn es sich um unsere Erfahrung und um unseren Beruf handelt.
Diese Bemerkung, die ich Ihnen das letzte Mal gemacht habe, daß das Verstehbare ein stets fliehender, unfaßbarer Ausdruck ist, wird seltsamerweise niemals als eine Anfangslektion, eine Pflichtformel beim Eintreten in die Klinik erwogen. Zuerst einmal sollen Sie nicht glauben, daß Sie verstehen. Gehen Sie von der Idee des grundsätzlichen Mißverständnisses aus. Das ist eine Grundverfügung, ohne die es wahrlich keinen Grund gäbe, daß Sie nicht alles und jedes verstehen. Irgendein Autor führt Ihnen irgendein Verhalten als ein Zeichen von Affektlosigkeit an in einem bestimmten Kontext, woanders wird es das Gegenteil sein. Daß man sein Werk wiederaufnimmt, nachdem man seinen Verlust eingesteckt hat, kann in ganz entgegengesetzten Richtungen verstanden werden. Ständig beruft man sich auf Begriffe, die als gültig betrachtet werden, während sie es doch in keiner Weise sind.
30 Dahin möchte ich kommen – die Schwierigkeit, das Problem der Paranoia anzugehen, hängt genau daran, daß sie sich gerade auf der Ebene des Verstehens situiert.
Das elementare, irreduzible Phänomen ist hier auf der Ebene des Deutens.

2

Ich werde das Beispiel vom letzten Mal wiederaufnehmen.
Da ist also ein Subjekt, für das die Welt eine Bedeutung anzunehmen begonnen hat. Was heißt das? Es wird seit einiger Zeit von Phänomenen heimgesucht, die darin bestehen, daß es wahrnimmt, daß sich Dinge auf der Straße abspielen, aber welche? Wenn Sie es befragen, werden Sie bemerken, daß es Punkte gibt, die geheimnisvoll bleiben für es selbst, und andere, über die es sich ausspricht. Mit anderen Worten, es symbolisiert das, was sich abspielt, in Bedeutungstermen. Sehr oft weiß es nicht, wenn Sie die Dinge näher angehen, ob die Dinge für es günstig oder ungünstig sind, aber es sucht, was dieses oder jenes Verhalten seiner Mitmenschen anzeigt, dieser oder jener Zug, den es in der Welt bemerkt hat, in dieser Welt, die niemals ganz einfach unmenschlich ist, ist sie doch vom Menschen gebildet. Als ich Ihnen vom roten Auto erzählte, versuchte ich damit, Ihnen die verschiedene Tragweite zu zeigen, die die Farbe Rot annehmen kann, je nachdem ob sie auf ihren perzeptiven Wert, auf ihren imaginären Wert und auf ihren

symbolischen Wert hin betrachtet wird. Auch in den normalen Verhaltensweisen können bis dahin neutrale Züge einen Wert annehmen.

Was sagt letzten Endes das Subjekt, vor allem während einer gewissen Periode seines Wahns? Es sagt, daß da Bedeutung ist. Welche, das weiß es nicht, aber sie tritt in den Vordergrund, sie drängt sich auf, und für das Subjekt ist sie völlig verstehbar. Und eben weil sie sich auf der Ebene des Verstehens situiert als ein unverständliches Phänomen, wenn ich so sagen darf, ist die Paranoia für uns so schwer zu erfassen, und ist auch von größtem Interesse. Wenn man diesbezüglich von vernünftiger Verrücktheit, von Erhaltung der Klarheit, der Ordnung und des Wollens hat sprechen können, so wegen dieses Gefühls, daß wir, so weit wir auch in das Phänomen vordringen, doch in der Domäne des Verstehbaren sind. Selbst wenn das, was man versteht, nicht einmal artikuliert, benannt, vom Subjekt in einen klärenden Kontext eingefügt werden kann, situiert sich das schon auf der Ebene des Verstehens. Es geht um Dinge, die an sich schon sich verständlich machen. Und aus diesem Grund fühlen wir uns tatsächlich imstande zu verstehen. Von da her entsteht die Illusion – weil es um Verstehen geht, verstehen wir. Aber nein, eben nicht. 31
Jemand hat darauf hingewiesen, aber er hat es bei diesem einfachen Hinweis bewenden lassen. Es handelt sich um Charles Blondel, der in seinem Buch *La Conscience morbide* feststellte, daß es zum Wesen der Psychopathologien gehört, das Verstehen zu täuschen. Ein wertvolles Werk, obwohl sich Blondel in der Folge hartnäckig geweigert hat, auch nur das Geringste von der Entwicklung der Ideen zu verstehen. Dennoch sollte gerade da das Problem wiederaufgenommen werden – es ist immer verstehbar.

Man beobachtet in der Ausbildung, die wir den Schülern geben, daß es sich immer eben da empfiehlt, sie aufzuhalten. Immer ist es im Augenblick, wo sie verstanden haben, wo sie sich beeilt haben, den Fall mit einem Verstehen auszufüllen, daß sie die Deutung, die sie hätten machen oder nicht machen sollen, verfehlt haben. Das drückt sich im allgemeinen in aller Naivität in der Formel aus – *Das Subjekt hat das sagen wollen.* Was wissen Sie davon? Sicher ist nur, daß es das nicht gesagt hat. Und meistens, wenn man hört, was es gesagt hat, hat es zumindest den Anschein, daß eine Frage hätte gestellt werden können, die vielleicht für sich allein ausgereicht hätte, um eine gültige Deutung zu setzen, oder wenigstens sie anzubahnen.

Ich werde Ihnen jetzt eine Vorstellung von dem Punkt geben, wohin dieser Diskurs konvergiert. Daß ein gewisser Moment der Wahrnehmung des Subjekts, seiner wahnhaften Deduktion, seiner Erklärung seiner selbst, seines Dialogs mit Ihnen mehr oder weniger verstehbar ist, ist nicht das Wichtige. Es kommt an gewissen dieser Punkte etwas vor, das sich anscheinend dadurch auszeichnen kann, daß es da tatsächlich einen völlig verstehbaren Kern gibt, wenn Sie unbedingt wollen. Das hat nicht das geringste Interesse, daß er es ist. Ganz verblüffend ist dagegen, daß er in bezug auf jegliche Dialektik unzugänglich, träge, stagnierend ist.

Nehmen wir das elementare Deuten. Es enthält zweifellos ein Bedeutungselement, aber dieses Element ist repetitiv, schreitet voran durch Wiederholungen. Es kommt vor, daß das Subjekt es ausarbeitet, was aber sicher ist, ist, daß es, zumindest während einer gewissen Zeit, stets mit dem ihm eigenen Fragezeichen sich wiederholen wird, ohne daß ihm je die geringste Antwort zuteil wird, der geringste Versuch, es in einen Dialog zu integrieren. Das Phänomen ist jeglicher dialektischen Komposition verschlossen.

Nehmen wir die sogenannte *psychose passionnelle,* die so viel näher zu sein scheint dem, was man als das Normale bezeichnet. Wenn man dabei den Akzent auf das Vorwiegen des Querulierens setzt, so deshalb, weil das Subjekt irgendeinen Verlust, irgendeinen Schaden nicht hinnehmen kann, und sein ganzes Leben sich um die Kompensation des erlittenen Schadens und das Querulieren, das sie nach sich zieht, zu drehen scheint. Die Prozeßsucht tritt derart in den Vordergrund, daß sie manchmal viel größere
32 Bedeutung zu haben scheint als dasjenige, was dabei auf dem Spiel steht. Auch hier geht es um ein Stillstehen in der Dialektik, freilich ganz anders zentriert als im vorhergehenden Fall.

Ich habe Sie das letzte Mal darauf hingewiesen, was das Phänomen des Deutens umkreist – es artikuliert sich an der Beziehung des Ichs und des anderen, sofern die analytische Theorie das Ich als immer relativ definiert. Bei der *psychose passionnelle* situiert sich das, was man verstehbaren Kern nennt, der in Wirklichkeit ein Kern dialektischer Trägheit ist, offensichtlich viel näher beim *je,* beim Subjekt. Kurz, genau weil sie in der Phänomenologie der pathologischen Erfahrung die dialektische Dimension immer vollständig verkannt hat, hat sich die Klinik verlaufen. Von dieser Verkennung kann man sagen, daß sie eine Geisteshaltung charakterisiert. Es hat den Anschein, daß wir, seit dem Eintritt des Menschen in das Feld der klinischen Beobachtung, seit diesen eineinhalb Jahrhunderten, wo sie sich mit den Anfängen der Psychiatrie konstituiert hat als solche, vom Augenblick an, wo wir uns mit dem Menschen beschäftigt haben, radikal diese Dimension verkannt haben, die doch sonst überall lebendig, zugelassen, im Sinn der Humanwissenschaften in allgemeinem Gebrauch zu sein scheint, nämlich die Autonomie als solche der dialektischen Dimension.

Man weist auf die Erhaltung der Fähigkeiten des paranoischen Subjekts hin. Das Wollen, das Handeln, wie Kraepelin vorhin sagte, erscheinen bei ihm homogen mit all dem, was wir bei normalen Wesen erwarten, nirgends gibt es da einen Defekt, eine Spalte, eine Funktionsstörung. Man vergißt dabei, daß die Eigenart des menschlichen Verhaltens die dialektische Unruhe der Aktionen, der Begehren und der Werte ist, die diese sich nicht nur alle Augenblicke, sondern unaufhörlich verwandeln läßt, sie sogar auf Grund einer Wendung des Dialogs in genau entgegengesetzte Werte übergehen läßt. Diese allererste Wahrheit ist in den volkstümlichsten Fabeln gegenwärtig, die zeigen, wie das, was einen Moment lang Verlust und Nachteil war, im folgenden Augenblick das von den Göttern gewährte Glück selbst wird. Die Möglichkeit der Infragestellung des Begehrens in jedem Augenblick, der Bindung, sogar der beharrlichsten Bedeutung einer menschlichen Betätigung, die fortwährende Möglichkeit einer Zeichenumkehr in Funktion der dialektischen Gesamtheit der Position des Individuums, gehört so sehr zur alltäglichen Erfahrung, daß man verblüfft ist, diese Dimension vergessen zu sehen, sobald man es mit seinem Mitmenschen zu tun hat, den man objektivieren will.

Vergessen, aber doch niemals vollständig vergessen. Wir finden die Spur davon jedesmal, wenn der Beobachter sich vom Gefühl für das leiten läßt, worum es geht. Der Ausdruck Deutung gibt, im Kontext dieser vernünftigen
Verrückheit, in den er eingefügt wird, Anlaß zu allerlei Ambiguitäten. Man 33
spricht von Paranoia combinatoria – wie fruchtbar hätte dieser Ausdruck sein können, wenn man bemerkt hätte, was man da im Zuge war zu sagen, daß das Geheimnis tatsächlich in der Kombination der Phänomene liegt.

Die Frage, die hier genug in den Vordergrund gestellt worden ist, um ihren vollen Wert anzunehmen, die des *Wer spricht?*, muß die ganze Paranoiafrage beherrschen.

Ich habe Sie schon das letzte Mal darauf hingewiesen, als ich Sie an den bei der Paranoia zentralen Charakter der verbalen Halluzination erinnert habe. Sie wissen, wie lang man gebraucht hat, um wahrzunehmen, was dennoch manchmal durchaus sichtbar ist, nämlich daß das Subjekt artikuliert, was es zu hören behauptet. Es bedurfte da eines Herrn Séglas und seines Buches *Leçons cliniques.* Mit einer Art Geniestreich am Anfang seiner Karriere hat er darauf hingewiesen, daß die verbalen Halluzinationen bei Leuten auftraten, bei denen man erkennen konnte, an sehr augenscheinlichen Zeichen in gewissen Fällen, und in anderen, wenn man ein bißchen genauer hinsah, daß sie, ob sie es wußten oder nicht, oder es nicht wissen wollten, selbst im Zuge waren, die Worte zu artikulieren, die ausgesprochen zu haben sie ihre Stimmen bezichtigten. Das hat eine kleine Revolution dargestellt, zu bemerken, daß die Gehörshalluzination ihre Quelle nicht draußen hatte.

Das heißt also, hat man gedacht, daß sie sie drinnen hat, und was war verlockender, als zu glauben, daß das dem Kitzeln einer Zone entsprach, die ihrerseits sensorisch genannt wird. Fragt sich nur noch, ob das auf den Bereich der Sprache anwendbar ist. Gibt es, streng genommen, verbale psychische Halluzinationen? Sind das nicht immer, mehr oder weniger, psychomotorische Halluzinationen? Kann das Phänomen der Rede, in ihren pathologischen Erscheinungsformen wie in ihrer normalen Erscheinungsform, von der doch deutlichen Tatsache losgelöst werden, daß das Subjekt, sobald es spricht, sich selbst hört? Das ist eine der wesentlichen Dimensionen des Phänomens des Sprechens, daß der andere nicht der einzige ist, der Sie hört. Es ist unmöglich, das Phänomen des Sprechens durch das Bild zu schematisieren, dessen sich einige sogenannte Kommunikationstheorien bedienen – der Sender, der Empfänger, und irgendwas, das sich im Zwischenraum abspielt. Man scheint zu vergessen, daß im menschlichen Sprechen, unter vielem anderen, der Sender immer gleichzeitig ein Empfänger ist, daß man den Klang seiner eigenen Worte hört. Es ist möglich, nicht darauf zu achten, aber es ist sicher, daß man ihn hört.

Eine derart einfache Bemerkung beherrscht die ganze Frage der sogenannten verbalen psychomotorischen Halluzination, und es liegt vielleicht gerade an ihrer allzugroßen Evidenz, daß sie bei der Analyse dieser Phänomene in den Hintergrund getreten ist. Freilich, die kleine Séglas'sche Revolution ist weit davon entfernt, uns des Rätsels Lösung gebracht zu haben. Séglas ließ es bei
34 der phänomenalen Exploration der Halluzination bewenden, und er hat zurücknehmen müssen, was in seiner ersten Theorie zu absolut war. Er hat gewissen Halluzinationen, die in diesem Register nicht theoretisierbar sind, ihren Platz zurückerstattet, und er hat klinische Klarheit und eine Feinheit in die Beschreibung gebracht, die nicht verkannt werden können – ich empfehle Ihnen, davon Kenntnis zu nehmen.

Wenn viele dieser Episoden der Geschichte der Psychiatrie instruktiv sind, so vielleicht eher durch die Irrtümer, die sie hervortreten lassen als durch die positiven Beiträge, die daraus resultieren würden. Aber man kann sich nicht einzig und allein einer negativen Erfahrung des Feldes, um das es geht, hingeben und nur auf den Irrtümern aufbauen. Dieses Gebiet der Irrtümer ist im übrigen so üppig, daß es fast unerschöpflich ist. Wir werden wohl irgendeinen Querweg einschlagen müssen, um zu versuchen, zum Kern dessen, worum es geht, vorzustoßen.

Wir werden es tun, indem wir den Ratschlägen Freuds folgen und, mit ihm, in die Analyse des Falls Schreber eintreten.

3

Nach einer kurzen Krankheit, zwischen 1884 und 1885, einer Geisteskrankheit, die in einem hypochondrischen Wahn bestanden hatte, wird Schreber, der damals einen ziemlich bedeutenden Posten in der deutschen Verwaltung innehatte, aus der Klinik des Professor Flechsig entlassen, anscheinend völlig geheilt, ohne sichtbare Folgeerscheinungen.

Er führt etwa acht Jahre lang ein Leben, das normal erscheint, und er bemerkt selbst, daß sein häusliches Glück nur durch das Bedauern, kein Kind zu haben, getrübt wurde. Am Ende dieser acht Jahre wird er zum Senatspräsidenten beim Oberlandesgericht Dresden [3] ernannt. Er erhält vor der Ferienzeit die Nachricht von dieser sehr hohen Beförderung und tritt sein Amt im Oktober an. Er scheint, wie das sehr häufig bei seelischen Krisen vorkommt, seinem Amt nicht ganz gewachsen. Er ist mit einundfünfzig Jahren jung für den Vorsitz eines derart wichtigen Landesgerichts, und diese Beförderung verwirrt ihn ein wenig. Er findet sich inmitten von Leuten, die viel erfahrener, gewandter im Führen heikler Geschäfte sind, und einen Monat lang übernimmt er sich, wie er sich selbst ausdrückt, und fängt wieder an, Beschwerden zu haben – Schlaflosigkeit, Grübelsucht, Auftauchen immer störenderer Themen in seinen Gedanken, die ihn dazu führen, neuerlich ärztlichen Rat zu suchen.

Und er wird neuerlich eingewiesen. Zuerst in die gleiche Klinik, bei Professor Flechsig, dann, nach einem kurzen Aufenthalt in der Heilanstalt des Doktor Pierson in Dresden, ins Sanatorium Sonnenstein, wo er bis 1901 35
bleiben wird. Hier wird sein Wahn eine ganze Reihe von Phasen durchmachen, von denen er uns eine anscheinend äußerst verläßliche und außergewöhnlich gegliederte Beschreibung gibt, geschrieben während der letzten Monate dieser Unterbringung. Das Buch erscheint sofort nach seiner Entlassung. Er hat also niemandem verheimlicht, zum Zeitpunkt, wo er das Recht auf Entlassung geltend machte, daß er der ganzen Menschheit seine Erfahrung mitteilen würde, in der Absicht, sie über die für alle wesentlichen Entdeckungen in Kenntnis zu setzen, welche sie mit sich bringt.

Es ist dieses 1903 erschienene Buch, das Freud 1909 in die Hand nimmt. Er spricht darüber während der Ferien mit Ferenczi, und schreibt im Dezember 1910 eine *Abhandlung über die Autobiographie eines Falls von wahnhafter Paranoia* [4].

Wir werden ganz einfach Schrebers Buch aufschlagen, die *Denkwürdigkeiten eines Nervenkranken*. Der Brief, der dem Corpus des Werkes vorangestellt ist, und der *an Herrn Geheimen Rat Professor Doktor Flechsig* gerichtet ist, zeigt gut das Medium, durch das sich bei einem wahnsinnigen Subjekt die Kritik der Ausdrücke, an denen ihm am meisten liegt, herstellen kann. Das hat, zumindest für diejenigen unter Ihnen, die nicht über praktische Erfahrung mit diesen Fällen verfügen, einen Wert, der hervorgehoben zu werden verdient. Sie werden konstatieren, daß der Doktor Flechsig einen zentralen Platz in der Konstruktion des Wahns einnimmt.

Lesung des Briefes, S. VII–XII.

Sie bemerken den höflichen Ton, die Klarheit und die Ordnung. Das erste Kapitel wird eingenommen von einer regelrechten Theorie, dem Anschein nach zumindest, Gott und die Unsterblichkeit betreffend. Die Ausdrücke, die im Zentrum von Schrebers Wahn sind, beruhen auf der Annahme der grundlegenden Funktion der Nerven.

Lesung des ersten Absatzes, S. 6–7.

Alles ist da. Diese Strahlen, die die Schranken der menschlichen Individualität, so wie sie sich erkennt, überschreiten, die ohne Grenzen sind, bilden das erklärende, aber auch erprobte Netz, auf dem unser Patient die Gesamtheit seines Wahns wie ein Tuch webt.

Das Wesentliche liegt in der Beziehung zwischen den Nerven, und hauptsächlich zwischen den Nerven des Subjekts und den Gottesnerven, was zu einer ganzen Reihe von Zwischenfällen führt, zu denen der *Nervenanhang* gehört, eine Art von Anziehung, die imstande ist, das Subjekt in einen Abhängigkeitszustand zu bringen gegenüber einigen Personen, zu deren Absichten das Subjekt im Laufe seines Wahns in verschiedener Weise Partei ergreift. Anfangs sind diese Absichten alles andere als wohlwollend, schon wegen der verheerenden Wirkungen, die es erleidet, finden sich aber im
36 Verlauf des Wahns verwandelt, in eine wahrhafte Vorwärtsbewegung einbezogen, so daß man zum Beispiel zu Beginn des Wahns die Persönlichkeit des Professor Flechsig dominieren sieht, und am Ende die Struktur Gottes. Es gibt Prüfung und sogar charakteristischen Fortschritt der göttlichen Strahlen, die die Grundlage der Seelen sind. Das ist nicht gleichzusetzen mit der Identität der sogenannten Seelen – Schreber unterstreicht ausdrücklich, daß die Unsterblichkeit dieser Seelen nicht auf die Ebene der Person beschränkt werden darf. Die Erhaltung der Identität des Ichs hält er nicht für etwas, das gerechtfertigt werden muß. Gesagt wird das alles mit dem Ausdruck der Glaubwürdigkeit, der die Theorie nicht inakzeptabel macht.

Andererseits wird, was die Nerven betrifft, ein ganzer Metabolismus von Bildern mit äußerster Präzision entwickelt, demzufolge die Eindrücke, die sie empfangen, im weiteren Verlauf zum Ausgangsmaterial werden, das, sobald es wieder den Strahlen einverleibt ist, das göttliche Handeln nährt, und jederzeit wiederaufgenommen, weiterverwendet, für spätere Schöpfungen gebraucht werden kann.

Die Details dieser Funktion sind ungeheuer wichtig, wir werden darauf zurückkommen. Aber es zeigt sich schon jetzt, daß es in der Natur der Gottesstrahlen liegt, zu sprechen – sie sind dazu angehalten, sie müssen sprechen. Die Seele der Nerven fällt zusammen mit einer sogenannten *Grundsprache*, von der ich Ihnen durch das Vorlesen geeigneter Passagen zeigen werde, mit welcher Feinheit sie von diesem Subjekt definiert wird. Sie ähnelt einem sehr kraftvollen Deutsch, mit einem großen Reichtum an Euphemismen, was bis zur Ausnützung der Ambivalenzfähigkeit der Worte geht – das nächste Mal werde ich Ihnen wirkungsvoller eine Lektüre daraus destillieren.

Es ist sehr reizvoll, da eine packende Verwandtschaft mit Freuds berühmtem Artikel über den Gegensinn der Urworte zu erkennen. Sie erinnern sich, daß Freud eine Analogie zu finden glaubt zwischen der Sprache des Unbewußten, die Gegensätze nicht zuläßt, und jenen Urworten, die sich dadurch auszeichnen würden, die beiden Pole einer Eigenschaft oder Qualität zu bezeichnen, gut und schlecht, jung und alt, lang und kurz, usw. Ein Vortrag von Herrn Benveniste letztes Jahr hat Ihnen eine vom Standpunkt des Linguisten aus effiziente Kritik präsentiert, das ändert aber nichts daran, daß Freuds Bemerkung ihre ganze Tragweite von der Erfahrung mit den Neurotikern bezieht, und wenn es etwas gibt, das für ihre Stichhaltigkeit bürgt, so ist es gerade der Akzent, den ihr der besagte Schreber nebenbei verleiht.

Der Wahn, dessen Reichtum Sie sehen werden, zeigt überraschende Analogien, nicht einfach durch seinen Inhalt, durch die Symbolik des Bildes, sondern in seinem Aufbau, seiner Struktur selbst, mit gewissen Schemas, welche wir selbst veranlaßt sein können, aus unserer Erfahrung zu gewinnen. Sie können in dieser Theorie der Gottesnerven, die sprechen und vom Subjekt integriert werden können, obwohl sie gleichzeitig radikal von ihm getrennt sind, etwas erkennen, das nicht so verschieden ist von dem, was ich Sie lehre über die Art, wie man das Funktionieren der Unbewußten beschreiben soll. Der Fall Schreber objektiviert gewisse Strukturen, die man 37
als richtig annimmt in der Theorie – mit der sich daraus ergebenden Möglichkeit der Umkehrung, eine Frage, die sich übrigens bei jeglicher

gefühlsmäßigen Konstruktion ergibt auf den heiklen Gebieten, auf denen wir uns gewöhnlich bewegen. Der Hinweis stammt von Freud selber, der die von mir behauptete Homogenität gewissermaßen beglaubigt. Er bemerkt am Ende seiner Analyse des Falls Schreber, daß er noch nie etwas gesehen hat, das so sehr seiner eigenen Libidotheorie mit ihren Besetzungsentziehungen, Ablösungsreaktionen und Fernwirkungen gleichen würde wie Schrebers Theorie der Gottesstrahlen, und das beeindruckt ihn nicht besonders, denn seine ganze Darlegung zielt darauf ab, in Schrebers Wahn eine überraschende Annäherung an die Strukturen des interindividuellen Tausches wie der intrapsychischen Ökonomie aufzuzeigen.

Wir haben es also, Sie sehen es, mit einem Fall von weit fortgeschrittener Verrücktheit zu tun. Diese wahnhafte Einführung gibt Ihnen eine Vorstellung von der Abgeschlossenheit des Schreberschen Elaborats. Und doch verdanken wir es diesem Musterfall und dem Eingreifen des Freudschen Scharfsinns, wenn wir zum ersten Mal strukturale Begriffe zu erfassen in der Lage sind, die sich auf alle Fälle extrapolieren lassen. Aufblitzende und zugleich erhellende Neuheit, die erlaubt, eine Klassifikation der Paranoia auf ganz neuen Grundlagen noch einmal herzustellen. Wir finden auch im Text selbst des Wahns eine Wahrheit, die da nicht verborgen ist, wie es bei den Neurosen der Fall ist, sondern sehr wohl und klar formuliert und fast theoretisiert. Der Wahn liefert sie, man kann nicht einmal sagen vom Augenblick an, wo man den Schlüssel hat, sondern sobald man ihn für das nimmt, was er ist, ein völlig lesbares Duplikat dessen, was die theoretische Forschung anschneidet.

Hier liegt das Beispielhafte des Feldes der Psychosen, dem Sie, wie ich es Ihnen vorgeschlagen habe, die größte Weite und Geschmeidigkeit belassen sollten, und das ist es, was rechtfertigt, daß wir ihm dieses Jahr spezielle Aufmerksamkeit widmen.

23. November 1955

III
DER ANDERE UND DIE PSYCHOSE 39

Homosexualität und Paranoia
Das Wort und das Ritornell
Automatismus und Endoskopie
Die paranoische Erkenntnis
Grammatik des Unbewußten

Das Leben des Psychoanalytikers – wie es mir mehrmals am gleichen Tag von meinen Analysierten in Erinnerung gerufen wurde –, das Leben des Psychoanalytikers ist nicht rosig.

Der Vergleich, den man anstellen kann zwischen dem Analytiker und einem Müllabladeplatz, ist gerechtfertigt. Er muß tatsächlich ganze Tage lang Äußerungen einstecken, deren Wert gewiß zweifelhaft ist, und zwar viel mehr noch als für ihn selbst, für das Subjekt, das sie ihm mitteilt. Das ist ein Gefühl, über welches der Psychoanalytiker, wenn er wirklich einer ist, nicht nur längst gewohnt ist, sich hinwegzusetzen, sondern das er in Wirklichkeit ganz einfach abschafft in sich, in der Ausübung seiner Praxis.

Allerdings muß ich sagen, daß dieses Gefühl in seiner ganzen Stärke wiedererwacht, wenn man der Pflicht nachkommt, die Masse von Arbeiten durchzugehen, welche dasjenige bilden, was man als die analytische Literatur bezeichnet. Es gibt kein verwirrenderes Exerzitium für die wissenschaftliche Aufmerksamkeit, sofern man nur in einem kurzen Zeitraum in die von den Autoren über die gleichen Themen entwickelten Standpunkte Einsicht nehmen muß. Und niemand scheint die ebenso offenkundigen wie beständigen Widersprüche zu bemerken, die ins Spiel gebracht werden, jedes Mal wenn die Grundbegriffe sich einschalten.

1

Sie wissen, daß die Psychoanalyse den Fall des Präsidenten Schreber und die Paranoia im allgemeinen durch ein Schema erklärt, demzufolge der unbewußte Trieb des Subjekts nichts anderes ist als eine homosexuelle Strebung.

40 Die Aufmerksamkeit auf die Gesamtheit der Tatsachen zu lenken, welche sich um einen solchen Begriff herum gruppieren, ist gewiß eine grundlegende Neuigkeit gewesen, welche den Gesichtspunkt über die Pathogenese der Paranoia tiefgreifend verändert hat. Wenn es aber darum geht, zu wissen, was diese Homosexualität ist, an welcher Stelle der Ökonomie des Subjektes sie eingreift, wie sie die Psychose bestimmt – ich glaube bezeugen zu können, daß es in diese Richtung als Ansatz nur die ungenauesten, sogar gegensätzlichsten Vorstöße gibt.
Man spricht von Abwehr gegen das unterstellte Eindringen – und warum dieses Eindringen zu einem bestimmten Zeitpunkt? – der homosexuellen Strebung. Aber das ist noch lange nicht erwiesen, wenn man dem Begriff der Abwehr einen einigermaßen genauen Sinn gibt – was man sich eben zu tun hütet, um weiter im Dunkeln zu grübeln. Es ist dennoch klar, daß es da eine konstante Ambiguität gibt, und daß diese Abwehr mit der sie hervorrufenden Ursache eine Beziehung unterhält, die weit davon entfernt ist, eindeutig zu sein. Entweder man ist der Meinung, daß sie zur Erhaltung eines gewissen Gleichgewichts beiträgt. Oder sie ist es, welche die Krankheit hervorruft.
Man versichert uns, daß die initialen Determinationen von Schrebers Psychose in den Auslösungsmomenten der verschiedenen Phasen seiner Krankheit zu suchen sind. Sie wissen, daß er um das Jahr 1886 eine erste Krise gehabt hat, und man versucht, anhand seiner *Denkwürdigkeiten,* uns deren Hauptlinien aufzuzeigen – er hatte damals, sagt man uns, für den Reichstag kandidiert. Zwischen dieser Krise und der zweiten, also während acht Jahren, ist der Richter Schreber normal, wenn man davon absieht, daß sein Wunsch nach Vaterschaft nicht erfüllt worden ist. Am Ende dieser Periode ergibt es sich, daß er, in gewisser Weise vorzeitig, zumindest in einem Alter, das es nicht voraussehen ließ, zu einem sehr hohen Amt gelangt, er wird Senatspräsident beim Oberlandesgericht von Dresden. [5] Dieses Amt, dem der Charakter einer Eminenz anhaftet, verleiht ihm, sagt man, eine Autorität, die ihn zu einer Verantwortlichkeit erhebt, die zwar nicht völlig uneingeschränkt ist, aber zumindest voller und schwerer als alle jene, die er hätte erhoffen können, was uns das Gefühl gibt, daß es da eine Beziehung gibt zwischen dieser Beförderung und der Auslösung der Krise.
Mit anderen Worten, im ersten Fall läßt man die Tatsache in Funktion treten, daß Schreber seinen Ehrgeiz nicht hat befriedigen können, im anderen, daß dieser von außen her erfüllt worden ist, auf eine Weise, die man fast als unverdient einstuft. Man mißt diesen beiden Ereignissen denselben Auslösungswert bei. Daß der Präsident Schreber kein Kind gehabt hat, das nimmt man zur Kenntnis, um dem Begriff der Vaterschaft eine grundlegende Rolle

zuzuweisen. Aber man nimmt gleichzeitig an, daß, eben weil er schließlich zu einer väterlichen Stellung gelangt, bei dieser Gelegenheit die Kastrationsangst bei ihm wiederauflebt, mit einem entsprechenden homosexuellen Verlangen. Das also wäre direkt an der Auslösung der Krise beteiligt und würde all die Verzerrungen und pathologischen Verformungen nach sich 41
ziehen, die Täuschungen, die sich nach und nach zu Wahn entwickeln werden.

Gewiß, daß die männlichen Personen der ärztlichen Umgebung von Anfang an gegenwärtig sind, daß sie eine nach der anderen genannt werden und sukzessive ins Zentrum der sehr paranoiden Verfolgung treten, welche dem Präsidenten Schreber eigen ist, zeigt hinreichend ihr Gewicht. Kurz und gut, es ist eine Übertragung – die zweifellos nicht ganz in dem Sinn aufzufassen ist, wie wir sie für gewöhnlich verstehen, aber es ist etwas in dieser Art, besonders gebunden an jene, die sich um ihn zu kümmern hatten. Zweifellos wird die Auswahl der Personen dadurch ausreichend erklärt, aber bevor man sich mit dieser allgemeinen Zuordnung zufrieden gibt, würde es sich empfehlen wahrzunehmen, daß man, indem man ihnen ein Motiv unterlegt, völlig den Gegenbeweis vernachlässigt. Man vernachlässigt wahrzunehmen, daß man der Furcht vor dem Kampf und dem vorzeitigen Erfolg den Wert eines gleichsinnigen Zeichens gibt, positiv in beiden Fällen. Wäre der Präsident Schreber zwischen seinen beiden Krisen zufällig Vater geworden, so würde man den Akzent auf diese Tatsache legen, und man würde ihren ganzen Wert der Tatsache verleihen, daß er diese väterliche Funktion nicht ertragen habe. Kurz, der Begriff des Konflikts wird immer in mehrdeutiger Weise ins Spiel gebracht – man stellt auf die gleiche Ebene das, was Konfliktquelle ist, und das, was viel weniger leicht zu sehen ist, die Abwesenheit von Konflikt. Der Konflikt läßt, wenn man so sagen kann, eine leere Stelle, und an der leeren Stelle des Konflikts erscheint eine Reaktion, eine Konstruktion, ein Ins-Spiel-bringen der Subjektivität.

Dieser Hinweis soll Ihnen nur dieselbe Ambiguität am Werk zeigen wie jene, welche unsere letzte Vorlesung behandelt hat, die Ambiguität der Bedeutung selbst des Wahns, die hier das betrifft, was man gewöhnlich den Inhalt nennt, und was ich lieber das psychotische Sagen nennen würde.

Sie glauben, es mit jemandem zu tun zu haben, der mit Ihnen kommuniziert, weil er mit Ihnen die gleiche Sprache spricht. Und dann, besonders wenn Sie Psychoanalytiker sind, haben Sie das Gefühl, was er sagt ist ja so verständlich, daß das da einer ist, der, tiefer als es dem gewöhnlich Sterblichen vergönnt ist, in den Mechanismus selbst des Systems des Unbewußten eingedrungen ist. Irgendwo in seinem zweiten Kapitel drückt Schreber

das nebenbei aus – *Mir sind Einblicke vergönnt worden, die selten einem Sterblichen vergönnt sind.*
Meine heutige Rede wird diese Ambiguität behandeln, die bewirkt, daß uns das System des Wahnsinnigen selbst die Elemente seines eigenen Verständnisses liefern würde.

2

Jene, die zu meiner Krankenvorstellung kommen, wissen, daß ich das letzte Mal eine ganz offensichtliche Psychotikerin vorgestellt habe und werden sich an die Zeit erinnern, die ich gebraucht habe, das Zeichen herauszubekommen, das Stigma, das bewies, daß es sich sehr wohl um eine Wahnsinnige handelte, und nicht einfach um eine Person schwierigen Charakters, die sich mit ihrer Umgebung streitet.
Die Befragung ist weit über die durchschnittliche Zeit hinausgegangen, bevor klar zutage trat, daß es, an der Grenze dieser Sprache, aus der sie nicht herauszubekommen war, eine andere gab. Es ist die eigentümlich reizvolle und oft außergewöhnliche Sprache, die dem Wahnsinnigen eigen ist. Es ist eine Sprache, in der gewisse Worte einen speziellen Beiklang annehmen, eine Dichte, die manchmal in der Form selbst des Signifikanten offenbar wird und ihm diesen entschieden neologischen Charakter verleiht, der bei den Produktionen der Paranoia so verblüffend ist. Aus dem Munde unserer Kranken von neulich ist also endlich das Wort *galopiner* aufgetaucht, das uns die Signatur all dessen geliefert hat, was uns bis dahin gesagt worden war.
Von etwas ganz anderem als einer Frustration ihrer Würde, ihrer Unabhängigkeit, ihrer kleinen Angelegenheiten war die Kranke Opfer. Dieser Begriff der Frustration ist seit einiger Zeit Bestandteil des Vokabulars der biederen Leute – wer redet Ihnen nicht den ganzen Tag lang daher über die Frustrationen, die er erlitten hat oder erleiden wird, oder welche die anderen um ihn herum erleiden? Sie war offensichtlich in einer andern Welt, in einer Welt, wo dieser Ausdruck *galopiner*, und zweifellos noch viele andere, die sie uns verborgen hat, die wesentlichen Orientierungspunkte darstellen.
Da halte ich Sie einen Augenblick fest, damit Sie merken, wie notwendig hier die Kategorien der linguistischen Theorie sind, für welche ich letztes Jahr versucht habe, Sie gefügig zu machen. Sie erinnern sich, daß es in der Linguistik den Signifikanten und das Signifikat gibt, und daß der Signifikant im Sinne des Materials der Sprache aufzufassen ist. Die Falle, das Loch, in das man nicht fallen darf, ist zu glauben, daß das Signifikat die Objekte sind, die

Sachen. Das Signifikat ist etwas ganz anderes – das ist die Bedeutung, von der ich Ihnen erklärt habe, dank dem heiligen Augustinus, der genauso gut Linguist ist wie Herr Benveniste, daß sie immer auf die Bedeutung verweist, das heißt auf eine andere Bedeutung. Das System der Sprache, an welchem Punkt sie es auch erfassen, führt nie zu einem Zeigefinger, der direkt auf einen Punkt der Realität gerichtet ist, es ist die ganze Realität, die von der Gesamtheit des Netzes der Sprache bedeckt wird. Sie können niemals sagen, daß das da bezeichnet wird, denn sogar wenn Sie so weit kämen, wüßten Sie
niemals, was ich bezeichne an diesem Tisch zum Beispiel, die Farbe, die 43
Dicke, den Tisch als Objekt, oder was auch immer anderes.

Halten wir inne bei diesem ganz einfachen kleinen Phänomen des *galopiner* im Munde unserer Kranken von neulich. Schreber selbst unterstreicht ständig die Originalität gewisser Ausdrücke seiner Rede. Wenn er uns zum Beispiel von *Nervenanhang* spricht, präzisiert er sehr wohl, daß das Wort ihm von den geprüften Seelen oder den Gottesstrahlen gesagt worden ist. Das sind Schlüsselworte, und er stellt selbst fest, daß er niemals ihre Formel gefunden hätte, neuartige Worte, volle Worte, ganz verschieden von den Worten, die er verwendet, um seine Erfahrung mitzuteilen. Er selbst irrt sich da nicht, es gibt hier verschiedene Ebenen.

Auf der Ebene des Signifikanten, in seiner Materialität, unterscheidet sich der Wahn genau durch diese besondere Form von Diskordanz in bezug auf die gewöhnliche Sprache, die Neologismus heißt. Auf der Ebene der Bedeutung unterscheidet er sich durch dies, was Ihnen nur sichtbar werden kann, wenn Sie von der Idee ausgehen, daß die Bedeutung immer auf eine andere Bedeutung verweist, nämlich daß die Bedeutung dieser Worte sich eben nicht im Verweis auf eine Bedeutung erschöpft.

Das sieht man an Schrebers Text wie in Gegenwart eines Kranken. Die Bedeutung dieser Worte, die Ihnen auffallen, hat zur Eigenschaft, wesentlich zu verweisen auf *die* Bedeutung, als solche. Es ist eine Bedeutung, die grundsätzlich auf nichts anderes als sie selbst verweist, die irreduzibel bleibt. Der Kranke unterstreicht selbst, daß das Wort an sich Gewicht hat. Bevor es reduzibel ist auf eine andere Bedeutung, bedeutet es an sich etwas Unaussprechliches, das ist eine Bedeutung, die vor allem auf die Bedeutung als solche verweist.

Wir sehen es an den beiden Polen aller konkreten Manifestationen, deren Sitz diese Kranken sind. Bis zu welchem Grad auch immer die Endophasie reichen mag, die die Gesamtheit der Phänomene deckt, denen sie unterworfen sind, gibt es zwei Pole, an denen diese Eigenschaft bis zu ihrem Gipfelpunkt gebracht wird, wie der Text Schrebers es besonders unterstreicht, zwei Typen von Phänomenen, an denen sich der Neologismus abzeichnet – die Intuition und die Formel.

Die wahnhafte Intuition ist ein volles Phänomen, das für das Subjekt etwas Erfüllendes, etwas Überschwemmendes an sich hat. Sie offenbart ihm eine neue Perspektive, deren eigenständiges Gepräge, deren besonderen Reiz es unterstreicht, wie Schreber, wenn er von der Grundsprache spricht, in die er durch seine Erfahrung eingeführt worden ist. Hier ist das Wort | *le mot* – mit seiner vollen Emphase, wie man sagt *le mot de l'énigme* | des Rätsels Lösung – der Kern der Situation.

Am Gegenpol gibt es die Form, welche die Bedeutung annimmt, wenn sie auf nichts mehr verweist. Das ist die Formel, die sich wiederholt, wieder von
44 vorn anfängt, eingetrichtert wird mit stereotyper Hartnäckigkeit. Das können wir, im Gegensatz zum Wort, das Ritornell nennen.

Diese beiden Formen, die vollste und die leerste, legen die Bedeutung fest, das ist eine Art Blei im Netz, im Netz des Diskurses des Subjekts. Strukturales Kennzeichen, an dem wir, schon bei der klinischen Fühlungnahme, die Signatur des Wahns erkennen.

Eben dadurch bringt uns diese Sprache, von der wir uns ergreifen lassen können bei der ersten Fühlungnahme mit dem Subjekt, manchmal sogar dem wahnsinnigsten, dazu, ihren Begriff zu überschreiten, und den Ausdruck Diskurs einzusetzen. Denn gewiß sprechen diese Kranken mit uns die gleiche Sprache wie wir. Wenn es da nicht dieses Element gäbe, wüßten wir überhaupt nichts davon. Die Ökonomie des Diskurses also, das Verhältnis der Bedeutung zur Bedeutung, das Verhältnis ihres Diskurses zur gewöhnlichen Anordnung des Diskurses, erlaubt uns zu erkennen, daß es sich um Wahn handelt.

Ich habe seinerzeit versucht, die Analyse des Diskurses des Psychotikers zu entwerfen, in einem in den *Annales médico-psychologiques* erschienenen Artikel, in den dreißiger Jahren. Es handelte sich damals um einen Fall von Schizophasie, wo man tatsächlich, auf allen Ebenen des Diskurses, Semantem so gut wie Taxiem, die Struktur dessen aufdecken kann, was man, vielleicht nicht umsonst, aber zweifellos ohne genau die Tragweite dieses Ausdrucks zu kennen, schizophrenen Zerfall nennt.

Ich habe Ihnen von Sprache gesprochen. Sie müssen dabei im Vorübergehen mit der Unzulänglichkeit in Berührung kommen, der schlimmen Neigung, welche die Formel jener Analytiker verrät, die Ihnen sagen – *Man muß mit dem Patienten seine Sprache sprechen.* Zweifellos soll man jenen, die sich so äußern, verzeihen, wie all jenen, die nicht wissen, was sie sagen. Derart summarisch darstellen, worum es geht, ist das Zeichen einer überstürzten

Rückkehr, einer Reue. Man kommt seinen Verpflichtungen nach, man bringt schnell ins reine, abgesehen davon, daß man nur seine Herablassung offenbart und zeigt, wie sehr man das Objekt, um das es geht, auf Distanz hält, nämlich den Patienten. Weil er nun schon mal da ist, sprechen wir halt seine Sprache, die der Einfältigen und der Idioten. Diese Distanz zur Geltung bringen, aus der Sprache ein bloßes Instrument machen, eine Art, sich jenen verständlich zu machen, die nichts verstehen, das heißt völlig dem aus dem Weg gehen, worum es geht – der Realität des Sprechens.

Ich lasse einen Augenblick die Analytiker. Um wen dreht sich die psychiatrische Diskussion des Wahns, ob sie nun Phänomenologie, Psychogenese oder Organogenese sein will? Was bedeuten die ungewöhnlich scharfsinnigen Analysen eines Clérambault zum Beispiel? Manche meinen, daß es darum geht, zu wissen, ob der Wahn ein organisches Phänomen ist oder nicht. Das wäre, scheint es, spürbar in der Phänomenologie selbst. Meinetwegen, aber schauen wir da näher hin.

Spricht er, der Kranke? Wenn wir nicht die Sprache und das Sprechen unterschieden haben, dann ist es wahr, er spricht, aber er spricht wie die perfek- 45
tionierte Puppe, die die Augen öffnet und schließt, Flüssigkeit absorbiert, usw. Wenn ein de Clérambault die Elementarphänomene analysiert, so sucht er deren Signatur in ihrer Struktur, die mechanisch, serpinginös ist, und in weiß Gott was für Neologismen. Aber selbst in dieser Analyse wird die Persönlichkeit, die man niemals definiert, immer unterstellt, weil alles auf dem ideogenen Charakter einer ersten Verständlichkeit, auf dem Band zwischen den Gefühlsregungen und ihrem sprachlichen Ausdruck beruht. Das wird als selbstverständlieh unterstellt, davon geht man aus für die Demonstration. Man sagt uns – der automatische Charakter dessen, was sich ereignet, ist durch die Phänomenologie selbst demonstrierbar, und das beweist, daß die Störung nicht psychogenetisch ist. Aber als automatisch wird das Phänomen auf Grund eines Bezugs definiert, der selbst psychogenetisch ist. Man setzt voraus, daß es ein Subjekt gibt, das von selbst versteht, und das sich anschaut. Wie sonst würden die anderen Phänomene als fremd erfaßt werden?

Beachten Sie, daß das hier nicht das klassische Problem ist, mit dem sich die ganze Philosophie seit Leibniz beschäftigt hat, das heißt zumindest seit dem Augenblick, wo der Nachdruck auf das Bewußtsein als Fundierung der Gewißheit gesetzt worden ist – muß sich das Denken, damit es das Denken ist, zwangsläufig sich denkend denken? Muß alles Denken zwangsläufig wahrnehmen, daß es dabei ist, zu denken, woran es denkt? Das ist soweit davon entfernt, einfach zu sein, daß das sofort ein Spiel von Spiegeln ohne Ende öffnet – wenn es zum Wesen des Denkens gehört, daß es sich denkend denkt, wird es ein drittes Denken geben, das sich denkendes Denken denken wird, und so weiter. Dieses kleine Problem, das nie gelöst worden ist, reicht allein aus, um die Unzulänglichkeit zu demonstrieren der Fundierung des Subjekts im Phänomen des Denkens als für sich selbst durchsichtig. Aber das ist überhaupt nicht, worum es hier geht.

Von dem Augenblick an, wo wir annehmen, daß das Subjekt vom parasitären Phänomen als solchem Kenntnis hat, das heißt als subjektiv unmotiviert, als eingeschrieben in die Struktur des Apparates, in die Störung der als neurologisch unterstellten Bahnungswege, können wir der Vorstellung nicht entgehen, daß das Subjekt eine Endoskopie dessen hat, was sich real in seinen Apparaten abspielt. Das ist eine Notwendigkeit, die sich jeder Theorie aufdrängt, die aus intra-organischen Phänomenen das Zentrum dessen macht, was sich im Subjekt abspielt. Freud geht diese Sachen subtiler an als die anderen Autoren, aber er ist ebenfalls gezwungen anzunehmen, daß das Subjekt irgendwo ist, an einem privilegierten Punkt, wo es ihm erlaubt ist, eine Endoskopie dessen zu haben, was sich in ihm selbst abspielt.

Die Auffassung überrascht niemanden, wenn es sich um mehr oder weniger wahnhafte Endoskopien handelt, die das Subjekt von dem hat, was sich innerhalb seines Magens oder seiner Lungen abspielt, aber sie ist heikler von
46 dem Augenblick an, wo es sich um intrazerebrale Phänomene handelt. Die Autoren sind gezwungen, anzunehmen, meistens ohne es zu merken, daß das Subjekt irgendeine Endoskopie dessen hat, was sich innerhalb des Systems der Nervenfasern abspielt.

Nehmen wir ein Subjekt, das Gegenstand eines Gedankenechos ist. Nehmen wir mit de Clérambault an, daß das die Folge einer durch eine chronaxische Störung erzeugten Ableitung ist – eine der beiden intrazerebralen Botschaften, der beiden Telegramme, wenn man so sagen kann, wird gebremst und kommt verspätet an gegenüber der anderen, also als Echo von ihr. Damit diese Verspätung registriert werde, muß es wohl einen privilegierten Punkt geben, von dem aus diese Ortung stattfinden kann, von wo her das Subjekt die etwaige Diskordanz zwischen einem System und einem anderen verzeichnet. Auf welche Weise man auch die organogenetische oder automatisierende Theorie konstruieren mag, man entzieht sich nicht der Konsequenz, daß es einen privilegierten Punkt gibt. Kurz, man ist mehr denn je Psychogenetiker.

Was ist dieser privilegierte Punkt, wenn nicht die Seele? – abgesehen davon, daß man noch mehr Götzendiener ist als jene, die ihr die plumpeste Realität verleihen, indem sie sie in eine Faser oder ein System verlegen, in das, was der Präsident Schreber selbst als die einzigartige, an die Persönlichkeit gebun-

dene Faser bezeichnet hat. Das ist es, was man gewöhnlich Synthesefunktion nennt, wobei sich eine Synthese dadurch auszeichnet, daß sie irgendwo ihren Konvergenzpunkt hat – selbst wenn er ideal ist, dieser Punkt existiert.
Also, ob wir Organogenetiker werden oder Psychogenetiker, wir werden immer gezwungen sein, irgendwo eine vereinheitlichende Entität vorauszusetzen. Reicht sie aus, uns die Ebene der Phänomene der Psychose zu erklären? Die Sterilität dieser Art von Hypothesen ist eklatant. Wenn die Psychoanalyse etwas Signifikatives, Aufklärendes, Erleuchtendes, Fruchtbares, Überströmendes, Dynamisches geoffenbart hat, so dadurch, daß sie die winzigen psychiatrischen Konstruktionen beiseiteschiebt, denen man jahrzehntelang nachgegangen ist mit Hilfe dieser rein funktionellen Begriffe, von denen das Ich, das deren Verschleierung war, gezwungenermaßen den wesentlichen Angelpunkt darstellte.
Aber was die Psychoanalyse an Neuem gebracht hat, wie soll man es angehen, ohne wieder auf die alte Spur zu geraten über einen anderen Weg, durch eine Vervielfältigung der Ichs, ihrerseits verschiedenartig verschleiert? Die einzige der Freudschen Entdeckung gemäße Zugangsweise ist, die Frage im Register selbst zu stellen, wo das Phänomen uns erscheint, das heißt in dem des Sprechens. Es ist das Register des Sprechens, das den ganzen Reichtum der Phänomenologie der Psychose erzeugt, wo wir alle Aspekte davon sehen, die Zerlegungen, die Refraktionen. Die verbale Halluzination, die hier grundlegend ist, ist gerade eines der problematischsten Phänomene des Sprechens.
Ist es nicht möglich, sich an das Phänomen des Sprechens als solches zu
halten? Sehen wir nicht, wenn wir es einfach betrachten, eine erste, 47
wesentliche und evidente Struktur sich abzeichnen, die uns erlaubt, Unterscheidungen zu machen, die nicht mythisch sind, das heißt, die nicht unterstellen, daß das Subjekt irgendwo ist?

3

Was ist das, das Sprechen? Das Subjekt, spricht es, ja oder nein? *Das Sprechen* – bleiben wir einen Augenblick bei diesem Faktum.
Was unterscheidet ein Sprechen von einer Sprachaufzeichnung? Sprechen, das ist vor allem sprechen zu anderen. Ich habe mehrfach dieses Charakteristikum in den Vordergrund meiner Lehre gestellt, das einfach erscheint auf den ersten Blick – sprechen zu anderen.
Seit einiger Zeit ist der Begriff dessen, was eine Botschaft ist, zur Hauptsorge der Wissenschaft geworden. Die Struktur des Sprechens, habe ich Ihnen

jedes Mal gesagt, wenn wir hier diesen Ausdruck in seinem eigentlichen Sinn zu verwenden gehabt haben, besteht für uns darin, daß das Subjekt seine Botschaft vom anderen in umgekehrter Form erhält. Das volle, wesentliche Sprechen, das sich verpflichtende Sprechen, beruht auf dieser Struktur. Wir haben davon zwei exemplarische Formen.

Die erste, das ist *fides,* das Wort |*parole,* das sich gibt, das *Du bist mein Weib* oder das *Du bist mein Herr,* was sagen will – *Du bist, was noch in meinem Wort ist und das, das kann ich nur behaupten, indem ich das Wort ergreife an Deiner Stelle. Das kommt von Dir, um dort die Gewißheit dessen zu finden, worauf ich als Verpflichtung eingehe. Dieses Wort ist ein Wort, das* Dich *verpflichtet.* Die Einheit des Sprechens |*parole* als Stifter der Stellung der beiden Subjekte wird hier offenbar gemacht.

Wenn Ihnen das nicht evident scheint, so ist es der Gegenbeweis, wie gewöhnlich, viel eher.

Das Zeichen, an dem die Beziehung von Subjekt zu Subjekt zu erkennen ist und das sie von dem Verhältnis von Subjekt zu Objekt unterscheidet, ist die Täuschung, Gegenteil von *fides.* Sie sind in Gegenwart eines Subjekts in dem Maße, wo unterstellt werden kann, daß das, was es sagt und tut – das ist das gleiche – gesagt und getan worden ist, um Sie zu täuschen, mit der ganzen Dialektik, die das mit sich bringt, was noch einschließt, daß es die Wahrheit sagt, damit Sie das Gegenteil glauben. Sie kennen die jüdische Geschichte, auf die Freud aufmerksam macht, von der Person, die sagt – *Ich fahre nach Krakau.* Und der andere antwortet – *Warum sagst Du mir, daß Du nach Krakau fährst? Du sagst es mir, um mich glauben zu lassen, daß Du woanders hinfährst.* Das, was das Subjekt mir sagt, steht immer in einer grundlegenden Beziehung zu einer möglichen Täuschung, wo es mir die Botschaft sendet und wo ich sie empfange in umgekehrter Form.

48 Das also ist die Struktur mit ihren beiden Seiten, den stiftenden Worten und den lügnerischen Worten, als solche täuschend.

Wir haben den Begriff der Kommunikation verallgemeinert. Wie die Dinge stehen, fehlt nicht viel, und man wird die ganze Theorie dessen, was sich bei den Lebewesen ereignet, auf Grund der Kommunikation neu machen. Lesen Sie ein bißchen Norbert Wiener, das führt außerordentlich weit. Unter seinen zahlreichen Paradoxen führt er den seltsamen Mythos ein von der telegraphischen Übertragung eines Menschen von Paris nach New York durch die Sendung von erschöpfenden Informationen über all das, was sein Individuum konstituiert. Nachdem es keine Grenzen gibt für die Übertragung der Informationen, ist die Re-Synthese Punkt für Punkt, die automatische Re-Kreation seiner gesamten realen Identität an einem entfernten Punkt denkbar. Dinge wie dieses sind ein kurioser Sand in den Augen, über den jeder entzückt ist, ein subjektives Trugbild, das sich auflöst, sobald man darauf aufmerksam macht, daß das Wunder nicht größer wäre, wenn man zwei Zentimeter weit telegraphieren würde. Und wir machen nichts anderes, wenn wir uns um dieselbe Distanz fortbewegen. Diese erstaunliche Verwechslung zeigt zur Genüge, daß der Begriff der Kommunikation mit Vorsicht gehandhabt werden muß.

Was mich betrifft, spezifiziere ich, innerhalb des verallgemeinerten Kommunikationsbegriffs, was Sprechen ist als Sprechen zum anderen. Es ist den anderen als solchen zum Sprechen bringen.

Diesen anderen werden wir, wenn Sie damit einverstanden sind, mit einem großen A schreiben.

Und warum mit einem großen A? Aus einem zweifellos verrückten Grund, wie jedesmal wenn man gezwungen ist, zusätzliche Zeichen, zu dem, was uns die Sprache liefert, anzubringen. Dieser verrückte Grund ist hier der folgende. *Du bist meine Frau* – letzten Endes, was wissen Sie davon? *Du bist mein Herr* – in Wirklichkleit, sind Sie so sicher? Was genau den stiftenden Wert dieser Worte ausmacht, das ist, daß das, worauf in der Botschaft abgezielt wird, genauso gut wie das, was in der Täuschung sichtbar ist, darin besteht, daß der andere da ist als absoluter Anderer. Absolut, das heißt, daß er anerkannt, aber nicht gekannt wird. In gleicher Weise ist das, was die Täuschung ausmacht, daß Sie letztlich nicht wissen, ob es eine Täuschung ist oder nicht. Diese Unbekannte in der Andersheit des Andern zeichnet im wesentlichen das Verhältnis des Sprechens auf der Ebene aus, wo es gesprochen wird zum anderen.

Ich werde Sie eine gewisse Zeit lang auf der Ebene dieser strukturalen Beschreibung festhalten, weil man nur von hier aus die Probleme aufwerfen kann. Ist es das nur, was das Sprechen auszeichnet? Vielleicht, aber sicher hat es andere Kennzeichen – es spricht nicht nur *zum* andern, es spricht *vom* andern als Objekt. Und gerade darum handelt es sich, wenn ein Subjekt zu Ihnen spricht von sich.

Nehmen Sie die Paranoikerin von neulich, die, die den Ausdruck *galopiner* 49
gebrauchte. Wenn sie zu Ihnen spricht, wissen Sie, daß sie ein Subjekt ist, dadurch, daß sie versucht, Sie hinters Licht zu führen. Das drücken Sie aus, wenn Sie sagen, daß Sie einfach mit dem zu tun haben, was Sie klinisch einen partiellen Wahn nennen. Genau in dem Maß, wie ich neulich eineinhalb Stunden gebraucht habe, um ihr *galopiner* aus ihr herauszubekommen, wie sie mich während dieser ganzen Zeit in Schach gehalten und sich geistig gesund gezeigt hat, hält sie sich an der Grenze dessen auf, was klinisch als

Wahn wahrgenommen werden kann. Was Sie in unserem Jargon als den gesunden Teil der Persönlichkeit bezeichnen, rührt daher, daß sie zum anderen spricht, daß sie fähig ist, ihn zum besten zu halten. In dieser Eigenschaft existiert sie als Subjekt.

Nun gibt es da eine andere Ebene. Sie spricht von sich, und es kommt vor, daß sie davon ein klein wenig mehr spricht als sie wollte. Eben dann bemerken wir, daß sie deliriert. Sie spricht da von dem, was unser gewöhnliches Objekt ist – der andere mit einem kleinen *a*. Es ist immer noch sie, die spricht, aber es gibt da eine andere Struktur, die sich im übrigen nicht völlig preisgibt. Es ist nicht ganz so, wie wenn sie zu mir von irgendwas beliebigem sprechen würde, sie spricht zu mir von etwas, das für sie sehr interessant ist, einem heißen Eisen, sie spricht von etwas, wo sie doch fortfährt, sich zu verpflichten, kurz, sie legt Zeugnis ab.

Versuchen wir ein wenig einzudringen in den Begriff des Zeugnisses. Das Zeugnis, ist auch es ganz einfach Kommunikation? Sicher nicht. Dennoch ist klar, daß alles, dem wir einen Wert als Kommunikation zuerkennen, der Ordnung des Zeugnisses angehört.

Die unparteiische Kommunikation ist äußerstenfalls nur ein verfehltes Zeugnis, das heißt etwas, über das alle einverstanden sind. Jedermann weiß, daß das das Ideal der Übertragung der Erkenntnis ist. Das ganze Denken der Wissenschaftsgemeinschaft beruht auf der Möglichkeit einer Kommunikation, deren Ausgang sich in einem Experiment entscheidet, angesichts dessen jedermann einverstanden sein kann. Die Einführung selbst des Experiments hängt vom Zeugnis ab.

Wir haben es hier mit einer anderen Art von Andersheit zu tun. Ich kann nicht auf all das zurückkommen, was ich früher gesagt habe über das, was ich paranoische Erkenntnis genannt habe, denn dann müßte ich ebensogut innerhalb meines diesjährigen Diskurses dauernd darauf zurückkommen, aber ich werde Ihnen eine Vorstellung davon vermitteln.

Was ich in meiner ersten Mitteilung an die Gruppe *Évolution psychiatrique*, die damals recht bemerkenswerte Originalität besaß, so bezeichnet habe, zielt auf die paranoischen Affinitäten jeglicher Objekterkenntnis als solcher ab. Jegliche menschliche Erkenntnis hat ihre Quelle in der Dialektik der Eifersucht, die eine ursprüngliche Manifestation der Kommunikation ist. Es
50 handelt sich da um einen beobachtbaren Gattungsbegriff, behaviouristisch beobachtbar. Was sich zwischen kleinen Kindern abspielt, enthält immer diesen grundlegenden Transitivismus, der sich in der Tatsache ausdrückt, daß ein Kind, das ein anderes geschlagen hat, sagen kann – *der andere hat mich geschlagen*. Nicht daß es lügen würde – es *ist* der andere, buchstäblich.

Das ist hier das Fundament, auf dem sich die menschliche Welt von der animalischen Welt unterscheidet. Das menschliche Objekt zeichnet sich durch seine Neutralität und seine unbegrenzte Proliferation aus. Es ist nicht abhängig von der Vorbereitung irgendeiner instinktuellen Koaptation des Subjekts, so wie es Koaptation, Ineinandergreifen einer chemischen Valenz mit einer anderen gibt. Das, was ausmacht, daß die menschliche Welt eine von Objekten bedeckte Welt ist, beruht darauf, daß das Objekt menschlichen Interesses das Objekt des Begehrens des anderen ist.
Wie ist das möglich? Das liegt daran, daß das menschliche Ich der andere ist, und daß am Anfang das Subjekt näher der Form des anderen ist als dem Auftauchen seiner eigenen Strebung. Es ist am Ursprung zusammenhanglose Ansammlung von Begehren – das ist hier der wahre Sinn des Ausdrucks *zerstückelter Körper* –, und die erste Synthese des *ego* ist wesentlich *alter ego*, sie ist entfremdet. Das begehrende menschliche Subjekt konstituiert sich rund um ein Zentrum, das der andere ist, sofern er ihm seine Einheit gibt, und der erste Zugang, den es zum Objekt hat, ist das Objekt als Objekt des Begehrens des andern.
Das definiert innerhalb des Verhältnisses des Sprechens etwas, das einem anderen Ursprung entstammt – das ist genau die Unterscheidung des Imaginären und des Realen. Eine ursprüngliche Andersheit ist eingeschlossen im Objekt, sofern es ursprünglich Objekt von Rivalität und Konkurrenz ist. Es interessiert nur als Objekt des Begehrens des andern.
Die sogenannte paranoische Erkenntnis ist eine in der Rivalität der Eifersucht begründete Erkenntnis, im Laufe dieser ersten Identifizierung, die ich vom Spiegelstadium her zu definieren versucht habe. Diese rivalitätshafte und konkurrenzhafte Basis am Grund des Objekts ist genau das, was im Sprechen überwunden wird, sofern es den Dritten angeht. Das Sprechen ist immer Pakt, Einverständnis, man versteht sich, man ist einverstanden – das gehört Dir, das gehört mir, das ist dies, das ist jenes. Aber der aggressive Charakter der ursprünglichen Konkurrenz hinterläßt seine Marke in jeglicher Art von Diskurs über den kleinen andern, über den Anderen als Dritten, über das Objekt. Nicht umsonst heißt das Zeugnis im Lateinischen *testis*, legt man immer bei seinen Hoden schwörend Zeugnis ab. In allem was der Ordnung des Zeugnisses angehört, gibt es immer Verpflichtung des Subjekts und virtuellen Kampf, in bezug auf den der Organismus immer latent ist.
Diese Dialektik enthält immer die Möglichkeit, daß ich aufgefordert werde, den anderen zu annullieren, aus einem einfachen Grund. Sofern der Ausgangspunkt dieser Dialektik meine Entfremdung im anderen ist, gibt es einen

Moment, wo ich in die Lage versetzt werden kann, selbst annulliert zu werden, weil der andere nicht einverstanden ist. Die Dialektik des Unbe-
51 wußten impliziert immer als eine ihrer Möglichkeiten den Kampf, die Unmöglichkeit der Koexistenz mit dem andern.

Die Dialektik des Herrn und des Knechts erscheint hier wieder. Die *Phänomenologie des Geistes* erschöpft wahrscheinlich nicht all das, worum es sich handelt, aber man kann gewiß nicht ihren psychologischen und psychogenetischen Wert verkennen. In einer grundlegenden Rivalität, in einem ursprünglichen und essentiellen Todeskampf stellt sie sich her, die Konstituierung der menschlichen Welt als solcher. Nur daß man am Ende dem Wiedererscheinen der Einsätze beiwohnt.

Der Herr hat dem Knecht sein Genießen genommen, er hat sich des Objekts des Begehrens als Objekt des Begehrens des Knechts bemächtigt, aber er hat dabei seine Menschlichkeit verloren. Es war gar nicht das Objekt des Genießens, das im Spiel war, sondern die Rivalität als solche. Seine Menschlichkeit, wem verdankt er sie? Einzig der Anerkennung des Knechtes. Nur, da er den Knecht nicht anerkennt, hat diese Anerkennung buchstäblich keinerlei Wert. Wie gewöhnlich in der konkreten Entwicklung der Dinge, wird der, der triumphiert und das Genießen erobert hat, völlig idiotisch, unfähig zu anderem als zu genießen, während der, der darum gebracht worden ist, seine ganze Menschlichkeit bewahrt. Der Knecht anerkennt den Herrn, und er hat demnach die Möglichkeit, von ihm anerkannt zu werden. Er wird den Kampf aufnehmen durch die Jahrhunderte hindurch, um es wirklich zu werden.

Diese Unterscheidung des Anderen mit einem großen A, das heißt des Anderen sofern er nicht gekannt wird, und des anderen mit einem kleinen *a*, das heißt des anderen, der Ich ist, Quelle jeglicher Erkenntnis, ist grundlegend. In dieser Spanne, im offenen Winkel dieser beiden Beziehungen muß die ganze Dialektik des Wahns situiert werden. Die Frage ist folgende – erstens, spricht das Subjekt zu Ihnen? – zweitens, wovon spricht es?

4

Die erste Frage werde ich nicht beantworten. Ist es ein wahres Sprechen? – wir können es zu Beginn nicht wissen. Dagegen, wovon spricht das Subjekt zu Ihnen? Von sich zweifellos, aber zunächst von einem Objekt, das nicht wie die anderen ist, von einem Objekt, das in der Weiterführung der dualen Dialektik ist – es spricht zu Ihnen von etwas, das zu ihm gesprochen hat.

Die eigentliche Grundlage der paranoischen Struktur ist, daß das Subjekt etwas verstanden hat, das es formuliert, nämlich, daß etwas die Form von Sprechen angenommen hat, das zu ihm spricht. Niemand freilich zweifelt daran, daß das ein phantasmatisches Wesen ist, nicht einmal das Subjekt, 52
denn es ist immer in der Lage, den vollkommen zweideutigen Charakter der Quelle der an es gerichteten Worte zuzugeben. Betreffs der Struktur dieses Wesens, das zum Subjekt spricht, legt der Paranoiker Ihnen sein Zeugnis ab. Sie müssen schon den Niveauunterschied sehen, den es zwischen der Entfremdung als allgemeiner Form des Imaginären, und der Entfremdung in der Psychose gibt. Es handelt sich nicht einfach um Identifizierung und um Kulissenschieben in Richtung des kleinen anderen. Vom Augenblick an, wo das Subjekt spricht, gibt es den Anderen mit einem großen A. Ohne das würde es das Problem mit der Psychose nicht geben. Die Psychotiker wären Sprechmaschinen.

Genau sofern er zu Ihnen spricht, berücksichtigen Sie sein Zeugnis. Die Frage ist, zu wissen, welches die Struktur dieses Wesens ist, das zu ihm spricht, und über das jedermann zu sagen einverstanden ist, daß es phantasmatisch ist. Es ist genau das S im Sinne wie die Analyse es versteht, aber ein S plus Fragezeichen. Welches ist dieser Teil im Subjekt, der spricht? Die Analyse sagt – das ist das Unbewußte. Natürlich, damit die Frage einen Sinn hat, müssen Sie gelten lassen haben, daß dieses Unbewußte etwas ist, das spricht im Subjekt, jenseits des Subjekts, und selbst wenn das Subjekt es nicht weiß, und das mehr davon sagt, als es glaubt. Die Analyse sagt, daß in den Psychosen es das ist, was spricht. Genügt das? Gar nicht, denn die Frage ist ja, zu wissen, wie es spricht und welches die Struktur des paranoischen Diskurses ist. Freud hat uns darüber eine ganz erstaunliche Dialektik geliefert.

Sie beruht auf der Aussage einer Grundstrebung, die in einer Neurose Anerkennung verlangen könnte, nämlich – *ich liebe ihn*, und *Du liebst mich*. Es gibt drei Arten, das zu verneinen, sagt Freud. Er macht keine Umstände, er sagt uns nicht, warum das Unbewußte der Psychotiker ein so guter Grammatiker und ein so schlechter Philologe ist – vom Standpunkt des Philologen aus ist das alles tatsächlich extrem suspekt. Glauben Sie nicht, daß das geht wie in den Französischgrammatiken der Sexta – es gibt, je nach den Sprachen, sehr viele verschiedene Arten zu sagen *ich liebe ihn*. Freud hat sich dabei nicht aufgehalten, er sagt, daß es drei Funktionen gibt, und drei Typen von Wahn, und das gelingt.

Die erste Art, das zu verneinen, ist zu sagen – *nicht ich liebe ihn, es ist ja sie*, meine Frau, mein Double. Die zweite, ist zu sagen – *ich liebe nicht ihn, ich liebe ja sie.* Auf dieser Ebene reicht die Abwehr nicht aus für das paranoische Subjekt, die Verkleidung reicht nicht aus, es ist nicht aus der Verwicklung heraus, die Projektion muß sich einschalten. Dritte Möglichkeit – *ich liebe ihn nicht, ich hasse ihn.* Auch da reicht die Umkehrung nicht aus, das ist zumindest, was Freud uns sagt, und auch hier muß der Projektionsmechanismus eingreifen, nämlich – *er haßt mich.* Und damit sind wir beim Verfolgungswahn.

53 Der hohe Grad von Synthese, welchen diese Konstruktion mit sich bringt, bringt uns Licht in die Sache, aber Sie sehen die Fragen, die offen bleiben. Die Projektion muß als Zusatzmechanismus eingreifen jedesmal, wenn es sich nicht um die Tilgung des *ich* | *je* handelt. Das ist nicht ganz unzulässig, obwohl wir gerne zusätzliche Informationen haben würden. Andererseits ist es klar, daß das *nicht,* die in ihrer formalsten Form genommene Negation, auf diese verschiedenen Ausdrücke angewandt, keineswegs den gleichen Stellenwert hat. Aber im großen und ganzen bringt uns diese Konstruktion in die Nähe von etwas. Das gelingt und siedelt die Dinge auf ihrer wahren Ebene an, indem es sie von diesem Ende, würde ich sagen, grundsätzlicher Logomachie her anpackt.

Vielleicht wird das, was ich Ihnen heute vormittag vorgetragen habe, imstande sein, Ihnen zu zeigen, daß wir das Problem anders stellen können. *Ich liebe ihn,* ist das eine Botschaft, ein Sprechen, ein Zeugnis, die rohe Anerkennung einer Tatsache in ihrem neutralisierten Zustand?

Betrachten wir die Sache in der Terminologie der Botschaft. Im ersten Fall, *es ist ja sie, die ihn liebt,* läßt das Subjekt seine Botschaft durch einen anderen tragen. Diese Entfremdung bringt uns gewiß auf die Ebene des kleinen anderen, das *ego* spricht durch Vermittlung des *alter ego,* das inzwischen sein Geschlecht gewandelt hat. Wir beschränken uns darauf, die invertierte Entfremdung zu konstatieren. Im Eifersuchtswahn findet man an erster Stelle diese Identifizierung mit dem anderen mit Umkehrung des Sexualisierungszeichens.

Andererseits sehen Sie, wenn Sie so die Struktur analysieren, daß es sich auf jeden Fall nicht um die Projektion in dem Sinn handelt, wie sie in einen Neurosenmechanismus integriert sein kann. Diese Projektion besteht in der Tat darin, dem anderen seine eigenen Treulosigkeiten anzulasten – wenn man auf seine Frau eifersüchtig ist, dann deshalb, weil man sich selbst einige kleine Sünden vorzuwerfen hat. Man kann nicht den gleichen Mechanismus in den wahrscheinlich psychotischen Eifersuchtswahn eingreifen lassen, wie er sich präsentiert entweder im Register von Freud, oder in demjenigen, in das ich soeben selbst versucht habe, ihn einzufügen, wo Sie die Person, mit der Sie durch eine invertierte Entfremdung identifiziert sind, nämlich Ihre eigene Frau, zur Botschafterin Ihrer eigenen Gefühle machen, nicht einmal gegenüber *einem* anderen Mann, sondern, wie die Klinik es zeigt, gegenüber einer fast unendlichen Anzahl von Männern. Der eigentlich paranoische Eifersuchtswahn ist unendlich wiederholbar, er schießt wieder hoch an allen Wendepunkten des Erlebens und kann beinahe alle Subjekte einbeziehen, die ins Blickfeld geraten, und sogar die, die nicht dorthin geraten.

Jetzt, *ich liebe nicht ihn, ich liebe ja sie.* Das ist ein anderer Typus von Entfremdung, nicht mehr invertiert, sondern divertiert, unterschlagen. Der andere, an den sich der Erotomane wendet, ist sehr eigentümlich, weil das Subjekt mit ihm in keinerlei konkreter Beziehung steht, so daß man von mystischem Band oder platonischer Liebe hat sprechen können. Das ist sehr 54
oft ein entferntes Objekt, mit dem das Subjekt sich begnügt zu kommunizieren mittels einer Korrespondenz, von der es nicht einmal weiß, ob sie ihre Adresse erreicht. Das mindeste, was man sagen kann, ist, daß es da unterschlagene Entfremdung der Botschaft gibt. Die Depersonalisation des anderen, von der sie begleitet wird, ist manifest in diesem heroischen Allen-Prüfungen-standhalten, wie sich die Erotomanen selbst ausdrücken.

Der erotomanische Wahn richtet sich an einen derart neutralisierten anderen, daß er bis zur Dimension selbst der Welt angewachsen ist, weil das dem Abenteuer allgemein entgegengebrachte Interesse, wie sich Clérambault ausdrückte, ein wesentliches Element davon ist.

Im dritten Fall haben wir es mit etwas zu tun, das viel näher der Verneinung ist. Das ist eine konvertierte Entfremdung, in dem Sinn, daß die Liebe Haß geworden ist. Die tiefgreifende Veränderung des gesamten Systems des andern, seine Zersplitterung, der ausgedehnte Charakter der Deutungen über die Welt, zeigt Ihnen hier die eigentlich imaginäre Störung zu ihrem Höhepunkt getrieben.

Die Beziehungen zum Andern in den Wahnformen bieten sich jetzt unserer Untersuchung an. Wir werden umso besser darauf antworten können, als unsere Termini uns dabei helfen, indem sie uns unterscheiden lassen das Subjekt, dasjenige das spricht, und den anderen, mit dem es in der imaginären Beziehung verhaftet ist, Schwerpunkt seines individuellen Ichs, in dem es kein Sprechen gibt. Diese Ausdrücke werden uns erlauben, in neuer Weise Psychose und Neurose zu charakterisieren.

30. November 1955

IV
55 «ICH KOMME VOM METZGER»

Von dem, was im Realen wiederkehrt
Marionetten des Wahns
R.S.I. in der Sprache
Die Erotisierung des Signifikanten

In zwei Aufsätzen *Der Realitätsverlust bei Neurose und Psychose* und *Neurose und Psychose* hat Freud uns interessante Auskünfte zu der Frage gegeben, was die Neurose von der Psychose unterscheidet. Ich werde versuchen, besonders das hervorzuheben, was sie unterscheidet hinsichtlich der Störungen, welche sie in den Bezügen des Subjekts mit der Realität mit sich bringen.
Das ist auch eine Gelegenheit, in scharfer und strukturierter Weise in Erinnerung zu rufen, was bei der Neurose unter Verdrängung zu verstehen ist.

1

Freud unterstreicht, bis zu welchem Punkt bei der Neurose und bei der Psychose die Bezüge des Subjekts mit der Realität nicht die gleichen sind. Insbesondere zeichnet sich der klinische Charakter des Psychotikers durch jenes äußerst pervertierte Verhältnis zur Realität aus, das man Wahn nennt. Dieser große Unterschied in der Organisation oder in der Desorganisation, sagt uns Freud, muß einen tiefen strukturalen Grund haben. Wie diesen Unterschied artikulieren?
Wenn wir von Neurose sprechen, lassen wir eine Flucht eine gewisse Rolle spielen, ein Ausweichen, woran ein Konflikt mit der Realität seinen Anteil hat. Man versucht durch den Begriff des Traumas, das ein ätiologischer Begriff ist, die Funktion der Realität bei der Auslösung der Neurose zu bezeichnen. Etwas anderes aber ist der Augenblick der Neurose, wo sich beim Subjekt ein gewisser Bruch mit der Realität herstellt: Um welche
56 Realität handelt es sich? Freud unterstreicht es sofort, die Realität, die bei der Neurose geopfert wird, ist ein Teil der *psychischen* Realität.

Wir kommen hier schon zu einer sehr wichtigen Unterscheidung – Realität ist nicht homonym mit äußerer Realität. Im Augenblick, wo es seine Neurose auslöst, elidiert, skotomisiert, wie man seither gesagt hat, das Subjekt einen Teil seiner psychischen Realität, oder, in einer anderen Sprache, seines *id*. Dieser Teil wird vergessen, verschafft sich aber weiterhin Gehör. Wie? Auf eine Weise, auf die meine ganze Lehre den Akzent setzt – auf symbolische Weise.
Im ersten seiner Artikel, die ich zitierte, schildert Freud jene Vorratskammer, welche das Subjekt in der Realität beiseite schiebt, und in welcher es Ressourcen für die Konstruktion der Außenwelt aufbewahrt – eben da wird die Psychose ihr Material entlehnen. Die Neurose, sagt Freud, ist etwas ganz anderes, denn die Realität, die das Subjekt in einem bestimmten Augenblick elidierte, versucht es wieder auftauchen zu lassen, indem es ihr eine besondere Bedeutung verleiht, einen geheimen Sinn, den wir symbolisch nennen. Aber Freud legt nicht den ganzen angebrachten Nachdruck darauf. Überhaupt ist die impressionistische Art, in der man den Ausdruck symbolisch gebraucht, bis jetzt niemals in einer Weise präzisiert worden, die demjenigen, worum es sich handelt, wirklich entsprechen würde.
Ich mache Sie nebenbei darauf aufmerksam, daß es mir nicht immer möglich ist, Ihnen die Referenzen im Text zu geben, welche manche wünschen, weil mein Diskurs nicht dadurch gebrochen werden soll. Ich liefere Ihnen nichtsdestoweniger, so scheint es mir, wenn notwendig, die Zitate.
Viele Stellen im Werk von Freud bezeugen, daß er die Notwendigkeit einer vollen Artikulation der symbolischen Ordnung spürte, denn es ist das, worum es ihm geht bei der Neurose. Dem stellt er die Psychose gegenüber, wo es die äußere Realität ist, mit der es in einem bestimmten Augenblick Loch, Bruch, Riß, Klaffen gegeben hat. Bei der Neurose gibt es in der zweiten Zeit, und insofern die Realität symbolisch nicht völlig in der Außenwelt reartikuliert wird, beim Subjekt partielle Flucht aus der Realität, Unfähigkeit, diesem Teil der Realität, die insgeheim aufrechterhalten wird, die Stirn zu bieten. In der Psychose dagegen ist es sehr wohl die Realität selbst, in die zunächst ein Loch gemacht wird, welches dann die phantastische Welt ausfüllen wird.
Können wir uns mit einer so einfachen Definition begnügen, mit einem so groben Gegensatz zwischen Neurose und Psychose? Sicher nicht, und Freud selbst präzisiert, nach seiner Lektüre von Schrebers Text, daß es nicht genügt zu sehen, wie die Symptome beschaffen sind, sondern man noch den Mechanismus ihrer Bildung entdecken muß. Gehen wir von der Idee aus, daß ein Loch, eine Spalte, eine Bruchstelle in der Struktur der Außenwelt

57 sich durch den Flicken des psychotischen Phantasmas ausgefüllt findet. Wie ist das zu erklären? Es steht uns der Mechanismus der Projektion zur Verfügung.

Damit werde ich heute anfangen, mit besonderem Nachdruck, weil mir von einigen unter Ihnen, die über die Freudschen Texte arbeiten, die ich schon kommentiert habe, zurückkommt, daß sie, beim Wiederaufnehmen einer Stelle, auf deren Wichtigkeit ich hingewiesen habe, unsicher geblieben sind über den Sinn, der einem doch sehr klaren Stück zu geben sei, das die episodische Halluzination betrifft, an der sich die paranoischen Aussichten des Wolfsmanns zeigen. Obwohl man sehr gut erfaßt, was ich unterstrichen habe, wenn ich sage, *Was aus dem Symbolischen verworfen worden ist, taucht im Realen wieder auf*, eröffnet man eine Diskusssion darüber, wie ich übersetze, *Der Kranke will nichts davon wissen im Sinne der Verdrängung*. Dennoch, auf das Verdrängte wirken durch den Mechanismus der Verdrängung, heißt, davon etwas wisssen, denn die Verdrängung und die Wiederkehr des Verdrängten sind ein und dasselbe, woanders ausgedrückt als in der bewußten Sprache des Subjekts. Schwierigkeit bereitet hat für einige, daß sie nicht erfassen, daß das, worum es sich handelt, einem Wissen entspricht.

Ich werde Ihnen ein anderes, dem Fall Schreber entlehntes Zitat präsentieren. Im Augenblick, wo Freud uns den eigentlichen Mechanismus der Projektion erklärt, der dem Wiederauftauchen des Phantasmas in der Realität Rechnung tragen könnte, hält er inne, um zu bemerken, daß wir hier nicht einfach von Projektion sprechen können. Das ist auch nur allzu offensichtlich, wenn man an die Art denkt, wie dieser Mechanismus funktioniert, zum Beispiel im sogenannten projektiven Eifersuchtswahn, der darin besteht, seinem Gefährten Treulosigkeiten anzulasten, derer man sich selbst schuldig fühlt in seiner Einbildung. Ganz etwas anderes ist der Verfolgungswahn, der sich durch interpretative Intuitionen im Realen manifestiert. Freud drückt sich so aus – *Es ist nicht richtig zu sagen, die innerlich unterdrückte Empfindung* – die *Verdrängung** ist eine Symbolisierung, und *Unterdrückung** zeigt einfach an, daß etwas nach unten gefallen ist – *werde wieder nach außen projiziert* – das, das ist das Verdrängte und die Wiederkehr des Verdrängten. *Vielmehr müssen wir sagen, daß das, was verworfen wird* – Sie erinnern sich vielleicht an den Akzent von Nachdruck, den der Sprachgebrauch auf dieses Wort gelegt hat – *von außen wiederkehrt*. [6]

Dieser Text ist also jenen hinzuzufügen, die ich schon im gleichen Register zitiert habe, und welche die zentralen Texte sind. Gerade der Text über die *Verneinung**, den uns Herr Hyppolite kommentiert hat, hat uns gestattet,

präzise zu artikulieren, daß es einen Augenblick gibt, der, wenn man so sagen kann, der Ursprung der Symbolisierung ist. Verstehen Sie richtig – dieser Ursprung ist nicht ein Punkt der Entwicklung, sondern entspricht dieser Forderung, daß es für die Symbolisierung einen Anfang geben muß. Aber in jedem Augenblick der Entwicklung kann sich etwas herstellen, das das Gegenteil der *Bejahung** ist – eine gewissermaßen ursprüngliche *Verneinung**, wovon die *Verneinung** in ihren klinischen Konsequenzen eine Folge 58
ist. Die Unterscheidung der beiden Mechanismen, *Verneinung** und *Bejahung**, ist ganz wesentlich.

Diesen Ausdruck Projektion sollte man besser aufgeben. Worum es sich hier handelt, hat nichts zu tun mit jener psychologischen Projektion, die zum Beispiel bewirkt, daß wir von Leuten, denen wir nur sehr gemischte Gefühle entgegenbringen, alles, was sie tun, zumindest mit einer gewissen Perplexität hinsichtlich ihrer Absichten aufnehmen. Die Projektion in der Psychose ist überhaupt nicht das, sondern der Mechanismus, der von außen wiederkehren läßt, was von der *Verwerfung** erfaßt wird, das heißt, was aus der allgemeinen Symbolisierung, die das Subjekt strukturiert, herausgeworfen worden ist.

Was ist das, diese Taschenspielerei, der wir ausgesetzt sind, dieses einzigartige Gauklerspiel zwischen dem Symbolischen, dem Imaginären und dem Realen? Da wir den Gaukler nicht kennen, können wir die Frage stellen. Ich setze sie dieses Jahr auf die Tagesordnung. Sie wird uns erlauben, dasjenige zu definieren, was wir die Beziehung zur Realität nennen, und gleichzeitig zu artikulieren, was das Ziel der Analyse ist, ohne in die dauernden Verwechslungen zu verfallen, die diesbezüglich in der analytischen Theorie stattfinden. Wenn man von Anpassung an die Realität spricht, wovon spricht man? Niemand weiß das geringste davon, solange man nicht definiert hat, was die Realität ist, was nicht ganz einfach ist.

Um in das Problem einzuführen, werde ich von einem ganz aktuellen Element ausgehen. Man kann wirklich nicht sagen, daß dieses Seminar nur ein Textkommentar ist, in dem Sinn, daß es sich ganz einfach um Exegese handeln würde – diese Dinge leben für uns in unserer alltäglichen Praxis, in unseren Kontrollen, in der Art, wie wir unsere Deutung ausrichten, in der Art, wie wir mit den Widerständen umgehen.

Darum auch werde ich meiner Krankenvorstellung vom letzten Freitag ein Beispiel entlehnen.

2

Diejenigen unter Ihnen, die meinen Krankenvorstellungen beiwohnen, erinnern sich, daß ich mit zwei Personen in einem einzigen Wahn zu tun gehabt habe, was man ein *délire à deux* nennt.

Einen Zugang zu finden fiel mir bei der Tochter nicht leichter als bei der Mutter. Ich habe allen Grund zu denken, daß sie, in Anbetracht der Funktion, welche die Kranken in einer Ausbildungsabteilung spielen, ein gutes dutzend Mal untersucht und vorgestellt worden war, bevor ich mich mit ihr beschäftigte. Man kann ruhig wahnsinnig sein, aber man hat recht
59 schnell die Nase voll von derartigen Exerzitien, und sie war nicht besonders gut gelaunt.

Gewisse Dinge haben nichtsdestoweniger gezeigt werden können, insbesondere, daß der paranoische Wahn, denn es war eine Paranoikerin, keineswegs einer Charaktergrundlage von Hochmut, von Mißtrauen, von Empfindlichkeit, von psychologischer Rigidität, wie man sagt, als Voraussetzung bedarf. Dieses junge Mädchen wenigstens hatte, neben der schwer erfaßbaren Aufeinanderfolge von Interpretationen, als deren Opfer sie sich fühlte, im Gegenteil das Gefühl, daß eine so nette, so gute Person wie sie, und noch dazu so vielen Schicksalsprüfungen ausgesetzt, doch nur Wohlwollen, allgemeine Sympathie genießen könnte, und tatsächlich sprach ihr Abteilungsleiter, in dem Bericht, den er über sie zu machen hatte, nicht anders von ihr als von einer charmanten und allseits beliebten Frau.

Kurz, nachdem ich alle Mühe der Welt gehabt hatte, an das Subjekt heranzukommen, habe ich mich dem Zentrum dessen angenähert, was da offensichtlich vorlag. Freilich war ihre Hauptsorge, mir zu beweisen, daß es keinerlei Element gab, das zu verschweigen wäre, wobei sie gleichzeitig der Fehldeutung, auf die sie im voraus von seiten des Arztes gefaßt war, keinen Angriffspunkt bot. Sie hat mir dennoch verraten, daß sie eines Tages im Flur, im Augenblick, wo sie ihre Wohnung verließ, mit einer Art Flegel zu tun hatte, über den sie sich nicht zu wundern brauchte, war es doch jener üble verheiratete Mann, der regelmäßiger Liebhaber ihrer leichtlebigen Nachbarin war. Als er vorbeiging, hatte der – sie konnte es mir nicht verheimlichen, das lag ihr immer noch auf dem Herzen – ihr ein unanständiges Wort gesagt, ein unanständiges Wort, das sie mir nicht wiederholen wollte, weil es sie, wie sie sich ausdrückte, herabwürdigte. Nichtsdestoweniger hatte eine gewisse Sanftmut, mit der ich auf sie einging, nach unserer fünfminütigen Unterhaltung bewirkt, daß wir uns gut verstanden, woraufhin sie mir mit einem zustimmenden Lachen gesteht, daß sie eigentlich nicht ganz unschuldig wäre, hätte sie doch selbst im Vorbeigehen etwas gesagt. Dieses Etwas, das sie mir leichter, als das was sie gehört hat, gesteht, ist – *Ich komme vom Metzger.*

Natürlich, ich bin wie alle Welt, ich verfalle in dieselben Fehler wie Sie, ich tue alles, vor dem ich Sie warne, daß man's nicht tun soll. Ich habe deswegen nicht weniger unrecht – selbst wenn es mich zum Erfolg führt. Eine wahre Meinung bleibt vom Standpunkt der Wissenschaft nicht weniger eine Meinung, siehe Spinoza. Wenn Sie verstehen, um so besser, behalten Sie es für sich, das Wichtige ist nicht, zu verstehen, sondern das Wahre zu treffen. Aber wenn Sie es zufällig treffen, selbst wenn Sie verstehen, verstehen Sie nicht. Natürlich verstehe ich – was beweist, daß wir alle ein wenig mit den Wahnsinnigen gemein haben. Ich habe in mir, wie Sie alle, das, was es an 60
Wahnsinnigem gibt im normalen Menschen.

Ich komme vom Metzger – wenn man mir sagt, daß es da etwas zu verstehen gibt, kann ich sehr wohl die Verbindung herstellen, daß sich das auf das Schwein|*cochon* bezieht. Ich habe nicht *cochon* gesagt, ich habe *porc* gesagt. [7]

Sie war ganz einverstanden, das war, was sie wollte, daß ich verstehe. Das war vielleicht auch, was sie wollte, daß der andere verstehe. Nur ist das gerade das, was man nicht machen soll. Wofür man sich interessieren soll, das ist zu erfahren, warum sie gerade wollte, daß der andere das verstehe, und warum sie es ihm nicht klar sagte, sondern durch Anspielung. Wenn ich verstehe, überspringe ich, ich halte mich nicht dabei auf, nachdem ich schon verstanden habe. Das zeigt Ihnen, was es heißt, auf das Spiel des Patienten einzugehen – das heißt, an seinem Widerstand mitzuwirken. Der Widerstand des Patienten ist immer der Ihre, und wenn ein Widerstand gelingt, dann ist das so, weil Sie drinstecken bis zum Hals, weil Sie verstehen. Sie verstehen, Sie haben unrecht. Was es genau gilt zu verstehen, das ist, warum es etwas gibt, das man zu verstehen gibt. Warum hat sie gesagt, *Ich komme vom Metzger* und nicht *Schwein*|*cochon*?

Ich habe meinen Kommentar darauf beschränkt, denn mir fehlte die Zeit, Sie darauf aufmerksam zu machen, daß es sich da um eine Perle handelte, und ich habe Ihnen die Analogie mit jener Entdeckung gezeigt, die darin bestanden hat, eines Tages darauf zu kommen, daß gewisse Kranke, die sich über Gehörshalluzinationen beklagten, offensichtlich Kehlen- und Lippenbewegungen machten, das heißt diese selbst artikulierten. Hier ist das nicht das gleiche, nur analog, was es noch interessanter macht, weil es nicht das gleiche ist.

Ich habe gesagt – ich komme vom Metzger, und dann packt sie aus, was hat denn er gesagt? Er hat gesagt – *Sau.* Das ist das Schlußwort – *Faden, Nadel, meine Seele, mein Leben,* so spielt sich das ab im Leben.

Halten wir uns kurz auf damit. *Da schau her, jetzt ist er zufrieden,* sagen Sie sich, *weil er uns nämlich lehrt – im Sprechen empfängt das Subjekt seine eigene Botschaft in umgekehrter Form.* Lassen Sie sich eines Besseren belehren, das ist es eben gerade nicht. Die Botschaft, um die es sich handelt, ist nicht im entferntesten identisch mit dem Sprechen, zumindest in dem Sinne, in dem ich es Ihnen artikuliere als jene Form von Vermittlung, wo das Subjekt seine Botschaft vom anderen in umgekehrter Form empfängt.

Zunächst einmal, wer ist diese Person? Wir haben es gesagt, ein verheirateter Mann, Liebhaber eines Mädchens, das selbst die Freundin unserer Kranken ist und sehr verwickelt in das Begehren, dessen Opfer diese ist – sie ist nicht das Zentrum davon, aber ich würde sagen die Hauptperson. Die Beziehungen unseres Subjekts mit diesem Paar sind mehrdeutig. Das sind sicher
61 verfolgende und feindliche Personen, aber sie werden nicht in einer allzu fordernden Weise begriffen, wie jene mit Verwunderung feststellen konnten, die bei dem Gespräch anwesend waren. Was die Beziehungen des Subjekts mit der Außenwelt charakterisiert, ist eher die Perplexität – wie hat man denn, durch Gerede, durch eine Petition zweifellos, sie in die Klinik schaffen können? Das allgemeine Interesse, das ihnen zugewendet wird, tendiert dazu, sich zu wiederholen. Daher diese Andeutungen erotomanischer Elemente, die wir in der Krankengeschichte wahrgenommen haben. Es sind nicht wirklich Erotomaninnen, aber sie sind von dem Gefühl besessen, daß man sich für sie interessiert.

Sau, was ist das? Das ist tatsächlich ihre Botschaft, aber ist das nicht eher ihre eigene Botschaft?

Am Anfang alles dessen, was gesagt wird, gibt es das Eindringen besagter Nachbarin in die Beziehung dieser beiden isolierten Frauen, die im Leben eng verbunden geblieben sind, die sich nicht haben trennen können bei der Verheiratung der jüngeren, die Hals über Kopf der dramatischen Situation entflohen sind, die sich anscheinend in deren ehelichen Beziehungen hergestellt hat aufgrund der Drohungen ihres Gatten, der, nach den ärztlichen Zeugnissen, sie wirklich in Scheiben schneiden wollte. Wir haben da das Gefühl, daß die Beleidigung, um die es sich handelt – der Ausdruck Beleidigung ist hier wirklich wesentlich, und er ist immer hervorgehoben worden in der klinischen Phänomenologie der Paranoia – mit dem Abwehrvorgang in Einklang steht, Ausstoßungsweg, von dem die beiden Patientinnen empfanden, ihn fortschreiten zu müssen im Verhältnis zu der für von Grund auf zudringlich gehaltenen Nachbarin. Sie kam immer klopfen, wenn sie bei ihrer Toilette waren, oder im Augenblick, wo sie etwas anfingen, gerade dabei waren, abendzuessen oder zu lesen. Es handelte sich vor allem darum, diese grundsätzlich zum Eindringen neigende Person zurückzudrängen. Die Dinge sind erst problematisch geworden, als diese Ausstoßung, diese Weigerung, diese Zurückweisung voll zur Wirkung gekommen sind, ich will sagen, im Augenblick, wo sie sie wirklich hinausgeschmissen haben.

Ist das auf der Ebene der Projektion zu situieren, wie ein Abwehrmechanismus? Das ganze Intimleben dieser Patientinnen hat sich außerhalb des männlichen Elements abgespielt, sie haben aus diesem immer einen Fremden gemacht, mit dem sie sich nie verstanden haben, für sie ist die Welt wesentlich weiblich. Ist die Beziehung, die sie mit den Personen ihres Geschlechts unterhalten, vom Typ einer Projektion, als Notwendigkeit, sie selbst zu bleiben, auf sich gestellt, als Paar? Ist sie verwandt mit dieser im weitesten Sinn des Ausdrucks homosexuellen Fixierung, welche, sagt uns Freud, die Grundlage der sozialen Beziehungen darstellt? Das würde erklären, warum diese beiden Frauen in der Isolierung dieser weiblichen Welt, in der sie leben, sich in der Lage finden, ihre Botschaft nicht vom anderen zu empfangen, sondern selbst sie dem anderen zu sagen. Ist die Beleidigung die 62
Abwehrform, die gewissermaßen durch Spiegelung in ihre Beziehung zurückkehrt, Beziehung, für die es verständlich ist, daß sie sich, sobald sie sich hergestellt hat, auf alle anderen als solche ausdehnt, wer auch immer sie seien? Das ist vorstellbar und läßt schon durchblicken, daß es sich sehr wohl um die eigene Botschaft des Subjekts handelt, und nicht um die in umgekehrter Form empfangene Botschaft.

Müssen wir da stehenbleiben? Sicher nicht. Diese Analyse kann uns verständlich machen, daß sich die Patientin von feindlichen Gefühlen umgeben fühlt. Aber da ist nicht die Frage. Das Wichtige ist, daß *Sau* wirklich gehört worden ist, im Realen.

Wer ist es, der spricht? Da es Halluzination gibt, ist es die Realität, die spricht. Das wird durch unsere Prämissen impliziert, wenn wir setzen, daß die Realität durch Sinnesempfindungen und Wahrnehmungen konstituiert wird. Darüber gibt es keine Ambiguität, sie sagt nicht *Ich habe das Gefühl gehabt, daß er mir antwortete – Sau,* sie sagt – *Ich habe gesagt – Ich komme vom Metzger, und er hat mir gesagt – Sau.*

Entweder wir begnügen uns damit, uns zu sagen – *Aha, sie halluziniert.* Oder wir versuchen – was als unsinniges Unternehmen erscheinen mag, aber ist es nicht bis jetzt die Rolle der Psychoanalytiker, sich unsinnigen Unternehmen hingegeben zu haben? – ein kleines bißchen weiter zu gehen.

Und als erstes, handelt es sich um die Realität der Objekte? Wer spricht gewöhnlich in der Realität, für uns? Ist das denn die Realität, wenn jemand zu uns spricht? Das Interessante an den Bemerkungen, die ich Ihnen das

letzte Mal über den anderen und den Anderen gemacht habe, den anderen mit einem kleinen a und den Anderen mit einem großen A, bestand darin, Sie darauf aufmerksam zu machen, daß, wenn der Andere mit einem großen A spricht, das nicht ganz einfach die Realität ist, vor der Sie sich befinden, das heißt das Individuum, das artikuliert. Der Andere ist jenseits dieser Realität. Im wahren Sprechen ist der Andere das, demgegenüber Sie sich Anerkennung verschaffen. Aber Sie können sich nur von ihm Anerkennung verschaffen, weil er zuerst anerkannt ist. Er muß anerkannt sein, damit Sie sich Anerkennung verschaffen können. Diese zusätzliche Dimension, die Reziprozität, ist notwendig, damit dieses Sprechen gilt, von dem ich Ihnen typische Beispiele gegeben habe, *Du bist mein Herr* oder *Du bist meine Frau,* oder genauso gut das lügnerische Sprechen, das, selbst wenn es das Gegenteil davon ist, ebenfalls die Anerkennung eines absoluten Anderen voraussetzt, angestrebt jenseits all dessen, was Sie werden kennen können, und für den die Anerkennung eben nur deshalb zu gelten hat, weil er jenseits des Gekannten ist. In der Anerkennung setzen Sie ihn ein, und nicht als ein einfaches Element der Realität, einen Spielstein, eine Marionette, sondern als ein irreduzibles Absolutes, von dessen Existenz als Subjekt der Wert selbst des
63 Sprechens abhängt, in dem Sie sich Anerkennung verschaffen. Es gibt da etwas, das geboren wird.

Indem Sie jemandem sagen *Du bist meine Frau,* sagen Sie ihr implizit *Ich bin Dein Mann,* aber Sie sagen ihr zuerst *Du bist meine Frau,* das heißt, daß Sie sie in der Stellung einsetzen, von Ihnen anerkannt zu werden, wodurch sie Sie wird anerkennen können. Dieses Sprechen ist also immer ein Jenseits der Sprache. Und eine solche Verpflichtung, wie jedes beliebige andere Sprechen, und mag es auch eine Lüge sein, ist Bedingung für den ganzen Diskurs, der folgen wird, und hier meine ich Diskurs einschließlich der Akte, unternommenen Schritte, der Verrenkungen der vom Spiel ergriffenen Marionetten, und die erste, die sind Sie selbst. Von einem Sprechen her wird ein Spiel eingeführt, durchaus vergleichbar dem, was in *Alice im Wunderland* geschieht, wenn die Diener und anderen Figuren des Hofs der Königin anfangen, Karten zu spielen, indem sie diese Karten als Kleider anziehen und selbst der Herzkönig werden, die Pikdame und der Karobube. Ein Sprechen verpflichtet Sie, es durch Ihren Diskurs zu verfechten, oder es zu verleugnen, es zurückzuweisen oder es zu bekräftigen, es zu widerlegen, aber mehr noch, sich vielem zu beugen, das in der Spielregel inbegriffen ist. Und sogar wenn die Königin alle Augenblicke die Regel änderte, würde das nichts am Wesentlichen ändern – sobald Sie einmal in das Spiel der Symbole eingeführt worden sind, sind Sie immer gezwungen, sich entsprechend einer Regel zu verhalten.

Mit anderen Worten, wenn eine Marionette spricht, dann ist das nicht sie, die spricht, es ist jemand dahinter. Die Frage besteht darin zu wissen, welche die Funktion der bei dieser Gelegenheit angetroffenen Person ist. Wir können sagen, daß es für das Subjekt offensichtlich etwas Reales ist, das spricht. Unsere Patientin sagt nicht, daß es jemand anderer hinter der Person ist, der spricht, sondern sie erhält von dieser ihr eigenes Sprechen, aber nicht umgekehrt. Ihr eigenes Sprechen ist im anderen, der sie selbst ist, der kleine andere, ihre Spiegelung in ihrem Spiegel, ihr Ebenbild. *Sau* wird Schlag auf Schlag gegeben, und man weiß nicht mehr, welcher der erste Schlag war.

Daß das Sprechen sich im Realen ausdrückt, besagt, daß es sich in der Marionette ausdrückt. Der Andere, um den es in dieser Situation geht, ist nicht jenseits des Partners, er ist jenseits des Subjekts selbst – das ist die Struktur der Anspielung – sie zeigt sich selbst in einem Jenseits dessen, was sie sagt.

Versuchen wir, uns von diesem Spiel der vier her zurechtzufinden, welches das, was ich Ihnen das letzte Mal gesagt habe, impliziert.

Das kleine *a*, das ist der Herr, den sie im Flur trifft, und es gibt kein großes A. Klein *a'* ist das, was sagt *Ich komme vom Metzger.* Und von wem sagt man *Ich komme vom Metzger?* Von S. Klein *a* hat ihr *Sau* gesagt. Die Person, die zu uns spricht und die gesprochen hat, als Wahnsinnige, *a'*, empfängt ohne jeglichen Zweifel irgendwo ihre eigene Botschaft in umgekehrter Form, vom 64
kleinen anderen, und das, was sie sagt, betrifft das Jenseits, das sie selbst ist als Subjekt, und vom dem sie definitionsgemäß, einfach weil sie ein menschliches Subjekt ist, nur durch Anspielung sprechen kann.

Es gibt nur zwei Arten, von diesem S zu sprechen, von diesem Subjekt, das wir radikalerweise sind, nämlich – entweder sich wahrhaft an den Anderen zu richten, groß A, und von ihm die Botschaft zu empfangen, die Sie betrifft, in umgekehrter Form –, oder seine Richtung anzuzeigen, seine Existenz, in der Form der Anspielung. Wenn diese Frau wirklich eine Paranoikerin ist, so deshalb, weil der Zyklus für sie einen Ausschluß des großen Anderen mit sich bringt. Der Schaltkreis schließt sich über die beiden kleinen anderen – die ihr gegenüberstehende Marionette, die spricht und in der ihre eigene Botschaft widerhallt, und sie selbst, die, als Ich | *moi*, immer ein anderer ist und durch Anspielung spricht.

Das ist das Wichtige. Sie spricht so gut durch Anspielung, daß sie nicht weiß, was sie damit sagt. Was sagt sie? Sie sagt – *Ich komme vom Metzger.* Aber wer kommt vom Metzger? Ein aufgeschnittenes Schwein. Sie weiß es nicht, daß sie es sagt, aber sie sagt es trotzdem. Dieser andere, zu dem sie spricht, dem sagt sie von sich selbst – *Ich die Sau, ich komme vom Metzger, ich bin schon auseinandergenommen, zerstückelter Körper,* membra disjecta, *wahnsinnig, und meine Welt geht in Stücke, wie ich selbst.* Das ist, was sie sagt. Diese Art, sich auszudrücken, so verständlich sie uns scheinen mag, ist dennoch, das ist das mindeste, was man sagen kann, ein bißchen seltsam.

Es gibt noch etwas anderes, das die Zeitlichkeit betrifft. Aus den Äußerungen der Patientin wird klar, daß man nicht weiß, wer als erster gesprochen hat. Allem Anschein nach ist es nicht unsere Patientin, oder zumindest nicht unbedingt. Wir werden nie etwas darüber wissen, denn wir werden nicht mit der Stoppuhr die ent-realisierten Worte messen, aber wenn meine Erläuterung richtig ist, wenn die Antwort die Allokution ist, das heißt das, was die Patientin wirklich sagt, dann setzt das *Ich komme vom Metzger* die Antwort *Sau* voraus.

Im wahren Sprechen, ganz im Gegenteil, ist die Allokution die Antwort. Was dem Sprechen antwortet, ist tatsächlich die Konsekration des Anderen als *meine Frau,* oder als *mein Herr,* und hier ist es also die Antwort, die die Allokution voraussetzt. Im wahnsinnigen Sprechen ist der Andere wahrhaftig ausgeschlossen, es gibt keine Wahrheit dahinter, es gibt so wenig davon, daß das Subjekt selbst keinerlei Wahrheit hineinlegt, und daß es sich gegenüber diesem letztlich rohen Phänomen in der Haltung der Perplexität befindet. Es dauert lange, bevor es versucht, um das herum eine Ordnung wiederherzustellen, die wir die wahnhafte Ordnung nennen werden. Es stellt sie wieder her, nicht, wie man glaubt, durch Deduktion und Konstruktion, sondern in einer Weise, von der wir später sehen werden, daß sie nicht ohne Bezug zum Primärphänomen selbst ist.

Insofern als der Andere wahrhaftig ausgeschlossen ist, wird dasjenige, was
65 das Subjekt betrifft, real gesagt vom kleinen anderen, vom Schatten des anderen, oder, wie sich unser Schreber ausdrücken wird, um alle menschlichen Wesen zu bezeichnen, denen er begegnet, von *flüchtig hingemachten Männern.* Der kleine andere zeigt tatsächlich einen irrealen, zum Irrealen tendierenden Charakter.

Die Übersetzung *bonshommes bâclés à la six-quatre-deux* ist nicht ganz zuverlässig, es gibt im Deutschen Resonanzen, welche ich durch das Wort *foutu* wiederzugeben versucht habe – *bonshommes foutus à la six-quatre-deux.*

3

Nachdem wir uns für das Sprechen | *parole* interessiert haben, werden wir uns jetzt ein wenig für die Sprache | *langage* interessieren, auf die ja die dreifache

Aufteilung des Symbolischen, des Imaginären und des Realen anzuwenden ist.

Gewiß, die Sorgfalt, die Saussure darauf verwendet, aus seiner Analyse der Sprache die Berücksichtigung der motorischen Artikulierung auszuschließen, zeigt deutlich, daß er deren Autonomie wahrnimmt. Der konkrete Diskurs ist die reale Sprache, und die Sprache, das spricht. Die Register des Symbolischen und des Imaginären finden sich wieder in den beiden anderen Ausdrücken, mit denen er die Struktur der Sprache artikuliert, das heißt das Signifikat und der Signifikant.

Das signifikante Material, so wie ich Ihnen immer sage, daß es ist, zum Beispiel auf diesem Tisch, in diesen Büchern, ist das Symbolische. Wenn die künstlichen Sprachen dumm sind, so deshalb, weil sie immer von der Bedeutung her gemacht sind. Jemand hat mich vor kurzem an die Ableitungsformen erinnert, die das Esperanto bestimmen, und was bewirkt, daß, wenn man *Rind* kennt, man ableiten kann *Kuh* | *vache, Kalbin, Kalb* und alles, was man will. Und ich habe ihn gefragt, wie man *Mort aux vaches!* | *Nieder mit der Polizei!* auf Esperanto sagt – das muß sich von *Es lebe der König!* ableiten. Das allein genügt, die Existenz der künstlichen Sprachen zurückzuweisen, die sich nach der Bedeutung zu richten versuchen, weshalb sie meistens nicht verwendet werden.

Und dann gibt es die Bedeutung, welche immer auf die Bedeutung verweist. Freilich, der Signifikant kann sich darin verfangen von dem Augenblick an, wo Sie ihm eine Bedeutung geben, Sie einen anderen Signifikanten als Signifikanten schaffen, etwas in dieser Bedeutungsfunktion. Deshalb kann man von der Sprache sprechen. Aber die Aufteilung Signifikant-Signifikat wird sich immer reproduzieren. Daß die Bedeutung ihrem Wesen nach imaginär ist, daran ist nicht zu zweifeln. Sie ist, wie das Imaginäre, letztlich immer schwindend, denn sie ist streng gebunden an das, was Sie interessiert, das heißt an das, worin Sie sich verfangen haben. Wüßten Sie, daß Hunger und Liebe dasselbe sind, so wären Sie wie alle Tiere, wirklich motiviert. Aber dank der Existenz des Signifikanten reißt Sie Ihre kleine persönliche 66
Bedeutung – die auch ganz hoffnungslos gattungsgebunden ist, menschlich, allzu menschlich – viel weiter fort. Da es dieses verdammte System des Signifikanten gibt, von dem Sie noch nicht haben verstehen können, weder wie es da ist, noch wie es existiert, noch wozu es dient, noch wohin es Sie führt, werden Sie von ihm mitgerissen.

Wenn es spricht, hat das Subjekt die Gesamtheit des Materials der Sprache zu seiner Verfügung, und von da aus bildet sich der konkrete Diskurs. Es gibt zuerst eine synchronische Gesamtheit, welche die Sprache als Simultansystem von strukturierten Gegensatzgruppen ist, es gibt danach das, was sich diachronisch abspielt, in der Zeit, und das ist der Diskurs. Man kann nicht umhin, den Diskurs in eine bestimmte Richtung der Zeit zu bringen, in eine Richtung, die linear bestimmt ist, sagt uns Saussure.

Ich lasse ihm die Verantwortung für diese Behauptung. Nicht, daß ich sie für falsch hielte – es ist grundsätzlich wahr, daß es keinen Diskurs gibt ohne eine bestimmte zeitliche Ordnung, und folglich ohne eine gewisse konkrete Reihenfolge, selbst wenn sie virtuell ist. Wenn ich diese Seite von unten anfangend und verkehrt aufsteigend lese, wird das nicht dasselbe ergeben, wie wenn ich in der richtigen Richtung lese, und in gewissen Fällen kann das ein ganz schlimmes Durcheinander hervorbringen. Aber es ist nicht ganz richtig, daß das eine einfache Linie ist, es ist wahrscheinlich eher eine Gesamtheit mehrerer Linien, ein Liniensystem. Und in diesem Diachronismus läßt sich der Diskurs nieder.

Der Signifikant als synchronisch existierend wird im wahnsinnigen Sprechen ausreichend charakterisiert durch eine Modifizierung, auf die ich hier schon eingegangen bin, daß sich nämlich gewisse seiner Elemente isolieren, an Gewicht zunehmen, einen Wert, eine besondere Trägheit annehmen, sich mit Bedeutung aufladen, mit einer Bedeutung ganz einfach. Schrebers Buch ist damit übersät.

Nehmen Sie ein Wort wie zum Beispiel _Nervenanhang_*, Wort der Grundsprache. Schreber unterscheidet genau die Worte, die ihm auf dem Wege der Inspiration in den Sinn gekommen sind, eben auf dem Wege des _Nervenanhangs_*, die ihm wiederholt worden sind in ihrer auserlesenen Bedeutung, die er nicht immer gut versteht. _Seelenmord_* zum Beispiel ist ein weiteres dieser für ihn problematischen Worte, von dem er aber weiß, daß es einen besonderen Sinn hat. Jedenfalls spricht er von all dem in einem Diskurs, der sehr wohl der unsere ist, und sein Buch, das muß man sagen, ist bemerkenswert gut geschrieben, klar und flüssig. Außerdem ist es genauso kohärent wie so manche philosophische Systeme unserer Zeit, wo wir ständig einen Herrn in einer Wegkrümmung plötzlich von einer Tarantel gestochen sehen, die ihn
67 im Bovarysmus und in der Dauer den Schlüssel zur Welt erkennen und die ganze Welt um diesen Begriff herum rekonstruieren läßt, ohne daß man wüßte, warum er gerade diesen aufgegabelt hat. Ich sehe nicht ein, daß das System Schrebers weniger wert wäre als diejenigen jener Philosophen, deren Hauptthema ich Ihnen soeben in Umrissen dargestellt habe. Und was Freud im Augenblick, wo er seine Erläuterung abschließt, klar wird, das ist, daß dieser Kerl im Grunde genommen großartige Sachen geschrieben hat, die dem ähneln, was ich beschrieben habe, ich, Freud.

Dieses Buch, das also im gewöhnlichen Diskurs [8] geschrieben ist, weist auf die Worte hin, die für das Subjekt dieses besonderes Gewicht angenommen haben. Wir werden das als Erotisierung bezeichnen, und wir werden allzu einfache Erklärungen vermeiden. Wenn der Signifikant sich derart aufgeladen findet, wird das Subjekt dessen sehr wohl gewahr. Im Augenblick, wo Schreber, um die verschiedenen artikulierten Kräfte der Welt zu definieren, mit der er zu tun hat, den Ausdruck Instanz gebraucht – auch er hat seine kleinen Instanzen – sagt er – *Instanz, das ist von mir, das sind nicht die anderen, die es mir gesagt haben, das ist mein gewöhnlicher Diskurs.*

Was spielt sich auf der Ebene der Bedeutung ab? Die Beleidigung ist immer ein Bruch des Sprachsystems, das Liebeswort ebenso. Ob *Sau* mit dunklem Sinn aufgeladen ist, was wahrscheinlich ist, oder nicht, wir haben hier schon einen Hinweis auf diese Dissoziation. Diese Bedeutung verweist, wie jede Bedeutung, die etwas auf sich hält, auf eine andere Bedeutung. Eben das charakterisiert hier die Anspielung. Indem sie sagt *Ich komme vom Metzger*, zeigt uns die Kranke, daß das auf eine andere Bedeutung verweist. Natürlich ist das etwas schräg, sie zieht vor, daß ich es sei, der versteht.

Nehmen Sie sich immer in acht vor Leuten, die Ihnen sagen – *Sie verstehen.* Das ist immer, um Sie anderswo hinzuschicken als dahin, wo man hingehen soll. Eben das tut sie. *Sie verstehen doch* – das heißt, daß sie selbst sich der Bedeutung nicht sehr sicher ist und daß diese verweist, nicht so sehr auf ein kontinuierliches und abstimmbares Bedeutungssystem, als auf die Bedeutung als unaussprechlich, auf die grundlegende Bedeutung ihrer ihr eigenen Realität, auf ihre persönliche Zerstückelung.

Und dann gibt es das Reale, die durchaus reale Artikulierung, das, was in den anderen hineingemogelt wird. Das reale Sprechen, ich meine das Sprechen als artikuliertes, erscheint an einem anderen Punkt des Feldes, der nicht irgendein beliebiger ist, sondern der andere, die Marionette, als Element der Außenwelt. Das große S, dessen Medium das Sprechen ist, die Analyse unterrichtet uns, daß das nicht das ist, was das einfache Volk glaubt. Es gibt die reale Person, die vor Ihnen ist, sofern sie Raum einnimmt – das gibt es in der Gegenwart eines menschlichen Wesens, das nimmt Raum ein, im Notfall können Sie sich zu zehnt in Ihrem Büro aufhalten, aber nicht zu hundertfünfzig – es gibt das, was Sie sehen, was Sie offensichtlich fesselt und bewirken kann, daß Sie sich ihr plötzlich an den Hals werfen, unbesonnene Handlung, die der imaginären Ordnung angehört; und dann gibt es den Anderen, von dem wir 68
gesprochen haben, der ebensowohl das Subjekt ist, der aber nicht die Spiegelung dessen ist, was Sie vor sich sehen, und nicht einfach das, was sich herstellt, sofern Sie sich sehen.

Wenn das, was ich sage, nicht wahr ist, hat Freud nie etwas Wahres gesagt, denn das Unbewußte besagt das.
Es gibt mehrere mögliche Andersheiten, und wir werden sehen, wie sie sich manifestieren in einem vollständigen Wahn wie demjenigen Schrebers. Es gibt zunächst den Tag und die Nacht, die Sonne und den Mond, diese Dinge, die immer an den gleichen Platz zurückkehren, und was Schreber die natürliche Weltordnung nennt. Es gibt die Andersheit des Anderen, die dem S entspricht, das heißt den großen Anderen, Subjekt, das nicht von uns gekannt wird, den Anderen, der der Natur des Symbolischen angehört, den Anderen, an den man sich wendet jenseits dessen, was man sieht. In der Mitte gibt es die Objekte. Und dann, auf der Ebene des S, gibt es etwas, das der Dimension des Imaginären angehört, das Ich und den Körper, zerstückelt oder nicht, aber eher zerstückelt.
Dabei werde ich es heute belassen für Sie. Diese Strukturanalyse bahnt an, was ich Ihnen das nächste Mal sagen werde.
Wir werden versuchen, von dieser kleinen Tafel ausgehend zu verstehen, was sich bei Schreber abspielt, dem zur vollen Entfaltung gelangten und letztlich völlig angepaßten Wahnsinnigen. Was Schreber tatsächlich auszeichnet, ist, daß er nie aufgehört hat, völlig durchzudrehen, daß er sich aber so gut angepaßt hatte, daß der Direktor seines Sanatoriums von ihm sagte – *Er ist ja so nett.*
Wir haben das Glück, da einen Menschen zu haben, der uns sein ganzes Wahnsystem mitteilt, und in einem Augenblick, wo dieses zu seiner vollen Entfaltung gekommen ist. Bevor wir uns fragen, wie er da hineingekommen ist, und die Geschichte der *pre-psychotic phase* darstellen, bevor wir die Dinge im Sinne der Genese aufgreifen, wie man es immer macht, was Quelle unerklärlicher Verwirrungen ist, werden wir sie so wiedergeben, wie sie uns in der Beobachtung von Freud dargelegt werden, dem immer nur dieses Buch zur Verfügung stand, und der den Patienten niemals gesehen hat.
Sie werden begreifen, wie sich die verschiedenen Elemente eines Systems modifizieren, das entsprechend den Koordinaten der Sprache konstruiert ist. Dieser Zugang ist sicher gerechtfertigt, handelt es sich doch um einen Fall, der uns nur durch ein Buch überliefert worden ist, und eben das wird uns erlauben, seine Dynamik in wirkungsvoller Weise wiederherzustellen. Aber beginnen werden wir mit seiner Dialektik.

7. Dezember 1955

THEMATIK UND STRUKTUR
DES PSYCHOTISCHEN PHÄNOMENS

V

71 VON EINEM GOTT, DER NICHT TÄUSCHT, UND VON EINEM, DER TÄUSCHT

Die Psychose ist keine simple Sprachtatsache
Der Dialekt der Symptome
Daß es schön sein müsse, ein Weib zu sein ...
Gott und die Wissenschaft
Schrebers Gott

Neulich haben wir bei meiner Vorstellung einen Schwerkranken gesehen. Das war ein klinischer Fall, den ich sicher nicht ausgewählt hatte, der aber gewissermaßen das Unbewußte offen zutage liegend spielen ließ, in seiner Schwierigkeit, in den analytischen Diskurs einzugehen. Er ließ es offen zutage liegend spielen, weil, aufgrund außergewöhnlicher Umstände, alles was bei einem anderen Subjekt in die Verdrängung eingetreten wäre, sich bei ihm von einer anderen Sprache getragen fand, jener Sprache recht beschränkter Reichweite, die man Dialekt nennt.

Im vorliegenden Fall hatte der korsische Dialekt für dieses Subjekt unter Bedingungen funktioniert, welche die jeglichem Dialekt eigene Funktion der Vereinzelung noch akzentuierten. Er hatte tatsächlich von Kindheit auf in Paris gelebt, Einzelkind von ganz in ihren eigenen Gesetzen verschlossenen Eltern, die ausschließlich den korsischen Dialekt gebrauchten. Die andauernden Streitereien dieser beiden elterlichen Figuren, ambivalente Äußerungen ihrer extremen Anhänglichkeit und der Furcht, die Frau, das fremde Objekt, kommen zu sehen, wurden unverhohlen fortgeführt und versenkten ihn in direktester Weise in ihre eheliche Intimität. Das alles in korsischem Dialekt. Nichts, was sich im Haushalt abspielte, war anders vorstellbar als in korsischem Dialekt. Es gab da zwei Welten, diejenige der Elite, des korsischen Dialekts, und dann das, was sich draußen abspielte. Diese Trennung war noch im Leben des Subjekts gegenwärtig, und er hat uns vom Unterschied seiner Beziehungen zur Welt erzählt, zwischen dem Augenblick, wo er seiner Mutter gegenüber war, und dem Augenblick, wo er auf der Straße spazieren ging. Was ergab sich daraus? Der Fall ist äußerst demonstrativ. Es ergaben sich daraus zwei Sachen. Die eine, sichtbar in der Befragung, ist die Schwierig-
72 keit, die er hatte, was auch immer im alten Register wachzurufen, das heißt,

sich im Dialekt seiner Kindheit auszudrücken, dem einzigen, den er mit seiner Mutter sprach. Als ich ihn bat, sich in diesem Dialekt auszudrücken, mir die Worte zu wiederholen, die er zum Beispiel mit seinem Vater gewechselt haben mochte – *Ich kann's nicht rausbringen,* antwortete er mir. Andererseits sah man bei ihm eine Neurose, die Spuren eines Verhaltens, das einen Mechanismus erahnen ließ, den man – das ist ein Ausdruck, den ich immer mit Vorsicht gebrauche – regressiv nennen kann. Insbesondere neigte seine eigentümliche Weise, seine Genitalität zu praktizieren, dazu, auf der imaginativen Ebene in eine regressive Betätigung der Ausscheidungsfunktionen überzugehen. Aber alles, was demjenigen angehörte, was in der Regel verdrängt ist, der ganze gewöhnlich mittels der neurotischen Symptome ausgedrückte Inhalt, war hier völlig klar, und ich hatte keinerlei Mühe, ihn dazu zu bringen, ihn auszudrücken. Er drückte ihn umso leichter aus, als das durch die Sprache der anderen getragen wurde.
Ich habe den Vergleich einer auf eine Zeitung ausgeübten Zensur gebraucht, einer Zeitung, die nicht nur von extrem beschränkter Auflage, sondern auch in einem nur einer winzigen Zahl von Personen verständlichen Dialekt verfaßt wäre. Die Herstellung des gewöhnlichen Diskurses, ich würde fast sagen, des öffentlichen Diskurses, ist ein wichtiger Faktor in der dem Mechanismus der Verdrängung eigenen Funktion. Dieser kommt an sich von der Unmöglichkeit, eine gewisse Vergangenheit des Sprechens des Subjekts auf den Diskurs abzustimmen, die, wie Freud es unterstrichen hat, mit der seinen kindlichen Beziehungen eigenen Welt zusammenhängt. Es ist eben diese Vergangenheit des Sprechens, die in der ursprünglichen Sprache weiterfunktioniert. Nun ist aber für dieses Subjekt diese Sprache sein korsischer Dialekt, in dem er die erstaunlichsten Sachen sagen konnte, zum Beispiel seinem Vater an den Kopf werfen – *Wenn Du nicht abziehst, werd ich Dich zum Teufel jagen.* Diese Dinge, die genauso gut hätten von einem Neurotiker gesagt werden können, der seine Neurose auf andere Weise hätte konstruieren müssen, waren da offen zutage liegend, im Register der anderen, nicht nur dialektalen, sondern intrafamilialen Sprache.
Was ist die Verdrängung für den Neurotiker? Es ist eine Sprache, eine andere Sprache, die er mit seinen Symptomen fabriziert, das heißt, wenn es ein Hysteriker ist oder ein Zwangsneurotiker, mit der imaginären Dialektik von ihm und vom anderen. Das neurotische Symptom spielt die Rolle der Sprache, die die Verdrängung auszudrücken erlaubt. Eben das läßt uns mit dem Finger berühren, daß Verdrängung und Wiederkehr des Verdrängten ein und dasselbe sind, die Vorder- und Rückseite eines einzigen Prozesses. Diese Bemerkungen sind nicht ohne Beziehung zu unserem Problem.

73 ## 1

Welches ist unsere Methode betreffs des Präsidenten Schreber?
Unbestreitbar hat dieser sich im gewöhnlichen Diskurs ausgedrückt, um uns zu erklären, was ihm geschehen ist und was noch andauerte zur Zeit der Abfassung seines Werkes. Dieses Zeugnis bescheinigt strukturale Wandlungen, die zweifellos als real betrachtet werden müssen, aber das Verbale ist darin dominierend, weil wir ja mittels des geschriebenen Zeugnisses des Subjekts den Beweis dafür haben.
Gehen wir methodisch vor. Es ist von der Kenntnis her, die wir von der Wichtigkeit des Sprechens in der Strukturierung der psychoneurotischen Symptome haben, daß wir fortschreiten in der Analyse dieses Territoriums, der Psychose. Wir sagen nicht, daß die Psychose die gleiche Ätiologie hat wie die Neurose, wir sagen nicht einmal, daß sie wie die Neurose eine einfache Sprachtatsache ist, weit davon entfernt. Wir weisen einfach darauf hin, daß sie sehr fruchtbar ist hinsichtlich dessen, was sie im Diskurs ausdrücken kann. Wir haben einen Beweis dafür im Werk, das uns der Präsident Schreber hinterläßt und auf das unsere Aufmerksamkeit gelenkt worden ist durch die quasi faszinierte Aufmerksamkeit Freuds, der uns, auf der Grundlage dieser Zeugnisse und durch eine interne Analyse, gezeigt hat, wie diese Welt strukturiert ist. So werden wir vorgehen, vom Diskurs des Subjektes ausgehend, und eben das wird uns erlauben, den konstituierenden Mechanismen der Psychose näherzukommen.
Verstehen Sie, daß man methodisch wird vorgehen müssen, Schritt für Schritt, nicht die Reliefs überspringen, unter dem Vorwand, daß eine oberflächliche Analogie mit einem Mechanismus der Neurose zum Vorschein kommt. Kurz, nichts von dem machen, was so oft in der Literatur gemacht wird.
Katan zum Beispiel, der sich ganz besonders für den Fall Schreber interessiert hat, hält es für ausgemacht, daß der Ursprung seiner Psychose in seinem Kampf gegen die bedrohliche Masturbation anzusiedeln ist, hervorgerufen durch seine erotischen homosexuellen Besetzungen der Figur, die den Prototyp und gleichzeitig den Kern seines Verfolgungssystems gebildet hat, nämlich den Professor Flechsig. Das hätte den Präsidenten Schreber dahin gebracht, bis zur Subversion der Realität fortzuschreiten, das heißt bis zur Rekonstruktion, nach einer kurzen Periode von *Weltdämmerung*, einer neuen, irrealen Welt, in der er dieser als so bedrohlich angesehenen Masturbation nicht nachzugeben gehabt hätte. Spürt nicht jeder, daß ein
74 derartiger Mechanismus, selbst wenn es stimmt, daß er eine gewisse Artiku-

lation bei den Neurosen ausübt, hier ganz unangemessene Resultate haben würde?

Der Präsident Schreber erzählt uns sehr klar die ersten Phasen seiner Psychose, wenn er uns bescheinigt, daß er zwischen dem ersten Schub des Psychotikers, der Phase, die man nicht ohne Grund prä-psychotisch nennt, und der schrittweisen Herstellung der psychotischen Phase, an deren Stabilisationshöhepunkt er sein Werk geschrieben hat, ein Phantasma gehabt hat, das sich in diesen Worten ausdrückt, *daß es doch eigentlich recht schön sein müsse, ein Weib zu sein, das dem Beischlaf unterliege.*

An diesem Gedanken, der ihn überrascht, unterstreicht er das Imaginationshafte und präzisiert gleichzeitig, ihn mit Empörung aufgenommen zu haben. Es gibt da eine Art von moralischem Konflikt. Wir finden uns in Gegenwart eines Phänomens, und man gebraucht nie mehr den Terminus dafür, so daß man nicht mehr imstande ist, die Dinge zu klassifizieren – es ist ein vorbewußtes Phänomen. Es gehört jenem Vorbewußten an, das Freud in die Dynamik des Traumes eingreifen läßt und dem er so große Wichtigkeit beimißt in der *Traumdeutung**.

Man hat sehr wohl das Gefühl, daß das vom Ich ausgeht. Der durch dieses *es müßte schön sein* ... gesetzte Akzent hat den Charakter eines verlockenden Gedankens, den das *ego* keineswegs verkennt.

In einer den Strafträumen gewidmeten Passage der *Traumdeutung** räumt Freud ein, daß auf derselben Ebene, auf der die Wünsche des Unbewußten in den Traum eingreifen, ein anderer Mechanismus auftreten kann als jener, der auf dem Gegensatz bewußt-unbewußt beruht – *Der Mechanismus der Traumbildung*, sagt Freud, *wird überhaupt durchsichtiger, wenn man anstatt des Gegensatzes von «Bewußt» und «Unbewußt» den von «Ich» und «Verdrängt» einsetzt.*

Das ist geschrieben zu einem Zeitpunkt, wo der Begriff des Ichs von Freud noch nicht zur Doktrin erhoben worden ist, aber Sie sehen dennoch, daß er schon präsent ist in seinem Geist. *Ich bemerke nur, daß die Strafträume nicht allgemein an die Bedingung peinlicher Tagesreste geknüpft sind. Sie entstehen vielmehr am leichtesten unter der gegensätzlichen Voraussetzung, daß die Tagesreste Gedanken befriedigender Natur sind, die aber unerlaubte Befriedigungen ausdrücken. Von diesen Gedanken gelangt dann nichts in den manifesten Traum als ihr direkter Gegensatz (...). Der wesentliche Charakter der Strafträume bliebe also, daß bei ihnen nicht der unbewußte Wunsch aus dem Verdrängten (...) zum Traumbildner wird, sondern der gegen ihn reagierende, dem Ich angehörige, wenn auch unbewußte (d.h. vorbewußte) Strafwunsch.* [9]

Alle jene, die dem Weg folgen, auf den ich Sie allmählich führe, indem ich Ihre Aufmerksamkeit auf einen Mechanismus lenke, der sich von der *Verneinung* unterscheidet und den man in jedem Augenblick auftauchen sieht im Diskurs von Freud, werden da noch einmal die Notwendigkeit wiederfinden, zu unterscheiden zwischen etwas, das symbolisiert worden ist, und etwas, das es nicht worden ist.

75 Welche Beziehung gibt es zwischen dem nicht-konflikthaften – das unterstreiche ich – Auftauchen des Gedankens im Ich, *daß es schön sein müsse, ein Weib zu sein, das dem Beischlaf unterliege,* und der Auffassung, in der sich der zur Vollständigkeit gelangte Wahn entfalten wird, nämlich, daß der Mann das dauernde Weib Gottes sein muß? Es ist angebracht, ganz ohne Zweifel, diese beiden Terme nebeneinanderzustellen – das erste Auftauchen dieses Gedankens, der Schreber, der damals anscheinend gesund war, durch den Kopf schoß, und den Endzustand des Wahns, der ihn selbst, gegenüber einer allmächtigen Figur, mit der er andauernde erotische Beziehungen hat, als vollständig verweiblichtes Wesen situiert, ein Weib, das sagt er. Der Gedanke des Anfangs erscheint uns berechtigterweise als Ahnung des Schlußthemas. Aber deswegen dürfen wir nicht die Etappen vernachlässigen, die Krisen, die ihn von einem so flüchtigen Gedanken zu einem so entschieden wahnhaften Verhalten und Diskurs haben übergehen lassen, wie es bei ihm der Fall ist.

Es steht nicht im voraus fest, daß die betreffenden Mechanismen den Mechanismen homogen sind, mit denen wir es gewöhnlich bei den Neurosen zu tun haben, und insbesondere demjenigen der Verdrängung. Freilich, um es zu bemerken, muß man zuerst einmal verstehen, was Verdrängung heißt, nämlich, daß sie strukturiert ist wie ein Sprachphänomen.

Die Frage stellt sich, zu wissen, ob wir uns vor einem eigentlich psychotischen Mechanismus finden, der imaginär wäre und der sich von der ersten Ahnung einer Identifizierung und einer Fesselung im weiblichen Bild bis zur Entfaltung eines Weltsystems erstreckte, wo das Subjekt vollständig in seiner Imagination weiblicher Identifizierung absorbiert ist.

Was ich sage, und was fast zu artifiziell ist, zeigt Ihnen gut, in welcher Richtung wir unsere Frage zu lösen versuchen müssen. Wir haben kein anderes Mittel, es zu tun, als die Spuren davon im einzigen Element zu erfassen, das wir besitzen, nämlich dem Dokument selbst, dem Diskurs des Subjekts. Deshalb habe ich Sie das letzte Mal in das eingeführt, was unsere Untersuchung orientieren muß, nämlich die Struktur dieses Diskurses selbst.

2

Ich habe damit angefangen, die drei Sphären des Sprechens als solchen zu unterscheiden. Sie erinnern sich, daß wir innerhalb des Phänomens des Sprechens selbst die drei Ebenen des Symbolischen, repräsentiert durch den Signifikanten, des Imaginären, repräsentiert durch die Bedeutung, und des 76
Realen, das der in der Tat real gehaltene Diskurs in seiner diachronischen Dimension ist, integrieren können.

Das Subjekt verfügt über ein ganzes signifikantes Material, das seine Sprache ist, Muttersprache oder nicht, und es bedient sich seiner, um Bedeutungen in das Reale übergehen zu lassen. Es ist nicht das gleiche, mehr oder weniger gefesselt, gefangen zu sein in einer Bedeutung, und diese Bedeutung auszudrücken in einem Diskurs, der dazu bestimmt ist, sie zu kommunizieren, sie in Übereinstimmung zu bringen mit den anderen, auf verschiedene Weise herkömmlichen Bedeutungen. In diesem Ausdruck *herkömmlich* findet sich der Bereich dessen, was aus dem Diskurs einen gewöhnlichen Diskurs macht, einen allgemein zugelassenen Diskurs.

Der Begriff des Diskurses ist grundlegend. Selbst für das, was wir Objektivität nennen, die durch die Wissenschaft objektivierte Welt, ist der Diskurs wesentlich, denn die Welt der Wissenschaft, die man immer aus dem Auge verliert, ist vor allem mitteilbar, sie verkörpert sich in wissenschaftlichen Mitteilungen. Und wäre Ihnen das sensationellste Experiment gelungen, wenn ein anderer es nicht nachmachen kann nach der Mitteilung, die Sie davon gemacht haben, ist es nutzlos. An diesem Kriterium konstatiert man, daß eine Sache wissenschaftlich nicht herkömmlich ist.

Als ich Ihnen die Tafel mit drei Eingängen gemacht habe, habe ich die verschiedenen Beziehungen lokalisiert, in denen wir den Diskurs des Wahnsinnigen analysieren können. Dieses Schema ist nicht das Schema der Welt, es ist die Grundbedingung jeglichen Verhältnisses. In der vertikalen Richtung gibt es das Register des Subjekts, des Sprechens und der Ordnung der Andersheit als solcher, des Anderen. Der Angelpunkt der Funktion des Sprechens ist die Subjektivität des Anderen, das heißt die Tatsache, daß der Andere wesentlich jener ist, der imstande ist, wie das Subjekt, zu überzeugen und zu lügen. Als ich Ihnen gesagt habe, daß es in diesem Anderen den Sektor der durchaus realen Objekte geben muß, galt als vereinbart, daß diese Einführung der Realität immer Funktion des Sprechens ist. Damit was auch immer sich in bezug aufs Subjekt und auf den Anderen auf irgendeine Grundlage im Realen beziehen kann, muß es irgendwo etwas geben, das nicht täuscht. Das dialektische Korrelat der Grundstruktur, die aus dem

Sprechen von Subjekt zu Subjekt ein Sprechen macht, das täuschen kann, besteht darin, daß es auch etwas gebe, das nicht täuscht.

Diese Funktion, beachten Sie das, wird sehr verschiedenartig erfüllt, je nach den Kulturräumen, in denen die ewige Funktion des Sprechens in Funktion tritt. Sie hätten unrecht zu glauben, daß immer die gleichen und in gleicher Weise qualifizierten Elemente diese Funktion erfüllt hätten.

Nehmen Sie Aristoteles. Alles, was er uns sagt, ist durchaus mitteilbar, und nichtsdestoweniger ist die Stellung des nicht täuschenden Elements wesent-
77 lich verschieden bei ihm und bei uns. Wo ist es bei uns, dieses Element?

Gut also, was immer die Köpfe denken mögen, die sich an die äußere Erscheinung halten, was oft der Fall ist bei den starken Köpfen, und selbst den positivistischsten unter Ihnen, sogar bei denen, die sich von jeglicher religiösen Idee am meisten befreit haben, die einfache Tatsache, daß Sie an diesem genauen Punkt der Entwicklung der menschlichen Gedanken leben, entbindet Sie nicht von dem, was sich rundheraus und rigoros in der Meditation des Descartes formuliert findet, über Gott, sofern er uns nicht täuschen kann.

So wahr ist das, daß eine so hellsichtige Person wie Einstein, wenn es um die Handhabung der symbolischen Ordnung ging, die die seine war, sehr wohl daran erinnert hat – *Gott,* sagte er, *ist schlau, aber er ist ehrlich* [10]. Die Auffassung, daß das Reale, so heikel seine Durchdringung auch sein mag, uns keine Streiche spielen kann, uns nicht absichtlich reinlegen wird, ist, obgleich niemand sich wirklich dabei aufhält, wesentlich für die Konstitution der Welt der Wissenschaft.

Nachdem ich das gesagt habe, räume ich ein, daß der Bezug auf den nicht täuschenden Gott, einzig zugelassenes Prinzip, auf den von der Wissenschaft erlangten Resultaten gründet. Wir haben tatsächlich niemals etwas festgestellt, das uns am Grund der Natur einen täuschenden Dämon zeigt. Aber trotzdem ist das ein Glaubensakt, der notwendig war für die ersten Schritte der Wissenschaft und der Konstituierung der experimentellen Wissenschaft. Es ist selbstverständlich für uns, daß die Materie keine Falschspielerin ist, daß sie nicht absichtlich unsere Experimente zugrunde richtet und unsere Maschinen hochgehen läßt. Das kommt vor, aber deshalb, weil wir uns irren, und es kann keine Rede davon sein, daß sie uns in die Irre führt. Dieser Schritt, das ist nicht etwas, das einfach ausgemacht ist. Dafür braucht es nicht weniger als die jüdisch-christliche Tradition, damit er mit solcher Gewißheit gemacht werden kann.

Wenn die Wissenschaft, so wie wir sie konstituiert haben mit der für ihre Entwicklung charakteristischen Beharrlichkeit, Unnachgiebigkeit und Verwegenheit, innerhalb dieser Tradition aufgetaucht ist, so deshalb, weil sie am Sockel nicht nur des Universums, sondern des Gesetzes ein einziges Prinzip aufgestellt hat. Es ist nicht nur einfach das Universum, das *ex nihilo* geschaffen worden ist, sondern auch das Gesetz – hier spielt sich die ganze Debatte eines gewissen Rationalismus und eines gewissen Voluntarismus ab, die die Theologen gequält hat, sie noch quält. Wird das Kriterium des Guten und des Bösen dem unterstehen, was man die Laune Gottes nennen könnte?

Es ist die Radikalität des jüdisch-christlichen Denkens hinsichtlich dieses Punktes, die diesen entscheidenden Schritt erlaubt hat, für den der Ausdruck Glaubensakt nicht unangebracht ist, der darin besteht, zum Grundsatz zu machen, daß es etwas gibt, das absolut nicht täuschend ist. Daß dieser Schritt auf diesen Akt reduziert werde, ist etwas Wesentliches. Überlegen wir nur, was geschehen würde, so wie die Dinge jetzt laufen, wenn wir draufkommen würden, daß es nicht nur ein Proton gibt, ein Meson, usw., sondern ein Element, mit dem man nicht gerechnet hatte, ein überschüssiges Glied in der 78
Atommechanik, einen Kerl, der lügen würde. Da würde uns das Lachen vergehen.

Für Aristoteles liegen die Dinge ganz anders. Was versicherte ihn, in der Natur, der Nicht-Lüge des Anderen als real? – wenn nicht die Dinge, sofern sie immer an den gleichen Platz zurückkehren, und zwar die himmlischen Sphären. Der Begriff der himmlischen Sphären als dem, was in der Welt unvergänglich ist, anderen Wesens, göttlich, hat sehr lange das christliche Denken selbst bewohnt, die mittelalterliche christliche Überlieferung, die diesen antiken Gedanken erbte. Das ist nicht nur eine scholastische Erbschaft, um die es sich handelte, denn dieser Begriff ist, kann man sagen, dem Menschen natürlich, und wir sind es, die sich in einer Ausnahmeposition befinden, wenn wir uns nicht mehr Gedanken machen über das, was sich in der himmlischen Sphäre abspielt. Bis zu einer ganz kurz zurückliegenden Epoche wird uns die geistige Präsenz dessen, was sich am Himmel abspielt, als wesentlicher Bezugspunkt in allen Kulturen bescheinigt, sogar in jenen, deren Astronomie uns den sehr fortgeschrittenen Zustand ihrer Beobachtungen und ihrer Überlegungen beweist. Unsere Kultur stellt eine Ausnahme dar, seitdem sie zugestimmt hat, sehr spät, die jüdisch-christliche Position buchstäblich zu nehmen. Bis dahin war es unmöglich, das Denken der Philosophen wie der Theologen, folglich der Physiker, von der Idee des höheren Wesens der himmlischen Sphären abzulösen. Die Messung ist davon der materialisierte Zeuge – aber das sind wir, die uns so ausdrücken – an sich, die Messung ist der Zeuge dessen, was nicht täuscht.

Es gibt wirklich nur unsere Kultur, die diesen Zug aufweist – gemeinsam all denen, die hier sind, glaube ich, mit Ausnahme gewisser, die einige astronomische Neugierden gehabt haben mögen – diesen Zug, daß wir niemals an die regelmäßige Wiederkehr der Gestirne und Planeten denken, auch nicht an die Eklipsen. Das hat für uns keinerlei Wichtigkeit, man weiß, daß das ganz von alleine läuft. Es liegt eine Welt zwischen dem, was man, mit einem Wort, das ich nicht gern habe, die *Mentalität* von Leuten wie uns nennt – für welche die Garantie alles dessen, was in der Natur passiert, ein einfaches Prinzip ist, nämlich, daß sie uns nicht täuschen könnte, daß es irgendwo irgend etwas gibt, das die Wahrheit der Realität garantiert und was Descartes in Form seines nicht täuschenden Gottes behauptet – und andererseits der normalen, natürlichen, gewöhnlichsten Position, jener, die im Geist der großen Mehrheit der Kulturen erscheint, die darin besteht, die Garantie der Realität im Himmel anzusiedeln, in welcher Weise auch immer man sich ihn vorstellt.

Die Erläuterung, die ich Ihnen soeben gegeben habe, ist keineswegs ohne Bezug zu unserem Vorhaben, denn schon sind wir in die Sache verwickelt mit dem ersten Kapitel der *Denkwürdigkeiten* des Präsidenten Schreber, das vom Sternensystem handelt als essentiellem Artikel, was eher unerwartet kommt, des Kampfes gegen die Masturbation.

79 3

Der Vortrag wird unterbrochen
durch Lesungen der Denkwürdigkeiten eines Nervenkranken,
Kapitel I, S. 6–12. [11]

Gemäß dieser Theorie repräsentiert jeder Verstandesnerv die gesamte geistige Individualität des Menschen, trägt sozusagen die Gesamtheit der Erinnerungen eingeschrieben. Es handelt sich da um eine sehr ausgefeilte Theorie, deren Standpunkt man ohne Schwierigkeiten, sei es auch nur als Etappe der Diskussion, in herkömmlichen wissenschaftlichen Werken antreffen könnte. Durch einen Mechanismus der Imagination, der nicht außergewöhnlich ist, berühren wir die Verbindung zwischen dem Seelenbegriff und demjenigen der Perpetuität der Eindrücke. Die Grundlage des Begriffes Seele in der Forderung einer Aufbewahrung der imaginären Eindrücke ist hier wahrnehmbar. Ich würde fast sagen, daß es da die Grundlage, ich sage nicht den Beweis, des Glaubens an die Unsterblichkeit der Seele gibt. Es gibt etwas, das sich nicht zurückdrängen läßt, wenn das Subjekt sich selbst in Betracht zieht – nicht nur kann es nicht umhin, zu begreifen, daß es existiert, sondern darüber hinaus, daß ein Eindruck an seiner Perpetuität teilhat. Bis hierher ist unser Wahnsinniger nicht mehr im Wahn als ein ungemein ausgedehnter Sektor der Menschheit, um nicht zu sagen, daß er ihr ko-extensiv ist.

Fortsetzung der Lesung

Wir sind nicht weit entfernt vom spinozistischen Universum, insoweit es auf der Koexistenz des Attributs des Denkens und des Attributs der Ausdehnung gründet. Sehr interessante Dimension, um die imaginäre Beschaffenheit gewisser Etappen des philosophischen Denkens zu situieren.

Fortsetzung der Lesung

Wir werden später sehen, warum Schreber vom Begriff Gottes ausgegangen ist. Dieser Anfang hängt sicher mit seinem jüngsten Diskurs zusammen, demjenigen, in dem er seinen Wahn systematisiert, um ihn uns mitzuteilen. Sie sehen ihn schon ergriffen von diesem Dilemma – wer wird die meisten Strahlen an sich ziehen, er oder dieser Gott, mit dem er diese perpetuelle erotische Beziehung hat? Wird Schreber die Liebe Gottes gewinnen, bis zur Gefährdung seiner Existenz, oder ist es Gott, der Schreber besitzen und ihn dann stehenlassen wird? Ich skizziere Ihnen das Problem in humoristischer
Weise, aber das hat nichts Lustiges an sich, denn es ist der Text des Wahns 80
eines Kranken.

Es gibt Divergenz in seiner Erfahrung zwischen Gott, der für ihn die Kehrseite der Welt ist – und wenn das nicht ganz und gar jener ist, von dem ich soeben sprach, der mit einer gewissen Auffassung der Äquivalenz zwischen Gott und der Ausdehnung verbunden ist, so ist es doch die Garantie, daß die Ausdehnung nicht illusorisch ist – und andererseits diesem Gott, mit dem er, in der rohesten Erfahrung, Beziehungen hat wie mit einem lebendigen Organismus, dem lebendigen Gott, wie er sich ausdrückt.

Wenn der Widerspruch zwischen diesen beiden Termen ihm erscheint, so können Sie sich wohl denken, daß das nicht auf einer Ebene formaler Logik geschieht. Unser Kranker ist nicht soweit, nicht mehr als irgendwer anderer im übrigen. Die berühmten Widersprüche der formalen Logik haben keinerlei Grund, wirkungsvoller zu sein bei ihm, als sie es bei uns sind, die wir, außer in Augenblicken, wo man uns zur Diskussion herausfordert und

wo wir sehr kitzelig werden in bezug auf die formale Logik, die heterogensten, sogar die diskordantesten Systeme ruhig in unserem Geist koexistieren lassen, in einer Gleichzeitigkeit, in der diese Logik völlig vergessen scheint – jeder möge sich auf seine persönliche Erfahrung beziehen. Es gibt da nicht einen logischen Widerspruch, es gibt einen gelebten, lebendigen Widerspruch, ernsthaft aufgeworfen und lebhaft empfunden vom Subjekt, zwischen dem fast spinozistischen Gott, dessen Schatten, dessen imaginären Entwurf er aufrechterhält, und demjenigen, der mit ihm diese erotische Beziehung unterhält, von der er ihm fortwährend Zeugnis ablegt.
Die keineswegs metaphysische Frage erhebt sich, zu wissen, wie es wirklich bestellt ist um das Erleben des Psychotischen. Wir sind nicht in der Lage, sie zu beantworten, und sie hat vielleicht in keinem Augenblick Sinn für uns. Unsere Arbeit besteht darin, den Diskurs struktural zu situieren, der von den erotischen Beziehungen des Subjekts mit dem lebendigen Gott zeugt, der auch derjenige ist, der, mittels dieser Gottesstrahlen und einer ganzen Prozession von Formen und Emanationen, zu ihm spricht, wobei er sich in dieser in Hinsicht auf die gewöhnliche Sprache destrukturierten Sprache ausdrückt, die aber auch restrukturiert ist entsprechend grundlegenderen Beziehungen, und die er *Grundsprache* nennt.

Fortsetzung der Lesung

Damit kommen wir zu einem im Vergleich zur Gesamtheit des Diskurses erstaunlichen Auftauchen ältester Glaubensinhalte – Gott ist der Herr der Sonne und des Regens.

81 *Fortsetzung der Lesung*

Hier können wir nicht umhin, den Zusammenhang der imaginären Beziehung mit den Gottesstrahlen anzumerken. Und ich habe den Eindruck, daß es sich bei Freud um einen literarischen Bezug gehandelt hat, wenn er in Hinblick auf die Verdrängung darauf besteht, daß es eine doppelte Polarität gibt – zweifellos wird etwas unterdrückt, zurückgestoßen, aber es wird auch angezogen von dem, was vorher schon verdrängt worden ist. Wir können nicht umhin, im Vorübergehen die eindrucksvolle Analogie dieser Dynamik mit dem von Schreber in der Artikulation seiner Erfahrung ausgedrückten Gefühl zu erkennen.
Ich wies vorhin auf die Divergenz hin, die er zwischen zwei Forderungen der göttlichen Gegenwart empfindet, jener, welche die Aufrechterhaltung der

Außenwelt um ihn herum rechtfertigt – Sie werden sehen, wie berechtigt dieser Ausdruck ist – und jener des Gottes, den er als den Partner dieses Oszillierens von lebendiger Kraft empfindet, welches die Dimension werden wird, in der er künftighin leiden und zittern wird. Diese Spanne löst sich für ihn in diese Worte auf – *Die volle Wahrheit liegt vielleicht (nach Art der vierten Dimension) in einer für Menschen nicht faßbaren Diagonale beider Vorstellungsrichtungen.*
Er zieht sich aus der Affäre, nicht wahr, wie man es üblicherweise tut in der Sprache dieser ihrem Objekt zu unangemessenen Kommunikation, die Metaphysik heißt, wenn man absolut nicht weiß, wie man zwei Terme in Einklang bringen soll, die Freiheit und die transzendente Notwendigkeit zum Beispiel. Man begnügt sich damit, zu sagen, daß es irgendwo eine vierte Dimension und eine Diagonale gibt, oder man zerrt an jedem der beiden Enden der Kette. Diese Dialektik, durchaus manifest in jeglicher Ausübung des Diskurses, kann Ihnen nicht entgehen.

Fortsetzung der Lesung

Letztlich hat Gott nur mit Leichen vollständigen, authentischen Verkehr. Gott versteht nichts von den Lebewesen, seine Allgegenwart erfaßt die Dinge nur von außen, nie von innen. Das sind Aussagen, die nicht selbstverständlich, auch nicht durch die Kohärenz des Systems erfordert zu sein scheinen, so wie wir sie uns selbst im voraus vorstellen könnten.
Ich werde das nächste Mal auf diesen Punkt zurückkommen, mit mehr Nachdruck. Aber Sie sehen schon, daß die psychotische Beziehung in ihrem letzten Entwicklungsgrad die Einführung der grundlegenden Dialektik der Täuschung in eine Dimension mit sich bringt, die, wenn man so sagen darf, quer steht in bezug auf diejenige des authentischen Verhältnisses. Das Subjekt kann zum Anderen sprechen, sofern es ihm gegenüber um Glauben 82
oder um Finte geht. Hier aber stellt sich in der Dimension eines Imaginären, das erlitten wird – das ist eine Grundcharakteristik des Imaginären – als passives Phänomen, als Erleben des Subjekts dieses ständige Exerzitium der Täuschung her, das zur Subversion jeglicher wie auch immer gearteter Ordnung, mythisch oder nicht, im Denken selbst führt. Dieses Täuschungsspiel, das er aufrechterhält, nicht mit einem anderen, der seinesgleichen wäre, sondern mit diesem ersten Wesen, dem Garanten selbst des Realen, bewirkt, daß die Welt, wie Sie es sich im Diskurs des Subjekts entwickeln sehen werden, sich in dasjenige verwandelt, was wir eine Phantasmagorie nennen, die für ihn aber das Gewisseste seiner Erfahrung ist.

Schreber fällt es selbst sehr wohl auf, daß er durch seine früheren Kategorien nicht im geringsten auf diese lebendige Erfahrung des unendlichen Gottes vorbereitet war – bis dahin hatten diese Fragen keinerlei Existenz für ihn, und viel mehr noch als ein Atheist war er ein Gleichgültiger.
Man kann sagen, daß Gott in diesem Wahn wesentlich der polare Term im Verhältnis zum Größenwahn des Subjekts ist, aber insofern als Gott sich da in der eigenen Schlinge fängt. Schrebers Wahn wird uns tatsächlich erläutern, daß Gott, weil er seine Kräfte einfangen und ihn zum Abfall hat machen wollen, zum Mist, zum Luder, Objekt aller Zerstörungsmanöver, die er seiner Zwischenform auszuüben gestattet hat, sich in der eigenen Schlinge fängt. Die große Gefahr Gottes ist letztlich, Schreber zu sehr zu lieben, diese in querer Weise querliegende Zone.
Wir werden die Beziehung dessen, was das Reale im anderen garantiert, zu strukturieren haben, das heißt die Präsenz und die Existenz der beständigen Welt Gottes, mit dem Subjekt Schreber als organischer Realität, zerstückeltem Körper. Anhand einiger der analytischen Literatur entlehnter Quellen werden wir sehen, daß ein großer Teil seiner Phantasmen, seiner Halluzinationen, seiner wunderhaften oder wunderbaren Konstruktion aus Elementen besteht, an denen allerart körperliche Äquivalenzen klar erkennbar sind. Wir werden zum Beispiel sehen, was die Halluzination der kleinen Männer organisch darstellt. Aber der Angelpunkt dieser Phänomene ist das Gesetz, das hier ganz in der imaginären Dimension ist. Ich nenne sie quer, weil sie der Beziehung von Subjekt zu Subjekt, Achse des Sprechens in seiner Wirksamkeit, diametral entgegengesetzt ist.
Wir werden das nächste Mal diese hier nur angebahnte Analyse fortsetzen.

14. Dezember 1955

Folgende Sitzung: DER DISKURS DES PULTES

Ich habe bemerkt, daß Sie das letzte Mal ein bißchen Schwierigkeiten gehabt haben, hervorgerufen durch die Potentialdifferenz zwischen meinem Diskurs und der immerhin fesselnden Lesung der Schriften des Präsidenten Schreber. Diese technische Schwierigkeit hat mich denken lassen, daß ich mich in Zukunft weniger auf einen laufenden Kommentar des Textes verlassen werde. Ich hatte geglaubt, daß man ihn von Anfang bis Ende durchlesen und im Vorübergehen die Struktur- und Organisationselemente auflesen könnte, über die ich Sie vorankommen lassen will. Die Erfahrung beweist, daß ich mich anders werde einrichten müssen. Ich werde zuerst auswählen.

Diese methodische Überlegung, gemeinsam mit der Tatsache, daß ich nicht ganz entschlossen war, das heutige Seminar abzuhalten, und daß ich es nur tue, weil ich mich von meiner starken Zuneigung zu Ihnen fortreißen lasse, wozu noch die Tradition hinzukommt, die will, daß man am Tag vor den Ferien in den höheren Schulen, was ungefähr Ihrem Niveau entspricht, eine kleine Lesung macht, hat mich zum Entschluß gebracht, Ihnen etwas Neues und Unveröffentlichtes vorzulesen, das von mir ist und das auf der Linie unseres Themas bleiben wird.

Es handelt sich um die Rede, die ich an der Psychiatrischen Klinik des Doktor Hoff in Wien gehalten habe oder gehalten haben soll, über folgendes Thema, *Der Sinn einer Rückkehr zu Freud in der Psychoanalyse,* um ihnen die Pariser Bewegung bekanntzumachen und den Stil, wenn nicht die allgemeine Ausrichtung unserer Lehre.

Ich habe diese Rede unter denselben, sogar akzentuierten, Improvisationsumständen gehalten wie hier. Die Reden, die ich hier halte, bereite ich vor. Dort schien mir das Thema hinreichend allgemein, um mich auf meine Anpassung an das Auditorium zu verlassen, so daß ich Ihnen eine geschriebene Wiederherstellung übermitteln werde, so treu dem Improvisationsgeist und der Modulation dieser Rede, wie ich es konnte. Es schien mir angebracht, gewisse Passagen etwas näher auszuführen und gewisse Betrachtungen anzufügen, die ich in einer kleineren Sitzung anzustellen gehabt habe, die nachher stattgefunden hat und in der ich mich einem kleineren Kreis von analytischen Technikern gegenüber fand, die dem ersten Vortrag beigewohnt hatten. Ich habe zu diesen über eine technische Frage gesprochen, diejenige der Bedeutung der Deutung im allgemeinen. Das war trotzdem für sie, zunächst zumindest, Gegenstand eines gewissen Erstaunens, was beweist, daß der Versuch, den Dialog herzustellen, immer angebracht ist.

84 Soweit wie möglich werde ich versuchen, Ihnen diese Lesung in dem gesprochenen Ton zu halten, den mein Text wiederzugeben sich bemüht und der, das hoffe ich, besser unsere Aufmerksamkeit fesseln wird als die Lesung vom letzten Mal.

Ich kündige Ihnen an, und sei es auch nur um Ihre Neugierde anzustacheln, daß mir inmitten dieser Rede ein recht seltsames Abenteuer passiert ist – das sich hier nicht wiederholen kann, es sei denn in der gewissermaßen simulierten Form, die es in den Text einschreibt, denn das Material fehlt.

Ich hatte dort eine Art Pult vor mir, besser als dieses da, und es war wohl in einem Augenblick, wo das Interesse, wenn nicht des Auditoriums, so zumindest das meine, ein bißchen ins Schwanken kam, denn der Kontakt ist nicht immer so gut wie derjenige, den ich hier mit Ihnen empfinde, in diesem Augenblick war es, daß besagtes Pult mir zu Hilfe gekommen ist, und auf recht außergewöhnliche Weise, vergleichbar diesen jüngsten Worten, die wir von einem meiner alten Freunde von der Sorbonne gehört haben, der uns letzten Samstag erstaunliche Dinge erzählt hat, nämlich die Metamorphose der Spitzenklöpplerin in Rhinozeroshörner und schließlich in Blumenkohl.

Jawohl, dieses Pult hat zu sprechen angefangen. Und ich habe alle Mühe der Welt gehabt, ihm das Wort wieder zu nehmen.

Das ist ein Element, das vielleicht ein leichtes Ungleichgewicht des Aufbaus in meine Rede einführen wird.

Lesung des unter dem Titel La Chose freudienne *in die* Ecrits, *S. 401–436, aufgenommenen Artikels.*

21. Dezember 1955

VI
DAS PSYCHOTISCHE PHÄNOMEN UND SEIN MECHANISMUS 85

Gewißheit und Realität
Schreber ist nicht Poet
Der Begriff der Abwehr
Verdichtung*, Verdrängung*,
Verneinung* *und* Verwerfung*

Es ist immer gut, seinen Horizont nicht enger werden zu lassen. Deshalb würde ich Sie heute gerne daran erinnern, was nicht nur mein allgemeines Vorhaben betreffs des Falls Schreber ist, sondern die Grundabsicht dieser Seminare. Wenn man einen Marsch Schritt für Schritt eine gewisse Zeit lang fortsetzt, hat man immer am Ende Mauern vor der Nase. Aber weil ich Sie in schwierige Gegenden mitnehme, stellen wir schließlich vielleicht etwas höhere Anforderungen als anderswo. Es scheint mir ebenfalls notwendig, Ihnen den Plan in Erinnerung zu rufen, der diesen Marsch ausrichtet.

Man müßte die Absicht dieses Seminars auf verschiedene Weisen ausdrükken, die sich überschneiden, und die alle aufs gleiche hinauslaufen würden. Ich könnte Ihnen zunächst sagen, daß ich hier bin, um Ihnen in Erinnerung zu rufen, daß man unsere Erfahrung ernst nehmen soll, und daß die Tatsache, Psychoanalytiker zu sein, Sie nicht davon entbindet, intelligent und sensibel zu sein. Es genügt nicht, daß Ihnen eine gewisse Anzahl von Schlüsseln gegeben worden sind, damit Sie das ausnützen, um an nichts mehr zu denken und sich zu bemühen, was die allgemeine Neigung menschlicher Wesen ist, alles an seinem Platz zu belassen. Es gibt gewisse Arten, Kategorien wie das Unbewußte, den Trieb, die prä-ödipale Beziehung, die Abwehr zu benützen, die darin bestehen, keine der authentischen Konsequenzen, die sie mit sich bringen, aus ihnen zu ziehen und zu meinen, daß das eine Affäre ist, die die anderen angeht, die aber nicht an den Kern Ihrer Beziehungen zur Welt rührt. Man muß schon sagen, daß Sie, obwohl Sie Psychoanalytiker sind, keineswegs gezwungen sind, außer wenn Sie sich ein bißchen aufrütteln, im Geist gegenwärtig zu behalten, daß die Welt nicht ganz so ist, wie jedermann sie sich vorstellt, sondern ergriffen wird von diesen Ihnen angeblich bekannten Mechanismen.

86 Jetzt geht es aber wiederum auch nicht darum, täuschen Sie sich da nicht, daß ich hier die Metaphysik der Freudschen Entdeckung betreibe, daß ich die Konsequenzen ziehe, die sie hinsichtlich dessen mit sich bringt, was man, im weitesten Sinn, das Sein nennen kann. Das ist hier nicht meine Absicht. Das wäre nicht nutzlos, aber ich glaube, daß das anderen überlassen werden kann und daß das, was wir hier machen, den Zugangsweg dazu zeigen wird. Glauben Sie nicht, daß es Ihnen untersagt wäre, einige Flügelschläge in diese Richtung zu machen – Sie verlieren nichts dabei, wenn Sie sich Fragen stellen über die Metaphysik der *condition humaine*, so wie sie uns durch die Freudsche Entdeckung offenbart wird. Aber das ist doch nicht das Wesentliche, denn diese Metaphysik, die fällt Ihnen auf den Kopf, man kann den Dingen vertrauen, so wie sie strukturiert sind – sie sind da, und Sie sind drinnen.

Nicht umsonst ist die Freudsche Entdeckung in unseren Tagen gemacht worden und findet es sich durch eine Reihe äußerst undurchsichtiger Zufälle, daß Sie persönlich ihre Depositäre sind. Die Metaphysik, um die es geht, kann sich vollständig in das Verhältnis des Menschen zum Symbolischen einschreiben. Sie sind darin eingetaucht bis zu einem Grad, der Ihre Erfahrung als Techniker bei weitem übersteigt und, wie ich es Ihnen manchmal zeige, finden wir die Spuren und Präsenz davon in allerart Disziplinen und Fragestellungen, die der Psychoanalyse benachbart sind.

Sie sind Techniker. Aber Techniker von Dingen, die innerhalb dieser Entdeckung existieren. Nachdem sich diese Technik durch das Sprechen hindurch entwickelt, ist die Welt, in der Sie sich in Ihrer Erfahrung zu bewegen haben, gekrümmt gemäß dieser Perspektive. Versuchen wir wenigstens, diese Welt richtig zu strukturieren.

Eben dieser Anforderung entspricht mein kleines Viereck, das vom Subjekt zum anderen geht, und in gewisser Weise hier vom Symbolischen zum Realen, Subjekt, Ich, Körper, und in umgekehrter Richtung zum großen Anderen der Intersubjektivität, der Andere, den Sie nicht erfassen, solange er Subjekt ist, das heißt lügen kann, der Andere, den man dagegen immer an seinem Platz findet, der Andere der Gestirne, oder, wenn Sie wollen, das stabile System der Welt, des Objekts, und, zwischen beiden, des Sprechens, mit seinen drei Etappen, des Signifikanten, der Bedeutung und des Diskurses.

Das ist kein Weltsystem, es ist ein Ortungssystem unserer Erfahrung – sie strukturiert sich so, und darin können wir die verschiedenen phänomenalen Manifestationen situieren, mit denen wir es zu tun haben. Wir werden nichts davon verstehen, wenn wir diese Struktur nicht ernst nehmen.

Freilich, diese Geschichte des Ernstes ist selbst im Herzen der Frage. Was ein normales Subjekt auszeichnet, das ist gerade, eine gewisse Anzahl von Realitäten, von denen es anerkennt, daß sie existieren, niemals ganz ernst zu 87
nehmen. Sie sind umgeben von allerlei Realitäten, an denen Sie nicht zweifeln, von denen einige besonders bedrohlich sind, aber Sie nehmen sie nicht vollständig ernst, denn Sie denken, um es mit Paul Claudels Untertitel zu sagen, *das Ärgste ist nicht immer sicher* [12], und Sie halten sich in einem mittleren Zustand, einem Grundzustand, in dem Sinn, daß es sich um den Grund handelt, der in glücklicher Ungewißheit besteht und Ihnen eine hinreichend entspannte Existenz ermöglicht. Die Gewißheit ist sicher die seltenste Sache für das normale Subjekt. Wenn es sich diesbezüglich Fragen stellt, bemerkt es, daß sie in strikter Weise einer Aktion korrelativ ist, in die es verwickelt ist.

Ich werde mich nicht verbreiten darüber, denn wir sind nicht hier, um die Psychologie und Phänomenologie des Allernächsten zu betreiben. Wir haben es, entsprechend dem, was immer geschieht, über einen Umweg zu erreichen, über den Allerfernsten, der heute der verrückte Schreber ist.

1

Halten wir ein wenig Distanz, und wir werden bemerken, daß Schreber mit den anderen Verrückten einen Zug gemein hat, den Sie immer in den allerunmittelbarsten Gegebenheiten vorfinden werden – das ist der Grund, warum ich Krankenvorstellungen für Sie veranstalte. Die Psychologen stellen sich, weil sie nicht wirklich den Verrückten frequentieren, das falsche Problem, zu wissen, warum er an die Realität seiner Halluzination glaubt. Man sieht dennoch richtig, daß das nicht hinhaut, und man ermüdet sich also das Gemüt damit, eine Genese des Glaubens auszusinnen. Man sollte ihn zuerst präzisieren, diesen Glauben, denn in Wahrheit glaubt er nicht dran, der Verrückte, an die Realität seiner Halluzination.

Es gibt dafür tausend Beispiele, über die ich mich nicht ausbreiten werde heute, denn ich möchte dicht beim Text des verrückten Schreber bleiben. Aber schließlich ist das sogar Leuten zugänglich, die nicht Psychiater sind. Der Zufall hat mich vor kurzem die *Phénoménologie de la perception* von Maurice Merleau-Ponty aufschlagen lassen, auf der Seite 386, über das Thema das Ding und die natürliche Welt, ich verweise Sie darauf, Sie werden dort ausgezeichnete Bemerkungen über dieses Thema finden, nämlich, daß nichts leichter vom Subjekt zu erreichen ist, als das Geständnis, daß das, was es im

Begriff ist zu hören, niemand anderer gehört hat. Es sagt – *Ja, einverstanden, ich habe es nämlich ganz alleine gehört.*

Die Realität ist nicht das, was in Frage steht. Das Subjekt gesteht über alle verbal entwickelten explikativen Umwege, die ihm zur Verfügung stehen, zu, daß diese Phänomene einer anderen Ordnung angehören als dem Realen,
88 es weiß sehr wohl, daß ihre Realität nicht gesichert ist, es gesteht sogar bis zu einem gewissen Grad das Irreale an ihnen zu. Aber im Gegensatz zum normalen Subjekt, dem die Realität auf dem Teller serviert wird, hat es eine Gewißheit, nämlich, daß das, worum es sich handelt – von der Halluzination bis zur Interpretation – es betrifft.

Nicht um Realität geht es bei ihm, sondern um Gewißheit. Selbst wenn es sagt, daß das, was es erlebt, nicht der Ordnung der Realität angehört, rührt das nicht an seine Gewißheit, daß es betroffen ist. Diese Gewißheit ist radikal. Das Naturell selbst dessen, worüber es gewiß ist, kann sehr gut vollkommen mehrdeutig bleiben, innerhalb der ganzen Skala, die von Böswilligkeit bis zum Wohlwollen geht. Aber das bedeutet etwas Unerschütterliches für es.

Das also konstituiert, was man, zu unrecht oder zu recht, Elementarphänomen nennt, oder auch, als weiter entfaltetes Phänomen, wahnhaften Glauben.

Sie können ein Beispiel dafür berühren, wenn Sie in der bewundernswerten Zusammenfassung blättern, die Freud uns von Schrebers Buch gleichzeitig mit seiner Analyse geliefert hat. Durch Freud können Sie Fühlung davon haben, die Dimension erfassen.

Ein zentrales Phänomen von Schrebers Wahn, man kann sogar sagen das Ausgangsphänomen innerhalb der Vorstellung, die er sich von dieser Umgestaltung der Welt macht, die sein Wahn konstituiert, ist das, was er *Seelenmord** nennt. Aber er stellt ihn selbst als ganz rätselhaft dar.

Gewiß, das Kapitel III der *Denkwürdigkeiten,* das die Gründe seiner Nervenkrankheit lieferte und diesen Begriff des Seelenmords erläuterte, ist zensiert. Wir wissen nichtsdestoweniger, daß es seine Familie betreffende Bemerkungen enthielt, was uns wahrscheinlich Aufschluß über seinen ursprünglichen Wahn bezüglich seines Vaters oder seines Bruders oder irgendeines Angehörigen gegeben hätte, und über das, was man allgemein als signifikative Übertragungselemente bezeichnet. Aber diese Zensur ist letzten Endes nicht so sehr zu bedauern. Zu viele Details hindern manchmal daran, die grundlegenden formalen Charakteristika zu sehen. Das Wesentliche ist nicht, daß wir infolge dieser Zensur die Gelegenheit verpaßt hätten, eine bestimmte seiner affektiven Erfahrungen seinen Angehörigen gegenüber zu verstehen, sondern daß er, das Subjekt, sie nicht versteht und daß er sie nichtsdestoweniger formuliert.

Er nimmt sie wahr als ein entscheidendes Moment dieser neuen Dimension, zu der er gelangt ist, und die er uns durch die Niederschrift der verschiedenen Beziehungsweisen mitteilt, deren Perspektive ihm schrittweise eröffnet worden ist. Diesen Seelenmord betrachtet er als ein Ressort, das gewiß ist, das aber dennoch aus sich selbst heraus einen rätselhaften Charakter behält. Was kann das wohl sein, eine Seele zu ermorden? Die Seele unterscheiden zu
können von all dem, was mit ihr verbunden ist, ist außerdem nicht jedermann 89
gegeben, wohl aber diesem Wahnsinnigen, mit einem Charakter von Gewißheit, der seiner Aussage ein wesentliches Relief verleiht.

Wir sollen bei diesen Dingen verweilen und nicht deren unterscheidenden Charakter aus den Augen verlieren, wenn wir verstehen wollen, was sich wirklich abspielt, und nicht einfach mit Hilfe einiger Schlüsselworte, oder dieses Gegensatzes zwischen Realität und Gewißheit, uns des Phänomens des Wahnsinns entledigen.

Diese wahnhafte Gewißheit, man muß Sie dazu bringen, sie wiederzufinden überall dort, wo sie besteht. Dann werden Sie zum Beispiel bemerken, bis zu welchem Punkt das Phänomen der Eifersucht verschieden ist, wenn es bei einem normalen Subjekt auftritt und wenn es bei einem Wahnsinnigen auftritt. Es erübrigt sich, Ihnen ausführlich zu schildern, was die dem normalen Typus entsprechende Eifersucht Humoristisches, sogar Komisches an sich hat, von der man sagen kann, daß sie sich auf die allernatürlichste Weise der Gewißheit verweigert, welches auch immer die Realitäten sein mögen, welche sich dafür anbieten. Das ist die berühmte Geschichte vom Eifersüchtigen, der seine Frau bis zur Tür des Zimmers verfolgt, wo sie mit einem anderen eingeschlossen ist. Sie steht hinreichend in Kontrast zu der Tatsache, daß der Wahnsinnige auf jegliche reale Referenz verzichtet. Das müßte ein gewisses Mißtrauen bei Ihnen erwecken, wenn man normale Mechanismen, wie zum Beispiel die Projektion, überträgt, um die Genese einer wahnhaften Eifersucht zu erklären. Sie werden dennoch gemeinhin sehen, daß man diese Extrapolation macht. Es genügt, Freuds Text über den Präsidenten Schreber zu lesen, um zu bemerken, daß er, obwohl er nicht Zeit hat, die Frage in ihrer ganzen Ausdehnung aufzugreifen, alle Gefahren zeigt, die bestehen, wenn man betreffs der Paranoia in unvorsichtiger Weise die Projektion ins Spiel bringt, die Beziehung von Ich zu Ich, oder vom Ich zum anderen.

Obwohl diese Warnung schwarz auf weiß geschrieben steht, bedient man sich munter drauflos des Ausdrucks Projektion, um die Wahnzustände und ihre Genese zu erklären.

Ich würde sogar noch weiter gehen – der Wahnsinnige ist im Maße seines Aufstiegs auf der Stufenleiter der Wahnformen zunehmend sicher über Dinge, die als zunehmend irreal gesetzt werden. Eben das unterscheidet die Paranoia von der Dementia praecox, der Wahnsinnige bringt sie in einer Fülle, einem Reichtum hervor, der genau eines der wesentlichsten klinischen Merkmale ist, das, weil es zu den massivsten gehört, doch wirklich nicht vernachlässigt werden darf. Die diskursiven Produktionen, welche das Register der verschiedenen Paranoiaformen charakterisieren, entfalten sich im übrigen meistens in literarischen Produktionen, in dem Sinn, wo *literarisch* einfach mit Schrift bedeckte Papierzettel bedeutet. Diese Tatsache, beachten Sie das, spricht für die Beibehaltung einer gewissen Einheit zwischen den Wahnformen, die man vielleicht voreilig als paranoische isoliert hat, und den Formationen, die in der klassischen Nosologie als paraphren bezeichnet werden.

Sie sollten nichtsdestoweniger wahrnehmen, was hier dem Verrückten fehlt, so sehr er auch Dichter sein mag, und selbst diesem Präsidenten Schreber, der
90 uns ein durch seinen vollständigen, geschlossenen, vollen, vollendeten Charakter so erschütterndes Werk liefert.

Die Welt, die er uns beschreibt, ist entsprechend der Auffassung artikuliert, zu der er sich nach dem Augenblick des unerklärten Symptoms der tiefgreifenden, grausamen und schmerzhaften Störung seiner Existenz aufgeschwungen hat. Gemäß dieser Auffassung, die ihm im übrigen eine gewisse Herrschaft über seine Psychose verleiht, ist er der weibliche Partner Gottes. Aufgrund dieser Tatsache ist alles verständlich, ist alles geregelt, und, würde ich darüber hinaus sagen, wird alles sich regeln für alle, weil er da eine Vermittlerrolle spielt zwischen einer bis zum tiefsten Innern ihrer Existenz bedrohten Menschheit und dieser göttlichen Macht, mit der er so eigentümliche Bande unterhält. Alles ist geregelt in der *Versöhnung**, die ihn als das Weib Gottes situiert. Seine Beziehung zu Gott, so wie er sie uns mitteilt, ist reich und komplex, aber wir können dennoch nicht anders als erstaunt sein über die Tatsache, daß sein Text nichts beinhaltet, was uns die geringste Gegenwart, die geringste Überschwenglichkeit, die geringste reale Verständigung anzeigt, die uns die Vorstellung geben könnte, daß da wirklich ein Verhältnis von zwei Wesen besteht.

Ohne zurückzugreifen, was diskordant wäre angesichts eines Textes wie diesem, auf den Vergleich mit einem großen Mystiker, schlagen Sie dennoch, wenn der Versuch Sie amüsiert, auf irgendeiner beliebigen Seite den Heiligen Johannes vom Kreuz auf. Auch er stellt sich, in der Erfahrung der Seelenauffahrt, in einer Haltung des Empfangens und Opferns dar, und er geht so weit, über die Seelenhochzeit mit der göttlichen Gegenwart zu sprechen. Aber es gibt überhaupt nichts Gemeinsames zwischen dem Akzent, der uns gegeben wird auf der einen Seite und auf der anderen. Ich würde sogar sagen, daß Sie am bescheidensten Zeugnis einer authentischen religiösen Erfahrung den ganzen Unterschied sehen werden. Sagen wir, daß der lange Diskurs, durch den uns Schreber bezeugt, was er sich endlich als Lösung seiner Problematik zuzulassen entschlossen hat, uns nirgends das Gefühl einer eigenständigen Erfahrung gibt, in die das Subjekt selbst eingeschlossen ist – es ist, man kann es sagen, ein wirklich objektiviertes Zeugnis.

Worum handelt es sich in diesen Zeugnissen der Wahnsinnigen? Sagen wir nicht, daß der Verrückte jemand ist, der auf die Anerkennung des anderen verzichtet. Wenn Schreber dieses enorme Werk schreibt, so ist das sehr wohl, damit keiner in Unkenntnis bleibe angesichts dessen, was er erlebt hat, und selbst damit bei Gelegenheit die Gelehrten an seinem Körper das Vorhandensein weiblicher Nerven verifizieren mögen, von denen er allmählich durchdrungen worden ist, um das einzigartige Verhältnis zu objektivieren, das er mit der göttlichen Realität unterhalten hat. Das bietet sich durchaus als ein Bemühen an, um anerkannt zu werden. Da es sich um einen veröffentlichten Diskurs handelt, erhebt sich ein Fragezeichen, was das Bedürfnis nach Anerkennung wohl heißen mag bei dieser durch seine Erfahrung so sehr isolierten Figur des Verrückten. Der Verrückte scheint
sich zunächst dadurch auszuzeichnen, daß er es nicht nötig hat, anerkannt zu 91
werden. Aber dieses Genügen, das er an seiner eigenen Welt hat, die Selbst-Verständlichkeit, die ihn auszuzeichnen scheint, entbehrt doch nicht eines gewissen Widerspruchs.

Wir könnten die Stellung, in der wir uns in bezug auf seinen Diskurs befinden, wenn wir in ihn Einsicht nehmen, zusammenfassen, indem wir sagen, daß er zwar sicher Schriftsteller, aber doch nicht Dichter ist. Schreber führt uns nicht in eine neue Dimension der Erfahrung ein. Poesie gibt es jedesmal, wenn eine Schrift uns in eine andere Welt als die unsrige einführt und, indem sie uns die Gegenwart eines Seins, eines gewissen fundamentalen Verhältnisses gibt, es ebenfalls zum unseren werden läßt. Die Poesie bewirkt, daß wir nicht zweifeln können an der Authentizität der Erfahrung des Heiligen Johannes vom Kreuz, auch nicht an derjenigen Prousts oder Gérard de Nervals. Die Poesie ist Schöpfung eines Subjekts, das eine neue symbolische Beziehungsordnung zur Welt auf sich nimmt. Es gibt nichts von all dem in Schrebers *Denkwürdigkeiten.*

Was werden wir also letzten Endes sagen vom Wahnsinnigen? Ist er allein? Das ist auch nicht das Gefühl, das wir haben, denn er ist bewohnt von allerhand gewiß unwahrscheinlichen Existenzen, deren signifikativer Charakter aber gewiß ist, eine erste Gegebenheit ist, und deren Artikulation im Maße des Fortschreitens des Wahns immer weiter ausgearbeitet wird. Er wird vergewaltigt, manipuliert, verwandelt, auf allerlei Arten gesprochen, und, würde ich sagen, geplappert. Sie werden im einzelnen lesen, was er über das sagt, was er die Himmelsvögel nennt, und ihr Piepsen. Darum geht es wirklich – er ist Sitz eines ganzen Vogelbauers von Phänomenen, und eben diese Tatsache hat ihn zu seinem enormen Bericht veranlaßt, diesem etwa fünfhundertseitigen Buch, Ergebnis einer langen Konstruktion, die für ihn die Lösung seines inneren Abenteuers gewesen ist.

Zweifel besteht am Anfang und zu diesem oder jenem Zeitpunkt über das, worauf die Bedeutung verweist, aber daß sie auf etwas verweist, darüber besteht für ihn keinerlei Zweifel. Bei einem Subjekt wie Schreber gehen die Dinge so weit, daß die ganze Welt von diesem Bedeutungswahn erfaßt wird, derart, daß man sagen kann, daß, weit davon entfernt, daß er allein wäre, es sogar so gut wie überhaupt nichts in seiner Umgebung gibt, das in gewisser Weise nicht er wäre.

Dagegen ist in allem, was er in diesen Bedeutungen zum Sein bringt, gewissermaßen nichts von ihm selbst. Er artikuliert es auf tausenderlei Weise, und inbesondere zum Beispiel wenn er bemerkt, daß Gott, sein imaginärer Gesprächspartner, nichts versteht von all dem, was innen ist, von all dem, was die Lebewesen angeht, und daß er immer nur mit Schatten und Leichen zu tun hat. Auch hat sich seine ganze Welt verwandelt in eine Phantasmagorie von *Schatten flüchtig hingemachter Männer.*

92

2

Um zu verstehen, daß eine solche Konstruktion sich bei einem Subjekt herstellt, öffnen sich uns im Licht der analytischen Perspektive mehrere Wege.

Die leichtesten Wege sind die schon bekannten Wege. Eine Kategorie, die heutzutage im Vordergrund steht, ist diejenige der Abwehr, die sehr früh in die Analyse eingeführt worden ist. Man meint, daß der Wahn eine Abwehr des Subjekts ist. In gleicher Weise werden im übrigen auch die Neurosen erklärt.

Sie wissen, wie hartnäckig ich die Unvollständigkeit und Bedenklichkeit dieser Bezugnahme behaupte, die Anlaß zu allerlei voreiligen und schädlichen Eingriffen gibt. Sie wissen auch, wie schwierig es ist, sie loszuwerden.

Gerade weil er etwas Objektivierbares berührt, ist dieser Begriff so hartnäckig, so verlockend. Das Subjekt wehrt sich, gut also, helfen wir ihm zu verstehen, daß es sich nur wehrt, zeigen wir ihm, wogegen es sich wehrt. Sobald Sie in diese Perspektive eintreten, finden Sie sich vor mannigfaltigen Gefahren, und zunächst einmal derjenigen, die Ebene zu verfehlen, auf der Ihr Eingriff stattfinden muß. Sie müssen tatsächlich immer streng die Ordnung unterscheiden, innerhalb derer die Abwehr in Erscheinung tritt.

Nehmen wir an, diese Abwehr gehöre in manifester Weise der symbolischen Ordnung an, und Sie könnten sie aufhellen im Sinne eines Sprechens im vollen Sinn, das heißt, welches im Subjekt den Signifikanten und das Signifikat angeht. Wenn das Subjekt Ihnen beide vergegenwärtigt, Signifikant und Signifikat, dann können Sie tatsächlich eingreifen, indem Sie ihm das Zusammentreffen dieses Signifikanten und dieses Signifikats zeigen. Aber nur wenn alle beide gegenwärtig sind in seinem Diskurs. Wenn Sie sie nicht alle beide haben, wenn Sie das Gefühl haben, daß sich das Subjekt gegen irgend etwas wehrt, das Sie selbst sehen, und das es nicht sieht, das heißt, daß Sie klar sehen, daß das Subjekt sich irrt hinsichtlich der Realität, dann reicht der Begriff der Abwehr nicht aus, um Ihnen zu erlauben, das Subjekt der Realität gegenüberzustellen.

Erinnern Sie sich an das, was ich Ihnen vor langer Zeit gesagt habe betreffs der sehr schönen Fallbeschreibung von Kris über diese von der Idee, daß es ein Plagiator sei, heimgesuchte Person und die damit verbundene Schuld. Es ist im Namen der Abwehr, daß Kris seinen Eingriff für genial hält. Seit einiger Zeit haben wir nur noch diesen Begriff der Abwehr, und nachdem das Ich an drei Fronten zu kämpfen hat, das heißt auf der Seite des Es, auf der Seite des Über-Ichs und auf der Seite der Außenwelt, hält man sich für autorisiert, auf einer beliebigen dieser drei Ebenen einzugreifen. Wenn das Subjekt anspielt auf das Werk eines seiner Kollegen, bei dem es schon wieder 93
einmal plagiatorische Entlehnungen gemacht habe, erlaubt man sich, dieses Werk zu lesen, und weil man entdeckt, daß es nichts gibt bei diesem Kollegen, das als eine eigenständige Idee betrachtet zu werden verdient, welche das Subjekt plagiiert hätte, macht man es darauf aufmerksam. Man ist der Ansicht, daß ein solcher Eingriff zur Analyse gehört. Wir sind glücklicherweise ehrlich und blind genug, um als Beweis der Stichhaltigkeit unserer Deutung die Tatsache zu liefern, daß das Subjekt uns das folgende Mal diese hübsche kleine Geschichte darbringt – nach dem Verlassen seiner Sitzung war es in einem Restaurant und hat seine Lieblingsspeise gekostet, frisches Hirn.

Man ist begeistert, es hat geantwortet. Aber was besagt das? Das besagt, daß das Subjekt überhaupt nichts verstanden hat an der Sache, und daß es auch nichts versteht an dem, was es uns darbringt, derart, daß man nicht sehr gut sieht, wo der zustandegebrachte Fortschritt ist. Kris hat auf den richtigen Knopf gedrückt. Es genügt nicht, auf den richtigen Knopf zu drücken. Das Subjekt macht hier ganz einfach ein *acting-out.*

Ich bestätige das *acting-out* als etwas einem wahnartigen halluzinatorischen Phänomen Äquivalentes, das sich einstellt, wenn Sie verfrüht symbolisieren, wenn Sie an etwas in der Ordnung der Realität herangehen und nicht innerhalb des symbolischen Registers. Für einen Analytiker muß das Herangehen an die Frage des Plagiarismus im symbolischen Register zunächst die Idee in den Mittelpunkt stellen, daß es Plagiarismus nicht gibt. Es gibt kein symbolisches Eigentum. Genau da liegt die Frage – wenn das Symbol allen gehört, warum haben dann die Dinge, die der symbolischen Ordnung angehören, für das Subjekt diesen Akzent, dieses Gewicht angenommen?

Eben da soll der Analytiker abwarten, was das Subjekt ihm liefern wird, ehe er seine Deutung ins Spiel bringt. Da es sich um einen schweren Neurotiker handelt, der einem gewiß nicht unerheblichen analytischen Versuch widerstanden hat – bevor er zu Kris kam, hatte er schon eine Analyse gehabt – haben Sie alle Aussichten, daß dieser Plagiarismus phantasmatisch sei. Wenn Sie dagegen ihren Eingriff auf die Ebene der Realität richten, das heißt wenn Sie zurückkehren zur allerprimärsten Psychotherapie, was macht dann das Subjekt? Es antwortet auf die allerklarste Art, auf einer tieferen Ebene der Realität. Es bezeugt, daß von der Realität her etwas auftaucht, das unnachgiebig ist, das sich ihm aufdrängt, und daß alles, was man ihm sagen mag, nichts ändern wird am Grund des Problems. Sie demonstrieren ihm, daß es nicht mehr Plagiator ist, und es zeigt Ihnen, worum es geht, indem es Sie frisches Hirn essen läßt. Es erneuert sein Symptom, und über einen Punkt, der nicht mehr Fundierung, auch nicht mehr Existenz hat als der, über den es es zuallererst gezeigt hat. Zeigt es überhaupt etwas? Ich werde weiter gehen – ich werde sagen, daß es überhaupt nichts zeigt, daß es dieses Etwas ist, das sich zeigt.

94 Wir sind da beim Kern dessen, was ich Ihnen dieses Jahr in Hinsicht auf den Präsidenten Schreber zu demonstrieren versuchen werde.

3

Die Krankengeschichte des Präsidenten Schreber zeigt mikroskopische Dinge in ausgedehnter Form. Eben das wird mir erlauben, Ihnen klarzulegen, was Freud in klarster Weise über die Psychose formuliert hat, ohne bis zum Äußersten zu gehen, denn zu seiner Zeit war das Problem hinsichtlich der analytischen Praxis nicht zu dem Grad von Zuspitzung, von Dringlichkeit gelangt wie zu unserer. Er sagt, wesentlicher Satz, den ich schon oft zitiert habe – etwas, das aus dem Innern verworfen worden ist, taucht außen wieder auf. Ich komme darauf zurück.

Ich schlage Ihnen vor, das Problem in den folgenden Ausdrücken zu artikulieren. Aller Symbolisierung vorausgehend – dieses Vorangehen ist nicht chronologisch, sondern logisch – gibt es eine Etappe, die Psychosen demonstrieren es, wo es vorkommen kann, daß ein Teil der Symbolisierung sich nicht herstellt. Diese erste Etappe geht der ganzen neurotischen Dialektik voraus, die damit zusammenhängt, daß die Neurose ein Sprechen ist, das sich artikuliert, sofern die Verdrängung und die Wiederkehr des Verdrängten ein und dasselbe sind. Es kann so geschehen, daß etwas hinsichtlich des Seins des Subjekts Ursprüngliches nicht in die Symbolisierung eingeht, und nicht verdrängt, sondern verworfen wird.

Das ist nicht bewiesen. Das ist auch keine Hypothese. Das ist eine Artikulierung des Problems. Die erste Etappe ist nicht eine Etappe, die Sie irgendwo in der Genese zu situieren hätten. Ich leugne freilich nicht, daß das, was sich auf der Ebene der ersten symbolischen Artikulierungen abspielt, das wesentliche Auftauchen des Subjekts, für uns Fragen aufwirft, aber lassen Sie sich nicht faszinieren von diesem genetischen Moment. Das kleine Kind, das Sie beim Spiel sehen, ein Objekt verschwinden und zurückkehren zu lassen, und das sich damit in der Erfassung des Symbols übt, maskiert Ihnen, wenn Sie sich von ihm faszinieren lassen, die Tatsache, daß das Symbol schon da ist, enorm, es von überall her einschließend, daß die Sprache existiert, daß sie die Bibliotheken füllt, daß sie darüber hinausflutet, daß sie alle Ihre Aktionen umzingelt, sie lenkt, sie hervorruft, daß Sie verpflichtet sind, daß die Sprache Sie jederzeit den Platz zu wechseln auffordern und Sie irgendwo hinführen kann. Das alles, das vergessen Sie vor dem Kind, das dabei ist, sich in die symbolische Ordnung einzuführen. Stellen wir uns also auf die Ebene des Symbols als solchen, sofern wir in es eingetaucht sind.

Im Verhältnis des Subjekts zum Symbol gibt es die Möglichkeit einer ursprünglichen *Verwerfung**, nämlich, daß etwas nicht symbolisiert ist, das 95
sich im Realen manifestieren wird.

Die Kategorie des Realen einzuführen ist wesentlich, es ist unmöglich, sie in den Freudschen Texten unberücksichtigt zu lassen. Ich gebe ihr diesen Namen, sofern sie ein vom Symbolischen verschiedenes Feld definiert. Nur von da her ist es möglich, das psychotische Phänomen und seine Entwicklung aufzuklären.

Auf der Ebene dieser reinen, ursprünglichen *Bejahung**, die stattfinden kann oder nicht, stellt sich eine erste Dichotomie her – was der *Bejahung**, der ursprünglichen Symbolisierung unterworfen worden sein wird, wird verschiedene Schicksale haben, was der *Verwerfung* verfallen ist, wird ein anderes haben.

Ich gehe heute voraus und ich zünde meine Laterne an, damit Sie wissen, wo ich hingehe. Nehmen Sie das, was ich Ihnen darlege, nicht für eine arbiträre Konstruktion, auch nicht einfach für die Frucht einer Unterwerfung unter den Text Freuds, selbst wenn das ganz genau das ist, was wir im erstaunlichen Text über die *Verneinung** gelesen haben, den Herr Hyppolite so freundlich war, vor zwei Jahren, für uns zu kommentieren. Wenn ich sage, was ich sage, so deshalb, weil das die einzige Art ist, Rigorosität, Kohärenz und Rationalität in das einzuführen, was sich in der Psychose abspielt, und inbesondere in derjenigen, um die es sich handelt hier, die des Präsidenten Schreber. Ich werde Ihnen später die Schwierigkeiten zeigen, die unser ganzes Verständnis des Falles bietet, und die Notwendigkeit dieser Ausgangsartikulation.

Es gibt also am Anfang *Bejahung**, das heißt Bejahung dessen, was ist, oder *Verwerfung**.

Offensichtlich genügt es nicht, daß das Subjekt im Text dessen, was es zu sagen gibt, einen Teil gewählt habe, einen Teil nur, den Rest zurückstoßend, damit es wenigstens mit dem Teil klappt. Es gibt immer Dinge, die nicht klappen. Das ist eine offensichtliche Tatsache, wenn wir nicht von der Idee ausgehen, die die ganze klassische, akademische Psychologie inspiriert, nämlich, daß die Menschenwesen angepaßte Wesen sind, wie man sagt, weil sie leben, und daß folglich alles klappen muß. Sie sind nicht Psychoanalytiker, wenn Sie das gelten lassen. Psychoanalytiker sein, das ist einfach die Augen offen haben für dieses Offensichtliche, daß es nichts Verworreneres gibt als die menschliche Realität. Wenn Sie ein gut angepaßtes, vernünftiges Ich zu haben glauben, das zu navigieren imstande ist, imstande zu erkennen, was zu tun ist und was nicht zu tun ist, den Realitäten Rechnung zu tragen, brauchen Sie sich nur noch davonzumachen. Die Psychoanalyse, die sich hierin der allgemeinen Erfahrung anschließt, zeigt Ihnen, daß es nichts Dümmeres gibt als ein menschliches Geschick, nämlich daß man immer

reingelegt wird. Selbst wenn man etwas macht, das gelingt, ist das justament nicht das, was man wollte. Es gibt nichts Enttäuschteres als einen Herrn, der angeblich am Gipfel seiner Wünsche angelangt ist, es genügt, drei Minuten mit ihm zu sprechen, aufrichtig, wie vielleicht nur das Artefakt der psychoanalytischen Couch es erlaubt, um zu wissen, daß letzten Endes dieses Dingsda das Dings ist, auf das er pfeift, und daß allerhand Sachen ihm 96
speziell auf den Wecker fallen. Die Analyse, das ist, das zu bemerken, und ihm Rechnung zu tragen.

Es ist nicht zufällig, denn es könnte anders sein, daß eine seltsame Chance uns das Leben durchqueren läßt, ohne jemand anderem zu begegnen als Unglücklichen. Man sagt sich, daß die glücklichen Leute irgendwo sein müssen. Gut also, wenn Sie sich das nicht aus dem Kopf schlagen, dann haben Sie nichts verstanden von der Psychoanalyse. Das nenne ich die Dinge ernst nehmen. Als ich Ihnen gesagt habe, daß man die Dinge ernst nehmen soll, war das, damit Sie gerade diese Tatsache ernst nehmen, daß Sie die Dinge niemals ernst nehmen.

Innerhalb der *Bejahung** also passieren allerlei Unfälle. Nichts weist uns darauf hin, daß die ursprüngliche Ausschließung in sauberer Weise gemacht worden sei. Es gibt im übrigen gute Chancen, daß wir lange Zeit noch nichts wissen über ihre Motive, genau deshalb, weil sich das jenseits jeglichen Symbolisierungsmechanismus situiert. Und wenn jemand eines Tages etwas darüber weiß, gibt es wenig Chancen, daß es der Analytiker sei. Feststeht, daß das Subjekt sich mit dem, was bleibt eine Welt komponiert, und vor allem, daß es sich darin ansiedelt, das heißt, daß es sich einrichtet, um ungefähr das zu sein, was es zugelassen hat, daß es sei, ein Mann, wenn es sich fügt, daß es männlichen Geschlechts ist, oder umgekehrt eine Frau.

Wenn ich das in den Vordergrund stelle, so deshalb, weil die Analyse deutlich unterstreicht, daß das eines der wesentlichen Probleme ist. Vergessen Sie niemals, daß nichts von dem, was das Verhalten des menschlichen Wesens als Subjekt und gleichgültig was berührt, in dem es sich realisiert, in dem es ist ganz einfach, der Unterwerfung unter die Gesetze des Sprechens entgehen kann.

Die Freudsche Entdeckung lehrt uns, daß die natürlichen Adäquationen beim Menschen von Grund auf durcheinandergebracht werden. Das liegt nicht bloß daran, daß die Bisexualität bei ihm eine wesentliche Rolle spielt. Diese Bisexualität ist vom biologischen Standpunkt aus nicht überraschend, weil ja die Zugangswege zur Regulierung und Normalisierung bei ihm komplexer und anders sind im Vergleich zu dem, was wir bei den Säugetieren und den

Wirbeltieren im allgemeinen beobachten. Die Symbolisierung, anders gesagt das Gesetz, spielt da eine ausschlaggebende Rolle.

Wenn Freud so sehr auf dem Ödipuskomplex bestanden hat, daß er sogar eine Soziologie der Totems und Tabus konstruiert hat, so liegt das offensichtlich daran, daß für ihn das Gesetz *ab origine* da ist. Es kommt infolgedessen nicht in Frage, sich die Frage der Ursprünge zu stellen – das Gesetz ist eben von Anfang an da, und die menschliche Sexualität muß sich mittels des Gesetzes und durch es realisieren. Dieses Grundgesetz ist einfach ein Symbolisierungsgesetz. Genau das besagt der Ödipuskomplex.

97 Innerhalb davon also wird sich alles das herstellen, was Sie sich vorstellen können, unter den drei Registern der *Verdichtung**, der *Verdrängung** und der *Verneinung**.

Die *Verdichtung** ist einfach das Gesetz des Mißverständnisses, dank dessen wir überleben, oder mehrere Sachen auf einmal machen, oder zum Beispiel, wenn wir ein Mann sind, vollkommen unsere entgegengesetzten Tendenzen befriedigen können, indem wir in einer symbolischen Beziehung eine weibliche Position einnehmen, obwohl wir vollkommen ein Mann bleiben, im Besitz seiner Männlichkeit, auf der imaginären Ebene und auf der realen Ebene. Derart kann es sich ergeben, daß diese Funktion, die mit mehr oder weniger Intensität der Weiblichkeit angehört, sich an dieser wesentlichen Empfänglichkeit befriedigt, die eine der grundlegenden existierenden Rollen darstellt. Das ist nicht metaphorisch – wir empfangen sehr wohl etwas, wenn wir das Sprechen empfangen. Die Teilnahme an der Beziehung des Sprechens kann mehr als einen Sinn gleichzeitig annehmen, und eine der beteiligten Bedeutungen kann eben sein, sich in der weiblichen Position, die als solche für unser Sein wesentlich ist, zu befriedigen.

Die *Verdrängung** ist nicht das Gesetz des Mißverständnisses, sondern das, was sich abspielt, wenn es nicht klappt auf der Ebene einer symbolischen Kette. Jede symbolische Kette, an die wir gebunden sind, besitzt eine innere Kohärenz, die bewirkt, daß wir zu irgendeinem Zeitpunkt gezwungen sind zurückzuerstatten, was wir zu irgendeinem anderen empfangen haben. Es kommt jedoch vor, daß wir nicht auf allen Ebenen gleichzeitig zurückerstatten können, und daß, anders ausgedrückt, das Gesetz uns unerträglich ist. Nicht daß es das an sich wäre, sondern weil die Position, in der wir uns befinden, ein Opfer mit sich bringt, das sich auf der Ebene der Bedeutungen als unmöglich erweist. Wir verdrängen also, aus unseren Akten, aus unseren Diskursen, aus unserem Verhalten. Aber die Kette fährt deswegen nicht weniger fort, im Untergrund zu laufen, ihre Forderungen auszudrücken, ihren Schuldanspruch geltend zu machen, und zwar durch die Vermittlung des neurotischen Symptoms. Insofern ist die Verdrängung Triebfeder der Neurose.

Die *Verneinung** ihrerseits gehört der Ordnung des Diskurses an und betrifft das, was wir imstande sind, über einen artikulierten Weg an den Tag kommen zu lassen. Das sogenannte Realitätsprinzip greift auf genau dieser Ebene ein. Freud drückt es auf die klarste Weise aus, an drei oder vier Stellen, die wir von seinem Werk zu den verschiedenen Zeitpunkten unseres Kommentars überflogen haben. Es handelt sich um die Zusprechung, nicht des Symbolwerts, *Bejahung**, sondern des Existenzwerts. Von dieser Ebene, die Freud in seinem Vokabular als diejenige des Existenzurteils situiert, gibt er, mit einer Tiefe, die tausendfach dem voraus ist, was man zu seiner Zeit sagte, die folgende Charakterisierung – daß es immer darum geht, ein Objekt wiederzufinden.

Alles menschliche Erfassen der Realität ist dieser ursprünglichen Bedingung unterworfen – das Subjekt ist auf der Suche nach dem Objekt seines Begehrens, aber nichts führt es hin. Die Realität, sofern das Begehren ihr 98
zugrunde liegt, wird zu Beginn halluziniert. Die Freudsche Theorie der Geburt der objektalen Welt, der Realität, wie sie zum Beispiel am Ende der *Traumdeutung** ausgedrückt und jedesmal wiederaufgenommen wird, wenn es sich wesentlich um sie handelt, bringt mit sich, daß das Subjekt in Schwebe bleibt angesichts dessen, was sein grundlegendes Objekt bildet, das Objekt seiner wesentlichen Befriedigung.

Gerade dieser Teil des Werks, des Freudschen Denkens, wird reichlich aufgegriffen in all diesen Ausführungen, die man uns gegenwärtig über die präödipale Beziehung anbietet, die letzten Endes darin bestehen, zu sagen, daß das Subjekt immer die ursprüngliche mütterliche Beziehung zu befriedigen sucht. Mit anderen Worten, da, wo Freud die Dialektik der beiden untrennbaren Prinzipien eingeführt hat, die nicht eines ohne das andere gedacht werden können, das Realitätsprinzip und das Lustprinzip, wählt man eines der beiden, das Lustprinzip, und legt auf dieses den ganzen Nachdruck, indem man behauptet, daß es das Realitätsprinzip beherrscht und einschließt.

Dieses Realitätsprinzip aber verkennt man in seinem Wesen. Es drückt genau dies aus – das Subjekt hat das Objekt seines Begehrens nicht zu *finden,* es wird nicht hingeleitet durch die Kanäle, die natürlichen Schienen einer instinkthaften Anpassung, mehr oder weniger vorherbestimmt und im übrigen mehr oder weniger auf Hindernisse stoßend, so wie wir sie im Tierreich beobachten, es muß im Gegenteil das Objekt *wiederfinden,* dessen Auftauchen grundsätzlich halluziniert wird. Freilich, es findet es niemals wieder, und genau darin besteht das Realitätsprinzip. Das Subjekt findet immer nur, schreibt Freud, ein anderes Objekt wieder, das in mehr oder weniger befriedigender Weise den Bedürfnissen entsprechen wird, um die es sich handelt. Es findet immer nur ein anderes Objekt, da es definitionsgemäß etwas wiederfinden muß, das gewährt wird. Das ist der wesentliche Punkt, um den in der Freudschen Dialektik die Einführung des Realitätsprinzips kreist.

Was man begreifen muß, denn das ist uns durch die klinische Erfahrung gegeben, das ist, daß im Realen anderes in Erscheinung tritt als das, was vom Subjekt auf die Probe gestellt und gesucht wird, anderes als das, zu dem das Subjekt durch den Reflexions-, Beherrschungs- und Suchapparat geleitet wird, der sein Ich ist, mit all dem, was es an grundlegender Entfremdung mit sich bringt, anderes, das auftauchen kann, entweder in der sporadischen Form dieser kleinen Halluzination, von der beim Wolfsmann die Rede ist, oder viel ausgedehnter, wie das, was im Fall des Präsidenten Schreber sich ereignet.

99 4

Was ist das, das psychotische Phänomen? Es ist das Zutagetreten, in der Realität, einer enormen Bedeutung, die nach nichts aussieht – und das insofern, als man sie mit nichts in Verbindung bringen kann, da sie nie in das System der Symbolisierung eingetreten ist –, die aber, unter bestimmten Bedingungen, das gesamte Gebäude bedrohen kann.

Es gibt offensichtlich im Fall des Präsidenten Schreber eine Bedeutung, die das Subjekt betrifft, die aber verworfen ist und sich nur auf die verschwommenste Weise am Horizont und in seiner Ethik abzeichnet – und deren Wiederauftauchen die psychotische Invasion determiniert. Sie werden sehen, wie sehr das, was sie determiniert, verschieden ist von dem, was die neurotische Invasion determiniert – das sind strikt entgegengesetzte Bedingungen. Im Fall des Präsidenten Schreber hängt diese verworfene Bedeutung engstens mit dieser ursprünglichen Bisexualität zusammen, von der ich Ihnen vorhin gesprochen habe. Der Präsident Schreber, wir werden versuchen, es im Text zu sehen, hat niemals in irgendeiner Weise irgendeine Art von weiblicher Form integriert.

Man sieht schwer, wie das ganz einfach die Unterdrückung irgendeiner Tendenz wäre, die Verwerfung oder Verdrängung irgendeines mehr oder weniger die Übertragung betreffenden Triebes, den er dem Doktor Flechsig gegenüber empfunden hätte, die den Präsidenten Schreber dazu gebracht hätte, seinen enormen Wahn zu konstruieren. Es muß da doch etwas geben, das ein bißchen mehr den Proportionen des Resultats entspricht, um das es sich handelt.

Ich weise Sie im voraus darauf hin, daß es sich um die weibliche Funktion in ihrer wesentlichen symbolischen Bedeutung handelt, und daß wir sie nur auf der Ebene der Zeugung wiederfinden können, Sie werden sehen warum. Wir werden weder Entmannung sagen, noch Verweiblichung, auch nicht Schwangerschaftsphantasma, denn das geht bis zur Zeugung. Das also offenbart sich ihm zu einem Zeitpunkt, der keineswegs defizitär, sondern im Gegenteil Gipfelpunkt seiner Existenz ist, als Einbruch ins Reale von etwas, das er nie gekannt hat, als Auftauchen einer vollständigen Fremdheit, die schrittweise zu einer radikalen Überschwemmung aller seiner Kategorien führen, ihn sogar zu einer regelrechten Umbildung seiner Welt zwingen wird.

Können wir von Kompensierungsprozeß und selbst von Heilungsprozeß sprechen, wie manche nicht zögern würden es zu tun, unter dem Vorwand, daß zum Zeitpunkt der Stabilisierung seines Wahns das Subjekt einen ruhigeren Zustand darbietet als zum Zeitpunkt des Einbruchs des Wahns? Ist es eine Heilung oder nicht? Das ist eine Frage, die zu stellen der Mühe wert ist, aber ich glaube, daß es nur in einem mißbräuchlichen Sinn sein kann, daß 100
man hier von Heilung spricht.

Was passiert also im Augenblick, wo das, was nicht symbolisiert ist, im Realen wiedererscheint? Es ist nicht unnütz, in diesem Zusammenhang den Ausdruck Abwehr einzuführen. Es ist klar, daß das, was erscheint, erscheint unter dem Register der Bedeutung, und zwar einer Bedeutung, die von nirgendwo kommt und die auf nichts verweist, aber einer wesentlichen Bedeutung, von der das Subjekt betroffen ist. In diesem Augenblick wird gewiß dasjenige in Bewegung gesetzt, was jedesmal, wenn es Konflikt von Ordnungen gibt, eingreift, nämlich Verdrängung. Aber warum klappt hier die Verdrängung nicht, das heißt führt nicht zu dem, was geschieht, wenn es sich um eine Neurose handelt?

Ehe zu wissen warum, muß man zuerst das Wie studieren. Ich werde besonderen Nachdruck auf das legen, was den Strukturunterschied zwischen der Neurose und der Psychose ausmacht.

Wenn ein, sagen wir, weiblicher oder pazifizierender Trieb bei einem Subjekt in Erscheinung tritt, bei welchem besagter Trieb schon an verschiedenen Punkten seiner vorhergehenden Symbolisierung, in seiner infantilen Neurose zum Beispiel, ins Spiel gebracht worden ist, gelingt es ihm, sich in einer gewissen Anzahl von Symptomen auszudrücken. Derart drückt sich das, was verdrängt ist, dennoch aus, weil die Verdrängung und die Rückkehr des Verdrängten ein und dasselbe ist. Das Subjekt hat die Möglichkeit, innerhalb der Verdrängung, mit dem, was an Neuem ankommt, fertig zu werden. Es gibt Kompromiß. Eben das charakterisiert die Neurose, das ist gleichzeitig die offensichtlichste Sache der Welt und die, die man nicht sehen will.

Die *Verwerfung** gehört nicht derselben Ebene an wie die *Verneinung**. Wenn zu Beginn der Psychose das Nicht-Symbolisierte wiedererscheint im Realen, gibt es Antworten auf der Seite des Mechanismus der *Verneinung**, aber sie sind inadäquat.

Was ist der Beginn einer Psychose? Hat eine Psychose wie eine Neurose eine Vorgeschichte? Gibt es, ja oder nein, eine infantile Psychose? Ich sage nicht, daß wir auf diese Frage antworten werden, aber wir werden sie zumindest stellen.

Alles zeigt, daß die Psychose keine Vorgeschichte hat. Es findet sich nur, daß, wenn unter speziellen Bedingungen, die präzisiert werden müssen, in der Außenwelt etwas in Erscheinung tritt, das nicht ursprünglich symbolisiert worden ist, das Subjekt sich völlig mittellos findet, unfähig, gegenüber dem Ereignis die *Verneinung** zustandezubringen. Was sich dann herstellt, zeichnet sich dadurch aus, vom symbolisierenden Kompromiß der Neurose völlig ausgeschlossen zu sein, und übersetzt sich in ein anderes Register, durch eine regelrechte Kettenreaktion auf der Ebene des Imaginären, das heißt in der Gegendiagonale unseres kleinen magischen Vierecks.

Das Subjekt, außerstande in irgendeiner Weise den Pakt vom Subjekt zum anderen wiederherzustellen, außerstande irgendeine symbolische Vermitt-
101 lung zwischen dem, was neu ist, und ihm selbst zu machen, tritt in eine andere Vermittlungsweise ein, ganz verschieden von der vorigen, indem es der symbolischen Vermittlung ein imaginäres Gewimmel, eine imaginäre Wucherung substituiert, in die, deformiert und zutiefst a-symbolisch, das zentrale Signal einer möglichen Vermittlung eindringt.

Der Signifikant selbst erfährt tiefgreifende Umbildungen, die den für das Subjekt bedeutsamsten Intuitionen jenen so besonderen Akzent verleihen werden. Die Grundsprache des Präsidenten Schreber ist tatsächlich das Zeichen, daß innerhalb dieser imaginären Welt die Forderung des Signifikanten fortbesteht.

Das Verhältnis des Subjekts zur Welt ist eine Spiegelbeziehung. Die Welt des Subjekts wird sich wesentlich aus dem Verhältnis mit jenem Wesen zusammensetzen, das für ihn der andere ist, das heißt Gott selbst. Etwas wird da vorgeblich realisiert, von der Beziehung von Mann zu Frau. Aber Sie werden sehen, sobald wir im einzelnen diesen Wahn studieren werden, daß ganz im Gegenteil die zwei Figuren, das heißt Gott, mit allem, was er umfaßt, das Universum, die Himmelssphäre, und andererseits Schreber selbst, buchstäblich zersetzt in einen Haufen imaginärer Wesen, die ihr Kommen und Gehen und ihre verschiedenen Durchstechungen fortsetzen, zwei Strukturen sind, die sich strikt ablösen. Sie entfalten in einer für uns sehr anziehenden Weise das, was immer nur elidiert, verschleiert, gezähmt ist im Leben des normalen Menschen – nämlich die Dialektik des zerstückelten Körpers im Verhältnis zum imaginären Universum, die sich in der normalen Struktur im Untergrund findet.

Das Studium des Wahns des Präsidenten Schreber weist den außerordentlichen Vorzug auf, uns zu erlauben, in ausgebildeter Form die imaginäre Dialektik zu erfassen. Wenn sie sich offensichtlich unterscheidet von all dem, was wir vermuten können über eine instinkthafte, natürliche Beziehung, dann ist das auf Grund einer Gattungsstruktur, die wir zu Beginn vermerkt haben, diejenige des Spiegelstadiums. Diese Struktur macht im voraus aus der imaginären Welt des Menschen etwas Zerlegtes. Wir finden sie hier in ihrem ausgebildeten Zustand, und das ist einer der Vorzüge der Analyse des Wahns als solchen. Die Analytiker haben es immer unterstrichen, der Wahn zeigt uns das Spiel der Phantasmen in ihrer voll ausgebildeten Zwiespältigkeit. Die zwei Figuren, auf welche sich die Welt für den Präsidenten Schreber beschränkt, sind die eine im Verhältnis zur anderen gebildet, die eine bietet der anderen ihr umgekehrtes Bild.

Das Wichtige ist, zu sehen, inwiefern dies antwortet auf den indirekt gestellten Anspruch, dasjenige zu integrieren, was aufgetaucht ist im Realen, und das für das Subjekt dieses Etwas von ihm selbst repräsentiert, das es niemals symbolisiert hat. Eine Forderung der symbolischen Ordnung, weil sie nicht integriert werden kann in das, was schon ins Spiel gebracht worden ist in der dialektischen Bewegung, von der das Subjekt gelebt hat, führt
eine Zerfallskette herbei, ein Abziehen der Schußfäden im Wandteppich, das 102
Wahn heißt. Ein Wahn ist nicht unbedingt ohne Beziehung zu einem normalen Diskurs, und das Subjekt ist durchaus imstande, es uns mitzuteilen und sich damit zufriedenzugeben, innerhalb einer Welt, in der nicht alle Kommunikation abgebrochen ist.

Bei der Verbindung der _Verwerfung_* und der _Verdrängung_* mit der _Verneinung_* werden wir das nächste Mal unsere Untersuchung fortsetzen.

11. Januar 1956

VII
103 DIE IMAGINÄRE AUFLÖSUNG

Dora und ihr Viereck
Eros und Aggression beim Stichlingsmännchen
Was sich der Vater nennt
Die Fragmentierung der Identität

Ich hatte die Absicht, heute in das Wesen der Verrücktheit einzudringen, und ich habe gedacht, daß es da eine Verrücktheit gäbe. Ich habe mich beruhigt, indem ich mir sagte, daß das, was wir machen, kein so isoliertes und gewagtes Unternehmen ist.

Das heißt dennoch nicht, daß die Arbeit leicht wäre. Warum? Weil durch ein eigenartiges Geschick jegliches menschliche Unternehmen, und besonders die schwierigen Unternehmen, immer zu einem Verfall neigen, infolge dieses mysteriösen Etwas, das man Faulheit nennt. Es genügt, um es zu ermessen, Freuds Text über den Präsidenten Schreber ohne Vorurteile, mit einem von all dem Lärm, den wir rings um die analytischen Konzepte vernehmen, gereinigten Auge und Verständnis wiederzulesen.

Das ist ein ganz außergewöhnlicher Text, der uns aber nur die Fährte des Rätsels liefert. Die ganze Erklärung, die er uns vom Wahn gibt, strebt tatsächlich diesem Begriff des Narzißmus zu, der für Freud sicher nicht aufgeklärt ist, zumindest zum Zeitpunkt, wo er über Schreber schreibt.

Man tut heute so, als ob der Narzißmus etwas wäre, das sich von selbst versteht – bevor es sich den äußeren Objekten zuwendet, würde es eine Etappe geben, wo das Subjekt seinen eigenen Körper zum Objekt nimmt. Das ist tatsächlich eine Dimension, wo der Ausdruck Narzißmus seinen Sinn bekommt. Heißt das deswegen, daß der Ausdruck Narzißmus einzig in diesem Sinn gebraucht würde? Die Autobiographie des Präsidenten Schreber, so wie Freud sie zur Stützung dieses Begriffes heranzieht, zeigt uns doch, daß dasjenige, was dem Narzißmus des besagten Präsidenten widerstrebt, das Einnehmen einer weiblichen Haltung seinem Vater gegenüber war, welche die Kastration mit sich brachte. Das also könnte sich besser befriedigen in einer auf dem Größenwahn beruhenden Beziehung, das heißt,
104 daß die Kastration ihm von dem Augenblick an nichts mehr macht, wo sein Partner Gott ist.

Alles in allem könnte Freuds Schema so zusammengefaßt werden, entsprechend den Formeln der Paranoia, die er in diesem Text selbst vorschlägt – *ich liebe nicht ihn, es ist Gott, den ich liebe,* und, Umkehrung, *es ist Gott, der mich liebt.*

Ich habe Sie schon das letzte Mal darauf hingewiesen, daß das vielleicht doch nicht völlig befriedigend ist, nicht mehr als Freuds Formeln es sind, so einleuchtend sie auch sein mögen. Die doppelte Umkehrung, *ich liebe ihn nicht, ich hasse ihn, er haßt mich,* gibt gewiß einen Schlüssel des Mechanismus der Verfolgung. Das ganze Problem ist dasjenige dieses *er,* tatsächlich, dieses *er* ist zersplittert, neutralisiert, seiner Subjektivität entledigt, scheint es. Das Verfolgungsphänomen nimmt den Charakter von unbegrenzt wiederholten Zeichen an, und der Verfolger, sofern er sein Täger ist, ist nur mehr der Schatten des verfolgenden Objekts.

Das ist nicht weniger wahr für den Gott, um den es sich in der Blüte des Wahns des Präsidenten Schreber handelt. Ich habe Sie im Vorübergehen darauf hingewiesen, welche Distanz es gibt, fast lächerlich, erwähnt zu werden, so offenkundig ist sie, zwischen der Beziehung des Präsidenten Schreber zu Gott und dem geringsten Produkt der mystischen Erfahrung. So minutiös sie auch sein mag, die Beschreibung dieses einzigartigen Partners namens Gott läßt uns nicht weniger ratlos über seine Natur.

Das, was Freud uns gesagt hat über die Zurückziehung des Interesses der Libido weit weg vom äußeren Objekt, befindet sich sehr wohl im Mittelpunkt des Problems. Aber es handelt sich für uns darum auszuarbeiten, was das heißen mag. Auf welcher Ebene erfolgt diese Zurückziehung? Wir spüren wohl, daß es da etwas gibt, das das Objekt grundlegend verändert hat, aber genügt es, es einer dieser Verschiebungen der Libido zuzuschreiben, die wir den Mechanismen der Neurosen zugrunde legen? Welche sind die Ebenen, die Register, die uns erlauben werden, diese Veränderungen der Eigenart des anderen einzukreisen, die immer, wir spüren es sehr wohl, die Grundlage der Entfremdung der Verrücktheit darstellen?

1

Ich werde mir hier einen kleinen Rückblick gestatten, um zu versuchen, Sie mit neuen Augen gewisse Aspekte von Phänomenen sehen zu lassen, die Ihnen schon vertraut sind. Nehmen wir einen Fall, der nicht eine Psychose ist, den Eröffnungsfall fast der von Freud entwickelten eigentlich psychoanalytischen Erfahrung, denjenigen der Dora.

Dora ist eine Hysterikerin, und als solche hat sie eigenartige Beziehungen
105 zum Objekt. Sie wissen, was für eine Verlegenheit in ihrem Fallbericht und ebensogut in der Weiterführung der Kur die Ambiguität erzeugt, die über die Frage bestehen bleibt, welches wirklich ihr Liebesobjekt ist. Freud hat letztlich seinen Irrtum gesehen und sagt uns, daß er zweifellos deshalb, weil er das wirkliche Liebesobjekt verkannt hat, die ganze Angelegenheit zum Scheitern gebracht hat und die Kur vorzeitig zum Abbruch gekommen ist, ohne eine hinreichende Lösung dessen zu erlauben, was in Frage stand. Sie wissen, daß Freud bei ihr eine konflikthafte Beziehung zu erkennen geglaubt hatte, die mit der Unmöglichkeit zusammenhing, in der sie sich fand, sich vom ersten Objekt ihrer Liebe, ihrem Vater loszulösen, um sich einem normaleren Objekt zuzuwenden, das heißt einem anderen Mann. Nun war aber das Objekt für Dora niemand anderer als diese Frau, die man im Fallbericht Frau K. nennt und die genau die Mätresse ihres Vaters ist.

Gehen wir vom Fallbericht aus, ich werde nachher kommentieren. Die Geschichte, Sie wissen es, ist diejenige eine Menuetts von vier Figuren, Dora, ihrem Vater, Herrn K. und Frau K. Herr K. dient alles in allem Dora als Ich, insofern sie durch seine Vermittlung ihr Verhältnis zu Frau K. tatsächlich aufrechterhalten kann. Ich bitte, daß man mir folge in diesem Punkt und mir vertraue, weil ich ja in einer Stellungnahme zur Übertragung genug über diesen Fall geschrieben habe, damit es leicht für Sie ist, sich darauf zu beziehen.

Allein die Vermittlung von Herrn K. erlaubt Dora, eine erträgliche Beziehung aufrechtzuerhalten. Wenn dieser vermittelnde Vierte wesentlich ist für die Aufrechterhaltung der Situation, so ist das nicht deshalb, weil das Objekt ihrer Zuneigung vom selben Geschlecht ist wie sie, es ist, weil sie mit ihrem Vater zutiefst motivierte Identifizierungs- und Rivalitätsbeziehungen hat, akzentuiert noch durch die Tatsache, daß die Mutter im elterlichen Paar eine ganz verblaßte Figur ist. Weil das Dreiecksverhältnis für sie besonders unhaltbar wäre, hat die Situation nicht nur fortbestanden, sondern ist tatsächlich aufrechterhalten worden in dieser Zusammensetzung als Vierergruppe.

Was es beweist, das ist das, was tatsächlich geschieht am Tag, wo Herr K. diese schicksalshaften Worte ausspricht – *Meine Frau ist nichts für mich* [13]. Alles spielt sich in diesem Augenblick so ab, als ob sie ihm antwortete – *Was können Sie dann denn für mich sein?* Sie ohrfeigt ihn unverzüglich, während sie doch bis dahin mit ihm die zweideutige Beziehung aufrechterhalten hatte, die notwendig war, um die Vierergruppe zu bewahren. Daher Bruch des Gleichgewichtes der Situation.

Dora ist nur eine *petite hystérique,* sie hat wenig Symptome. Sie erinnern sich hoffentlich des Nachdrucks, den ich auf diese vielbesprochene Aphonie gelegt habe, die sich nur in ihren Augenblicken von *tête-à-tête,* von Konfrontation mit ihrem Liebesobjekt herstellt, und die sicher gebunden ist an eine sehr spezielle Erotisierung der oralen Funktion, die ihrem gewöhnli- 106
chen Gebrauch entzogen ist, sobald Dora sich zu sehr dem Objekt ihres Begehrens nähert. Das ist eine Kleinigkeit, und das ist nicht das, was sie zu Freud eilen ließe oder machte, daß ihre Umgebung sie dazu drängt. Vom Augenblick an dagegen, wo die Situation durch den Abgang der vierten Person zur Dekompensation kommt, tritt bei Dora ein kleines Syndrom auf, ein Verfolgungssyndrom ganz einfach im Verhältnis zu ihrem Vater.

Bis dahin war die Situation ein wenig heikel, aber sie ging nicht über das Maß dessen hinaus, was wir eine Wiener Operette nennen werden. Wie alle späteren Beobachtungen es unterstreichen, benimmt sich Dora bewundérungswürdig, damit es keine Geschichten gebe und ihr Vater mit dieser geliebten Frau normale Beziehungen habe – das Wesen dieser Beziehungen bleibt in Wahrheit ziemlich im Schatten. Dora deckt die Gesamtheit der Situation, und fühlt sich dabei letztlich ziemlich wohl. Aber vom Augenblick an, wo die Situation zur Dekompensation kommt, macht sie geltend, behauptet sie, daß ihr Vater sie der Prostitution preisgeben wolle und sie diesem Herrn K. im Austausch gegen die Aufrechterhaltung seiner zweideutigen Beziehungen mit dessen Frau ausliefert.

Werde ich sagen, daß Dora eine Paranoikerin ist? Das habe ich niemals gesagt, und ich bin ziemlich gewissenhaft, was die Diagnose Psychose anbelangt.

Ich habe mich letzten Freitag hierherbemüht, um eine Patientin zu sehen, die offensichtlich ein schwieriges, konflikthaftes Benehmen mit ihrer Umgebung hat. Man holte mich im Grunde, um zu sagen, daß es eine Psychose sei und nicht, wie es zunächst schien, eine Zwangsneurose. Ich habe es abgelehnt, die Diagnose Psychose zu stellen, aus einem entscheidenden Grund, nämlich, daß es da keine dieser Störungen gab, die dieses Jahr das Objekt unserer Untersuchung darstellen, und welche Störungen in der Ordnung der Sprache sind. Wir müssen, ehe wir die Diagnose Psychose stellen, das Bestehen dieser Störungen fordern.

Ein Geltendmachen von Ansprüchen gegenüber Personen, von denen Sie annehmen, daß sie gegen Sie agieren, reicht nicht aus, damit wir in der Psychose sind. Das kann ein ungerechtfertigtes Geltendmachen sein, das an einem Überheblichkeitswahn teilhat, das ist deswegen dennoch keine Psychose. Das ist nicht ohne Beziehung zu ihr, es besteht ein kleiner Wahn, man kann so weit gehen, es so zu nennen. Die Kontinuität der Phänomene ist wohlbekannt, man hat sich immer darauf verstanden, den Paranoiker als einen empfindlichen, intoleranten, mißtrauischen und in einem in Worte gefaßten Konfliktzustand mit seiner Umgebung stehenden Herren zu definieren. Aber damit wir in der Psychose sind, sind Sprachstörungen notwendig, das ist auf jeden Fall die Konvention, die provisorisch anzunehmen ich Ihnen vorschlage.

Dora erlebt ihrem Vater gegenüber ein signifikatives, interpretatives, sogar halluzinatorisches Phänomen, das aber nicht so weit geht, einen Wahn zu erzeugen. Das ist nichtsdestoweniger ein Phänomen, das sich auf der unaussprechlichen, intuitiven Bahn findet, dem anderen Feindseligkeit und
107 böse Absicht anzulasten, und das angesichts einer Situation, an der das Subjekt wahrhaftig mitgewirkt hat, auf eine zutiefst elektive Weise.

Was heißt das? Die Andersheitsstufe dieser Person verändert sich und die Situation verschlechtert sich aufgrund der Abwesenheit einer der Komponenten des Vierecks, das ihr erlaubte, sich aufrechtzuerhalten. Wir können hier, wenn wir ihn mit Vorsicht handhaben, von dem Begriff der Verfremdung Gebrauch machen. Man gebraucht ihn unüberlegt, aber das ist kein Grund, uns seinen Gebrauch zu versagen, vorausgesetzt, daß wir ihm eine den Tatsachen besser entsprechende Anwendung geben.

Das führt uns zum Kern des Problems des Narzißmus.

2

Welchen Begriff können wir uns von unserer Arbeit her vom Narzißmus machen? Wir betrachten die Beziehung des Narzißmus als die für das zwischenmenschliche Verhältnis zentrale imaginäre Beziehung. Was hat die Erfahrung des Analytikers um diesen Begriff herum kristallisiert? Es ist vor allem seine Ambiguität. Das ist tatsächlich eine erotische Beziehung – jede erotische Identifizierung, jedes Erfassen des andern durch das Bild in einem Verhältnis erotischer Fesselung geschieht über den Weg der narzißtischen Beziehung, und das ist auch die Grundlage der aggressiven Spannung.

Vom Augenblick an, wo der Begriff des Narzißmus in die analytische Theorie eingetreten ist, ist die Note der Aggressivität mehr und mehr ins Zentrum der technischen Überlegungen gebracht worden. Aber ihre Ausarbeitung ist in den Anfängen steckengeblieben. Es handelt sich darum, weiter zu gehen. Genau dazu dient das Spiegelstadium. Es macht das Wesen dieser aggressiven Beziehung offenbar, und das, was sie bedeutet. Wenn die aggressive

Beziehung in diese Bildung, die das Ich heißt, eingreift, so deshalb, weil sie konstituierend für es ist, weil das Ich selbst schon ein anderer ist, sich in einer dem Subjekt innewohnenden Dualität errichtet. Das Ich ist jener Herr, den das Subjekt in einem anderen findet und der sich in seiner Herrschaftsfunktion in seinem eigenen Herzen errichtet. Wenn es in jedem, sogar erotischen, Verhältnis mit dem andern irgendein Echo dieser Ausschlußbeziehung gibt, *das ist er oder ich*, so deshalb, weil das menschliche Subjekt auf der imaginären Ebene derart konstituiert ist, daß der andere immer nahe daran ist, seinen Herrschaftsplatz im Verhältnis zu ihm wieder einzunehmen, weil es in ihm ein Ich gibt, das ihm immer teilweise fremd ist, ein in ihm über die Gesamtheit seiner Tendenzen, seiner Verhaltensweisen, seiner Instinkte, seiner Triebe hinweg eingepflanzter Herr. Ich tue hier nichts anderes als auf eine etwas rigorosere und das Paradox offenkundig machende Weise die Tatsache auszudrücken, daß es Konflikte zwischen den Trieben und dem Ich 108
gibt, und daß man eine Wahl treffen muß. Es gibt welche, die es sich zu eigen macht, es gibt welche, die es sich nicht zu eigen macht, das ist, was man, man weiß nicht warum, die Synthesefunktion des Ichs nennt, da sich ja im Gegenteil diese Synthese niemals herstellt – man täte besser daran, Herrschaftsfunktion zu sagen. Und dieser Herr, wo ist er? Drinnen, draußen? Er ist immer gleichzeitig drinnen und draußen, weshalb jedes rein imaginäre Gleichgewicht zum anderen immer mit einer grundlegenden Instabilität belastet ist.

Stellen wir hier einen kurzen Vergleich mit der Tierpsychologie an.

Wir wissen, daß die Tiere ein viel weniger kompliziertes Leben haben als wir. Zumindest glauben wir es von dem her, was wir sehen, und die Augenscheinlichkeit genügt, damit immer schon die Tiere den Menschen als Bezugspunkt gedient haben. Die Tiere haben Beziehungen mit dem anderen, wenn sie das Verlangen dazu überkommt. Es gibt für sie zwei Arten, Verlangen danach zu haben – erstens ihn zu fressen – zweitens ihn zu vögeln. Das stellt sich gemäß einem Rythmus her, den man natürlich nennt und der einen instinkthaften Verhaltenszyklus darstellt.

Nun hat man aber die grundlegende Rolle zur Geltung bringen können, die das Bild im Verhältnis der Tiere zu ihresgleichen spielt, gerade bei der Auslösung dieser Zyklen. Beim Erblicken des Profils des Raubvogels, auf das hin sie mehr oder weniger sensibilisiert sein können, werden die Hühner und sonstiges Geflügel in Schrecken versetzt. Dieses Profil erzeugt Flucht-, Pieps- und Zwitscherreaktionen. Ein leicht verschiedenes Profil erzeugt nichts. Gleicher Hinweis für die Auslösung der sexuellen Verhaltensweisen. Man kann ohne weiteres das Stichlingsmännchen ebensogut wie das Stichlingsweibchen täuschen. Die Rückenpartie des Stichlings nimmt zum Zeitpunkt der Parade bei einem der beiden Partner eine bestimmte Farbe an, die beim anderen den Verhaltenszyklus auslöst, der ihre schließliche Annäherung erlaubt.

Es gibt keinen Grund, daß dieser Grenzpunkt zwischen Eros und aggressiver Beziehung, von dem ich Ihnen beim Menschen gesprochen habe, nicht beim Tier existiere, und man macht es sehr gut sichtbar, und es ist durchaus möglich, ihn beim Stichling zum Ausdruck zu bringen oder zu exteriorisieren.

Der Stichling hat tatsächlich ein Revier, ganz besonders wichtig, wenn seine Paradeperiode kommt, die einen gewissen Raum in mehr oder weniger grasbewachsenen Flußgründen erfordert. Ein wahrhafter Tanz, eine Art Hochzeitsflug findet statt, bei dem es zunächst darum geht, das Weibchen zu bezaubern, dann es sanft dazu zu verleiten, sich es sich gefallen zu lassen und in einer Art kleinem Tunnel zu nisten, das man ihm zuvor verfertigt hat. Aber es gibt da noch etwas, das nicht leicht zu erklären ist, daß nämlich das Männchen, wenn das alles vollbracht ist, noch Zeit findet, hier und da eine Menge kleiner Löcher zu machen.

109 Ich weiß nicht, ob Sie sich an die Phänomenologie des Lochs in *Das Sein und das Nichts* erinnern, aber Sie kennen die Wichtigkeit, die ihr Sartre für die Psychologie des menschlichen Wesens verleiht, insbesondere beim Bourgeois, der dabei ist, sich am Strand zu zerstreuen. Sartre hat darin ein wesentliches Phänomen gesehen, das nicht weit davon entfernt ist, an eine der Scheinmanifestationen der Negativität zu grenzen. Nun, ich glaube, daß diesbezüglich das Stichlingsmännchen nicht im Rückstand ist. Auch es macht seine kleinen Löcher und durchtränkt das äußere Milieu mit der ihm eigenen Negativität. Mit diesen Löchern hat man wirklich den Eindruck, daß es sich ein gewisses Feld des äußeren Milieus aneignet, und in der Tat kommt es nicht in Frage, daß ein anderes Männchen in den derart markierten Bereich eintritt, ohne daß sich die Kampfreflexe auslösen.

Nun haben aber die Experimentatoren, voll von Neugierde, versucht zu wissen, bis zu welchem Punkt besagte Kampfreaktion wirksam ist, zunächst indem sie die Annäherungsdistanz des Rivalen variierten, dann indem sie diese Figur durch einen Köder ersetzten. In einem wie im anderen Fall haben sie tatsächlich beobachtet, daß das Bohren dieser Löcher, die während der Parade und sogar vorher gemacht werden, ein wesentlich an das erotische Verhalten gebundener Akt ist. Wenn der Eindringling einem gewissen Abstand von dem als Revier definierten Ort nahekommt, stellt sich die Angriffsreaktion beim ersten Männchen ein. Wenn der Eindringling etwas weiter weg ist, stellt sie sich nicht ein. Es gibt also einen Punkt, wo das Stichlingssubjekt sich zwischen angreifen und nicht angreifen befindet, einen durch einen gewissen Abstand definierten Grenzpunkt, und was tritt dann in Erscheinung? Jene erotische Manifestation der Negativität, jene Aktivität des sexuellen Verhaltens, die darin besteht, Löcher zu bohren.

Anders gesagt, wenn das Stichlingsmännchen nicht weiß, was es tun soll auf der Ebene der Beziehung mit seinem gleichgeschlechtlichen Ebenbild, wenn es nicht weiß, ob es angreifen soll oder nicht, fängt es an, etwas zu machen, das es macht, wenn es darum geht, den Liebesakt zu vollziehen. Diese Verschiebung, die nicht verfehlt hat, den Ethologen zu verblüffen, ist überhaupt nicht kennzeichnend für den Stichling. Es ist sehr häufig bei den Vögeln, daß ein Kampf plötzlich zum Stillstand kommt und daß ein Vogel anfängt, wie toll seine Federn zu glätten, wie er es für gewöhnlich tut, wenn es darum geht, dem Weibchen zu gefallen.

Es ist kurios, daß Konrad Lorenz, obwohl er nicht an meinen Seminaren teilgenommen hat, es für angebracht gehalten hat, das sehr hübsche und rätselhafte Bild des Stichlingsmännchens vor dem Spiegel an den Anfang seines Buches zu stellen. Was macht es? Es senkt den Kopf, es ist in einer Schrägstellung, den Schwanz in der Höhe, den Kopf unten, eine Stellung, die es nie einnimmt, außer wenn es mit dem Kopf in den Sand sticht, um dort seine Löcher zu machen. Anders ausgedrückt, sein Bild im Spiegel läßt es nicht gleichgültig, wenn es es auch nicht in die Gesamtheit des erotischen Verhaltenszyklus einführt, der zur Wirkung hätte, es in jene Grenzreaktion zwischen Eros und Aggressivität zu versetzen, die durch das Bohren des Loches angezeigt wird.

Das Tier ist gleichfalls empfänglich für das Rätsel eines Köders. Der Köder
versetzt es in eine deutlich artifizielle, zweideutige Lage, die schon eine 110
Abweichung von der Regelmäßigkeit, eine Verschiebung der Verhaltensweisen mit sich bringt. Das braucht uns nicht zu erstaunen, sobald wir die Wichtigkeit seines Spiegelbildes für den Menschen erfaßt haben.

Dieses Bild ist funktionell wesentlich beim Menschen, sofern es ihm das orthopädische Komplement jener angeborenen Insuffizienz verleiht, jener konstitutiven Verwirrung oder Unstimmigkeit, die an die Unreife zum Zeitpunkt der Geburt gebunden ist. Seine Vereinheitlichung wird niemals vollständig sein, weil sie eben auf einem entfremdenden Weg zustandegekommen ist, in Form eines fremden Bildes, das eine eigenständige psychische Funktion darstellt. Die aggressive Spannung dieses *ich oder der andere* ist integraler Bestandteil jeglicher Art imaginären Funktionierens beim Menschen.

Versuchen wir uns vorzustellen, welche Konsequenzen der imaginäre Charakter des menschlichen Verhaltens impliziert. Diese Frage ist selbst imaginär, mythisch, deshalb, weil das menschliche Verhalten sich niemals ganz einfach auf die imaginäre Beziehung beschränkt. Aber nehmen wir einen Augenblick lang in einer Art umgekehrten Eden ein in seinen Beziehungen zu seinen Nächsten gänzlich auf diese gleichzeitig assimilierende und dissimilierende Fesselung beschränktes Menschenwesen an. Was ergibt sich daraus?

Um es zu illustrieren, ist es mir schon vorgekommen, das, worauf ich mich berufe, dem Bereich jener kleinen Maschinen zu entnehmen, die zu machen wir uns seit einiger Zeit amüsieren, und die Tieren ähneln. Sie ähneln ihnen natürlich überhaupt nicht, beinhalten aber Mechanismen, die man eingebaut hat, um eine gewisse Anzahl von Verhaltensweisen zu untersuchen, von denen man uns sagt, daß sie tierischen Verhaltensweisen vergleichbar sind. In einem gewissen Sinn ist das wahr, und ein Teil dieses Verhaltens kann untersucht werden wie etwas Unvorhersehbares, was den Vorteil hat, die Auffassungen zu umfassen, die wir uns von einem Funktionieren machen können, das sich selbst speist.

Nehmen wir eine Maschine an, die keine Vorrichtung globaler Autoregulation besäße, derart, daß das zum in Gang setzen der rechten Pfote bestimmte Organ sich mit demjenigen, das die linke Pfote in Gang setzt, nur unter der Bedingung in Harmonie setzen könnte, daß ein photoelektrischer Empfangsapparat das Bild einer anderen Maschine überträgt, die im Begriff ist, harmonisch zu funktionieren. Denken Sie an diese kleinen Autos, die man auf den Volksfesten mit höchster Geschwindigkeit in einen freien Raum geschleudert sieht und deren Hauptvergnügen darin besteht, zusammenzustoßen. Wenn diese Karussels so viel Spaß machen, dann deshalb, weil der Schlag des Zusammenstoßens wohl irgend etwas Grundlegendes beim Menschenwesen sein muß. Was würde passieren, wenn eine gewisse Anzahl solcher kleiner Maschinen, wie ich sie Ihnen beschrieben habe, in die Fahrbahn geschleudert würden? Nachdem jede durch das Sehen einer
111 anderen vereinheitlicht, reguliert wird, ist es mathematisch nicht unmöglich, sich vorzustellen, daß das zu einer Konzentration aller kleinen Maschinen im Zentrum des Karussels führen würde, die jeweils in einem Konglomerat blockiert wären, dessen Zusammenschrumpfen keine andere Grenze gesetzt wäre als der äußerer Widerstand der Karosserien. Eine Kollision, ein allgemeines Zermalmen.

Das ist nur ein Apolog, der Ihnen zeigen soll, daß die Ambiguität, das Klaffen der imaginären Beziehung etwas erfordert, das Beziehung, Funktion und Distanz aufrechterhält. Das ist der eigentliche Sinn des Ödipuskomplexes.

Der Ödipuskomplex besagt, daß die in sich selbst konflikthafte, inzestuöse imaginäre Beziehung zum Konflikt und zum Untergang verurteilt ist. Damit das Menschenwesen die natürlichste Beziehung, die von Mann zu Frau, herstellen kann, muß ein Dritter eingreifen, der das Bild von etwas Gelungenem, das Modell einer Harmonie ist. Damit ist nicht genug gesagt – es ist ein Gesetz notwendig, eine Kette, eine symbolische Ordnung, das Eingreifen der Ordnung des Sprechens, das heißt des Vaters. Nicht der natürliche Vater, sondern das Eingreifen dessen, was sich der Vater nennt. Die Ordnung, welche die Kollision und das Bersten der Situation insgesamt verhindert, beruht auf dem Bestehen dieses Namens des Vaters.

Ich bestehe darauf – die symbolische Ordnung muß als etwas Überlagertes aufgefaßt werden, ohne das kein animales Leben möglich wäre für dieses seltsame Subjekt, das der Mensch ist. So auf jeden Fall sind uns die Dinge gegenwärtig gegeben, und alles läßt denken, daß das immer so gewesen ist. In der Tat, jedesmal wenn wir uns vor einem Skelett befinden, nennen wir es menschlich, wenn es in einem Grab ist. Was für einen Grund mag es dafür geben, diese Überreste in eine steinerne Einfriedung zu geben? Dafür muß schon eine ganze symbolische Ordnung errichtet worden sein, die mit sich bringt, daß die Tatsache, daß ein Herr in der symbolischen Ordnung Herr Sowieso gewesen ist, es notwendig macht, daß man es auf dem Grabstein anzeigt. Die Tatsache, daß er Sowieso geheißen hat, überschreitet an sich seine vitale Existenz. Das setzt keinerlei Glauben an die Unsterblichkeit der Seele voraus, sondern einfach, daß sein Name nichts zu tun hat mit seiner lebendigen Existenz, sie überschreitet und sich jenseits fortsetzt.

Wenn Sie nicht sehen, daß die Originalität Freuds darin besteht, die Sache hervorgehoben zu haben, dann fragt man sich, was Sie in der Analyse machen. Nur vom Augenblick an, wo man deutlich vermerkt hat, daß das hier das Wesentliche ist, kann ein Text wie der, den wir zu lesen haben, interessant werden.

Um das, was der Präsident Schreber uns präsentiert, in seiner strukturalen Phänomenologie zu ergreifen, müssen Sie zunächst das Schema im Kopf haben, das beinhaltet, daß die symbolische Ordnung als solche außerhalb des Subjekts fortbesteht, verschieden von seiner Existenz und es determinierend. Man hält sich nur bei den Dingen auf, wenn man sie als möglich betrachtet. Andernfalls begnügt man sich damit, zu sagen, *So ist es,* und man versucht 112
nicht einmal zu sehen, daß es so ist.

3

Die lange und bemerkenswerte Beobachtung, welche die *Denkwürdigkeiten* Schrebers darstellen, ist zweifellos außergewöhnlich, aber sie ist gewiß nicht einzigartig. Sie ist es wahrscheinlich nur aufgrund der Tatsache, daß der Präsident Schreber imstande war, sein Buch, wenn auch zensiert, zu veröffentlichen, und auch, daß Freud sich dafür interessiert hat.
Jetzt, wo Sie die Funktion der symbolischen Artikulation im Kopf haben, werden Sie empfänglicher sein für diese wahrhafte imaginäre Überflutung der Subjektivität, der uns Schreber beiwohnen läßt. Es gibt da eine ganz verblüffende Dominante des Spiegelverhältnisses, eine erstaunliche Auflösung des anderen als Identität. Alle Figuren, von denen er spricht – von dem Augenblick an, wo er es macht, denn es gibt eine lange Zeit, wo er nicht sprechen kann, und wir werden zurückkommen auf die Bedeutung dieser Zeit – teilen sich in zwei Kategorien auf, die dennoch auf der gleichen Seite einer gewissen Grenze sind. Es gibt jene, die anscheinend leben, sich bewegen, seine Wärter, seine Pfleger, und die *flüchtig hingemachte Männer* sind, *hommes bâclés à la six-quatre-deux,* wie Pichon gesagt hat, auf den diese Übersetzung zurückgeht, und dann gibt es wichtigere Figuren, die Schrebers Körper überfluten, das sind Seelen, die Mehrzahl der Seelen, und je mehr das weitergeht, umso mehr sind das letztlich Tote.
Das Subjekt selbst ist bloß ein Zweitexemplar seiner eigenen Identität. Es hat zu einem bestimmten Zeitpunkt die Offenbarung, daß im Vorjahr sein eigener Tod stattgefunden hat und daß er in den Zeitungen bekanntgemacht worden ist. An diesen ehemaligen Kollegen erinnert sich Schreber als an jemanden, der begabter war als er. Er ist ein anderer. Aber er ist trotzdem der gleiche, der sich an den anderen erinnert. Diese Fragmentierung der Identität drückt der ganzen Beziehung Schrebers mit seinen Nächsten auf der imaginären Ebene ihren Stempel auf. Dann wieder spricht er von Flechsig, der auch tot und folglich dorthin aufgestiegen ist, wo einzig die Seelen, sofern sie menschlich sind, existieren, in einem Jenseits, wo sie allmählich der großen göttlichen Einheit assimiliert werden, nicht ohne nach und nach ihren individuellen Charakter verloren zu haben. Um bis dahin zu gelangen, müssen sie sich noch einer Prüfung unterziehen, die sie von der Unreinheit ihrer Leidenschaften befreit, von dem, was ihr Begehren im eigentlichen Sinn ist. Es gibt da buchstäblich Fragmentierung der Identität, und das Subjekt ist ohne Zweifel schockiert über diese Beeinträchtigung der Identität seiner selbst,
113 aber so ist das, *ich kann nur Zeugnis ablegen,* sagt es, *über Sachen, die sich mir geoffenbart haben.* Und wir sehen derart, diese ganze Geschichte

hindurch, einen fragmentierten Flechsig, einen oberen Flechsig, den leuchtenden Flechsig, und einen unteren Teil, der sogar in vierzig bis sechzig kleine Seelen zerstückelt werden wird.
Ich übergehe für Sie viele äußerst plastische Dinge, von denen ich gerne hätte, daß Sie sich genug dafür interessierten, damit wir sie in allen Einzelheiten verfolgen könnten. Dieser Stil, seine große Behauptungskraft, die charakteristisch ist für den wahnhaften Diskurs, kann nicht verfehlen, uns durch seine Konvergenz mit der Auffassung zu erstaunen, daß die imaginäre Identität des anderen grundlegend in Beziehung steht mit der Möglichkeit einer Fragmentierung, einer Zerstückelung. Daß der andere struktural spaltbar, vervielfältigbar ist, ist hier im Wahn deutlich zum Ausdruck gebracht.
Es gibt da noch das Ineinanderschieben dieser Bilder. Man findet einerseits die multiplen Identitäten einer selben Figur, und andererseits diese kleinen, rätselhaften, in verschiedener Weise bohrenden und schädlichen Identitäten innerhalb seiner selbst, die er zum Beispiel die kleinen Männer nennt. Diese Phantasmatik hat die Imagination der Psychoanalytiker stark beansprucht, die gesucht haben, ob das Kinder seien, oder Spermatozoiden, oder etwas anderes. Warum sollen das nicht ganz einfach kleine Männer sein?
Diese Identitäten, die im Verhältnis zu seiner eigenen Identität den Wert einer Instanz haben, durchdringen Schreber, bewohnen ihn, spalten ihn selbst. Die Auffassung, die er von diesen Bildern hat, legt ihm nahe, daß sie immer mehr dahinschwinden, sich resorbieren, gewissermaßen absorbiert werden durch seinen eigenen, Schrebers, Widerstand. Sie erhalten sich nur in ihrer Autonomie, was im übrigen heißt, daß sie ihm nicht weiter schaden können, indem sie die Operation, die er Anbinden an Erden nennt, durchführen, von der er ohne die Grundsprache keine Vorstellung hätte.
Diese Erden, das ist nicht einfach der Boden, das sind genausogut die planetaren Erden, die astralen Erden. Sie erkennen hier dieses Register wieder, das ich neulich, in meinem kleinen magischen Quadrat, dasjenige der Gestirne genannt habe. Ich habe es nicht zu dieser Gelegenheit erfunden, schon seit sehr langem spreche ich Ihnen von der Funktion der Gestirne in der menschlichen Realität. Das ist sicher nicht umsonst, daß immer schon und in allen Kulturen der den Sternbildern gegebene Name eine wesentliche Rolle bei der Herstellung einer gewissen Anzahl von grundlegenden symbolischen Verhältnissen spielt, die umso offensichtlicher sind, als wir uns in Gegenwart einer, wie wir sagen, primitiveren Kultur finden.
Irgendein Seelenfragment bindet sich also irgendwo an. Kassiopeia, *die*

Cassiopejabrüder, spielen da eine große Rolle. Das ist keineswegs eine aus der Luft gegriffene Idee – das ist der Name einer Studentenverbindung zur Zeit als Schreber studierte. Die Bindung an eine solche Brüderschaft, deren
114 narzißtischer, sogar homosexueller Charakter in der Analyse hervorgehoben wird, stellt im übrigen ein charakteristisches Kennzeichen der imaginären Vorgeschichte Schrebers dar.

Es ist suggestiv, zu sehen, daß, damit alles nicht plötzlich zu nichts werde, damit das ganze Gewebe der imaginären Beziehung sich nicht wieder plötzlich zusammenrolle und in einem klaffenden Dunkel verschwinde, von dem Schreber zu Beginn nicht sehr weit entfernt war, dieses symbolisch geartete Netz notwendig ist, das eine gewisse Stabilität des Bildes in den zwischenmenschlichen Verhältnissen bewahrt.

Die Psychoanalytiker haben, mit was weiß ich wie vielen Details, lange über die Bedeutung geredet, welche in Hinsicht auf die libidinalen Besetzungen des Subjekts die Tatsache haben könnte, daß zu einem bestimmten Zeitpunkt Flechsig dominiere, zu einem anderen ein auf verschiedene Weise in den Geschossen Gottes situiertes göttliches Bild, denn auch Gott hat seine Geschosse – es gibt ein vorderes und ein hinteres. Sie können sich vorstellen, wie die Analytiker das ausgefeilt haben. Diese Phänomene sind freilich nicht ungeeignet für eine gewisse Anzahl von Deutungen. Aber es gibt ein Register, das im Vergleich zu ihnen überwältigend ist und das niemandes Aufmerksamkeit auf sich gezogen zu haben scheint – so reich und amüsant diese Phantasmagorie auch sein mag, so geschmeidig auch, daß wir in ihr die verschiedenen Objekte des kleinen analytischen Spiels wiederfinden, gibt es von Anfang bis Ende von Schrebers Wahn äußerst nuancierte Gehörsphänomene.

Das geht vom leisen Geflüster bis zur tosenden Stimme, wenn er nachts Ariman gegenübersteht. Er berichtigt übrigens nachher – es gab da nicht nur Ariman, es muß auch Ormuzd gegeben haben, können doch die Götter des Guten und des Bösen nicht voneinander getrennt werden. Er hat also mit Ariman einen Augenblick der Konfrontation, wo er ihn mit dem geistigen Auge anblickt und nicht, wie andere dieser Visionen, mit photographischer Schärfe. Er ist von Angesicht zu Angesicht mit diesem Gott, und dieser sagt ihm das bedeutsame Wort, jenes, das die Dinge auf ihren Platz verweist, die göttliche Botschaft par excellence, er sagt zu Schreber, dem einzigen Menschen, der nach der Weltdämmerung übrigbleibt – *Luder*.

Die Übersetzung *charogne* ist vielleicht nicht genau das Äquivalent des deutschen Wortes *Luder*[*], das ist das Wort, das man in der französischen Übersetzung verwendet, aber das Wort ist gebräuchlicher im Deutschen als

im Französischen. Es ist selten, daß man sich im Französischen unter Kumpeln *charogne* nennt, es sei denn in besonders freimütigen Augenblikken. Das deutsche Wort beinhaltet nicht einfach diese vernichtende Seite, es gibt darin Untertöne, die es eher einem Wort verwandt machen, das besser zur Verweiblichung der Person passen würde und dem man leichter in freundschaftlichen Konversationen begegnen kann, dem Wort Miststück, süßes Miststück, *douce pourriture*. Das Wichtige ist, daß dieses Wort, das die einzige Gegenüberstellung von Angesicht zu Angesicht mit Gott beherrscht, keineswegs allein dasteht. Die Beschimpfung ist sehr häufig in den Beziehun- 115
gen, die der göttliche Partner mit Schreber unterhält, wie in einer erotischen Beziehung, wo der eine sich weigert, sich sofort einzulassen und Widerstand leistet. Das ist die andere Seite, das Gegenstück der imaginären Welt. Die vernichtende Beschimpfung ist ein Höhepunkt, das ist einer der Gipfel des Sprechakts.

Um diesen Gipfel herum werden Ihnen von Schreber alle Bergketten dieses verbalen Feldes in meisterhafter Perspektive entfaltet. Allem, was der Linguist sich vorstellen kann als Zergliederung der Funktion der Sprache, begegnet man in dem, was Schreber erlebt und was er mit einer Feinheit des Pinselstrichs in den Nuancen differenziert, die hinsichtlich der Information nichts zu wünschen übrigläßt.

Wenn er uns von Dingen spricht, die der Grundsprache angehören und die die Beziehungen regeln, die er mit dem einzigen Wesen hat, das von da an für ihn existiert, unterscheidet er zwei Kategorien. Es gibt auf der einen Seite das, was *echt** ist, ein fast unübersetzbares Wort, das authentisch, wahr bedeutet, und das ihm immer in verbalen Formen gegeben ist, die verdienen, die Aufmerksamkeit auf sich zu ziehen, es gibt mehrere Arten davon, und sie sind alle sehr suggestiv. Es gibt andererseits das, was gewissen der peripheren, sogar heruntergekommenen Elementen der göttlichen Macht auswendig gelehrt, eingetrichtert wird, und das ohne jeglichen Sinn wiederholt wird, als bloßes Ritornell. Dazu kommt noch eine außergewöhnliche Vielfalt von Redeausflüssen, die uns erlauben, einzeln die verschiedenen Dimensionen zu sehen, in denen sich das Phänomen des Satzes entwickelt, ich sage nicht dasjenige der Bedeutung.

Wir berühren hier mit dem Finger die Funktion des Satzes an sich, sofern er nicht zwangsläufig seine Bedeutung mit sich führt. Ich denke an dieses Phänomen der Sätze, die in seiner A-subjektivität als unterbrochen und den Sinn in der Schwebe lassend auftauchen. Ein in der Mitte abgeschnittener Satz wird laut gemacht. Der Rest wird impliziert als Bedeutung. Die Unterbrechung erheischt einen Schluß, der über eine weite Skala hin unbestimmt, nicht aber beliebig sein kann. Es gibt da eine Hervorhebung der symbolischen Kette in ihrer Kontinuitätsdimension.

Es gibt hier, in der Beziehung des Subjekts zur Sprache wie in der imaginären Welt, eine stets wahrgenommene Gefahr, daß sich diese ganze Phantasmagorie auf eine Einheit reduziere, die nicht seine Existenz, sondern diejenige Gottes vernichtet, der wesentlich Sprache ist. Schreber schreibt es ausdrücklich – die Strahlen müssen sprechen. Es müssen sich jederzeit Ablenkungsphänomene vollziehen, damit Gott nicht in der zentralen Existenz des Subjekts resorbiert wird. Das ist nicht selbstverständlich, illustriert aber sehr gut das Verhältnis des Schöpfers zu dem, was er erschafft. Das Zurückziehen seiner Funktion und seines Wesens läßt in der Tat das korrelative Nichts auftauchen, das seine Ausfütterung ist.

116 Das Sprechen vollzieht sich oder vollzieht sich nicht. Vollzieht es sich, so geschieht das in gewissem Maße durch die Willkür des Subjekts. Das Subjekt ist folglich hier Schöpfer, aber es ist auch an den anderen gebunden, nicht als Objekt, Bild oder Schatten eines Objekts, sondern an den anderen in seiner wesentlichen, von uns immer mehr oder weniger elidierten Funktion, an jenen auf nichts wie auch immer geartetes anderes reduzierbaren anderen als auf den Begriff eines anderen Subjekts, das heißt auf den anderen als *er*. Was die Welt Schrebers charakterisiert, das ist, daß dieses *er* verlorengegangen ist, und daß einzig das *du* fortbesteht.

Der Begriff des Subjekts ist korrelativ der Existenz von jemandem, von dem ich denke – *Er ist es, der das gemacht hat.* Nicht er, den ich da sehe und der selbstverständlich so tut, als ob nichts wäre, sondern er, der nicht da ist. Dieses *er* ist der Bürge meines Seins, ohne dieses *er* könnte mein Sein nicht einmal ein *ich*|*je* sein. Das Drama des Verhältnisses zum *er* liegt der ganzen Auflösung von Schrebers Welt zugrunde, wo wir das *er* auf einen einzigen Partner sich reduzieren sehen, diesen gleichzeitig geschlechtslosen und vielgeschlechtlichen Gott, der all das umfaßt, was noch existiert in der Welt, der Schreber gegenübersteht.

Gewiß, dank dieses Gottes besteht jemand fort, der ein wahres Wort sagen kann, aber diesem Wort ist es eigen, immer rätselhaft zu sein. Das ist das Charakteristikum aller Worte der Grundsprache.

Andererseits scheint auch er, dieser Gott, der Schatten Schrebers zu sein. Er ist von einem imaginären Verfall der Andersheit betroffen, der bewirkt, daß er wie Schreber von einer Art Verweiblichung heimgesucht wird.

Da wir das Subjekt Schreber nicht kennen, müssen wir es auf jeden Fall durch die Phänomenologie seiner Sprache erforschen. Rund um das Phänomen der

Sprache also, die mehr oder weniger halluzinierten, parasitären, fremdartigen, intuitiven, verfolgenden Sprachphänomene, um die es sich im Fall von Schreber handelt, werden wir eine neue Dimension in der Phänomenologie der Psychosen erhellen.

18. Januar 1956

VIII

117 DER SYMBOLISCHE SATZ

Der Begriff der Abwehr
Das Zeugnis des Patienten
Das Realitätsgefühl
Die verbalen Phänomene

Wir könnten zuletzt doch gemeinsam in Schrebers Text eintreten, denn der Fall Schreber, das ist für uns ebensogut der Text von Schreber.

Ich versuche dieses Jahr, daß wir etwas besser die Ökonomie dieses Falles begreifen. Sie müssen doch das Gleiten spüren, das sich ganz leise in den psychoanalytischen Konzeptionen vollzieht. Ich habe Sie neulich daran erinnert, daß im großen und ganzen Freuds Erklärung darin besteht, daß der Kranke in eine wesentlich narzißtische Ökonomie hineingerät. Das ist eine sehr ergiebige Idee, aus der man alle Konsequenzen ziehen sollte. Allein, man zieht sie nicht, und man vergißt, was der Narzißmus ist, an dem Punkt, wo Freud, als er den Fall Schreber schreibt, in seinem Werk angelangt ist. Demnach erfaßt man auch nicht mehr recht die Neuartigkeit der Erklärung, das heißt in bezug auf welche andere Erklärung sie sich situiert.

Ich werde auf einen der Autoren zurückkommen, die die am weitesten ausgearbeiteten Dinge über die Frage der Psychosen gesagt haben, nämlich Katan. Er stellt den Begriff der Abwehr in den Vordergrund. Aber ich will nicht, daß wir mittels Kommentars über die Kommentare vorgehen, man muß vom Buch ausgehen, wie Freud es empfiehlt.

Da wir Psychiater sind, oder zumindest in verschiedener Weise in die Psychiatrie eingeweihte Leute, ist es ganz natürlich, daß wir auch mit unseren Psychiateraugen lesen, um uns eine Vorstellung darüber zu verschaffen, was sich in diesem Fall abspielt.

1

Man darf nicht die Etappen der Einführung des Begriffs des Narzißmus in das Denken Freuds vergessen. Man spricht jetzt von Abwehr bei jeder
118 Gelegenheit, wobei man glaubt, da etwas sehr Altes in Freuds Werk zu

wiederholen. Es stimmt, daß der Begriff der Abwehr eine sehr frühzeitige Rolle spielt und daß Freud ab 1894–1895 den Ausdruck Abwehrneuropsychosen vorschlägt. Aber er verwendet diesen Terminus in einem ganz präzisen Sinn.
Wenn er von der *Abwehrhysterie** spricht, unterscheidet er sie von zwei anderen Gattungen von Hysterie, und das ist hier ein erster Versuch, eine eigentlich psychoanalytische Nosographie zu erstellen. Beziehen Sie sich auf den Artikel, auf den ich anspiele. Nach Breuer müssen die Hysterien als ein sekundäres Produkt der hypnoiden Zustände aufgefaßt werden, in Abhängigkeit von einem gewissen fruchtbaren Augenblick, der einer Bewußtseinsstörung im hypnoiden Zustand entspricht. Freud bestreitet nicht die hypnoiden Zustände, er sagt einfach – *Wir interessieren uns nicht dafür, es ist nicht das, was wir als Unterscheidungsmerkmal in unsere Nosologie aufnehmen werden.* Man muß richtig verstehen, was man tut, wenn man klassifiziert. Sie zählen zunächst die Anzahl dessen, was sich anscheinend als die farbigen Organe einer Blume darbietet und was man die Blumenblätter nennt. Das ist immer gleich, eine Blume bietet eine gewisse Anzahl von Einheiten, die man zählen kann, das ist eine ganz primitive Botanik. Wenn Sie tiefer eindringen, bemerken Sie manchmal, daß diese Blumenblätter des Unwissenden überhaupt keine sind, das sind Kelchblätter, und das hat nicht die gleiche Funktion. Genauso können, was uns betrifft, verschiedene Register, das anatomische, genetische, embryologische, physiologische, funktionelle, in Betracht kommen und sich überlappen. Damit die Klassifizierung signifikativ ist, muß sie natürlich sein. Dieses Natürliche, wie werden wir es suchen?
Freud hat also nicht die hypnoiden Zustände abgelehnt, er hat gesagt, daß er sie nicht berücksichtigen würde, denn worauf es ihm, im Augenblick dieser ersten Entwirrung, im Register der analytischen Erfahrung ankommt, ist etwas anderes, nämlich die Erinnerung an das Trauma. Eben darin besteht der Begriff der *Abwehrhysterie**.
Das erste Mal, wo der Begriff der Abwehr vorkommt, sind wir im Register der Wiedererinnerung und ihrer Störungen. Das Wichtige ist das, was man die kleine Geschichte des Patienten nennen kann. Ist er imstande oder nicht, sie verbal zu artikulieren? Anna O. – von der mir eine Person hier das Porträt gebracht hat, das auf einer Briefmarke figuriert, denn sie ist die Königin der Sozialarbeiterinnen gewesen – hat das *talking cure* genannt.
Die *Abwehrhysterie** ist eine Hysterie, bei der die Dinge in den Symptomen formuliert sind, und es handelt sich darum, den Diskurs zu befreien. Es gibt zu diesem Zeitpunkt keinerlei Spur von Regression, auch nicht von Triebtheorie, und dennoch ist die ganze Psychoanalyse schon da.

Freud unterscheidet noch eine dritte Gattung von Hysterie, die als Charakte-
119 ristikum hat, daß es auch etwas zu erzählen gibt, das aber nirgends erzählt wird. Freilich, auf der Stufe, auf der er sich mit seiner Ausarbeitung befindet, wäre es sehr erstaunlich, daß er uns sagte, wo das sein kann, aber das ist schon vollständig skizziert.

Freuds Werk ist voll von solchen Vorposten | *pierres d'attente,* und das erfreut mich. Jedes Mal, wenn man einen Artikel von Freud nimmt, ist das nicht nur niemals das, was man erwartete, sondern immer nur sehr einfach, bewundernswert klar. Und dennoch, es gibt keinen einzigen, der nicht reich wäre an solchen Rätseln, welche die Vorposten sind. Man kann sagen, daß nur er zu seinen Lebzeiten die neuartigen Begriffe gebracht hat, die notwendig sind, um das neue Feld, das er entdeckte, in Angriff zu nehmen und zu ordnen. Jeden dieser Begriffe bringt er mit einer Welt von Fragen. Was gut ist bei Freud, das ist, daß er sie uns nicht verschleiert, diese Fragen. Jeder seiner Texte ist ein problematischer Text, derart, daß, Freud lesen, diese Fragen wiedereröffnen heißt.

Die Störungen der Wiedererinnerung, eben darauf müssen wir immer wieder zurückkommen, um zu wissen, was das Ausgangsgelände der Psychoanalyse gewesen ist. Nehmen wir sogar an, daß das überholt sei, man muß den zurückgelegten Weg messen, und es wäre sehr erstaunlich, daß wir uns erlauben könnten, die Geschichte zu verkennen. Ich habe hier nicht im einzelnen dem zurückgelegten Weg zwischen dieser Etappe und derjenigen, wo Freud die Regression der Triebe einführt, zu folgen, davon habe ich genug getan in den vorhergehenden Jahren, um mich damit zu begnügen, Ihnen zu sagen, daß es beim Erforschen der Störungen der Wiedererinnerung war, beim Versuch, die Lücke wiederherzustellen, welche die Geschichte des Subjekts beim Suchen der Spur dessen bietet, was aus den Ereignissen seines Lebens geworden ist, daß wir konstatiert haben, daß diese Ereignisse sich dort einnisten, wo man sie nicht erwartete.

Ich habe Ihnen das letzte Mal davon in Form der Verschiebungen des Verhaltens gesprochen – man bemerkt, daß es sich nicht einfach darum handeln kann, die mnestische, chronologische Lokalisierung der Ereignisse wiederzufinden, einen Teil der verlorenen Zeit wiederherzustellen, sondern daß es auch Dinge gibt, die sich auf der topischen Ebene abspielen. Die Unterscheidung von völlig verschiedenen Registern in der Regression ist hier implizit. Anders ausgedrückt, man vergißt immer, daß nicht deswegen, weil eine Sache in den Vordergrund gelangt ist, eine andere nicht ihren Preis, ihren Wert innerhalb der topischen Regression behielte. Eben da nehmen die Ereignisse ihren grundlegenden verhaltensmäßigen Sinn an.

Und eben da kommt es zur Entdeckung des Narzißmus. Freud bemerkt, daß es Modifikationen in der imaginären Struktur der Welt gibt und daß sie interferieren mit Modifikationen in der symbolischen Struktur – man muß sie doch wohl so nennen, nachdem die Wiedererinnerung zwangsläufig in der symbolischen Ordnung stattfindet.

Wenn Freud den Wahn durch eine narzißtische Regression der Libido
erklärt, wobei ihr Rückzug von den Objekten zu einer Desobjektalisierung 120
führt, so soll das, am Punkt wo er angelangt ist, besagen, daß das Begehren, das im Wahn anzuerkennen ist, auf einer ganz anderen Ebene situiert ist als das Begehren, das sich in der Neurose zur Anerkennung zu bringen hat.

Wenn man das nicht versteht, sieht man überhaupt nicht, was eine Psychose von einer Neurose unterscheidet. Warum hätte man bei der Psychose solche Mühe, die Beziehung des Subjekts zur Realität wiederherzustellen, da ja der Wahn im Prinzip völlig lesbar ist? Das ist zumindest, was man in gewissen Passagen von Freud lesen kann, die man in weniger summarischer Weise zu akzentuieren wissen muß, als man es für gewöhnlich tut. Der Wahn ist in der Tat lesbar, aber er ist auch transkribiert in ein anderes Register. Bei der Neurose bleibt man immer in der symbolischen Ordnung, mit dieser Duplizität des Signifikats und des Signifikanten, die dasjenige ist, was Freud übersetzt als neurotischen Kompromiß. Der Wahn spielt sich in einem ganz anderen Register ab. Er ist lesbar, aber ohne Ausgang. Wie kommt es dazu? Das ist das ökonomische Problem, das offen bleibt im Augenblick, wo Freud den Fall Schreber abschließt.

Ich sage massive Dinge. Im Fall der Neurosen erscheint das Verdrängte *in loco,* dort, wo es verdrängt worden ist, das heißt inmitten der Symbole, sofern der Mensch sich in sie integriert und an ihnen als Agent und als Akteur teilnimmt. Es erscheint wieder *in loco* unter einer Maske. Das Verdrängte in der Psychose, wenn wir Freud zu lesen wissen, erscheint wieder an einem anderen Ort, *in altero,* im Imaginären und dort tatsächlich ohne Maske. Das ist völlig klar, das ist weder neu, noch heterodox, man muß nur wahrnehmen, daß das der Hauptpunkt ist. Das ist weit davon entfernt, die Frage zu regeln im Augenblick, wo Freud den Schlußpunkt unter seine Studie über Schreber setzt. Im Gegenteil beginnen sich von da an die Probleme zu stellen.

Seit Freud hat man versucht, die Nachfolge anzutreten. Lesen Sie Katan zum Beispiel, der versucht, uns eine analytische Theorie der Schizophrenie zu liefern, im fünften Band der Sammlung *The Psychoanalytic Study of the Child.* Man sieht, wenn man ihn liest, sehr gut den in der analytischen Theorie zurückgelegten Weg.

Bei Freud bleibt die Frage nach dem Zentrum des Subjekts immer offen. In

der Analyse der Paranoia zum Beispiel geht er Schritt für Schritt vor, um die Entwicklung einer wesentlich libidinalen Störung zu zeigen, komplexes Spiel eines Konglomerats übertragbarer, umwandelbarer Begehren, die regredieren können, und das Zentrum dieser ganzen Dialektik verbleibt uns immer problematisch. Nun führt aber die Kehre, die sich ungefähr zum Zeitpunkt von Freuds Tod vollzogen hat, dazu, dieses gute alte Zentrum, das gleiche wie immer schon, wiederzufinden, das Ich, das die Steuerhebel hält und die Abwehr lenkt. Die Psychose wird nicht mehr von der komplexen Ökonomie einer Dynamik der Triebe her interpretiert, sondern von den Vorgangsweisen her, die das Ich verwendet, um mit verschiedenen Anforderungen
121 fertigzuwerden, um sich gegen Triebe zu wehren. Das Ich wird nicht nur wieder das Zentrum, sondern die Ursache der Störung.

Der Ausdruck Abwehr hat von da an keinen anderen Sinn mehr als denjenigen, den er hat, wenn man davon spricht, daß man sich gegen eine Versuchung wehrt, und die ganze Dynamik des Falls Schreber wird uns durch die Anstrengungen des Ichs erklärt, mit einem homosexuell genannten Trieb fertigzuwerden, der seine Vollständigkeit bedrohen würde. Die Kastration hat keinen anderen symbolischen Sinn mehr als den eines Verlustes körperlicher Unversehrtheit. Man sagt uns ausdrücklich, daß das Ich, weil es nicht mehr stark genug ist, um Befestigungspunkte im äußeren Milieu aufzufinden für seine Abwehr gegen den Trieb, der im Es ist, ein anderes Mittel findet, das darin besteht, diese Neubildung hervorzubringen, welche die Halluzination ist, die eine andere Form vorzugehen, seine dualen Instinkte umzuwandeln, darstellt. Eine Sublimierung in gewisser Weise, die aber große Nachteile hat.

Die Verengung der Perspektive, die klinischen Unzulänglichkeiten dieser Konstruktion, springen in die Augen. Daß es eine imaginäre Art gibt, dem Drang des Bedürfnisses zu genügen, ist eine in der Freudschen Doktrin artikulierte Vorstellung, aber immer wird sie lediglich als ein Element des Determinismus der Phänomene angesehen. Niemals hat Freud die halluzinatorische Psychose nach dem einfachen Modell des Phantasmas definiert, wie der Hunger befriedigt werden kann durch einen Traum über die Befriedigung des Hungers. Ein Wahn entspricht in nichts einem solche Zweck. Man ist immer froh, das wiederzufinden, was man sich schon vorgestellt hat, und Freud lehrt uns sogar, daß die Schöpfung der Welt der menschlichen Objekte diesen Weg durchläuft. Auch wir empfinden immer eine lebhafte Befriedigung, wenn wir gewisse der symbolischen Themen der Neurose in der Psychose wiederfinden. Das ist keineswegs ungerechtfertigt, aber man muß richtig sehen, daß das nur einen ganz kleinen Teil des Bildes deckt.

Bei Schreber wie bei den Homosexuellen kann man die imaginäre Umwandlung des homosexuellen Dranges in einen Wahn schematisieren, der aus dem Subjekt das Weib Gottes macht, das Behältnis des guten Willens und der guten Manieren Gottes. Das ist ein ziemlich überzeugendes Schema, und man kann im Text selbst allerlei raffinierte Modulationen finden, die es rechtfertigen. Ebenso ist die Unterscheidung, die ich Ihnen das letzte Mal gebracht habe, zwischen der Realisierung des verdrängten Begehrens auf der symbolischen Ebene bei der Neurose und auf der imaginären Ebene bei der Psychose, schon recht befriedigend, aber sie befriedigt uns nicht. Warum? Weil eine Psychose nicht einfach das ist, nicht die Entwicklung eines imaginären, phantasmatischen Verhältnisses zur Außenwelt.

Ich würde Sie heute gerne einfach die Wucht des Phänomens ermessen lassen. Der Dialog des Einzigen, dieses Schreber, von dem aus die Menschheit durch 122
die Geburt einer neuen Schreberschen Generation regeneriert werden wird, mit seinem rätselhaften Partner, dem ebenfalls Schreberschen Gott, ist das der ganze Wahn? Aber nein. Nicht nur ist das nicht der ganze Wahn, sondern es ist ganz und gar unmöglich, ihn in diesem Register vollständig zu verstehen. Es ist recht seltsam, daß man sich mit einer derart partialen Erklärung eines so massiven Phänomens wie der Psychose begnügt, indem man nur berücksichtigt, was es innerhalb der imaginären Ereignisse an Klarem gibt. Wenn wir im Verständnis der Psychose weiterkommen wollen, ist es doch nötig, eine Theorie zu artikulieren, welche die Wucht dieser Phänomene rechtfertigt, von denen ich Ihnen heute vormittag einige Proben liefern werde.

2

Wir werden mit dem Ende anfangen, und wir werden im Zurückgehen zu verstehen versuchen. Wenn ich diesen Weg einschlage, so geschieht das nicht einfach durch einen Kunstgriff der Darstellung, es entspricht dem Stoff, den wir in den Händen haben.

Da ist ein Subjekt, das zwischen 1883 und 1884 krank gewesen ist, das dann acht Jahre Ruhe gehabt hat, und am Ende des neunten Jahres nach dem Beginn der ersten Krise, Oktober 1893, fangen die Dinge wieder an, pathologisch zu werden. Schreber kommt in die gleiche Klinik, in der er das erste Mal behandelt worden war, die der Doktor Flechsig leitet und wird dort bis Mitte Juni 1894 bleiben. Sein Zustand ist komplex. Man kann seinen klinischen Aspekt als halluzinatorische Verworrenheit, sogar als halluzinatorischen Stupor charakterisieren. Er wird uns später einen gewiß verzerrten Bericht geben über alles, was er erlebt hat. Wir sagen Verworrenheit, um die nebelhafte Weise zu charakterisieren, in der er sich an gewisse Episoden erinnert, aber andere Elemente, und besonders seine wahnhaften Beziehungen zu verschiedenen Personen, die ihn umgeben, werden hinreichend bewahrt bleiben, damit er darüber ein gültiges Zeugnis abzugeben vermag. Das ist nichtdestoweniger die dunkelste Periode der Psychose. Bedenken Sie, daß wir nur durch diesen Wahn davon Kenntnis haben können, da wir ja nicht dabei waren und über diese erste Periode die Zeugnisse der Ärzte nicht reichhaltig sind. Schreber erinnert sich im Augenblick, wo er darüber Zeugnis ablegt, sicher gut genug daran, um Unterscheidungen treffen zu können und insbesondere eine Verschiebung des Mittelpunkts des Interesses auf seine persönlichen Beziehungen mit dem, was er Seelen nennt, festzustellen.

Seelen sind nicht Menschen, auch nicht diese Schatten, mit denen er zu tun hat, sondern verstorbene Menschen, mit denen er besondere Beziehungen hat, verbunden mit allen möglichen Gefühlen körperlicher Verwandlung,
123 körperlichen Einschlusses, Eindringens und Verkehrs. Das ist ein Wahn, bei dem die schmerzhafte Note eine sehr wichtige Rolle spielt. Ich spreche noch nicht von Hypochondrie, das ist im übrigen ein allzu vager Ausdruck in unserem Vokabular, ich zeichne die großen Umrisse.

Vom phänomenologischen Gesichtspunkt aus, und wenn man vorsichtig bleibt, wird man annehmen, daß es da einen Zustand gibt, der als Weltdämmerung qualifiziert werden kann. Er ist nicht mehr mit realen Wesen – dieses *nicht mehr sein mit* ist charakteristisch, denn er ist mit anderen, weitaus lästigeren Elementen. Das Leiden ist die dominierende Tonart der Beziehungen, die er mit ihnen unterhält, und sie bringen den Verlust seiner Autonomie mit sich. Diese tiefgreifende, unzulässige Störung seiner Existenz motiviert bei ihm allerlei Verhaltensweisen, auf die er uns nur in zwangsläufig verdunkelter Art hinweist, worauf wir aber Hinweise haben durch die Art, wie er behandelt wird – er wird überwacht, wird nachts in eine Zelle gesteckt, jeglicher Gebrauchsgegenstand wird ihm weggenommen. Er erscheint zu diesem Zeitpunkt als ein Kranker in einem sehr schweren akuten Zustand.

Es gibt einen Augenblick der Umwandlung, der sich, sagt er uns, gegen Februar–März 1894 situiert. An die Stelle der Seelen, mit denen er über das Register des Eindringens oder der somatischen Fragmentierung verkehrt, treten die sogenannten hinteren Gottesreiche. Es gibt da eine metaphorische Intuition dessen, was hinter den Erscheinungen liegt. Diese Reiche erscheinen in zweigeteilter Form, Ormuzd und Ariman. Es erscheinen auch die reinen Strahlen, die sich ganz anders verhalten als die sogenannten geprüften Seelen, die unreine Strahlen sind. Schreber verrät uns die tiefgreifende Perplexität, in der ihn die Wirkungen dieser angeblichen Reinheit lassen, die man nur einer göttlichen Absicht zuschreiben kann. Sie wird unaufhörlich gestört durch von den geprüften Seelen ausgehende Elemente, die den reinen Strahlen allerhand Streiche spielen, deren Kraft zu ihren Gunsten einzufangen versuchen, sich zwischen Schreber und ihre günstige Wirkung stellen. Die Taktik des Hauptanteils dieser von äußerst üblen Absichten erfüllten Seelen wird sehr genau beschrieben, und namentlich diejenige des Anführers, Flechsig, der seine Seele teilt, um deren Stücke in dem zwischen Schreber und dem Entfernten Gott gelegenen Über-Raum aufzuteilen. *Ich bin der, der entfernt ist* [14], wir finden diese Formel, die einen biblischen Nachklang ergibt, in einer Fußnote, in der uns Schreber berichtet, was Gott ihm anvertraut. Gott ist für Schreber nicht der, der ist, es ist der, der ... sehr weit weg ist.

Die reinen Strahlen sprechen, sie sind wesentlich sprechend, es gibt eine Äquivalenz zwischen Strahlen, sprechenden Strahlen, Gottesnerven, plus alle besonderen Formen, die sie annehmen können, einschließlich ihren in verschiedener Weise gewunderten Formen, unter ihnen die Vögel. Das entspricht einer Periode, wo das vorherrscht, was Schreber die *Grundsprache** nennt, eine Art kraftvolles Hochdeutsch, das dazu tendiert, sich in 124
Euphemismen und Antiphrasen auszudrücken – eine Strafe heißt zum Beispiel Lohn, und tatsächlich ist die Strafe in gewisser Weise ein Lohn. Wir werden auf den Stil dieser Grundsprache zurückzukommen haben, um neuerlich das Problem des Gegensinns der Urworte aufzuwerfen.

Es bleibt über dieses Thema ein großes Mißverständnis bestehen hinsichtlich dessen, was Freud darüber gesagt hat, dessen einziger Fehler war, einen Linguisten als Referenz zu nehmen, von dem man gemeint hat, daß er etwas veraltet sei, der aber etwas Richtiges berührte, Karl Abel. Herr Benveniste hat uns darüber letztes Jahr einen Beitrag geliefert, der durchaus wertvoll ist, nämlich daß es in einem Signifikantensystem nicht in Frage kommt, daß es Worte gebe, die gleichzeitig zwei gegensätzliche Dinge bezeichnen. Die Worte sind gerade dazu da, um die Dinge zu unterscheiden. Dort wo es Worte gibt, sind sie zwangsläufig aus Gegensatzpaaren gebildet, sie können nicht in sich selbst zwei Extreme miteinander verbinden. Wenn wir zur Bedeutung übergehen, ist das etwas anderes. Man braucht nicht erstaunt zu sein darüber, daß man einen tiefen Brunnen *altus* nennt, denn, sagt er uns, entsprechend dem geistigen Ausgangspunkt, wo sich das Lateinische befindet, geht das vom Grund des Brunnens aus. Es genügt zu überlegen, daß man im Deutschen *jüngstes Gericht** sagt, was nicht das in Frankreich gebrauchte Bild ist, wo man *jugement dernier* | *letztes Gericht* sagt. Man sagt trotzdem im Französischen *votre petit dernier* | *Ihr kleiner Letzter*, um den Jüngsten zu bezeichnen. Aber der Ausdruck *jugement dernier* | *letztes Gericht* läßt uns eher ans Alter denken.

1894 wird Schreber in das Sanatorium des Doktor Pierson in Coswig übergeführt, wo er vierzehn Tage bleibt. Das ist ein Privatsanatorium, und die Beschreibung, die er uns davon gibt, stellt es uns, wenn ich so sagen darf, sehr pikant dar. Man erkennt darin, vom Gesichtspunkt des Kranken aus, Züge, die nicht verfehlen werden, jene zu erheitern, die sich einen gewisssen Sinn für Humor bewahrt haben. Nicht daß es schäbig wäre, es ist recht schmuck, man hat da die gute Aufmachung des Privatsanatoriums mit seinem Kennzeichen krasser Fahrlässigkeit, wovon nichts uns erspart wird. Schreber bleibt dort nicht sehr lange, und man schickt ihn ins älteste Asyl von Deutschland, im ehrwürdigen Sinn des Wortes, nach Pirna.

Vor seiner ersten Erkrankung war er in Chemnitz, er wird nach Leipzig berufen, und dann wird er in Dresden zum Senatspräsidenten beim Oberlandesgericht ernannt, gerade vor seinem Rückfall. Von Dresden begibt er sich nach Leipzig, um sich behandeln lassen. Coswig findet sich in bezug auf Leipzig irgendwo auf der anderen Seite der Elbe, aber der Ort, wo er zehn Jahre seines Lebens bleiben wird, liegt stromaufwärts an der Elbe.

Bei seiner Aufnahme in Pirna ist er noch sehr krank, und er wird erst von 1897–98 an seinen *Denkwürdigkeiten* zu schreiben beginnen. Weil er in einer öffentlichen Irrenanstalt ist und Entscheidungen dort einer gewissen
125 Verzögerung unterliegen können, steckt man ihn zwischen 1896 und 1898 nachts noch in eine sogenannte Dementenzelle, wo er in einer kleinen Blechschachtel einen Bleistift, Papierstücke mitnimmt, und wo er beginnt, kleine Notizen zu verfassen, die er seine kleinen Studien nennt. Es gibt tatsächlich, zusätzlich zum Werk, das er uns hinterlassen hat, etwa fünfzig kleine Studien, auf die er sich von Zeit zu Zeit beruft, die Notizen sind, die er damals gemacht hat und die ihm als Materialien gedient haben. Es ist offensichtlich, daß dieser Text, der alles in allem nicht vor 1898 verfaßt worden ist und dessen Ausarbeitung sich bis ins Jahr 1903, dem Zeitpunkt von Schrebers Entlassung, erstreckt, da er ja deren Gerichtsverfahren enthält, viel zuverlässiger, viel verbindlicher vom Endzustand der Krankheit zeugt. Was den Rest anbelangt, wissen wir nicht einmal, wann Schreber gestorben ist [15], sondern nur, daß er 1907 einen Rückfall gehabt hat und daß er neuerlich in einem Sanatorium aufgenommen worden ist, was sehr wichtig ist.

Wir werden zum Zeitpunkt anfangen, wo er seine *Denkwürdigkeiten* geschrieben hat. Worüber er von diesem Zeitpunkt an Zeugnis ablegen kann, ist schon hinreichend problematisch, um uns zu interessieren. Selbst wenn wir nicht das Problem der ökonomischen Funktion dessen lösen, was ich vorhin die Phänomene verbaler Entfremdung genannt habe – nennen wir sie vorläufig verbale Halluzinationen –, interessiert uns hier dasjenige, was den analytischen Gesichtspunkt bei der Analyse einer Psychose auszeichnet.

3

Vom gängigen psychiatrischen Gesichtspunkt aus sind wir alle so klug wie zuvor.

Was das reale Verständnis der Ökonomie der Psychosen anlangt, können wir jetzt eine um 1903 herum abgefaßte Mitteilung über die Katatonie lesen – probieren Sie es aus, nehmen Sie natürlich eine gute Arbeit –, man ist nicht einen Schritt vorangekommen in der Analyse der Phänomene. Wenn es etwas gibt, das den Gesichtspunkt des Analytikers auszeichnen soll, ist das denn, sich angesichts einer verbalen Halluzination zu fragen, ob das Subjekt ein klein wenig hört, oder viel, oder ob das sehr laut ist, oder ob das losschmettert, oder ob es wirklich mit seinem Ohr hört, oder ob das von innen kommt, oder vom Herzen, oder vom Bauch?

Diese ungemein interessanten Fragen gehen von folgendem aus, im Grunde etwas ziemlich Kindischem, daß wir sehr verblüfft sind, daß ein Subjekt Dinge hört, die wir nicht hören. Als ob es uns selbst nicht jederzeit geschähe, Visionen zu haben, als ob uns nicht Formeln in den Kopf kämen, die für uns einen ergreifenden, orientierenden, manchmal sogar überwältigenden, 126
erleuchtenden Wert haben. Freilich machen wir nicht den gleichen Gebrauch davon wie der Psychotiker.

Diese Dinge finden statt in der verbalen Ordnung und werden vom Subjekt als von ihr empfangen empfunden. Wenn uns, wie man es uns in der Schule gelehrt hat, vor allem die Frage interessieren würde, ob das eine Sensation oder eine Perzeption ist, oder eine Apperzeption, oder eine Interpretation, kurz, wenn wir es beim elementaren Verhältnis zur Realität bewenden lassen, im akademischen Schulregister, indem wir uns auf eine offensichtlich unvollständige Erkenntnistheorie verlassen, verlieren wir alles, was daran wertvoll ist. Im Gegensatz zu einer Theorie, die stufenweise von der Sensation über die Perzeption aufsteigt, um bei der Kausalität und der Gestaltung des Realen anzulangen, bemüht sich die Philosophe im übrigen seit einiger Zeit, seit Kant zumindest, uns lauthals zu melden, daß es verschiedene Felder der Realität gibt, und daß die Probleme sich ausdrücken, sich gestalten und sich stellen in ebenfalls verschiedenen Registern. Folglich ist es vielleicht nicht das Interessanteste, zu wissen zu trachten, ob ein Wort gehört wird oder nicht.

Wir schweben noch im Ungewissen. Was bieten uns die Subjekte die meiste Zeit? Nichts anderes als das, was wir gerade von ihnen verlangen, das heißt ihnen suggerieren, uns zu antworten. Wir führen in das, was sie verspüren, Unterscheidungen und Kategorien ein, die nur uns interessieren, und nicht sie. Der aufgezwungene, äußerliche Charakter der verbalen Halluzination verlangt es, daß die Art, wie der Kranke reagiert, in Betracht gezogen werde. Nicht dort, wo er am besten hört – wie man insofern sagt, als man glaubt, daß hören mit den Ohren hören ist – ist er am meisten verblüfft. Äußerst lebhafte Halluzinationen bleiben als solche erkannte Halluzinationen, während andere, weniger lebhafte, aber stark endophasische, im Gegenteil für das Subjekt die größte Ausschlagskraft besitzen und ihm eine Gewißheit verschaffen.

Die Unterscheidung, die ich zu Beginn unserer Rede eingeführt habe, zwischen Gewißheiten und Realitäten, ist das, was zählt und uns zu Verschiedenheiten führt, die in unseren, der Analytiker, Augen nicht dem Überbau, der Superstruktur angehören, sondern der Struktur. Es ist eine Tatsache, daß es nur für uns so sein kann, denn im Unterschied zu anderen Klinikern wissen wir, daß das Sprechen immer da ist, artikuliert oder nicht, gegenwärtig, in artikuliertem Zustand, schon historisiert, schon erfaßt im Netz der symbolischen Paare und Gegensätze.

Man stellt sich vor, daß wir das undifferenzierte Erleben des Subjekts vollständig wiederherstellen müßten, die Aufeinanderfolge der auf den Schirm seines Erlebens projizierten Bilder, um es in seiner Dauer, à la Bergson, zu erfassen. Das, was wir klinisch berühren, ist niemals so. Die Kontinuität all dessen, was ein Subjekt seit seiner Geburt erlebt hat, strebt niemals danach, aufzutauchen, und das interessiert uns überhaupt nicht. Was
127 uns interessiert, das sind die entscheidenden Punkte der symbolischen Artikulierung, der Geschichte, aber in dem Sinn, wie Sie sagen *die Geschichte Frankreichs*.

An dem und dem Tag war Mademoiselle de Montpensier auf den Barrikaden, sie war dort vielleicht zufällig, und das war vielleicht nicht wichtig unter einem gewissen Blickwinkel, gewiß aber ist, daß nur das in der *Geschichte* bleibt, sie war da, und man hat ihrer Gegenwart einen Sinn gegeben, wahr oder nicht. Im ersten Augenblick im übrigen ist der Sinn immer ein bißchen mehr wahr, was aber zählt und funktioniert, ist das, was wahr geworden ist in der Geschichte. Entweder kommt das von einer späteren Umarbeitung, oder es beginnt schon im ersten Augenblick eine Artikulierung zu haben. Das, was wir das Realitätsgefühl nennen, wenn es sich um die Wiederherstellung der Erinnerungen handelt, ist etwas Doppeldeutiges, das wesentlich darin besteht, daß eine Reminiszenz, das heißt das Wiederauftauchen eines Eindrucks, sich in der geschichtlichen Kontinuität organisiert. Es ist nicht das eine oder das andere, was den Realitätsakzent ergibt, es ist das eine und das andere, es ist ein gewisser Konjunktionsmodus dieser beiden Register. Ich werde noch weiter gehen – es ist ebenfalls ein gewisser Konjunktionsmodus der beiden Register, der das Irrealitätsgefühl ergibt. Im Gefühlsbereich ist dasjenige, was Realitätsgefühl ist, Irrealitätsgefühl. Das Irrealitätsgefühl ist nur als ein Signal da, daß es darum geht, in der Realität zu sein und daß um Haaresbreite dafür noch ein kleines Etwas fehlt. Das *déjà vu*-Gefühl, das den Psychologen derart zu schaffen gemacht hat, wir können es als Homonymie bezeichnen – immer ist es der symbolische Schüssel, der den Bereich öffnet. Zum *déjà vu* kommt es, wenn eine Situation mit einer vollen symbolischen Bedeutung erlebt wird, die eine homologe, schon erlebte, aber vergessene symbolische Situation reproduziert, und die wiederauflebt, ohne daß das Subjekt das Drum und Dran verstünde. Genau das gibt dem Subjekt den Eindruck, daß es den Kontext, das Bild des gegenwärtigen Augenblicks, schon gesehen hat. Das *déjà vu* ist ein Phänomen, das demjenigen äußerst nahesteht, was die Analyse uns als das *déjà raconté* | *schon erzählt* liefert – außer daß es das Gegenteil ist. Das placiert sich nicht in der Ordnung des *déjà raconté*, sondern in der Ordnung des *jamais raconté* | *niemals erzählt*. Aber es gehört dem gleichen Register an.

Wenn wir die Existenz des Unbewußten, so wie Freud es artikuliert, gelten lassen, so müssen wir annehmen, daß dieser Satz, diese symbolische Konstruktion mit ihrem Raster das gesamte menschliche Erleben deckt, daß sie immer da ist, mehr oder weniger latent, und daß sie eines der für die menschliche Anpassung notwendigen Elemente ist. Daß sich das abspielt, ohne daß man daran dächte, hätte lange Zeit als Ungeheuerlichkeit qualifiziert werden können, aber das kann für uns keine sein – die Idee selbst eines unbewußten Denkens, dieses große, praktische Paradox, das Freud eingeführt hat, besagt nichts anderes. Wenn Freud den Ausdruck unbewußtes Denken formuliert und in seiner *Traumdeutung** hinzufügt *sit venia verbo*, 128
sagt er nichts anderes als dies, daß Denken das Ding besagt, das sich in Sprache artikuliert. Auf der Ebene der *Traumdeutung** gibt es keine andere Interpretation dieses Ausdrucks als diese.

Diese Sprache könnten wir die innere nennen, aber dieses Adjektiv verfälscht schon alles. Dieser angeblich innere Monolog ist in vollständiger Kontinuität mit dem äußeren Dialog, und genau aus diesem Grund können wir sagen, daß das Unbewußte auch der Diskurs des anderen ist. Wenn es da tatsächlich etwas Kontinuierliches gibt, dann nicht alle Augenblicke. Man muß auch hier zuerst einmal sagen, was man sagen will, in die Richtung gehen, in die man geht, und gleichzeitig es zu korrigieren imstande sein. Es gibt im strengen Sinn symbolische Gesetze des Intervalls, des Aussetzens, der Lösung, es gibt Aussetzen, Skandierungen, welche die Struktur jeglichen Kalküls kennzeichnen, die bewirken, daß sich dieser sogenannte innere Satz eben nicht in kontinuierlicher Weise einschreibt. Diese Struktur, die schon mit den gewöhnlichen Möglichkeiten verbunden ist, ist die Struktur selbst, oder die Trägheit, der Sprache.

Worum es sich für den Menschen handelt, das ist gerade, sich mit dieser kontinuierlichen Modulation durchzuschlagen, derart, daß es ihn nicht zu sehr beschäftigt. Eben deshalb arrangieren sich die Dinge so, daß sein Bewußtsein sich davon abwendet. Die Existenz des Unbewußten annehmen heißt aber, daß selbst wenn das Bewußtsein sich davon abwendet, die Modulation, von der ich spreche, der Satz mit seiner ganzen Komplexität nicht weniger fortdauert. Man kann dem Freudschen Unbewußten keinen anderen Sinn geben als diesen. Wenn es nicht das ist, dann ist es ein sechspfotiges Monstrum, völlig unverständlich, auf jeden Fall unverständlich in der Sehweise der Analyse.

Da man nun einmal die Funktionen des Ichs als solchen sucht, sagen wir, daß eine seiner Beschäftigungen genau darin besteht, nicht von diesem Satz belästigt zu werden, der immer weiterzirkuliert und der nur beansprucht, wiederaufzutauchen in tausend mehr oder weniger getarnten und störenden Formen. Anders ausgedrückt, der Satz aus dem Evangelium, *sie haben Ohren, um nicht zu hören,* ist buchstäblich zu nehmen. Das ist eine Funktion des Ichs, daß wir nicht ständig diese Artikulierung zu hören haben, die unsere Aktionen wie gesprochene Aktionen organisiert. Das ist nicht aus der Analyse der Psychose hergeleitet, das ist nur die Heraushebung, ein weiteres Mal, der Postulate des Freudschen Begriffs des Unbewußten.

In diesen Phänomenen der Psychosen, die wir vorläufig teratologisch nennen können, kommt das im Klartext zum Tragen. Nicht mehr als vorhin aus dem imaginären Element, mache ich daraus nicht den wesentlichen Zug, aber man vergißt allzu leicht, daß wir in den Fällen von Psychose diesen Satz, diesen Monolog, diesen inneren Diskurs, von dem ich Ihnen gesprochen habe, sich offenbaren sehen, und zwar in artikuliertester Weise. Wir sind als erste imstande, es zu erfassen, weil wir in gewissem Maße schon bereit sind, es zu hören.

Wir haben also keinen Grund, uns zu versagen, seine Stimmen anzuerken- 129
nen, im Augenblick, wo das Subjekt uns Zeugnis ablegt von ihnen als von etwas, das dem Text selbst seines Erlebens angehört.

4

Lesung der Denkwürdigkeiten, S. 308f.

Das also sagt uns das Subjekt in einem rückblickenden Nachtrag zu seinen *Denkwürdigkeiten*. Die Verlangsamung des Satzes im Laufe der Jahre wird von ihm metaphorisch zu der sehr großen Entfernung in Beziehung gebracht, in die sich die Gottesstrahlen zurückgezogen haben. Es gibt nicht nur Verlangsamung, sondern Verzögerung, Aussetzen, Aufschiebung. Es ist für uns sehr bedeutsam, daß im Laufe der Jahre die Erscheinungsweise selbst, in welcher der fortdauernde Raster des ihn begleitenden Diskurses sich darbietet, variiert und sich entwickelt, und daß der sehr volle Sinn des Anfangs sich in der Folge seines Sinns entleert. Im übrigen haben die Stimmen auch äußerst seltsame Kommentare, in der Art dieses hier – *Aller Unsinn hebt sich auf*.

Die Struktur dessen, was sich abspielt, verdient, nicht vernachlässigt zu werden. Ich gebe Ihnen ein Beispiel dafür. Er hört – *Fehlt uns nun* ... und dann bricht der Satz ab, er hört nichts anderes, das ist sein Zeugnis, aber dieser Satz hat für ihn den impliziten Sinn von – *Fehlt uns nun der Hauptgedanke*. In einem unterbrochenen Satz, als solcher immer grammatikalisch genau artikuliert, ist die Bedeutung in doppelter Weise gegenwärtig, als erwartete einerseits, da es sich ja um ein Aussetzen handelt, als wiederholte andererseits, da er sich ja immer auf ein Gefühl, sie schon gehört zu haben, bezieht.

Von dem Augenblick an, wo man in die Analyse der Sprache eintritt, sollte man sich auch ein wenig für die Geschichte der Sprache interessieren. Die Sprache ist gar keine so natürliche Sache, und die Ausdrücke, die uns selbstverständlich scheinen, sind abgestuft, je nachdem, ob sie mehr oder weniger begründet sind.

Die Stimmen, die Schreber mit ihren fortwährenden Diskursen besetzt halten, sind Psychologen. Ein großer Teil dessen, was sie erzählen, betrifft die Seelenauffassung, die Psychologie des Menschen. Sie liefern Kataloge von Gedankenregistern, die Gedanken aller Gedanken, Entschlußgedanken,

Nachdenkungsgedanken, Befürchtungsgedanken, machen auf sie aufmerksam und artikulieren sie als solche und sagen, welche ordnungsgemäß sind. Sie haben auch ihre Auffassung der *patterns,* sie finden sich an der äußersten Spitze des Behaviourismus. So wie man jenseits des Atlantiks die ordnungs-
130 gemäße Art, einem jungen Mädchen einen Blumenstrauß zu offerieren, zu erklären sucht, haben sie präzise Ideen über die Art, wie Mann und Frau sich einander zu nähern und sogar im Bett zu liegen haben. Schreber ist darüber verblüfft – *So ist es,* sagt er, *aber ich hatte nicht darauf geachtet.* Der Text selbst beschränkt sich auf Eintrichterungen und auf Ritornelle, die uns manchmal ein klein wenig peinlich vorkommen.

Zu diesem unterbrochenen Satz, *fehlt uns nun …,* erinnere ich mich einer Sache, die mich frappiert hatte, als ich Somaize gelesen habe, der um 1660–1670 einen *Dictionnaire des précieuses* geschrieben hat. Natürlich, die Preziösen sind lächerlich, aber die sogenannte Bewegung der Preziösen ist ein für die Geschichte der Sprache, der Gedanken, der Sitten mindestens ebenso wichtiges Element wie unser lieber Surrealismus, von dem jeder weiß, daß das keine Kleinigkeit ist und daß wir gewiß nicht den gleichen Typ von Plakaten hätten, wenn sich nicht um 1920 eine Bewegung von Leuten gebildet hätte, die auf seltsame Weise mit den Symbolen und Zeichen umgingen. Die Bewegung der Preziösen ist vom Gesichtspunkt der Sprache aus viel wichtiger, als man denkt. Freilich gibt es da all das, was diese geniale Person erzählt hat, die Molière ist, aber über dieses Thema hat man ihn wahrscheinlich etwas mehr sagen lassen als er wollte. Sie können sich nicht die Anzahl von Redewendungen vorstellen, die uns jetzt ganz natürlich vorkommen und die von damals stammen. Somaize vermerkt zum Beispiel, daß der Dichter Saint-Amant der erste gewesen ist, der gesagt hat *Le mot me manque* | *Das Wort fehlt mir.* Wenn wir heute den Fauteuil nicht *les commodités de la conversation* | *die Annehmlichkeiten der Konversation* nennen, so ist das ein reiner Zufall, es gibt Dinge, die Erfolg haben und andere nicht. Diese in die Sprache eingebürgerten Ausdrücke finden also ihren Ursprung in einer Wendung, die der Konversation in den Salons entstammt, wo man versuchte, eine raffiniertere Sprache aufkommen zu lassen.

Der Zustand einer Sprache zeichnet sich ebensowohl durch das, was in ihr abwesend ist wie durch das, was in ihr anwesend ist, aus. Sie finden im Dialog mit den berühmten gewunderten Vögeln Spaßigkeiten wie diese – man sagt ihnen etwas wie *Atemnot,* und sie hören *Abendrot.* Das ist recht interessant – wer unter Ihnen hat nicht häufig in einer nicht speziell volkstümlichen Redeweise *amnistie* | *Amnestie* und *armistice* | *Waffenstillstand* verwechseln hören?

Wenn ich Sie jeden der Reihe nach fragen würden, was Sie zum Beispiel unter *superstition* | *Aberglaube* verstehen, bin ich sicher, daß man bei einer hübschen Vorstellung über die Konfusion anlangen würde, die in ihrem Kopf hinsichtlich eines Wortes bestehen kann, von dem Sie häufig Gebrauch machen – am Ende würde dann schließlich *superstructure* | *Überbau* zum Vorschein kommen. In gleicher Weise haben die *Epiphänomene* eine sehr spezielle Bedeutung in der Medizin – Laënnec nennt Epiphänomene die allen Krankheiten gemeinsamen Phänomene, wie das Fieber.

Der Ursprung des Wortes *superstition* wird uns von Cicero gegeben, in seinem *De natura deorum,* das Sie gut daran täten zu lesen. Sie werden dort 131
zum Beispiel ermessen, wie fern und wie nahe auch die Probleme sind, die die Alten aufwarfen über das Wesen der Götter. Die *superstitiosi* waren Leute, die den ganzen Tag beteten und Opfer brachten, damit ihre Nachkommen sie überleben mögen. Der Aberglaube, das ist die Inanspruchnahme der Frömmigkeit durch Leute im Hinblick auf ein Ziel, das ihnen wesentlich schien. Das lehrt uns viel über die Vorstellung, die sich die Alten von dem in jeder primitiven Kultur so wichtigen Begriff der Kontinuität der Nachkommenschaft machten. Dieser Beleg könnte uns vielleicht auch den besten Griff auf die wirkliche Definition bieten, die vom Aberglauben zu geben ist, der darin besteht, einen Teil des Textes eines Verhaltens auf Kosten der anderen zu extrahieren. Das zeigt seine Beziehung zu all dem, was Parzellenbildung, methodische Verschiebung ist im Mechanismus der Neurose.

Das Wichtige ist, zu verstehen, was man sagt. Und um zu verstehen, was man sagt, ist es wichtig, dessen signifikative Doublüren, Resonanzen, Überlagerungen zu sehen. Welche immer sie auch sein mögen, und wir können alle Sinnwidrigkeiten gelten lassen, niemals ist das zufällig. Wer über den Organismus der Sprache meditiert, muß so viel wie möglich wissen, und sowohl betreffs eines Wortes als einer Redewendung oder einer Redensart den möglichst vollständigen Zettelkasten erstellen. Die Sprache spielt ganz in der Ambiguität, und die meiste Zeit wissen Sie überhaupt nichts von dem, was Sie sagen. In Ihrer gängigsten Interlokution hat die Sprache einen rein fiktiven Wert, Sie verleihen dem anderen das Gefühl, daß Sie wirklich immer noch da sind, das heißt, daß Sie imstande sind, die Antwort zu geben, die man erwartet und die keinerlei Beziehung hat zu was auch immer, das zu vertiefen möglich wäre. Neun Zehntel der tatsächlich gehaltenen Diskurse sind insofern vollkommen fiktiv.

Dieser ursprünglichen Daten bedarf jeder, der in die Ökonomie des Präsidenten Schreber eindringen und verstehen will, was dieser Anteil von Unsinn besagt, den er selbst in seine Beziehungen mit seinen imaginären Gesprächspartnern verlegt. Deshalb lade ich Sie ein zu einer aufmerksameren Untersuchung der Entwicklung der verbalen Phänomene in der Geschichte des Präsidenten Schreber, um sie dann mit den libidinalen Verschiebungen artikulieren zu können.

25. Januar 1956

IX
VOM UNSINN UND VON DER STRUKTUR GOTTES 133

Prinzipien der Analyse des Wahns
Die wahnhafte Interlokution
Das Liegenlassen
Dialog und Wollust
Die Politik Gottes

Einen von Schreber gebrauchten Ausdruck betreffend, wonach die Stimmen ihm melden, daß ihnen etwas fehlt, habe ich darauf aufmerksam gemacht, daß solche Ausdrücke nicht ganz von alleine vorliegend sind, daß sie im Laufe der Geschichte der Sprache entstehen, und zwar auf einer schöpferischen Stufe, die hoch genug ist, damit das genau in einem an Fragen der Sprache interessierten Kreis stattfindet. Diese Ausdrücke scheinen sich ganz natürlich aus der gegebenen Anordnung des Signifikanten herzuleiten, aber ihr Auftauchen zu einem bestimmten Zeitpunkt kann historisch verifiziert werden.

Ich sagte also, daß *das Wort fehlt mir*, ein Ausdruck, der uns so natürlich scheint, bei Somaize als aus den Gassen der Preziösen hervorgegangen vermerkt wird. Er wurde in dieser Epoche als derart bemerkenswert betrachtet, daß er sein Auftauchen vermerkt und ihn Saint-Amant zugeschrieben hat. Ich habe so an die hundert solcher Ausdrücke zusammentragen können – *C'est la plus naturelle des femmes | das ist die allernatürlichste Frau – Il est brouillé avec Untel | Er ist mit dem und dem verkracht – Il a le sens droit | Er hat ein aufrechtes Empfinden – Tour de visage | Gesichtszug – Tour d'esprit | Geisteshaltung – Je me connais un peu en gens | Ich kenne mich ein wenig aus mit Leuten – Jouer à coup sûr | Auf Nummer sicher gehen – Il agit sans façons | Er handelt ungezwungen – Il m'a fait mille amitiés | Er hat mich herzlich grüßen lassen – Cela est assez de mon goût | Das ist ganz nach meinem Geschmack – Il n'entre dans aucun détail | Er läßt sich nicht auf Einzelheiten ein – Il s'est embarqué dans une mauvaise affaire | Er hat sich auf eine schlechte Affäre eingelassen – Il pousse les gens à bout | Er treibt die Leute zum äußersten – Sacrifier ses amis | Seine Freunde opfern – Cela est fort | Das ist stark – Faire des avances | Avancen machen – Faire figure dans le monde | Gute Figur in der Welt machen.* Diese Wendungen, die Ihnen höchst natürlich

vorkommen und die alle gebräuchlich geworden sind, werden bei Somaize und auch in der Rhetorik von Berry, die aus dem Jahr 1663 stammt, als im Kreis der Preziösen geschaffen vermerkt. Das zeigt Ihnen, wie wenig man sich Illusionen hingeben darf über die Idee, daß die Sprache durch eine einfache und direkte Erfassung der Welt modelliert wird. Sie haben alle eine lange Ausarbeitung zur Voraussetzung, Implikationen, Reduktionen des Realen, das, was wir einen metaphysischen Fortschritt nennen könnten. Daß
134 die Leute in gewisser Weise handeln mit gewissen Signifikanten, enthält allerlei Voraussetzungen. *Das Wort fehlt mir* zum Beispiel setzt zunächst voraus, daß das Wort da ist.

1

Wir werden heute unseren Vortrag wieder aufnehmen gemäß den methodischen Prinzipien, die wir aufgestellt haben. Um ein bißchen weiter im Wahn des Präsidenten Schreber vorzudringen, greifen wir zum Dokument. Wir haben im übrigen nichts anderes.

Ich habe Sie darauf hingewiesen, daß Schrebers Dokument zu einem hinreichend fortgeschrittenen Zeitpunkt seiner Psychose redigiert worden war, damit er seinen Wahn formulieren hat können. Darüber melde ich Vorbehalte an, legitimerweise, da ja etwas, das wir primitiver, früher, ursprünglicher annehmen können, uns entschlüpft – das Erleben, das berühmte unaussprechliche und nicht mitteilbare Erleben der Psychose in ihrer primären oder fruchtbaren Periode.

Es steht uns frei, uns davon blenden zu lassen und zu denken, daß wir das beste verlieren. Bedauern, daß man das beste verliert, ist im allgemeinen eine Art, sich von dem abzuwenden, was man zur Hand hat, und das vielleicht der Mühe wert ist, daß man es beachtet.

Warum wäre ein Endzustand weniger lehrreich als ein Anfangszustand? Es ist nicht sicher, daß dieser Endzustand einen Minderwert darstellt, sobald wir das Prinzip aufstellen, daß auf dem Gebiet des Unbewußten das Verhältnis des Subjekts zum Symbolischen grundlegend ist.

Dieses Prinzip verlangt, daß wir die in vielen Systemen implizite Idee aufgeben, daß das, was das Subjekt in Worte setzt, eine unangemessene und immer verzerrte Ausarbeitung eines Erlebens ist, das eine irreduzible Realität wäre. Das ist sehr wohl die Hypothese, die der *Conscience morbide* von Blondel zugrunde liegt, einem guten Bezugspunkt, dessen ich mich manchmal mit Ihnen bediene. Es gibt nach Blondel etwas so Eigenständiges und Irreduzibles im Erleben des Wahnsinnigen, daß er, wenn er sich ausdrückt, uns etwas gibt, das uns nur täuschen kann. Wir brauchen nur noch darauf zu verzichten, in dieses undurchdringliche Erleben einzudringen. Dieselbe, dem, was man das Denken unserer Epoche nennen kann implizite psychologische Unterstellung, zeigt sich beim gängigen und fälschlichen Gebrauch des Wortes Intellektualisierung an. Es gibt für eine ganze Gattung moderner Intellektueller etwas Irreduzibles, das der Intellekt definitionsgemäß zu verfehlen bestimmt ist. Bergson hat viel getan für die Errichtung dieses gefährlichen Vorurteils.

Eins von beiden – entweder der Wahn gehört in keinerlei Ausmaß der uns Analytikern eigenen Domäne an, hat nichts zu tun mit dem Unbewußten – 135
oder er fällt in den Bereich des Unbewußten, so wie wir – wir haben es gemeinsam gemacht – im Laufe der letzten Jahre geglaubt haben, es herausarbeiten zu können.

Das Unbewußte ist in seinem Grunde strukturiert, gerastert, gekettet, gewebt aus Sprache. Und der Signifikant spielt nicht nur eine ebenso große Rolle wie das Signifikat, sondern er spielt hier die grundlegende Rolle. Was tatsächlich die Sprache auszeichnet, das ist das System des Signifikanten als solchen. Das komplexe Spiel des Signifikanten und des Signifikats wirft Fragen auf, an deren Rand wir uns halten, weil wir hier keine Linguistikvorlesung machen, aber Sie haben bislang genug davon erspäht, um zu wissen, daß das Verhältnis des Signifikanten und des Signifikats weit davon entfernt ist, eineindeutig zu sein, wie man in der Mengentheorie sagt.

Das Signifikat, das sind nicht die ganz rohen Dinge, schon da gegeben in einer auf die Bedeutung hin offenen Ordnung. Die Bedeutung, das ist der menschliche Diskurs, sofern er immer auf eine andere Bedeutung verweist. Saussure bildet in seinen berühmten Linguistikvorlesungen ein Schema ab mit einem Fließen, das die Bedeutung ist, und einem anderen, das der Diskurs ist, das, was wir vernehmen. Dieses Schema zeigt, daß das Zerlegen eines Satzes in seine verschiedenen Elemente schon einen gewissen Anteil von Willkür beinhaltet. Es gibt zweifellos diese Einheiten, welche die Worte sind, aber wenn man genau hinsieht, sind sie gar nicht so einheitlich. Das ist nicht so wichtig hier. Saussure glaubt, daß es eine gewisse Korrelation zwischen Signifikant und Signifikat ist, die das Zerlegen des Signifikanten erlaubt. Freilich braucht es, damit die beiden gleichzeitig zerlegt werden können, eine Pause.

Dieses Schema ist anfechtbar. Man sieht tatsächlich gut, daß in der diachronischen Richtung mit der Zeit sich ein Gleiten herstellt, und daß alle Augenblicke das in Entwicklung begriffene System der menschlichen Bedeutungen sich verschiebt und den Inhalt der Signifikanten, die verschiedene Gebrauchsformen annehmen, modifiziert. Ich hoffe, es mit den Beispielen, die ich Ihnen vorhin gab, für Sie deutlich gemacht zu haben. Unter den gleichen Signifikanten kommt es im Laufe der Zeit zu solchen Bedeutungsverschiebungen, die beweisen, daß man keine eineindeutige Entsprechung zwischen den beiden Systemen festsetzen kann.

Ein System des Signifikanten, eine Sprache, hat gewisse Besonderheiten, welche die Silben, die Gebrauchsformen der Worte, die Redeweisen, zu denen sie sich zusammenschließen, spezifizieren, und das konditioniert bis in sein ursprünglichstes Raster hinein das, was sich im Unbewußten abspielt. Wenn das Unbewußte so ist, wie Freud es uns beschrieben hat, kann ein Kalauer für sich selbst der Pflock sein, welcher ein Symptom abstützt, ein Kalauer, der in einer Nachbarsprache nicht existiert. Damit ist nicht gesagt, daß das Symptom immer auf einem Kalauer beruht, aber es beruht immer
136 auf der Existenz des Signifikanten als solchen, auf einem komplexen Verhältnis von Totalität zu Totalität, oder genauer von Gesamtsystem zu Gesamtsystem, von Universum des Signifikanten zu Universum des Signifikanten.

Das ist so sehr Freuds Doktrin, daß man seinem Begriff der Überdeterminierung keinen anderen Sinn zu geben vermag, und der von ihm behaupteten Notwendigkeit, daß, damit es Symptom gebe, es zumindest Duplizität geben müsse, zumindest zwei daran beteiligte Konflikte, einen aktualen und einen alten. Ohne die grundlegende Duplizität des Signifikanten und des Signifikats ist der psychoanalytische Determinismus nicht vorstellbar. Das an den alten Konflikt gebundene Material wird im Unbewußten als potentieller Signifikant, als virtueller Signifikant bewahrt, um im Signifikat des aktualen Konflikts aufgegriffen zu werden und ihm als Sprache, das heißt als Symptom zu dienen.

Wenn wir demnach die Wahnzustände mit der Idee angehen, daß sie im psychoanalytischen Register verstanden werden können, in der Ordnung der Freudschen Entdeckung und gemäß der Denkweise, die sie uns hinsichtlich des Symptoms gestattet, so sehen Sie wohl, daß keinerlei Grund besteht, die Erklärung, die Schreber uns von seinem Weltsystem gibt, als Folge eines rein verbalen Kompromisses, als sekundäres Fabrikat des Endzustandes zurückzuweisen, selbst wenn das Zeugnis, das er uns liefert, nicht immer jenseits aller Kritik ist.

Wir wissen wohl, daß der Paranoiker, in dem Maß, in dem er fortschreitet, retroaktiv seine Vergangenheit überdenkt und bis hinein in die frühesten Jahre den Ursprung der Verfolgungen findet, deren Objekt er gewesen ist. Er hat manchmal die größte Mühe, ein Ereignis zu situieren, und man spürt tatsächlich seine Tendenz, es durch ein Spiegelspiel in eine Vergangenheit zu projizieren, die ziemlich unbestimmt wird, eine Vergangenheit ewiger Wiederkehr, wie Schreber es schreibt. Aber das ist hier nicht das Wesentliche. Eine so umfangreiche Schrift wie diejenige des Präsidenten Schreber behält ihren ganzen Wert, sobald wir eine kontinuierliche und tiefgreifende Solidarität der signifikanten Elemente vom Anfang bis zum Ende des Wahns annehmen. Mit einem Wort, die Endgestaltung des Wahns erlaubt uns, die primären Elemente, die im Spiel waren, zu begreifen – wir können sie auf jeden Fall legitimerweise suchen.

Insofern liefert uns die Analyse des Wahns das grundlegende Verhältnis des Subjekts zu dem Register, in dem sich alle Manifestationen des Unbewußten organisieren und entfalten. Vielleicht wird sie uns sogar unterrichten, wenn nicht über den letzten Mechanismus der Psychose, so doch über das subjektive Verhältnis zur symbolischen Ordnung, das sie mit sich bringt. Vielleicht werden wir berühren können, wie im Laufe der Entwicklung der Psychose, vom Augenblick des Ursprungs bis zu ihrer letzten Etappe, sofern es eine Schlußetappe gibt bei der Psychose, das Subjekt sich situiert in bezug auf die Gesamtheit der symbolischen Ordnung, eine eigenständige Ordnung, ein vom realen Milieu und der imaginären Dimension verschiedenes Milieu, mit dem der Mensch immer zu tun hat und das konstitutiv ist für die 137
menschliche Realität.

Unter dem Vorwand, daß das Subjekt ein Wahnsinniger ist, dürfen wir nicht von der Idee ausgehen, daß sein System diskordant ist. Es ist zweifellos unanwendbar, das ist eines der Kennzeichen eines Wahns. In dem, was sich innerhalb der Gesellschaft kommuniziert, ist es absurd, wie man sagt, und selbst äußerst störend. Die erste Reaktion des Psychiaters in Gegenwart eines Subjekts, das anfängt, ihm alles mögliche vorzuerzählen, besteht darin, Unannehmlichkeit zu empfinden. Einen Herrn Behauptungen vorbringen zu hören, welche keinen Widerspruch dulden und zugleich dem, was man als normale Kausalitätsordnung aufrechtzuerhalten gewohnt ist, entgegengesetzt sind, das bringt ihn durcheinander, und seine erste Sorge ist, die kleinen Zapfen in die kleinen Löcher reinzubringen, wie Peguy in seinen letzten Schriften sagte, als er von der Erfahrung sprach, die er auf sich nahm, und von diesen Leuten, die im Augenblick, wo die Katastrophe hereingebrochen ist, wollen, daß die Dinge dasselbe Verhältnis bewahren wie zuvor. *Gehen Sie der Reihe nach vor, mein Herr,* sagen sie zum Kranken, und damit ist das Kapitel schon abgeschlossen.

Wie jeglicher Diskurs ist ein Wahn zunächst als ein Signifikationsfeld zu beurteilen, das einen bestimmten Signifikanten organisiert hat, so daß die ersten Regeln einer guten Befragung und einer guten Untersuchung der Psychosen lauten könnten, so lange wie möglich sprechen zu lassen. Danach macht man sich eine Vorstellung. Ich sage nicht, daß es bei der Beobachtung immer so zugehe, wie ich gesagt habe, und insgesamt sind die Kliniker die Sachen recht geschickt angegangen. Aber der Begriff des Elementarphänomens, die Unterscheidungen der Halluzinationen, der Störungen der Aufmerksamkeit, der Wahrnehmung, der verschiedenen Ebenen in der Ordnung der geistigen Fähigkeiten, haben gewiß dazu beigetragen, unser Verhältnis zu den Wahnsinnigen zu verdunkeln.

Was Schreber anbelangt, so hat man ihn reden lassen, aus einem guten Grund, weil man ihm nämlich nichts sagte, und er hat Zeit genug gehabt, uns sein großes Buch zu schreiben.

2

Wir haben schon das letzte Mal gesehen, daß Schreber Unterscheidungen in das Konzert seiner Stimmen einführt, sofern sie das Werk dieser verschiedenen Entitäten sind, die er Gottesreiche nennt.

Diese Pluralität von Agenten des Diskurses stellt ganz für sich allein ein ernstes Problem dar, denn sie wird deswegen dennoch nicht vom Subjekt als eine Autonomie angesehen. Es gibt da wunderschöne Sachen in diesem Text, um uns von den Stimmen zu sprechen und uns ihr Verhältnis zum göttlichen
138 Grund spüren zu lassen, wovon wir uns nicht verleiten lassen dürfen, zu sagen, daß sie von dort emanieren, denn dann wären wir es, die anfingen, eine Konstruktion zu machen. Man muß der Sprache des Subjekts folgen, und es hat nicht von Emanation gesprochen.

Im Exemplar, das ich in den Händen gehabt habe, gab es in den Randnotizen die Spur einer Person, die sich für sehr belesen gehalten haben muß, weil sie gegenüber dem Schreberschen Ausdruck Prozession diese oder jene Erklärungen gesetzt hat. Diese Person hatte zweifellos von Plotin sprechen hören, aber das ist hier einer jener Fälle hastigen Verstehens, vor denen man sich hüten muß. Ich glaube nicht, daß es sich um so etwas wie eine Plotinsche Prozession handelt.

In der Passage, die ich Ihnen vorgelesen habe, ist der Lärm, den der Diskurs macht, das Subjekt legt darauf Nachdruck, so gemäßigt, daß es ihn ein Lispeln nennt. Aber dieser Diskurs ist die ganze Zeit da, ohne Diskontinuität. Das Subjekt kann ihn übertönen, so drückt es sich aus, durch seine

Tätigkeiten und seine eigenen Worte, aber das ist immer bereit, denselben Klang wieder anzunehmen.
Als Arbeitshypothese, wie man heutzutage sagt, kann man gelten lassen, daß es nicht unmöglich ist, daß dieser Diskurs stimmhaft werde für das Subjekt. Das will viel heißen, vielleicht zuviel, aber lassen wir das vorläufig. Dieser Diskurs hat auf jeden Fall eine Beziehung zu dem, was für uns der kontinuierliche Diskurs ist, von dem wir annehmen, daß er für jedes Subjekt sein Benehmen in jedem Augenblick memoriert und gewissermaßen sein Leben doubliert. Wir sind nicht nur genötigt, diese Hypothese aufgrund dessen, was wir vorhin als die Struktur und den Raster des Unbewußten angenommen haben, gelten zu lassen, sondern es ist das, was die unmittelbarste Erfahrung uns zu erfassen erlaubt.
Jemand hat mir vor nicht allzu langer Zeit erzählt, folgendes Erlebnis gehabt zu haben. Als diese Person durch die brüske Bedrohung eines Wagens überrascht wurde, der dabei war, ihr über ihren Körper drüberzufahren, und sie – alles läßt es denken – die notwendige Geste gemacht hatte, um davor zurückzuweichen, ist ein Ausdruck aufgetaucht, in ihrem Kopf, wenn man so sagen kann, geistig vokalisiert, der Ausdruck *Schädeltrauma.* Man kann nicht sagen, daß diese Verbalisierung eine Operation sei, die der Kette der guten Reflexe angehöre, um einen Aufprall zu vermeiden, der besagtes Schädeltrauma mit sich bringen könnte, sie ist im Gegenteil ein bißchen entfernt von der Situation, abgesehen davon, daß sie bei der Person allerlei Determinationen voraussetzt, die für sie aus dem Schädeltrauma etwas besonders Bedeutsames machen. Man sieht hier diesen latenten Diskurs auftauchen, der immer bereit ist, zutagezutreten, und auf seiner eigenen Ebene eingreift, auf einem anderen Liniensystem als die Musik des Gesamtbenehmens des Subjekts.
Dieser Diskurs präsentiert sich dem Subjekt Schreber im Abschnitt seiner Krankheit, von dem er uns spricht, mit einem dominierenden Charakter von *Unsinn**. Aber dieser *Unsinn** ist nicht ganz einfach. Das Subjekt, das schreibt und sich uns anvertraut, schildert sich als diesen Diskurs erleidend, 139
aber das Subjekt, das spricht – und sie sind nicht ohne Beziehung, andernfalls würden wir es nicht als verrückt qualifizieren – sagt sehr klare Sachen, wie diese, die ich Ihnen schon zitiert habe, *Aller Unsinn hebt sich auf*!* Das also, sagt uns der Präsident Schreber, hört er, im Register der von seinem ständigen Gesprächspartner, seinem ständigen Interlokutor an ihn gerichteten Allokution.
Das ist ein sehr reichhaltiger Ausdruck, dieses *aufheben**, das ist das Zeichen einer Verwicklung, eines Suchens, einer Zuflucht, die diesem *Unsinn**

eignen, der weit davon entfernt ist, wie Kant in seiner Analyse der negativen Größen sagt, eine bloße Abwesenheit, ein Verlust, eine Privation von Sinn zu sein. Das ist ein sehr positiver, organisierter *Unsinn**, das sind Widersprüche, die sich artikulieren, und freilich ist der ganze Sinn des Wahns unseres Subjektes gerade da, was seinen Roman so aufregend macht. Dieser *Unsinn** ist das, was sich widersetzt, das, was sich zusammensetzt, das, was sich fortsetzt, das was sich artikuliert an diesem Wahn. Die Negation ist hier keine Privation, und wir werden sehen, in bezug worauf sie gilt.

Welche ist in diesem Diskurs die Artikulation des Subjekts, das in den Stimmen spricht, und des Subjekts, das uns diese Dinge als signifikant berichtet? Das ist sehr komplex.

Ich habe das letzte Mal begonnen, diese Demonstration anzubahnen, indem ich auf den signifikativen Charakter des Aussetzens des Sinns Nachdruck legte, das sich dadurch herstellt, daß die Stimmen nicht ihre Sätze vollenden. Es gibt hier ein besonderes Verfahren, die Bedeutung zu evozieren, das uns zweifellos die Möglichkeit vorbehält, sie als eine Struktur aufzufassen, diejenige, die ich betreffs dieser Kranken akzentuiert habe, die, im Augenblick, wo sie hörte, daß man ihr *Sau* sagte, zwischen den Zähnen murmelte *Ich komme vom Metzger* – nämlich die anspielende Stimme, das indirekte Visieren des Subjekts. Wir hatten hier schon eine Struktur erraten können, die dem Schema sehr nahe steht, das wir geben von den Beziehungen zwischen dem Subjekt, das konkret spricht, das den Diskurs aufrechterhält, und dem unbewußten Subjekt, das da ist, buchstäblich, in diesem halluzinatorischen Diskurs. Es ist da, anvisiert, man kann nicht sagen in einem Jenseits, weil ja eben der andere fehlt im Wahn, aber in einem Diesseits, einer Art von innerem Jenseits.

Diese Demonstration weiterzuführen, wäre nicht unmöglich. Aber das hieße vielleicht, wenn wir wirklich ganz streng vorgehen wollen, zu früh Schemas einführen, die in bezug auf das Gegebene voreingenommen erscheinen könnten. Es gibt im Inhalt des Wahns genug einfacher zugängliche Gegebenheiten, damit wir anders vorgehen und uns Zeit lassen können.

Sich Zeit zu lassen hat wahrlich teil an jener Attitüde guten Willens, deren Notwendigkeit für das Vorrücken in der Struktur des Wahns ich hier behaupte. Ihn sofort in die psychiatrische Parenthese zu setzen, ist tatsäch-
140 lich die Quelle des Unverständnisses, in dem man sich bis jetzt in bezug auf ihn aufgehalten hat. Man stellt sofort auf, daß es sich um ein abnormales Phänomen handelt, und so verurteilt man sich dazu, es nicht zu verstehen. Man weist zurück, wehrt sich also gegen seinen Reiz, so spürbar beim Präsidenten Schreber, der ganz einfach den Psychiater befragt – *Haben Sie*

nicht hin und wieder Angst, verrückt zu werden? Aber das ist ja durchaus wahr. Irgendeiner der guten Lehrer, die wir gekannt haben, hatte tatsächlich das Gefühl, wo ihn das denn hinführen würde, sie zu hören, diese Typen, die Ihnen den ganzen Tag lang so eigenartige Dinge loslassen.

Wissen wir nicht, wir Psychoanalytiker, daß das normale Subjekt wesentlich jemand ist, der sich in die Lage versetzt, den größten Teil seines inneren Diskurses nicht ernst zu nehmen? Beachten Sie bei den normalen Subjekten, und folglich bei Ihnen selbst, die Anzahl von Dingen, für die es wirklich Ihre Hauptbeschäftigung ist, sie nicht ernst zu nehmen. Das ist vielleicht nichts anderes als der erste Unterschied zwischen Ihnen und dem Geisteskranken. Und deshalb verkörpert der Geisteskranke für viele, sogar wenn sie es sich nicht eingestehen, wo uns das hinführen würde, wenn wir begännen, die Dinge ernst zu nehmen.

Nehmen wir also ohne zuviel Furcht unser Subjekt ernst, unseren Präsidenten Schreber, und da wir weder das Ziel, noch die Artikulationen, noch die Ziele dieses eigenartigen *Unsinns** sofort durchdringen können, versuchen wir, uns an dasjenige, was wir davon sehen und wo wir nicht ohne Bussole sind, durch gewisse Fragen heranzumachen.

3

Zunächst, gibt es da einen Gesprächspartner, einen Interlokutor?

Ja, es gibt einen, und er ist in seinem Grund einzigartig. Diese *Einheit** in Betracht zu ziehen, ist sehr amüsant, wenn wir an diesen Text von Heidegger über den Logos denken, den ich übersetzt habe, den Sie in der ersten Nummer unserer neuen Revue *La Psychanalyse* erscheinen sehen werden, und der den Logos mit dem Heraklitischen *En* identifiziert. Und wir werden gerade sehen, daß der Wahn von Schreber auf seine Art eine Beziehungsweise des Subjekts zur Gesamtheit der Sprache darstellt.

Was Schreber ausdrückt, zeigt uns die Einheit, die er in demjenigen spürt, der diesen beständigen Diskurs hält, angesichts dessen er sich wie entfremdet fühlt, und gleichzeitig eine Vielheit in den Formen und in den sekundären Agenten, denen er dessen verschiedene Teile zuschreibt. Aber die Einheit ist sehr wohl grundlegend, sie dominiert, und er nennt sie Gott. Hier findet man sich zurecht. Wenn er sagt, daß das Gott ist, so hat er seine Gründe, dieser Mann. Warum ihm den Umgang mit einer Vokabel verwehren, dessen allgemeine Wichtigkeit wir kennen? Das ist sogar einer der Beweise seiner 141
Existenz für manche. Wir wissen zur Genüge, wie schwierig es ist, zu

begreifen, was sein genauer Inhalt ist für die Mehrheit unserer Zeitgenossen, warum also würden wir es speziell dem Wahnsinnigen verwehren, ihm Glauben zu schenken, wenn er davon spricht?
Das Ergreifende ist, daß Schreber ein Schüler der *Aufklärung** ist, er ist sogar eine ihrer letzten Blüten, er hat seine Kindheit in einer Familie verbracht, in der von Religion nicht die Rede war, er gibt uns die Liste seiner Lektüren, all das gilt für ihn als Beweis der Ernsthaftigkeit dessen, was er empfindet. Letztlich läßt er sich nicht auf die Diskussion ein, ob er sich getäuscht hat oder nicht, er sagt *So ist es.* Das ist eine Tatsache, für die ich die unmittelbarsten Beweise gehabt habe, das kann nur Gott sein, wenn dieses Wort einen Sinn hat. Ich hatte dieses Wort niemals ernst genommen bis dahin, und von dem Augenblick an, wo ich diese Dinge empfunden habe, habe ich die Erfahrung Gottes gemacht. Nicht die Erfahrung ist die Garantie Gottes, sondern Gott ist die Garantie meiner Erfahrung. Ich spreche Euch von Gott, das muß ich doch irgendwo herhaben, und nachdem ich es nicht aus meinem Gepäck der Kindheitsvorurteile hervorgeholt habe, ist meine Erfahrung wahr. Hier ist er sehr feinsinnig. Nicht nur ist er alles in allem ein guter Zeuge, sondern er betreibt auch keinen theologischen Mißbrauch. Außerdem ist er gut informiert, ich würde ihn sogar einen guten klassischen Psychiater nennen.
Man findet in seinem Text ein Zitat aus der sechsten Auflage des Kraepelin, die er eigenhändig durchgegangen ist, und das erlaubt ihm, zu lachen über das, was dieser als eine Seltsamkeit vermerkt, daß das, was der Wahnsinnige empfindet, eine hohe überzeugende Gewalt besitze.
Achtung, sagt Schreber, es ist ja überhaupt nicht das. Da sieht man eben, daß ich kein Wahnsinniger bin, wie die Ärzte sagen, denn ich bin durchaus imstande, die Dinge einzuschränken, nicht nur auf das, was die Umgebung sagt, sondern sogar auf den gesunden Menschenverstand. So kommt es vor, daß ich den Lärm des Zugs höre oder denjenigen des Kettendampfers, was riesigen Lärm macht, und die Dinge, die ich denke, schreiben sich in die regelmäßigen Intervalle dieser monotonen Geräusche ein, genauso wie man die Gedanken, die einem im Kopf umgehen, moduliert entsprechend diesen Geräuschen, die wir gut kennen, wenn wir in einem Eisenbahnwaggon sind. Aber ich unterscheide die Dinge sehr gut, und die Stimmen, die ich höre, sind etwas anderes, dem Ihr nicht seine Tragweite und seinen Sinn zugesteht.
Diese Schrebersche Analyse bietet uns die Gelegenheit, gewisse genetische Theorien des Deutens und der Halluzination von innen her zu kritisieren. Und es gibt viele andere Beispiele im Text.

Was ist das also für ein Gott, der sich ihm geoffenbart hat? Er ist zunächst Gegenwart. Und seine Gegenwartsweise ist die Sprechweise.

Zunächst eine Bemerkung. Ich brauche meine Beweise nicht sehr weit 142
suchen zu gehen, um die Wichtigkeit der Funktion der Vorsehung in der Vorstellung, welche die Subjekte von der Gottheit haben, zu zeigen. Ich sage nicht, daß das vom theologischen Gesichtspunkt aus die beste Art sei, die Sache anzugehen, aber schließlich, als ich ein wenig durch Zufall ein Buch aufschlug, das versucht, über die Götter Epikurs zu sprechen, habe ich diese sehr gut geschriebenen Zeilen gelesen – *Seitdem man an Götter glaubt, ist man überzeugt davon, daß sie die menschlichen Angelegenheiten regeln, daß diese beiden Aspekte des Glaubens miteinander verbunden sind (...) Der Glaube ist aus der tausendfach wiederholten Beobachtung entstanden, daß die Mehrzahl unserer Akte ihr Ziel nicht erreichen, es bleibt notwendigerweise ein Spielraum zwischen unseren am besten ausgedachten Plänen und ihrer Erfüllung, und derart verbleiben wir in der Ungewißheit, Mutter der Hoffnung und der Furcht.*

Der Text stammt vom Père Festugière, einem sehr guten Schriftsteller und ausgezeichneten Kenner des griechischen Altertums. Ohne Zweifel ist der ein wenig apologetische Stil dieser dem regelmäßigen Vorhandensein des Götterglaubens gewidmeten Einführung ein wenig gebeugt durch seinen Gegenstand, nämlich durch die Tatsache, daß der ganze Epikurismus sich rund um die Frage der Gegenwart der Götter in den menschlichen Angelegenheiten ausgebildet hat, denn man kann nicht umhin, erstaunt zu sein über die Parteilichkeit dieser Reduzierung der göttlichen Hypothese auf die Funktion der Vorsehung, das heißt auf die Forderung, daß wir für unsere guten Vorsätze belohnt würden – wenn sie brav sind, geschieht ihnen Gutes. Aber schließlich ist das bezeichnend.

Um so mehr, als es keine Spur davon gibt bei Schreber, dessen Wahn zum großen Teil theologisch und dessen Partner göttlich ist. Gewiß, das Vermerken einer Abwesenheit ist weniger maßgebend als das Vermerken einer Anwesenheit, und die Tatsache, daß es etwas nicht gibt, ist bei der Analyse der Phänomene immer unzuverlässig. Wenn wir nähere Angaben über den Wahn des Präsidenten Schreber hätten, könnte dem vielleicht widersprochen werden. Andererseits ist das Vermerken einer Abwesenheit außerordentlich wichtig für die Lokalisierung einer Struktur. Ich mache Sie also auf folgendes aufmerksam – ob er theologisch stichhaltig ist oder nicht, der Begriff der Vorsehung, der Instanz, die entlohnt, die so wesentlich ist für die Funktionsweise des Unbewußten und die im Bewußtsein zutage tritt, es gibt keine Spur davon bei Schreber. Und sagen wir folglich, um schnell zu gehen, daß diese

göttliche Erotomanie sicherlich nicht sofort in das Register des Über-Ichs einzuschreiben ist.
Hier ist er also, dieser Gott. Wir wissen schon, daß es jener ist, der die ganze Zeit spricht, jener, der nicht aufhört zu sprechen, um nichts zu sagen. Das ist so wahr, daß Schreber viele Seiten der Erwägung widmet, was das wohl besagen mag, dieser Gott, der spricht, um nichts zu sagen, und der dennoch unaufhörlich spricht.
143 Diese aufdringliche Funktion kann nicht einen einzigen Augenblick lang von der Gegenwartsweise unterschieden werden, die diejenige Gottes ist. Aber die Beziehungen Schrebers mit ihm beschränken sich bei weitem nicht darauf, und ich würde jetzt gerne die grundlegende und zweideutige Beziehung akzentuieren, in der sich Schreber gegenüber seinem Gott befindet und die sich in der gleichen Dimension situiert wie jene, wo er da ist, unaufhörlich schwätzend.
In gewisser Weise ist diese Beziehung von Anfang an gegenwärtig, noch ehe Gott sich geoffenbart hat, zum Zeitpunkt, wo der Wahn von Figuren in der Art von Flechsig getragen wird, und zunächst einmal von Flechsig selbst, seinem ersten Therapeuten. Der Ausdruck, den ich nach Freud unterstreichen werde, drückt für das Subjekt seine wesentliche Bezugsweise mit dem grundlegenden Interlokutor aus und erlaubt, eine Kontinuität zwischen den ersten und den letzten Interlokutoren des Wahns herzustellen, an der wir erkennen, daß es etwas Gemeinsames gibt zwischen Flechsig, den geprüften Seelen, den Gottesreichen mit ihren verschiedenen Bedeutungen, vordere und hintere, obere und untere, und schließlich dem letzten Gott, in den am Ende alles zusammengefaßt zu werden scheint, zur gleichen Zeit, wo Schreber sich in einer megalomanischen Position einrichtet. Sei es nun am Beginn des Wahns, wo es um das unmittelbare Bevorstehen einer Vergewaltigung geht, um eine gegen seine Männlichkeit vorgebrachte Drohung, auf die Freud größten Nachdruck gelegt hat, oder am Ende, wenn sich ein wollüstiges Ausströmen herstellt, von dem man annimmt, daß Gott darin mehr noch als unser Subjekt Befriedigung findet, es handelt sich um das, was das Allerentsetzlichste ist, daß man ihn *liegenlassen* wird.
Laisser en plan, die französische Übersetzung von diesem *liegenlassen**, ist nicht schlecht, denn sie hat weibliche Gefühlstöne. Auf deutsch ist das viel weniger akzentuiert und auch viel breiter, wie das französische *laisser gésir.* Den ganzen Schreberschen Wahn hindurch kommt die Bedrohung dieses *Liegenlassens* wieder wie ein musikalisches Thema, wie der rote Faden, den man im literarischen oder historischen Thema wiederfindet.
Ganz am Anfang gehört das zu den dunklen Absichten der verfolgenden

Vergewaltiger, und eben das gilt es um jeden Preis zu vermeiden. Man kann sich nicht des Eindrucks erwehren, daß das globale Verhältnis des Subjekts zu der Gesamtheit der Phänomene, denen es ausgesetzt ist, in einer wesentlich ambivalenten Beziehung besteht – welches auch immer der schmerzhafte, bedrückende, belästigende, unerträgliche Charakter dieser Phänomene sein mag, stellt die Aufrechterhaltung seines Verhältnisses zu ihnen eine Notwendigkeit dar, deren Abbruch ihm vollkommen unerträglich wäre. Wenn er sich verkörpert, das heißt jedes Mal, wenn Schreber den Kontakt mit Gott verliert – mit dem er auf einer doppelten Ebene in Beziehung steht, diejenige des Hörens und eine andere, mysteriösere, diejenige seiner Gegenwart, gebunden an das, was er die Seligkeit der Partner nennt, wobei es sich mehr noch um die Seligkeit seines Partners als um seine eigene handelt – jedes Mal, wenn die Beziehung unterbrochen wird, wenn sich das Zurückziehen der göttlichen Gegenwart herstellt, brechen allerlei 144
innere Phänomene von Zerreißen, von Schmerz aus, die in verschiedener Weise unerträglich sind.

Diese Figur, mit der Schreber in einer doppelten Beziehung zu tun hat, Dialog und erotisches Verhältnis, verschieden, aber dennoch niemals voneinander getrennt, zeichnet sich auch dadurch aus, daß sie nicht das geringste versteht von dem, was eigentlich menschlich ist. Dieser Zug verfehlt es nicht, unter Schrebers Feder häufig sehr pikant zu geraten. Von den Fragen, die Gott ihm stellt, um ihn zu in der Fragestellung selbst implizierten Antworten anzureizen, die zu geben Schreber sich niemals hinreißen läßt, sagt er – *Das sind zu blöde Fallen, die man mir stellt.* Schreber liefert sogar allerlei recht gefällig rationalisierte Erläuterungen über die Dimensionen der Gewißheit und schlägt eine Erklärung vor. Wie kann man sich vorstellen, daß Gott so wäre, daß er wirklich nichts von den menschlichen Bedürfnissen versteht? Wie kann man derart blöd sein, zum Beispiel zu glauben, daß ich, wenn ich einen Augenblick lang aufhöre, an etwas zu denken, vollkommen idiotisch geworden oder sogar ins Nichts zurückgesunken bin? Das ist dennoch, was Gott macht und ausnützt, um sich zurückzuziehen. Jedesmal wenn sich das ereignet, gebe ich mich einer vernünftigen Beschäftigung hin, und ich bekunde meine Gegenwart. Damit dieser Gott, trotz seiner tausendfachen Erfahrung, das glauben kann, muß er wirklich unbelehrbar sein.

Schreber liefert über diesen Punkt Ausführungen, die bei weitem nicht dumm sind, bringt Hypothesen vor, Argumente, die in einer streng theologischen Diskussion nicht falsch klingen würden. Nachdem Gott vollkommen und nicht vervollkommnungsfähig ist, ist die Vorstellung eines Fortschritts durch erworbene Erfahrung völlig undenkbar. Schreber selbst findet dieses Argument nichtsdestoweniger ein bißchen gekünstelt, weil diese irreduzible Vollkommenheit den menschlichen Dingen gegenüber völlig verstopft ist. Im Gegensatz zu dem auf Herz und Nieren prüfenden Gott kennt Schrebers Gott die Dinge nur an der Oberfläche, er sieht nur, was er sieht, was das Innere anbelangt, versteht er nichts, aber nachdem alles durch das sogenannte Aufschreibesystem irgendwo eingeschrieben ist, auf kleinen Zetteln, wird er schließlich, am Ende dieser Totalisierung, dennoch vollkommen auf dem laufenden sein.

Schreber erklärt im übrigen sehr gut, daß es sich von selbst versteht, daß Gott nicht den geringsten Zugang zu derart kontingenten und kindischen Dingen wie der Existenz der Dampfmaschinen und der Lokomotiven haben kann. Aber weil die zur Seligkeit aufsteigenden Seelen all das in Diskursform verzeichnet haben, nimmt Gott es auf, und dadurch hat er doch irgendeine Vorstellung von dem, was sich auf Erden in puncto kleine Erfindungen abspielt, vom Diabolo angefangen bis zur Atombombe. Das ist ein sehr hübsches System, und man hat den Eindruck, daß es durch ein äußerst unschuldiges Vorgehen entdeckt wird, durch die Entwicklung von signifikanten Wirkungen, in einem harmonischen und kontinuierlichen Abrollen
145 durch seine verschiedenen Phasen hindurch, dessen Motor das gestörte Verhältnis ist, welches das Subjekt unterhält mit etwas, das das gesamte Funktionieren der Sprache, der symbolischen Ordnung und des Diskurses betrifft.

Ich kann Ihnen nicht all die Reichtümer vortragen, die das mit sich bringt. Es gibt zum Beispiel eine Erörterung der Beziehungen Gottes zu den Glücksspielen, die außergewöhnlich brillant ist. Kann Gott die Zahl, die aus der Lotterie herauskommen wird, voraussehen? Das ist keine idiotische Frage, und da es hier Leute gibt, die einen starken Glauben an Gott haben, mögen sie sich die Frage stellen. Die Ordnung der Allwissenheit, welche die Tatsache unterstellt, das kleine Papier zu erraten, das aus einer großen Kugel herauskommen wird, bereitet beträchtliche Schwierigkeiten. Vom Standpunkt des Realen aus gibt es in dieser äquilibrierten Masse keinerlei Unterschied zwischen den Papierstückchen, es sei denn einen symbolischen Unterschied. Man muß also unterstellen, daß Gott in den Diskurs eintritt. Das ist eine Weiterführung der Theorie des Symbolischen, des Imaginären und des Realen.

Es gibt etwas, das das mit sich bringt, nämlich, daß Gottes Absichten nicht klar sind. Nichts ist ergreifender als zu sehen, wie die aus einer unbestreitbar eigenständigen Erfahrung aufgetauchte wahnhafte Stimme beim Subjekt eine

Art Sprachglühen mit sich bringt, das sich durch den Respekt manifestiert, mit dem es die Allwissenheit und die guten Absichten als für die Gottheit wesenhaft aufrechterhält. Aber es kann nicht umhin, zu sehen, besonders am Anfang seines Wahns, wo die peinlichen Phänomene ihm von allerlei schädlichen Personen kamen, daß Gott dennoch das alles gestattet hat. Dieser Gott führt eine absolut unzulässsige Politik von halben Maßnahmen, halben Foppereien, und Schreber läßt bei dieser Gelegenheit das Wort Perfidie fallen. Letzten Endes muß man annehmen, daß es da eine grundlegende Störung in der Weltordnung gibt. Wie es die Stimmen sagen – *Vergessen Sie nicht, daß das Weltende ein Widerspruch in sich selber ist* [16]. Das ist von einer Schönheit, auf deren Relief ich Sie nicht aufmerksam zu machen brauche.

Wir werden für heute bei dieser Analyse der göttlichen Person haltmachen. Der folgende Schritt wird darin bestehen, die Beziehung der Gesamtheit der Phantasmagorie mit dem Realen selbst zu analysieren. Mit dem symbolischen Register, dem imaginären Register, dem realen Register werden wir einen neuen Fortschritt machen, der uns erlauben wird, hoffe ich, die Natur dessen zu entdecken, worum es in der wahnhaften Interlokution geht.

1. Februar 1956

X
147 VOM SIGNIFIKANTEN IM REALEN UND VOM BRÜLLWUNDER

Die erste psychiatrische Tatsache
Der Diskurs der Freiheit
Der Abendfriede
Die subjektive Topologie

Man findet, daß ich etwas schnell gewesen bin das letzte Mal, als ich mich auf die Ansichten des Präsidenten Schreber über die göttliche Allmacht und Allwissenheit berief und deren Richtigkeit zu bestätigen schien.

Ich habe einfach darauf hingewiesen, daß dieser Mann, für den die Erfahrung Gottes ganz und gar Diskurs ist, sich Fragen stellte angesichts dessen, was sich an der Nahtstelle des Symbols und des Realen findet, das heißt dessen, was in das Reale den symbolischen Gegensatz einführt. Vielleicht hätte ich präzisieren sollen, daß es bemerkenswert ist, daß ausgerechnet dies den Geist des Patienten fesselte – daß es ihm im Register seiner Erfahrung schwierig schien, zu erfassen, daß Gott die Zahl voraussehen könnte, die bei der Lotterie herauskommen wird.

Diese Bemerkung schließt freilich nicht die Kritiken aus, die ein solcher Einwand bei demjenigen nach sich ziehen kann, der sich bereit findet, auf ihn zu antworten. Jemand hat mich zum Beispiel darauf aufmerksam gemacht, daß sich die Nummern durch räumliche Daten unterscheiden, und daß man sich auf nichts anderes stützt, um die Individuen zu unterscheiden, wenn sich das Problem des Prinzips der Individualisierung stellt.

Was mich betrifft, habe ich die Sensibilität des Subjekts, dort wo es vernünftig urteilt, verzeichnet, gegenüber dem Unterschied, der besteht zwischen der Sprache als symbolisch und seinem ständigen inneren Dialog – oder genauer dieses Schwanken, wo ein Diskurs, der vom Subjekt als fremd und ihm eine Gegenwart kundtuend empfunden wird, sich Fragen stellt und sich selbst antwortet.

Aus der Erfahrung, die er uns mitteilt, hat sich bei ihm ein Glaube an Gott hergestellt, auf den nichts ihn vorbereitete. Es hat sich für ihn darum gehandelt, wahrzunehmen, welche Art von Realität für diese Gegenwart
148 einstehen konnte, die einen Teil des Universums deckt, und nicht das ganze,

denn die göttliche Macht versteht nichts vom Menschen. Nichts von seinem Inneren, von seinem Lebensgefühl, von seinem Leben selbst ist verständlich für Gott, der es erst von dem Augenblick an aufnimmt, wo alles in ein unendliches Aufschreiben verwandelt ist.
Nun hält sich aber die sehr vernünftig argumentierende Person, die Schreber ist, angesichts einer Erfahrung, die für ihn alle Merkmale einer Realität hat, und wo er das der unbestreitbaren Gegenwart eines Sprachgottes eigene Gewicht wahrnimmt, um die Grenzen seiner Macht vor Augen zu führen, bei einem Beispiel auf, bei dem es sich um eine menschliche, artifizielle Handhabung der Sprache handelt. Es handelt sich um eine kontingente Zukunft, angesichts derer sich wirklich die Frage der menschlichen Freiheit und gleichzeitig der Unvorhersehbarkeit durch Gott zu stellen vermag.
Was uns interessiert, ist, daß Schreber zwischen zwei für ihn sehr verschiedenen Ebenen des Sprachgebrauchs unterscheidet. Diese Unterscheidung kann für uns ihren Wert nur aus der Perspektive erlangen, in der wir den radikal ursprünglichen Charakter des symbolischen Gegensatzes des Plus und Minus annehmen, sofern sie durch nichts anderes als ihren Gegensatz unterschieden sind, selbst wenn sie einen materiellen Träger haben müssen. Sie entgehen dennoch jeglicher anderen realen Koordinate als dem Gesetz ihrer Äquivalenz im Zufall.
Vom Augenblick an, wo wir ein Spiel symbolischen Alternierens einführen, müssen wir tatsächlich unterstellen, daß nichts die Elemente in der realen Wirksamkeit unterscheidet. Nicht infolge eines Erfahrungsgesetzes, sondern aufgrund eines Gesetzes a priori müssen wir gleiche Chancen haben, das Plus und das Minus herauszuziehen. Das Spiel wird nur insoweit als korrekt betrachtet werden, als es das Kriterium der Chancengleichheit realisieren wird. In dieser Hinsicht können wir sagen, daß, zumindest auf der gnoseologischen Ebene der Auffassung des Terminus, das Symbolische hier ein Gesetz a priori liefert und einen Operationsmodus einführt, der all dem entgeht, was wir aus einer Deduktion der Tatsachen im Realen zutagefördern könnten.

1

Wir müssen uns ständig von neuem die Frage stellen, warum wir so sehr an der Frage des Wahns hängen.
Um es zu verstehen, braucht man sich nur die von gewissen Leuten häufig unvorsichtig betreffs der Aktionsweise der Analyse gebrauchte Formel in Erinnerung zu rufen, nämlich, daß wir uns auf den gesunden Teil des Ichs

stützen. Gibt es denn ein offenkundigeres Beispiel des kontrastierten Bestehens eines gesunden Teils und eines entfremdeten Teils des Ichs als die
149 Wahnformen, die man klassischerweise partiell nennt? Gibt es denn ein ergreifenderes Beispiel als das Werk dieses Präsidenten Schreber, der uns eine derart deutliche, anziehende, tolerante Darstellung seiner Weltanschauung und seiner Erfahrungen gibt, und der mit nicht geringerer Behauptungskraft das Unzulässige seiner halluzinatorischen Erfahrungen kundtut? Wer aber weiß denn nicht – das ist ja, würde ich sagen, die erste psychiatrische Tatsache –, daß keinerlei Stützen auf den gesunden Teil des Ichs uns erlauben würde, dem offenkundig verrückten Teil des Ichs auch nur einen Millimeter abzugewinnen?

Die erste psychiatrische Tatsache, dank welcher der Anfänger sich mit der Existenz des Wahnsinns als solchen vertraut macht, führt dazu, alle Hoffnung fahren zu lassen – alle Hoffnung auf Kur über diesen Weg. Das ist auch immer so gewesen bis zur Ankunft der Psychoanalyse, auf welche mehr oder weniger mysteriöse Kraft man auch zurückgegriffen haben mag, Affektivität, Einbildungskraft, Koenästhesie, um diesen Widerstand eines Wahns gegenüber jeglicher Reduzierung durch Vernunft zu erklären, der dennoch als vollständig artikuliert und anscheinend den Kohärenzgesetzen des Diskurses zugänglich in Erscheinung tritt. Die Psychoanalyse dagegen verschafft dem Wahn des Psychotikers eine eigenartige Sanktion, weil sie ihn auf der gleichen Ebene legitimiert, auf der die analytische Erfahrung für gewöhnlich operiert, und weil sie in seinem Diskurs wiederfindet, was sie sonst als Diskurs des Unbewußten entdeckt. Aber sie verschafft deswegen dennoch nicht den Erfolg in der Erfahrung. Dieser Diskurs, der im Ich aufgetaucht ist – so artikuliert er auch sein mag, und man könnte selbst zugestehen, daß er großteils invertiert, in die Parenthese der *Verneinung** gesetzt ist – erweist sich als irreduzibel, nicht lenkbar, nicht heilbar.

Alles in allem könnte man sagen, daß der Psychotiker ein Märtyrer des Unbewußten ist, indem man dem Ausdruck Märtyrer seinen Sinn gibt, der jener ist, Zeuge zu sein. Es handelt sich um ein offenes Zeugnis. Auch der Neurotiker ist ein Zeuge der Existenz des Unbewußten, er liefert ein verdecktes Zeugnis, das man entziffern muß. Der Psychotiker, in dem Sinn, wo er in erster Annäherung offener Zeuge ist, scheint fixiert, immobilisiert in einer Stellung, die ihn außerstande setzt, authentisch den Sinn dessen wiederherzustellen, wovon er Zeugnis ablegt, und es im Diskurs der anderen zu teilen.

Ich werde versuchen, Sie den Unterschied, den es zwischen offenem Diskurs und geschlossenem Diskurs gibt, von einer Homologie her spüren lassen, und Sie werden sehen, daß es in der normalen Welt des Diskurses eine gewisse Dissymmetrie gibt, die schon jene anbahnt, um die es sich beim Gegensatz zwischen der Neurose und der Psychose handelt.

Wir leben in einer Gesellschaft, in der die Sklaverei nicht anerkannt wird. Es ist klar, in den Augen jedes Soziologen oder Philosophen, daß sie aber deswegen doch keineswegs abgeschafft ist. Das ist sogar Gegenstand recht notorischer Forderungen. Es ist ebenso klar, daß, falls die Knechtschaft 150
nicht abgeschafft ist, sie, wenn man so sagen darf, generalisiert ist. Das Verhältnis jener, die man die Ausbeuter nennt, ist nicht weniger ein Verhältnis von Knechten im Verhältnis zur Gesamtheit der Wirtschaft als dasjenige der gewöhnlichen Leute. Derart ist die Doppelheit Herr-Knecht generalisiert im Innern jedes Teilnehmers unserer Gesellschaft.

Die grundlegende Knechtschaft des Bewußtseins in diesem unglücklichen Zustand muß mit dem Diskurs in Beziehung gebracht werden, der diese tiefgreifende soziale Umwandlung hervorgerufen hat. Diesen Diskurs, wir können ihn die Botschaft der Brüderlichkeit nennen. Es handelt sich um etwas Neues, das nicht erst mit dem Christentum in der Welt erschienen ist, denn es war schon vorbereitet durch den Stoizismus zum Beispiel. Kurz, hinter der generalisierten Knechtschaft gibt es einen geheimen Diskurs, eine Befreiungsbotschaft, die in gewisser Weise im Zustand von Verdrängtem fortbesteht.

Steht es ebenso mit dem, was wir den offenkundigen Diskurs der Freiheit nennen werden? Gewiß nicht. Man ist vor einiger Zeit einer Zwietracht zwischen der einfachen Tatsache der Revolte und der umwandelnden Wirksamkeit der sozialen Aktion gewahr geworden. Ich würde sogar sagen, daß die gesamte moderne Revolution sich aufgrund dieser Unterscheidung hergestellt hat, und aufgrund der Vorstellung, daß der Diskurs der Freiheit definitionsgemäß nicht nur unwirksam war, sondern grundlegend entfremdet in bezug auf sein Ziel und sein Objekt, daß alles, was sich an Demonstrativem mit ihm verbindet, streng genommen Feind jeglichen Fortschritts im Sinn der Freiheit ist, sofern sie danach streben kann, irgendeine kontinuierliche Bewegung in der Gesellschaft anzuregen. Nichtsdestoweniger artikuliert sich der Diskurs der Freiheit im Innersten eines jeden als Vorstellung eines gewissen Rechts des Individuums auf Autonomie.

Ein gewisses Feld scheint dem geistigen Atmen des modernen Menschen unentbehrlich, jenes, wo sich seine Unabhängigkeit behauptet in bezug nicht nur auf jeglichen Herrn, sondern auch auf jeglichen Gott, jenes seiner irreduziblen Autonomie als Individuum, als individuelle Existenz. Das ist hier sehr wohl etwas, das in allen Punkten verdient, mit einem wahnhaften

Diskurs verglichen zu werden. Es ist einer. Er ist nicht belanglos für die Gegenwart des modernen Individuums in der Welt und für seine Beziehungen zu seinen Nächsten. Gewiß, würde ich Sie auffordern, diese Gegenwart zu formulieren, die unantastbare Freiheit in der jetzigen Lage genau in Anschlag zu bringen, so würden wir, selbst wenn Sie mir mit den Menschenrechten antworteten, oder mit dem Recht auf Glück, oder mit tausend anderen Dingen, nicht sehr weit kommen, ehe wir bemerkten, daß das bei jedem ein intimer, persönlicher Diskurs ist, sehr weit entfernt davon, in irgendeinem beliebigen Punkt dem Diskurs des Nachbarn zu begegnen. Kurz, das Bestehen eines permanenten Diskurses der Freiheit beim modernen Individuum scheint mir unbestreitbar.

Wie kann jetzt dieser Diskurs in Einklang gebracht werden nicht nur mit dem
151 Diskurs des anderen, sondern mit dem Verhalten des anderen, sofern er anstrebt, es abstrakt auf diesen Diskurs zu gründen. Es gibt da ein wirklich entmutigendes Problem. Und die Tatsachen zeigen, daß es alle Augenblicke nicht etwa nur Kompromiß gibt mit dem, was tatsächlich jeder beiträgt, sondern viel eher resignierte Hingabe an die Realität. In gleicher Weise findet sich unser Wahnsinniger, Schreber, nachdem er geglaubt hat, der einzige Überlebende der Weltdämmerung zu sein, damit ab, das dauernde Bestehen der äußeren Realität anzuerkennen. Er kann kaum rechtfertigen, warum diese Realität da ist, aber er muß anerkennen, daß das Reale sehr wohl immer noch da ist, daß nichts merklich sich verändert hat. Das ist für ihn das Befremdlichste, denn es gibt da eine Ordnung von Gewißheit, die geringer ist als das, was ihm seine Wahnerfahrung liefert, aber er findet sich ab damit. Gewiß, wir, wir haben viel weniger Vertrauen in die Freiheit, aber sobald es darum geht, zu handeln, und insbesondere im Namen der Freiheit, hat unsere Haltung gegenüber dem, was man ertragen muß von der Realität, oder der Unmöglichkeit, gemeinsam zu handeln im Sinne dieser Freiheit, durchaus den Charakter eines sich abfindenden Hingebens, eines Verzichts auf das, was dennoch ein wesentlicher Teil unseres inneren Diskurses ist, nämlich daß wir nicht nur gewisse unantastbare Rechte haben, sondern daß diese Rechte auf gewissen ersten, in unserer Kultur für jedes menschliche Wesen beanspruchbaren Freiheiten beruhen.

Es gibt etwas Lächerliches in diesem Bemühen der Psychologen, das Denken auf eine angefangene Aktion zu reduzieren, oder auf eine elidierte oder repräsentierte Aktion, und es hervorgehen zu lassen aus dem, was den Menschen ständig auf die Ebene der Erfahrung eines elementaren Realen bringen würde, eines Objektrealen, das ihm eigen wäre. Es ist allzu offensichtlich, daß das Denken für jeden etwas wenig Schätzenswertes darstellt, das wir ein vergebliches geistiges Wiederkäuen nennen könnten – warum aber es herabwürdigen?

Jeder stellt sich alle Augenblicke Probleme, die enge Beziehungen haben mit diesen Begriffen von innerer Befreiung und Äußerung von etwas, das in einem eingeschlossen ist. Von diesem Gesichtspunkt aus gelangt man sehr rasch in eine Sackgasse, da ja jegliche in den Geist des Kulturbereichs der modernen Welt eingetauchte lebendige Realität wesentlich im Kreis geht. Deshalb kommt man immer auf den begrenzten, zögernden Charakter seiner persönlichen Aktion zurück, und man beginnt erst von dem Augenblick an, das Problem als verworren zu betrachten, wo man die Dinge wirklich als Denker in die Hand nimmt, was nicht jedermanns Geschick ist. Jeder bleibt bei einem unlösbaren Widerspruch stehen zwischen einem auf einer gewissen Ebene immer notwendigen Diskurs, und einer Realität, der er sich, zugleich prinzipiell und erfahrungsgemäß, nicht angleicht.

Sehen wir im übrigen nicht, daß die analytische Erfahrung zutiefst an dieses 152
so diskordante und lächerliche diskursive Double des Subjekts gebunden ist, das sein Ich ist? Das Ich jedes modernen Menschen?

Ist es nicht offenkundig, daß die analytische Erfahrung an dieser Tatsache angeknüpft hat, daß letztlich niemand, beim derzeitigen Stand der zwischenmenschlichen Verhältnisse in unserer Kultur, sich wohl fühlt? Niemand fühlt sich aufrichtig, wenn er einfach der geringsten auch noch so elementaren Bitte um Rat nachzukommen hat, die auf die Prinzipien übergreift. Es ist nicht einfach, weil wir zu wenig wissen vom Leben des Subjektes, daß wir ihm nicht antworten können, ob es besser ist, zu heiraten oder nicht zu heiraten unter gegebenen Umständen, und daß wir, wenn wir aufrichtig sind, zur Reserve neigen werden – es ist, weil die Bedeutung selbst der Ehe für jeden von uns eine Frage ist, die offen bleibt, und offen in einer Weise, daß wir uns, hinsichtlich ihrer Anwendung auf jeden besonderen Fall, nicht zu antworten imstande fühlen, wenn wir als Seelsorger herbeigerufen werden. Diese Haltung, deren Richtigkeit jeder jedesmal erproben kann, wenn er sich nicht selbst zugunsten einer Rolle aufgibt und sich nicht zum Moralisten aufwirft oder zum Alleswisser, ist auch die erste Bedingung, die von dem, was man einen Psychotherapeuten nennen kann, zu fordern ist – die Psychotherapeutik muß ihn die Risiken derart abenteuerlicher Initiativen gelehrt haben.

Genau von einem Verzicht auf jegliche Parteinahme auf der Ebene des gewöhnlichen Diskurses, mit seiner tiefen Zerrissenheit hinsichtlich des Wesens der Sitten und der Stellung des Individuums in unserer Gesellschaft, genau von der Vermeidung dieser Ebene ist die Analyse ausgegangen. Sie hält sich an einen andersartigen Diskurs, eingeschrieben in das Leiden selbst des

Wesens, das wir vor uns haben, schon artikuliert in etwas, das ihm entschlüpft, seine Symptome und seine Struktur – sofern die Zwangsneurose zum Beispiel nicht einfach Symptome, sondern auch eine Struktur ist. Die Psychoanalyse begibt sich niemals auf die Ebene des Diskurses der Freiheit, selbst wenn dieser immer gegenwärtig, konstant ist im Inneren eines jeden, mit seinen Widersprüchen und seinen Diskordanzen, persönlich, aber auch allgemein, und immer, unmerklich oder nicht, wahnhaft. Die Psychoanalyse sucht die Wirkung des Diskurses im Inneren des Subjekts anderswo zu erreichen.

Ist demnach nicht die Erfahrung eines Falles wie desjenigen Schrebers – oder jegliches anderen Kranken, der uns eine derart umfangreiche Niederschrift der diskursiven Struktur gäbe – dazu angetan, uns zu erlauben, etwas näher an das Problem dessen heranzukommen, was wirklich das Ich bedeutet? Das Ich reduziert sich nicht auf eine Synthesefunktion. Es ist unauflösbar an diese Art von Toter Hand gebunden, von notwendigem und unerträglichem rätselhaftem Anteil, den der Diskurs des realen Menschen, mit dem wir in
153 unserer Erfahrung zu tun haben, zum Teil darstellt, dieser fremde Diskurs im Innersten eines jeden, sofern er sich als autonomes Individuum begreift.

2

Schrebers Diskurs hat gewiß eine andere Struktur. Schreber bemerkt am Anfang eines seiner Kapitel sehr humorvoll – *Man sagt, daß ich ein Paranoiker bin.* Tatsächlich hat man sich in dieser Epoche noch ziemlich wenig von der ersten Kraepelinschen Klassifizierung freigemacht und qualifiziert ihn als Paranoiker, während seine Symptome viel weiter gehen. Aber wenn Freud ihn paraphren nennt, geht er noch weiter, denn Paraphrenie ist der Name, den Freud für die Dementia praecox vorschlägt, die Schizophrenie Bleulers.

Kehren wir zurück zu Schreber. *Man sagt, daß ich ein Paranoiker bin,* und man sagt, daß die Paranoiker Leute sind, die alles auf sich beziehen. In diesem Fall irren sie sich, nicht ich beziehe alles auf mich, er ist es, der alles auf mich bezieht, dieser Gott, der durch seine verschiedenen Agenten und Fortsätze ununterbrochen in meinem Innern spricht. Er ist es, der die unglückliche Gewohnheit hat, mich, was auch immer ich erfahre, sogleich darauf aufmerksam zu machen, daß das auf mich abzielt, oder sogar, daß das von mir ist. Ich kann nicht – Schreber ist Musiker – diese oder jene Arie aus der *Zauberflöte* spielen, ohne daß sogleich er, der spricht, mir die entsprechenden Gefühle zuschreibt, aber ich, ich habe sie nicht. Man sieht auch den Präsidenten Schreber sich heftig entrüsten, daß die Stimme eingreift, um ihm zu sagen, daß er betroffen ist von dem, was er zu sagen im Begriff ist. Freilich, wir sind in einem Spiel von Täuschungen, aber das ist keine gewöhnliche Täuschung, dieser als radikal fremd, als herumirrend angesehene Andere, der eingreift, um in Richtung auf das zur zweiten Potenz erhobene Subjekt eine Konvergenz, eine Intentionalisierung der Außenwelt zu bewirken, welche das Subjekt selbst, sofern es sich als *ich* | *je* behauptet, mit großer Energie von sich weist.

Wir sprechen von Halluzinationen. Sind wir dazu völlig berechtigt? Sie werden uns nicht als solche vorgestellt, wenn wir über sie berichten hören. Gemäß der üblichen Auffassung, die aus ihnen eine falsche Wahrnehmung macht, handelt es sich um etwas, das in der Außenwelt auftaucht und sich als Wahrnehmung aufdrängt, eine Störung, einen Bruch im Text des Realen. Anders ausgedrückt, die Halluzination ist im Realen situiert. Die Frage besteht zunächst einmal darin, zu wissen, ob eine verbale Halluzination nicht eine gewisse prinzipielle Analyse erfordert, welche die Legitimität dieser Definition prüft.

Ich muß hier einen Weg wiederaufnehmen, auf dem ich Sie schon ein wenig ermüdet habe, als ich Sie an die eigentlichen Grundlagen der Ordnung des 154
Diskurses erinnerte und seine Stellung als Überbau widerlegte, sein Verhältnis bloßer Referenz zur Realität, seinen Zeichencharakter, und die Äquivalenz, die es gäbe zwischen der Benennung und der Welt der Objekte. Versuchen wir, die Frage unter einem Blickwinkel wiederaufzunehmen, der der Erfahrung etwas näher ist.

Nichts ist so zweideutig wie die verbale Halluzination. Die klassischen Analysen lassen uns, zumindest für einen Teil der Fälle, schon die Beteiligung der Schöpfung des Subjekts ahnen. Man hat das verbale psychomotorische Halluzination genannt, und die beobachteten Andeutungen von Artikulation sind mit Freuden aufgenommen worden, denn sie brachten die Hoffnung einer befriedigenden rationalen Erklärung des Phänomens der Halluzination. Wenn dieses Problem verdient, aufgegriffen zu werden, so von der Beziehung von Mund zu Ohr her. Sie besteht nicht bloß von Subjekt zu Subjekt, sondern genausogut für jedes Subjekt selbst, das zur gleichen Zeit, wo es spricht, sich hört. Wenn man so weit gegangen ist, glaubt man schon, einen Schritt gemacht zu haben und die Dinge richtig zu durchschauen. In Wirklichkeit hängt die bemerkenswerte Unfruchtbarkeit der Analyse des Problems der verbalen Halluzination mit der Tatsache zusammen, daß diese Bemerkung unzureichend ist. Daß das Subjekt hört, was es sagt, ist genau dasjenige, bei dem man sich nicht aufhalten soll, um auf die Erfahrung dessen zurückzukommen, was sich abspielt, wenn es einen anderen hört.

Was passiert, wenn Sie sich einzig auf die Artikulation dessen, was Sie hören, heften, auf den Akzent oder auf die Dialektausdrücke, auf was auch immer, das buchstäblich ist beim Registrieren des Diskurses Ihres Gesprächspartners? Man muß ein bißchen Imagination hinzufügen, denn vielleicht kann das niemals bis zum Äußersten getrieben werden, aber das ist sehr klar, sobald es sich um eine Fremdsprache handelt – das, was Sie verstehen an einem Diskurs, ist etwas anderes als das, was akustisch registriert wird. Das ist noch einfacher, wenn wir an den Taubstummen denken, der imstande ist, einen Diskurs durch visuelle, mittels der Finger gegebene Zeichen zu empfangen, gemäß dem Taubstummenalphabet. Wenn der Taubstumme von den schönen Händen seines Gesprächspartners fasziniert ist, wird er den durch diese Hände beförderten Diskurs nicht registrieren. Ich würde noch weiter gehen – das, was er registriert, nämlich die Aufeinanderfolge dieser Zeichen, ihren Gegensatz, ohne den es keine Aufeinanderfolge gibt, kann man wirklich sagen, daß er es streng genommen sieht?

Freilich kann man es nicht dabei bewenden lassen. Tatsächlich kann der Taubstumme, obwohl er die ihm gebotene Aufeinanderfolge registriert, sehr wohl nichts verstehen, wenn man sich in einer Sprache an ihn richtet, die er nicht kennt. Wie derjenige, der den Diskurs in einer Fremdsprache hört, wird er durchaus besagten Satz gesehen haben, aber das wird ein toter Satz sein. Der Satz wird erst von dem Augenblick an lebendig, wo er eine Bedeutung aufweist.

155 Was heißt das? Selbst wenn wir davon überzeugt sind, daß sich eine Bedeutung immer auf etwas bezieht, daß sie nur gilt, sofern sie auf eine andere Bedeutung verweist, ist es klar, daß das Leben eines Satzes zutiefst an diese Tatsache gebunden ist, daß das Subjekt hinhört, daß es diese Bedeutung für sich bestimmt. Was den Satz, sofern er verstanden wird, unterscheidet vom Satz, sofern er es nicht wird, was ihn nicht hindert, gehört zu werden, ist genau das, was die Phänomenologie des wahnhaften Falles so klar herausstellt, nämlich die Antizipierung der Bedeutung.

Es gehört zum Wesen der Bedeutung, sofern sie sich abzeichnet, alle Augenblicke danach zu streben, sich zu schließen für den, der sie hört. Anders gesagt, die Teilnahme des Hörers des Diskurses ist für denjenigen, der dessen Sender ist, permanent, und es gibt einen Zusammenhang zwischen dem Hören und dem Sprechen, der nicht äußerlich ist, im Sinn von sich sprechen hören, sondern sich auf der Ebene selbst des Phänomens der

Sprache situiert. Auf der Ebene, wo der Signifikant die Bedeutung mit sich bringt, und nicht auf der sensoriellen Ebene des Phänomens, sind Hören und Sprechen wie Vorder- und Rückseite. Worte hören, ihnen sein Gehör schenken, heißt schon, ihnen mehr oder weniger gehorsam sein. Gehorchen ist nichts anderes, es ist Entgegengehen im Anhören.

Fassen wir zusammen. Der Sinn geht immer in Richtung auf etwas, in Richtung auf eine andere Bedeutung, in Richtung auf einen Abschluß der Bedeutung, er verweist immer auf etwas, das voraus ist und das auf sich selbst zurückkommt. Aber es gibt eine Richtung. Heißt das, daß wir keinen Haltepunkt haben? Ich bin sicher, daß dieser Punkt immer noch ungewiß bleibt in Ihrem Kopf, in Anbetracht des Nachdrucks, den ich darauf lege, zu sagen, daß die Bedeutung immer auf die Bedeutung verweist. Sie fragen sich, ob letzten Endes der Zweck des Diskurses, der nicht einfach darin besteht, die Welt der Dinge zu bedecken, nicht einmal sie zu bergen, sondern sich darauf zu stützen von Zeit zu Zeit, nicht rettungslos verfehlt wäre.

Wir können aber auf keinen Fall das Hinweisen auf das Ding als seinen grundlegenden Haltepunkt ansehen. Es gibt eine absolute Nicht-Äquivalenz des Diskurses mit jeglichem Hinweisen. So reduziert Sie auch das letzte Element des Diskurses annehmen mögen, niemals werden Sie ihn durch den Zeigefinger ersetzen können – man erinnere sich an die sehr richtige Bemerkung des heiligen Augustinus. Wenn ich etwas durch eine Geste des Fingers bezeichne, wird man niemals wissen, ob mein Finger die Farbe des Objekts bezeichnet, oder seinen Stoff, oder ob es ein Fleck ist, ein Sprung, usw. Es braucht das Wort, den Diskurs, um es zu unterscheiden. Es gibt eine ursprüngliche Eigenschaft des Diskurses in bezug auf das Hinweisen. Aber nicht hier treffen wir die grundlegende Referenz des Diskurses. Wir suchen, wo er anhält? Nun, immer auf der Ebene dieses problematischen Ausdrucks, den man das Sein nennt.

Ich möchte hier nicht einen allzu philosophischen Diskurs halten, sondern
Ihnen durch ein Beispiel zeigen, was ich sagen will, wenn ich Ihnen sage, daß 156
der Diskurs wesentlich auf etwas abzielt, für das wir keinen anderen Ausdruck haben als das Sein.

Ich bitte Sie also, einen Augenblick bei folgendem zu verweilen. Sie sind an der Neige eines stürmischen und anstrengenden Tages, Sie betrachten den Schatten, der einzudringen beginnt in das, was Sie umgibt, und etwas kommt Ihnen in den Sinn, das sich in der Formulierung *der Abendfrieden* verkörpert.

Ich glaube nicht, daß irgendwer, der ein normales Gefühlsleben hat, nicht wüßte, daß das etwas ist, das es gibt und das einen ganz anderen Wert hat als die phänomenale Erfassung der Neige des Glanzes des Tages, der Dämpfung der Linien und Leidenschaften. Es gibt in *der Abendfrieden* gleichzeitig eine Gegenwart und ein Wählen innerhalb der Gesamtheit dessen, was Sie umgibt.

Welchen Zusammenhang gibt es zwischen der Formulierung *der Abendfrieden* und dem, was Sie empfinden? Es ist nicht absurd, sich zu fragen, ob Wesen, welche diesen Abendfrieden nicht als distinkt existieren ließen, die ihn nicht verbal formulierten, ihn von irgendeinem beliebigen anderen Register unterscheiden könnten, unter dem die zeitliche Realität erfaßt werden kann. Das könnte zum Beispiel ein panisches Gefühl der Gegenwart der Welt sein, eine Aufregung, die Sie im selben Moment am Verhalten Ihrer Katze bemerken, die in allen Ecken die Gegenwart irgendeines Phantoms zu suchen scheint oder diese Angst vor dem Sonnenuntergang, die wir, ohne etwas darüber zu wissen, den Primitiven zuschreiben, wenn wir denken, daß sie vielleicht fürchten, daß die Sonne nicht wiederkommen wird, was auch nicht etwas Undenkbares ist. Kurz, eine Unruhe, ein Suchen. Das läßt doch die Frage offen, welches Verhältnis diese Seinsordnung mit ihrer wörtlichen Formulierung unterhält, die sehr wohl ihre Existenz hat, äquivalent allerlei anderen Existenzen in unserem Erleben, und die *der Abendfrieden* heißt.

Wir können jetzt beobachten, daß sich etwas ganz anderes abspielt, wenn wir es sind, die diesen Abendfrieden angerufen haben, wenn wir diese Formulierung, bevor wir sie geben, vorbereitet haben, oder aber wenn sie überrascht, wenn sie uns unterbricht und die Bewegung der Aufregungen, die uns bewohnten, beruhigt. Gerade wenn wir nicht auf ihn lauschen, wenn er außerhalb unseres Bereichs ist und plötzlich über uns herfällt, nimmt er seinen ganzen Wert an, und wir werden überrascht durch diese mehr oder weniger endophasische, mehr oder weniger inspirierte Formulierung, die uns wie ein Murmeln von außen kommt, Bekundung des Diskurses sofern er uns fast nicht gehört und als Echo auf das kommt, was es mit einem Schlag an Signifikantem für uns gibt in dieser Gegenwart, eine Artikulierung, von der wir nicht wissen, ob sie von außen oder von innen kommt – *der Abendfrieden.*

Ohne von Grund auf zu entscheiden, wie es sich verhält mit der Beziehung
157 des Signifikanten, als Sprachsignifikant, zu etwas, das ohne ihn niemals benannt würde, ist deutlich, daß, je weniger wir ihn artikulieren, je weniger wir sprechen, es desto mehr zu uns spricht. Je fremder wir dem sind, worum es sich bei diesem Sein handelt, desto mehr neigt es dazu, sich uns darzubieten, begleitet von dieser befriedenden Formulierung, die sich uns als unbestimmt darbietet, an der Grenze des Bereichs unserer motorischen

Autonomie und dieses Etwas, das uns von außen gesagt wird, an der Grenze dessen, wodurch äußerstenfalls die Welt zu uns spricht.
Was besagt das, dieses Sein, oder nicht, aus Sprache, welches *der Abendfrieden* ist? In dem Maße, wie wir ihn nicht erwarten, ihn auch nicht wünschen, seit langem nicht einmal mehr an ihn gedacht haben, bietet er sich uns wesentlich als Signifikant dar. Keinerlei experimentalistische Konstruktion kann seine Existenz rechtfertigen, es gibt da eine Gegebenheit, eine gewisse Weise, diesen Moment des Abends als Signifikanten zu nehmen, und wir können für ihn offen oder verschlossen sein. Und gerade in dem Maße, wo wir für ihn verschlossen waren, empfangen wir ihn, mit diesem eigenartigen Echophänomen, oder zumindest seiner Anbahnung, das im Erscheinen dessen besteht, was, an der Grenze unserer Ergriffenheit durch das Phänomen, sich für uns im gewöhnlichsten Fall durch diese Worte *der Abendfrieden* formulieren wird. Wir sind jetzt an der Grenze angekommen, wo der Diskurs, wenn er zu etwas jenseits der Bedeutung führt, zum Signifikanten im Realen führt. Wir werden niemals wissen, bei der vollkommenen Ambiguität, in der er fortbesteht, was er der Vermählung mit dem Diskurs verdankt.
Sie sehen, daß dieser Signifikant, je mehr er uns überrascht, das heißt im Prinzip, uns entschlüpft, sich uns umso mehr schon mit einer mehr oder weniger adäquaten Franse von Diskursphänomen darbietet. Gut also, es handelt sich für uns darum, das ist die Arbeitshypothese, die ich vorschlage, dasjenige zu suchen, was sich im Zentrum der Erfahrung des Präsidenten Schreber befindet, dasjenige, was er, ohne es zu wissen, am Rand des Feldes seiner Erfahrung, die Franse ist, verspürt, mitgerissen in der Gischt, die dieser Signifikant bewirkt, den er nicht als solchen wahrnimmt, der aber an seiner Grenze alle diese Phänomene organisiert.

3

Ich habe Ihnen das letzte Mal gesagt, daß die Kontinuität dieses fortwährenden Diskurses vom Subjekt nicht nur als ein auf die Probe Stellen seiner Diskurskapazitäten empfunden wird, sondern als eine Herausforderung und eine Forderung, außerhalb derer es sich einem Bruch mit der einzigen Gegenwart auf der Welt, die im Augenblick seines Wahns noch besteht,
ausgeliefert fühlt, diejenige dieses absoluten Anderen, dieses Gesprächspart- 158
ners, der jegliche authentische Gegenwart aus dem Universum entfernt hat. Woher rührt die unaussprechliche Wollust, Grundtonalität des Lebens des Subjekts, die mit diesem Diskurs verbunden ist?

In dieser besonders erlebten und durch unzerbrechliches Festhalten an der Wahrheit ausgezeichneten Beobachtung notiert Schreber, was sich abspielt, wenn dieser Diskurs, an dem er schmerzhaft hängt, aussetzt. Es stellen sich Phänomene her, die sich von denjenigen des kontinuierlichen inneren Diskurses unterscheiden, Verlangsamungen, Aussetzen, Unterbrechungen, denen ein Komplement beizubringen das Subjekt gezwungen ist. Das Zurückziehen des zweideutigen und doppelten Gottes, um den es sich handelt, der für gewöhnlich in seiner sogenannten niederen Gestalt auftritt, wird für das Subjekt von sehr schmerzhaften Empfindungen begleitet, aber vor allem von vier Konnotationen, die ihrerseits der Ordnung der Sprache angehören.

An erster Stelle gibt es das, was er das Brüllwunder nennt. Er kann nicht umhin, einen langen Schrei auszustoßen, der ihn mit solcher Brutalität erfaßt, daß er selbst vermerkt, daß, wenn er in diesem Augenblick etwas im Mund hat, das bewirken kann, daß er es ausspuckt. Er muß sich zurückhalten, damit sich das nicht in der Öffentlichkeit ereignet, und er ist weit davon entfernt, es immer tun zu können. Ein recht verblüffendes Phänomen, wenn wir in diesem Schrei den äußersten, reduziertesten Rand der motorischen Beteiligung des Mundes am Sprechen sehen. Falls es etwas gibt, wodurch das Sprechen mit einer absolut a-signifikanten vokalen Funktion, die dennoch alle möglichen Signifikanten enthält, eine Verbindung eingeht, dann ist es wohl das, was uns schaudern läßt, wenn der Hund den Mond anbellt.

Zweitens gibt es das Hilferufen, von dem man annimmt, daß es von den Gottesnerven vernommen wird, die sich von ihm getrennt haben, aber so etwas wie einen Kometenschweif hinter sich lassen. Während eines ersten Zeitraums, demjenigen des Anbindens an Erden, konnte Schreber sich nicht in wogendem Einklang mit den Gottesstrahlen finden, ohne daß eine oder mehrere der geprüften Seelen in seinen Mund springen würden. Aber seit einer gewissen Stabilisierung seiner imaginären Welt ereignet sich das nicht mehr. Dagegen ereignen sich noch beängstigende Phänomene, sobald gewisse dieser regen Wesen, inmitten derer er lebt, im Rückzug Gottes herumliegen gelassen werden und den Hilfeschrei ausstoßen.

Dieses Phänomen des Hilferufens ist etwas anderes als das Brüllen. Das Brüllen ist nur ein reiner Signifikant, während der Ruf nach Hilfe eine Bedeutung hat, so elementar sie auch sein mag.

Das ist nicht alles. Drittens gibt es allerlei Geräusche von außen, welche auch immer, etwas, das sich auf dem Flur der Heilanstalt abspielt, oder ein Geräusch draußen, ein Bellen, ein Wiehern, die, sagt er, gewundert, ausdrücklich für ihn gemacht werden. Es ist immer etwas, das einen menschlichen Sinn hat.

Zwischen einer sich verflüchtigenden Bedeutung, welche jene des Brüllens 159
ist, und der durch das Rufen erlangten Emission – das seiner Ansicht nach nicht einmal das seinige ist, weil ihn das ja von außen her überrascht – beobachten wir eine ganze Skala von Phänomenen, die sich durch die Zersplitterung der Bedeutung auszeichnen. Schreber weiß sehr wohl, daß das reale Geräusche sind, die in seiner Umgebung zu hören er gewohnt ist, nichtsdestoweniger hat er die Überzeugung, daß sie sich zu diesem Zeitpunkt nicht zufällig, sondern für ihn ereignen, auf dem Rückweg zur Verlassenheit in der äußeren Welt und in Verbindung mit den dazwischenliegenden Momenten des Aufgehens in der wahnhaften Welt.

Die anderen Wunder, für die er eine ganze Theorie der göttlichen Schöpfung konstruiert, bestehen im Ruf einer bestimmten Anzahl von Lebewesen, die im allgemeinen Singvögel sind – zu unterscheiden von den sprechenden Vögeln, die der göttlichen Umgebung angehören –, die er im Garten sieht, und ebenfalls Insekten, die bekannten Arten angehören – das Subjekt hat einen Urgroßvater gehabt, der Entomologe gewesen ist – und von der Allmacht des göttlichen Wortes ganz ausdrücklich für ihn geschaffen worden sind. Derart stellt sich zwischen diesen beiden Polen, dem Brüllwunder und dem Hilferufen, ein Übergang her, wo man die Spuren des Vorübergehens des Subjekts, das aufgeht in einer offensichtlich erotisierten Bindung, sehen kann. Die Konnotationen sind da – das ist ein weiblich-männliches Verhältnis.

Das Grundphänomen von Schrebers Wahn hat sich in einem *unsinnigen*[*] Feld erotisierter Bedeutungen stabilisiert. Mit der Zeit ist das Subjekt dazu gelangt, das Exerzitium, dem es sich unterworfen hat, äußerst zu neutralisieren, das darin besteht, die unterbrochenen Sätze auszufüllen. Jede andere Weise, zu antworten, indem man sie befragt oder sie beleidigt, wäre gegen die Spielregel. Ich muß, sagt er, mit dem Treiben des Gottes selbst in Verbindung stehen, der zu mir in seiner Grundsprache spricht, so absurd und demütigend seine Befragung auch sein mag. Jedesmal wenn das Subjekt dieses rätselhafte Feld verläßt, jedesmal wenn sich ein Zustand herstellt, von dem es schiene, daß er sein Kommen wie eine Atempause wünschen müßte, stellt sich eine fransenhafte Illumination der äußeren Welt her, die ihn durchläuft mit allen die Sprache bildenden Elementen, die dissoziiert sind. Einerseits die vokale Aktivität in ihrer elementarsten Form, sogar begleitet von einem beim Subjekt an eine gewisse Schmach gebundenen Bestürzungsgefühl. Andererseits eine Bedeutung, die sich als diejenige eines Hilferufens konnotiert findet, korrelativ dem Verlassen, dem er zu diesem Zeitpunkt ausgesetzt ist, dann mit diesem Etwas, das uns, nach unserer Analyse, letzten

Endes viel mehr halluzinatorisch erscheinen wird als diese Sprachphänomene, die, im ganzen genommen, als Mysterium ungelöst bleiben. Übrigens nennt er sie immer nur innere Stimmen.

160 Schreber beschreibt den eigentümlichen Verlauf der Strahlen, welche der Induktion der göttlichen Worte voraufgehen – verwandelt in Fäden, von denen er eine gewisse visuelle oder zumindest räumliche Auffassung hat, kommen sie vom äußersten Horizont her auf ihn zu, kreisen um seinen Kopf, um dann von hinten her in ihn hineinzufahren. Alles läßt uns denken, daß dieses Phänomen, das das Vorspiel zum Einsetzen des göttlichen Diskurses als solchen darstellt, sich in demjenigen abspielt, was man einen an die Struktur des Signifikanten und der Bedeutung gebundenen Über-Raum nennen könnte, eine jeglicher möglichen Dualisierung des Phänomens der Sprache vorausgehende Verräumlichung.

Was sich abspielt im Augenblick, wo dieses Phänomen aufhört, ist anders. Die Realität wird der Träger anderer Phänomene, solcher, die man klassischerweise auf den Glauben reduziert. Falls der Ausdruck Halluzination mit einer Umwandlung der Realität in Zusammenhang gebracht werden muß, dann haben wir nur auf dieser Ebene das Recht, ihn aufrechtzuerhalten, um unserer Sprache eine gewisse Kohärenz zu bewahren. Was die Halluzination kennzeichnet, ist das besondere Gefühl des Subjekts, an der Grenze des Realitätsgefühls und des Irrealitätsgefühls, Gefühl nahen Anbruchs, von Neuartigkeit, und nicht irgendeiner beliebigen, von für seinen Gebrauch bestimmter Neuartigkeit, die in die äußere Welt einbricht. Das gehört nicht der gleichen Ordnung an wie dasjenige, was in Verbindung mit der Bedeutung oder dem Bedeuten erscheint. Es handelt sich durchaus um eine geschaffene Realität, die sich tatsächlich innerhalb der Realität als etwas Neues manifestiert. Die Halluzination als Erfindung der Realität ist hier das, was den Träger dessen konstituiert, was das Subjekt erlebt.

Ich glaube, ich habe Sie das Schema begreifen lassen, das ich Ihnen zu präsentieren versucht habe, mit allem, was es an Problematischem mit sich bringt.

Wir stellen uns Fragen über den Sinn, der dem Ausdruck Halluzination zu geben ist. Um dahin zu gelangen, die Halluzinationen in angemessener Weise einzuteilen, empfiehlt es sich, sie in den reziproken Kontrasten, den komplementären Gegensätzen zu beobachten, auf die das Subjekt selbst aufmerksam macht. Diese Gegensätze sind tatsächlich Bestandteil einer gleichen subjektiven Organisierung, und da sie vom Subjekt geliefert werden, haben sie einen größeren Wert, als wenn sie vom Beobachter gemacht würden. Überdies muß man ihrer Aufeinanderfolge in der Zeit folgen.

Ich habe versucht, Sie erkennen zu lassen, daß es sich bei Schreber um etwas handelt, das immer bereit ist, ihn zu überraschen, das sich niemals enthüllt, das sich aber in der Ordnung seiner Beziehungen zur Sprache situiert, dieser Sprachphänomene, denen das Subjekt durch einen sehr speziellen Zwang verbunden bleibt, und die das Zentrum darstellen, zu dem zuletzt die Lösung seines Wahns führt.
Es gibt hier eine subjektive Topologie, die vollständig auf dem beruht, was uns durch die Analyse geliefert wird, daß es einen unbewußten Signifikanten geben kann. Es geht darum, zu wissen, wie sich dieser unbewußte Signifikant bei der Psychose situiert. Er erscheint allerdings außerhalb des Subjekts, aber 161
das ist eine andere Äußerlichkeit als diejenige, auf die man hinweist, wenn man uns die Halluzination und den Wahn als eine Störung der Realität präsentiert, denn das Subjekt bleibt ihr durch eine erotische Fixierung verbunden. Wir müssen hier den sprechenden Raum als solchen erfassen, derart, daß das Subjekt auf ihn nicht ohne einen dramatischen Übergang verzichten kann, wo die halluzinatorischen Phänomene in Erscheinung treten, das heißt, wo die Realität selbst sich als befallen präsentiert, auch als bedeutungsvoll.

Diese topographische Vorstellung geht in die Richtung der schon gestellten Frage über den Unterschied zwischen der *Verwerfung** und der *Verdrängung** hinsichtlich ihrer subjektiven Lokalisierung. Was ich versucht habe, Sie heute verstehen zu lassen, stellt eine erste Annäherung an diesen Gegensatz dar.

8. Februar 1956

163 # ÜBER DIE VERWERFUNG EINES URSPRÜNGLICHEN SIGNIFIKANTEN

Ein wahnträchtiger Zwilling
Der Tag und die Nacht
Die Verwerfung*
Der Brief 52

Wir sind an das Problem der Psychosen über die Frage der Freudschen Strukturen herangegangen. Dieser Titel ist bescheiden, und er geht nicht in die Richtung dessen, worauf in Wahrheit unsere Untersuchung gerichtet ist, nämlich die Ökonomie der Psychosen, die wir auf dem Weg einer Analyse der Struktur zu erforschen suchen.

Die Struktur erscheint in dem, was man im eigentlichen Sinn das Phänomen nennen kann. Es wäre überraschend, daß etwas von der Struktur nicht erschiene in der Art, wie zum Beispiel der Wahn sich präsentiert. Aber das Vertrauen, das wir der Analyse des Phänomens erweisen, ist ganz verschieden von dem, das ihm der phänomenologische Gesichtspunkt erweist, der sich bemüht, darin dasjenige zu sehen, was von Realität an sich fortbesteht. Vom Gesichtspunkt aus, der uns leitet, erweisen wir dem Phänomen nicht dieses Vertrauen *a priori*, aus dem einfachen Grund, daß unsere Vorgangsweise wissenschaftlich ist, und daß das der Ausgangspunkt der modernen Wissenschaft ist, den Phänomenen nicht Vertrauen zu erweisen und dahinter etwas Beständigeres zu suchen, das es erklärt.

Man darf nicht vor dem Wort zurückschrecken. Wenn die Psychiatrie seit einiger Zeit einen Rückzieher gemacht hat, der darin bestanden hat, dem Erklären zu mißtrauen, um das Verstehen zu rühmen, so deshalb, weil das erklärende Verfahren in Sackgassen geraten war. Aber wir haben das Zeugnis der erklärenden Wirksamkeit der analytischen Forschung auf unserer Seite, und mit der Vermutung, daß auch hier eine entsprechende Analyse des Phänomens uns zur Struktur und Ökonomie führen wird, rücken wir im Bereich der Psychosen vor.

Nicht zur simplen Befriedigung des Nosographen nehmen wir die Unterscheidung der Neurosen und der Psychosen in Angriff. Diese Unterschei-
164 dung ist nur allzu offensichtlich. Indem wir die beiden nebeneinandersetzen,

werden uns Beziehungen, Symmetrien, Gegensätze erscheinen, die uns erlauben werden, für die Psychose eine annehmbare Struktur aufzustellen.
Unser Ausgangspunkt ist folgender – das Unbewußte ist da, gegenwärtig in der Psychose. Die Psychoanalytiker nehmen es an, zu Recht oder zu Unrecht, und wir nehmen mit ihnen an, daß das auf jeden Fall ein möglicher Ausgangspunkt ist. Das Unbewußte ist da, aber es funktioniert nicht. Im Gegensatz zu dem, was man glauben hat können, bringt, daß es da ist, für sich keinerlei Lösung mit sich, sondern ganz im Gegenteil eine ganz besondere Trägheit. Andererseits besteht die Psychoanalyse weder darin, einen Gedanken bewußt, noch die Abwehrformen eines *ego* weniger paradox zu machen, um das zu erreichen, was man unvorsichtigerweise seine Stärkung nennt. Diese Zurückweisung der beiden Wege, welche die Psychoanalyse eingeschlagen hat, zunächst als sie im Entstehen begriffen war, dann im Zustand ihrer gegenwärtigen Abweichung, ist fast selbstverständlich, sobald man sich an die Psychosen heranmacht.
Sie werden in der angekündigten Revue unserer Gesellschaft, in ihrer ersten Nummer über die Sprache und das Sprechen, einleitend diese Formel finden – *Wenn die Psychoanalyse die Sprache bewohnt, so kann sie es nicht, ohne Schaden zu nehmen, in ihrem Diskurs verkennen.* Das ist der ganze Sinn dessen, was ich Sie seit einigen Jahren lehre, und eben da sind wir angelangt hinsichtlich der Psychosen. Das Voranstellen, das Betonen der Sprachphänomene bei der Psychose ist für uns die fruchtbarste Lehre.

1

Die Frage des *ego* ist offensichtlich maßgebend bei den Psychosen, denn das *ego*, in seiner Funktion der Beziehung zur Außenwelt, ist dasjenige, was hier in Schach gehalten wird. Es ist also nicht ohne Paradox, daß man ihm die Macht verleihen will, das Verhältnis zur Realität zu lenken, es zu verändern, zu Zwecken, die man als Abwehrzwecke definiert.
Die Abwehr, in der summarischen Form, in der man sie gegenwärtig auffaßt, wäre am Ursprung der Paranoia. Das *ego*, das mehr und mehr Macht gewinnt in der modernen Auffassung der Analyse, indem es tatsächlich das Vermögen besitzt, die Außenwelt auf verschiedene Weisen spielen zu lassen, würde im Fall der Psychose aus der Außenwelt irgendein zum Warnen bestimmtes Zeichen in Form der Halluzination auftauchen lassen. Wir finden hier die archaische Auffassung wieder, daß ein Drang auftaucht, welchen das *ego* als gefährlich wahrnimmt.

165 Ich würde Sie hier gerne an den Sinn dessen erinnern, was ich hinsichtlich des *ego* sage, und es in anderer Weise wieder aufnehmen.
Wie es auch mit der Rolle stehen mag, die ihm in der psychischen Ökonomie zugeschrieben werden soll, ein *ego* ist niemals ganz allein. Es bringt immer einen seltsamen Zwilling mit sich, das Idealich, von dem ich anläßlich meiner Seminare vor zwei Jahren gesprochen habe. Die sichtbarste Phänomenologie der Psychose zeigt uns, daß dieses Idealich spricht. Das ist eine Phantasie, aber im Unterschied zur Phantasie oder zum Phantasma, das wir bei den Phänomenen der Neurose herausstreichen, ist das eine Phantasie, die spricht, oder exakter, eine gesprochene Phantasie. Insofern wird diese Figur, die die Gedanken des Subjekts nachplappert, sich einmischt, das Subjekt überwacht, nach und nach die Reihe seiner Handlungen benennt, sie steuert, durch die Theorie des Imaginären und des Spiegelichs nicht hinreichend erklärt.
Ich habe das letzte Mal versucht, Ihnen zu zeigen, daß das Ich, was immer wir auch über seine Funktion denken mögen, und ich werde nicht weiter gehen, als ihm diejenige eines Diskurses der Realität zu geben, immer als Korrelat einen Diskurs mit sich bringt, der seinerseits nichts mit der Realität zu tun hat. Mit meiner allseits bekannten Impertinenz habe ich ihn als den Diskurs der Freiheit bezeichnet, wesentlich für den modernen Menschen, sofern er strukturiert wird durch eine gewisse Auffassung seiner Autonomie. Ich habe Sie auf dessen grundlegend partiellen und parteiischen, unausdrückbaren, parzellenhaften, differenzierten und zutiefst wahnhaften Charakter hingewiesen. Von dieser allgemeinen Entsprechung bin ich ausgegangen, um Sie auf das hinzuweisen, was in bezug auf das Ich imstande ist, beim von der Psychose heimgesuchten Subjekt in Wahn auszuwachsen. Ich sage nicht, daß es das gleiche ist, ich sage, daß es am gleichen Platz ist.
Es gibt also kein *ego* ohne diesen, sagen wir, wahnträchtigen Zwilling. Unser Patient, der uns von Zeit zu Zeit kostbare Bilder liefert, nennt sich zu einem bestimmten Zeitpunkt eine *Lepraleiche, die eine andere Lepraleiche führt.* Schönes Bild in der Tat für das Ich, denn es gibt im Ich etwas grundlegend Totes und immer durch diesen Zwilling, welcher der Diskurs ist, Verdoppeltes. Die Frage, die wir uns stellen, ist folgende – wie kann es dazu kommen, daß dieses Double, das bewirkt, daß das Ich immer nur die Hälfte des Subjekts ist, sprechend werde? Wer spricht?
Ist es der andere, dessen Widerspiegelungsfunktion in der Dialektik des Narzißmus ich Ihnen dargelegt habe, der andere des imaginären Anteils der Dialektik des Herrn und des Knechts, die wir aus dem kindlichen Transitivismus aufgegriffen haben, im Spiel der Stattlichkeit, in dem die Integrierung

des *socius* ausgeübt wird, der andere, der sich durch die fesselnde Aktion des Gesamtbildes im Mitmenschen so gut erfassen läßt? Ist es wohl dieser Widerspiegelungs-andere, dieser imaginäre andere, dieser andere, der für uns jeder Mitmensch ist, sofern er uns unser eigenes Bild gibt, uns durch die 166
Erscheinung fesselt, uns die Projektion unserer Ganzheit liefert, ist er es, der spricht?

Die Projektion hat nicht immer denselben Sinn, aber was uns betrifft, so beschränken wir sie auf diesen imaginären Transitivismus, der bewirkt, daß, im Augenblick, wo das Kind seinen Mitmenschen geschlagen hat, es ohne zu lügen sagt – *Er hat mich geschlagen*, denn das ist für es genau das gleiche. Das definiert eine Beziehungsordnung, welche die imaginäre Beziehung ist, und die wir unaufhörlich in allen möglichen Mechanismen wiederfinden. Es gibt in diesem Sinn eine Eifersucht durch Projektion, die die Untreueneigungen des Subjekts, oder die Untreuebezichtigungen, die es gegen sich selbst vorzubringen hat, auf den anderen projiziert.

Das stellt die Anfangsgründe dar, zu bemerken, daß die wahnhafte Projektion damit nichts zu tun hat. Man kann ruhig sagen, daß das auch ein Projektionsmechanismus ist, in dem Sinn, daß etwas außen zum Vorschein kommt, das seine Triebfeder im Inneren des Subjekts hat, aber es ist sicher nicht der gleiche wie derjenige, den ich Ihnen soeben mit dem Transitivismus der bösen Absicht vorgeführt habe, und dem die Eifersucht, die man als die gewöhnliche oder die normale bezeichnen könnte, viel näher steht. Es genügt, sich den Phänomenen zuzuwenden, um es zu sehen, und das wird in den Schriften von Freud selbst über die Eifersucht sehr gut unterschieden. Die Mechanismen, die bei der Psychose im Spiel sind, beschränken sich nicht auf das imaginäre Register.

Wo werden wir sie suchen, nachdem sie sich der libidinalen Besetzung entziehen? Reicht es aus, sich auf das Wiederbesetzen der Libido am eigenen Körper zu berufen? Auf diesen Mechanismus, der gemeinhin als derjenige des Narzißmus angesehen wird, beruft sich Freud selbst ausdrücklich, um das Phänomen der Psychose zu erklären. Alles in allem müßte man, um die wahnhafte Beziehung in Bewegung zu setzen, ihr nur erlauben, wie man leichthin sagt, wieder objektal zu werden.

Unter einem gewissen Gesichtspunkt deckt das eine gewisse Anzahl der betreffenden Phänomene, erschöpft aber nicht das Problem. Ein jeder weiß, wenn er Psychiater ist, daß es bei einem ordentlichen Paranoiker nicht in Frage kommt, diese Besetzung in Bewegung zu setzen, während bei den Schizophrenen die eigentlich psychotische Ungeordnetheit im Prinzip viel weiter geht als beim Paranoiker.

Läge das nicht daran, daß es in der Ordnung des Imaginären nicht möglich ist, dem Ausdruck Narzißmus eine präzise Bedeutung zu geben? In der Ordnung des Imaginären ist die Entfremdung konstituierend. Die Entfremdung, das ist das Imaginäre als solches. Es ist nichts zu erwarten von der Zugangsweise zur Psychose auf der Ebene des Imaginären, denn der imagi-
167 näre Mechanismus ist das, was der psychotischen Entfremdung ihre Form, nicht aber ihre Dynamik verleiht.

Das ist jedenfalls der Punkt, bei dem wir gemeinsam ankommen, und wenn wir hier nicht ohne Waffen sind, wenn wir das Rätseln nicht aufgeben, so genau deshalb, weil wir bei unserer Erforschung der analytischen Technik, dann des Jenseits des Lustprinzips mit der strukturalen Definition des *ego*, die es impliziert, die Vorstellung haben, daß wir, jenseits des kleinen anderen des Imaginären, die Existenz eines anderen Anderen annehmen müssen.

Er befriedigt uns nicht nur, weil wir ihm einen Großbuchstaben verleihen, sondern weil wir ihn situieren als notwendiges Korrelat des Sprechens.

2

Diese Prämissen für sich allein stellen die Theorie der analytischen Kur in Frage, welche sie mit immer mehr Nachdruck auf eine Beziehung zu zweien reduziert. Sie ist infolgedessen gefesselt im Verhältnis des Ichs des Subjekts zum Idealich, des Ichs zum anderen, einem anderen, dessen Qualität zweifellos variieren kann, der aber immer, die Erfahrung beweist es, der alleinige und einzige andere der imaginären Beziehung sein wird.

Was die angebliche Objektbeziehung angeht, die es wiederherzustellen gilt, wird das Subjekt auf eine seltsame Erfahrung dessen zurückgeführt, was man den Kleinschen Sockel des Imaginären nennen könnte, nämlich den oralen Komplex. Freilich läßt sich das, bei einem Subjekt, das von sich aus nicht zur Alienation getrieben wird, nur auf Grund eines Mißverständnisses aufrechterhalten, das durch eine Art von Einverleibung oder Verschlingung erzeugt wird, die, weil ja die analytische Beziehung eine Sprechbeziehung ist, nur eine Einverleibung des Diskurses des Analytikers sein kann. In dieser verdrehten Auffassung kann die Analyse nichts anderes sein als die Einverleibung des vorgeschlagenen, unterstellten Diskurses des Analytikers, das heißt das gerade Gegenteil der Analyse.

Ich zünde meine Laterne an, und ich werde Ihnen also meine These vortragen. Ich werde sie Ihnen vom falschen Ende her vortragen, indem ich sie nämlich auf der genetischen Ebene situiere, die so notwendig zu sein

scheint, damit Sie sich wohl befinden. Ich werde Ihnen nachher sagen, daß es nicht das ist, aber sei's drum, sagen wir zunächst, daß, wenn es das wäre, es so sein würde, wie ich Ihnen sagen werde.
Es handelt sich um eine These, welche die gesamte psychische Ökonomie betrifft. Sie ist wichtig für das Verständnis der konfusen Debatten, die rings um die Kleinsche Phantasmatik fortgeführt werden, um gewisse Einwände zu widerlegen, die gegen sie geltend gemacht werden, auch um besser zu 168
situieren, was sie an Wahrem oder an Fruchtbarem liefern kann für das Verständnis der Frühzeitigkeit der Verdrängungen, die sie impliziert. Im Gegensatz zu dem, was Freud sagt, daß es keine Verdrängung im eigentlichen Sinn gibt vor dem Untergang des Ödipuskomplexes, bringt die Kleinsche Theorie tatsächlich mit sich, daß die Verdrängung von den ersten präödipalen Etappen an besteht.
Meine These kann auch einen Widerspruch erhellen, der bei Freud selbst angesichts des Autoerotismus unlösbar erscheint. Einerseits spricht er uns vom ursprünglichen Objekt der ersten Mutter-Kind-Beziehung. Andererseits formuliert er den Begriff des anfänglichen Autoerotismus, das heißt einer Etappe, wo es, so kurz wir sie auch annehmen, für das Kind keine Außenwelt gibt.
Die Frage ist jene des anfänglichen Zugangs des Menschen zu seiner Realität, sofern wir annehmen, daß es eine Realität gibt, die ihm korrelativ ist – eine Annahme, die, sobald man von diesem Thema ausgeht, mit eingeschlossen ist, von der wir aber auch wissen, daß wir sie irgendwo aufgeben müssen, denn es gäbe keine Frage hinsichtlich dieser Realität, wenn sie eben nicht andauernd in Frage gestellt würde. Gibt es beim Menschen etwas, das diesen gleichzeitig einhüllenden und ineinandergefügten Charakter hätte, der bewirkt, daß wir für das Tier den Ausdruck *Umwelt** erfinden?
Ich weise Sie nebenbei darauf hin, daß diese Hypothese uns insofern für das Tier von Nutzen ist, als das Tier für uns ein Objekt ist und es tatsächlich für seine Existenz ganz unerläßliche Bedingungen gibt. Es gefällt uns, zu erforschen, wie es funktioniert, um immer in Einklang mit diesen ursprünglichen Bedingungen zu stehen, und eben das nennen wir Instinkt, instinkthaftes Verhalten oder instinkthaften Zyklus – wenn es Sachen gibt, die nicht da drin sind, ist anzunehmen, daß wir sie nicht sehen, und vom Augenblick an, wo wir sie nicht sehen, sind wir unbesorgt, und tatsächlich, warum nicht?
Was den Menschen betrifft, ist ganz offensichtlich, daß das nicht ausreicht. Der offene und wuchernde Charakter seiner Welt gestattet es nicht, aus ihr sein biologisches Korrelat zu machen. Eben hier versuche ich, denn das

scheint mir kohärent und praktisch, die drei Ordnungen des Symbolischen, des Imaginären und des Realen für Sie zu unterscheiden. Alles läßt erkennen, daß all das, was uns unsere analytische Erfahrung zeigt, sich in diese drei Verhältnisordnungen einreihen läßt, wobei die Frage besteht, zu welchem Augenblick jedes dieser Verhältnisse sich herstellt.

Meine These, und sie wird vielleicht gewissen die Lösung des Rätsels geben, welches für sie mein Bravourstück vom letzten Mal über den Abendfrieden dargestellt zu haben scheint, ist folgende – die Realität ist *von Beginn an* von der symbolischen Nichtung markiert.

Obwohl sie durch unsere ganze Arbeit des letzten Jahres vorbereitet ist,
169 werde ich sie dennoch ein weiteres Mal veranschaulichen, sei es auch nur, um wieder zu diesem so unterschiedlich aufgenommenen Abendfrieden zurückzukehren.

Das ist keine Exkursion, die, wie Platon sagt, eine Diskordanz erzeugt und gegen den analytischen Ton verstößt. Ich glaube gar nicht zu innovieren. Wenn Sie Freuds Text über den Präsidenten Schreber lesen, werden Sie ihn als klinisches Argument für das Verständnis des besagten Präsidenten die Funktion aufgreifen sehen, die bei einem anderen seiner Patienten Nietzsches Prosopopöie in seinem *Zarathustra* gespielt hat, die *Vor Sonnenaufgang* heißt. Sie können sich auf diesen Moment beziehen – gerade um es Ihnen nicht vorzulesen, habe ich selbst mich einer gewissen Anrufung des Abendfriedens hingegeben – Sie werden dort das gleiche repräsentiert sehen wie das, was ich Sie vor einer Woche spüren lassen wollte und was ich Ihnen jetzt neuerlich vorschlagen werde, indem ich Ihnen vom Tag sprechen werde.

Der Tag ist eine von allen Objekten, die er enthält und zu erkennen gibt, verschiedene Wesenheit, er ist wahrscheinlich sogar gewichtiger und gegenwärtiger als irgendeine unter ihnen, und er ist, sei es auch in der ursprünglichsten menschlichen Erfahrung, unmöglich als einfache Wiederkehr einer Erfahrung zu denken.

Es genügt, den Vorrang eines Rhythmus des Schlafes im menschlichen Leben der ersten Monate in Erinnerung zu rufen, damit wir allen Grund haben, zu denken, daß das nicht ein empirisches Erfassen ist, das bewirkt, daß sich zu einem bestimmten Zeitpunkt – so veranschauliche ich die ersten symbolischen Nichtungen – der Mensch vom Tag losmacht. Der Mensch ist nicht, wie alles uns vom Tier denken läßt, einfach eingetaucht in ein Phänomen wie dasjenige des Alternierens von Tag und von Nacht. Der Mensch setzt den Tag als solchen – und von da her kommt der Tag zur Gegenwart des Tages – auf einem Grund, der nicht ein Grund konkreter Nacht ist, sondern von möglicher Abwesenheit von Tag, wo die Nacht Unterkunft findet, und im übrigen umgekehrt. Der Tag und die Nacht sind sehr frühzeitig signifikante Kodes und nicht Erfahrungen. Sie sind Konnotationen, und der empirische und konkrete Tag kommt hier nur als imaginäres Korrelativ, zu Anfang, sehr früh.

Das ist meine Annahme, und sobald ich vom genetischen Gesichtspunkt aus spreche, habe ich sie nicht besonders in der Erfahrung zu rechtfertigen. Es besteht strukturale Notwendigkeit, eine ursprüngliche Etappe zu setzen, wo in der Welt Signifikanten als solche in Erscheinung treten.

Nachdem Sie diese Ebene in einer gewissen Verwirrung beläßt, lege ich Ihnen die Dinge in einer dogmatischen Form vor, was ich verabscheue – Sie wissen, daß meine Manier dialektisch ist.

Bevor das Kind lernt, die Sprache zu artikulieren, müssen wir annehmen, daß Signifikanten in Erscheinung treten, die schon der Ordnung des Symbolischen angehören. Wenn ich von einem ursprünglichen Erscheinen
des Signifikanten spreche, so ist das etwas, das schon die Sprache impliziert. 170
Das stößt bloß auf diese Erscheinung eines Wesens, das nirgends ist, den Tag. Der Tag als Tag ist kein Phänomen, der Tag als Tag impliziert die symbolische Konnotation, das die Gegenwart und die Abwesenheit konnotierende grundlegende Alternieren des Vokalen, das Freud zum Angelpunkt seines ganzen Begriffs des Jenseits des Lustprinzips macht.

Das ist genau das symbolische Artikulationsfeld, auf das ich jetzt in meinem Diskurs abziele, und eben hier stellt sich die *Verwerfung** her.

Ich freue mich, daß eine gewisse Zahl von Ihnen sich Sorgen macht über den Gegenstand dieser *Verwerfung**. Letzten Endes spricht Freud nicht sehr oft davon, und ich habe sie in den zwei oder drei Winkeln aufgeschnappt, wo sie ihre Nasenspitze zeigt, und manchmal sogar dort, wo sie sie nicht zeigt, wo aber das Verständnis des Textes erfordert, daß man sie voraussetzt.

Betreffs der *Verwerfung** sagt Freud, daß das Subjekt *nichts wissen wollte von der Kastration, selbst im Sinne der Verdrängung*. Tatsächlich, im Sinne der Verdrängung weiß man noch etwas von eben dem, von dem man, in gewisser Weise, nichts wissen will, und die ganze Analyse besteht darin, uns gezeigt zu haben, daß man es sehr wohl weiß. Wenn es Dinge gibt, von denen der Patient nichts wissen will, selbst im Sinne der Verdrängung, setzt das einen anderen Mechanismus voraus. Und nachdem das Wort *Verwerfung** in direkter Verbindung mit diesem Satz erscheint und auch einige Seiten weiter vorne, ergreife ich von ihm Besitz. Mir liegt nicht besonders an dem Ausdruck, mir liegt an dem, was er sagen will, und ich glaube, daß Freud das hat sagen wollen.

Man hält mir entgegen, auf die zutreffendste Weise muß ich sagen, daß es einem, je mehr man sich dem Text nähert, umso weniger gelingt, ihn zu verstehen. Eben deshalb muß man einen Text zu Leben kommen lassen durch das, was folgt und durch das, was vorausgeht. Immer durch das, was folgt, muß man einen Text verstehen.

Diejenigen, die mir die meisten Einwände machen, schlagen mir im übrigen vor, aus diesem oder jenem anderen Text Freuds etwas hervorzuholen, was nicht die _Verwerfung_* wäre, sondern zum Beispiel die _Verleugnung_* – es ist kurios, dieses _ver_* bei Freud wuchern zu sehen. Ich habe Ihnen niemals eine rein semantische Lektion über Freuds Vokabular gegeben, aber ich versichere Sie, daß ich Ihnen sogleich mit einem guten Dutzend davon aufwarten könnte. Ich würde Ihnen zunächst einmal über die Konnotationen aus dem Bankwesen sprechen, die für alle diese Ausdrücke bestehen, die Konversion, die Verschiebung usw., und das würde uns weit führen, bis zu den ersten Implikationen dieser direkten Betrachtungsweise, die Freud von den Phänomenen der Neurose gehabt hat. Aber wir können uns nicht verewigen über diese Zugangsweisen. Vertrauen Sie mir ein wenig betreffs dieser Sinnarbeit. Wenn ich _Verwerfung_* wähle, um mich verständlich zu machen, so ist das die Frucht eines Reifens, meine Arbeit führt mich dazu. Eine Zeitlang nehmen Sie meinen Honig, so wie ich ihn Ihnen darbiete, und versuchen Sie, etwas daraus zu machen.

171 Diese _Verwerfung_* ist im Text _Die Verneinung_* impliziert, der hier vor zwei Jahren von Herrn Jean Hyppolite kommentiert worden ist, und das ist der Grund, warum ich mich dafür entschieden habe, seinen Beitrag in der ersten Nummer der Revue _La Psychanalyse_ zu veröffentlichen. Dort werden Sie sehen können, mit dem Text in den Händen, ob wir recht hatten oder nicht, Hyppolite und ich, den Weg der _Verneinung_* einzuschlagen.

Freuds unbestreitbar glänzender Text ist weit davon entfernt, befriedigend zu sein. Das bringt alles durcheinander, das hat nichts mit einer _Verdrängung_* zu tun.

Worum handelt es sich, wenn ich von _Verwerfung_* spreche? Es handelt sich um die Verwerfung eines ursprünglichen Signifikanten in die äußere Finsternis, eines Signifikanten, der von da an auf dieser Ebene fehlen wird. Das ist also der Grundmechanismus, den ich am Fundament der Paranoia annehme. Es handelt sich um einen ursprünglichen Ausschlußprozeß eines primären Innens, das nicht das Innen des Körpers ist, sondern dasjenige eines ersten Signifikantenkörpers.

Innerhalb dieses Körpers, nimmt Freud an, konstituiert sich die Welt der Realität, als schon interpunktiert, schon strukturiert in Signifikanterme.

Freud beschreibt dann das ganze Spiel des Zusammenbringens der Vorstellung mit den schon konstituierten Objekten. Die erste Erfassung der Realität durch das Subjekt ist das Existenzurteil, das darin besteht, zu sagen – *Das ist nicht mein Traum oder meine Halluzination oder meine Vorstellung, sondern ein Objekt.*
Es handelt sich – es ist Freud, der hier spricht, nicht ich – um eine Prüfung des Außen durch das Innen, um die Konstituierung der Realität des Subjekts in einem Wiederfinden des Objekts. Das Objekt wird in einer Suche wiedergefunden, und man findet im übrigen niemals das gleiche Objekt. Diese Konstituierung der Realität, so wesentlich für die Erklärung all der Wiederholungsmechanismen, schreibt sich ein auf Grund einer ersten Zweiteilung, welche sich seltsamerweise mit gewissen primitiven Mythen deckt, die etwas ursprünglich Hinkendes beschwören, das in den Zugang des Subjekts zur menschlichen Realität eingeführt worden ist. Eben das wird durch dieses eigenartige Frühersein unterstellt, das Freud in der *Verneinung** demjenigen verleiht, was er in analoger Weise als ein attributives Urteil erklärt, in bezug auf das Existenzurteil. Es gibt in der Freudschen Dialektik eine erste Trennung des Guten und des Schlechten, die sich nur begreifen läßt, wenn wir sie als die Verwerfung eines ursprünglichen Signifikanten interpretieren.
Was will das sagen, der ursprüngliche Signifikant? Es ist klar, daß das ganz genau nichts sagen will.
Was ich Ihnen da erkläre, besitzt alle Charakteristika des Mythos, den ich mich bereit fühlte, Ihnen bei dieser Gelegenheit zuzustecken und über den Ihnen Herr Marcel Griaule voriges Jahr berichtet hat – die Vierteilung der Ur-Plazenta, der erste ist der Fuchs, der dadurch, daß er seinen Plazentaanteil losreißt, ein Ungleichgewicht einführt, wovon der Zyklus herrühren wird, der die Trennung der Felder betrifft, der Verwandtschaftsbande usw. 172
Was ich Ihnen erzähle, ist ebenfalls ein Mythos, denn ich glaube keineswegs, daß es irgendwo einen Augenblick gebe, eine Etappe, wo das Subjekt sich zuerst den ursprünglichen Signifikanten aneignet, und daß dann nachher noch, nachdem Signifikant und Signifikat sich die Hand gegeben haben, wir in den Bereich des Diskurses eintreten würden.
Es gibt dennoch hier eine Repräsentation, die so notwendig ist, daß ich unbefangen genug bin, sie preiszugeben, um Ihren Forderungen nachzukommen, aber auch weil Freud selbst in diese Richtung geht, man muß sehen wie.

3

Im Brief an Fließ Nummer 52 [17] nimmt Freud den Schaltkreis des psychischen Apparats wieder auf.

Sie kennen, hoffe ich, die Briefe an Fließ, die uns von gewissen testamentarischen oder bezeugenden Händen überantwortet worden sind, mit einer Reihe von Streichungen und Ausmerzungen, die der Leser, welches immer auch ihre Rechtfertigung sein mag, nicht umhin kann, als skandalös zu empfinden. Nichts könnte rechtfertigen, daß an einem Text an einer Stelle Streichungen vorgenommen werden, wo eine Ergänzung, selbst wenn sie als hinfällig oder schwächer betrachtet wird, uns über Freuds Denken aufklären würde.

Der psychische Apparat, der Freud beschäftigt, ist nicht der psychische Apparat, so wie ihn ein Professor hinter einem Tisch und vor einer Tafel entwirft, der Ihnen bescheiden ein Modell liefert, das alles in allem zu funktionieren scheint – das funktioniert gut oder funktioniert schlecht, das ist ohne große Wichtigkeit, das Wichtige ist, etwas gesagt zu haben, das im großen und ganzen demjenigen zu ähneln scheint, was man die Realität nennt. Für Freud handelt es sich um den psychischen Apparat seiner Kranken, nicht des idealen Individuums, und das ist es, was ihn zu der wirklich überwältigenden Fruchtbarkeit führt, die man, mehr noch als überall anders, in diesem berühmten Brief 52 sieht. Was er zu erklären sucht, ist nicht irgendein beliebiger psychischer Zustand, sondern das, wovon er ausgegangen ist, denn nur das ist zugänglich und erweist sich als fruchtbar in der Erfahrung der Kur – die Gedächtnisphänomene. Das Schema des psychischen Apparats bei Freud ist dazu da, die Gedächtnisphänomene zu erklären, das heißt das, was nicht geht.

Man darf nicht glauben, daß die allgemeinen Theorien des Gedächtnisses, die angegeben worden sind, besonders befriedigend wären. Nur weil Sie Psychoanalytiker sind, sind Sie nicht davon dispensiert, die Arbeiten der Psychologen zu lesen, einige haben vernünftige Sachen gemacht, haben in
173 Experimenten, die ihren Wert haben, eigentümliche Diskordanzen gefunden – Sie werden ihre Verlegenheit sehen, wie sie sich winden, um zu versuchen, das Phänomen der Reminiszenz zu erklären. Aber die Freudsche Erfahrung zeigt, daß das Gedächtnis, das die Psychoanalyse angeht, absolut verschieden ist von dem, wovon die Psychologen sprechen, wenn sie uns seinen Mechanismus beim dem Experiment ausgelieferten Lebewesen zeigen.

Ich werde Ihnen veranschaulichen, was ich sagen will.

Die Krake. Das ist das schönste Tier, das man sich vorstellen kann. Es hat eine wesentliche Rolle in den Mittelmeerkulturen gespielt. Heutzutage fischt

man es sehr leicht, man gibt es auf den Boden eines kleinen Glases, man führt Elektroden ein, und man schaut. Die Krake streckt ihre Glieder vor, und dann zieht sie sie blitzschnell zurück. Und man bemerkt sehr rasch, sie nimmt sich in acht vor unseren Elektroden. Wir sezieren sie also, und wir entdecken in dem, was ihr als Gehirn dient, einen beachtlichen Nerv, nicht nur im Aussehen, sondern beachtlich durch den Durchmesser der Neuronen, wie man sie im Mikroskop sehen kann. Genau das dient ihr als Gedächtnis, das heißt, wenn man es bei der lebenden Krake durchschneidet, dann wird eben die Erfassung der Erfahrung viel weniger gut ablaufen, man bewirkt eine Veränderung bei den Registrierungen des Gedächtnisses, weshalb man glaubt, daß das der Sitz des Gedächtnisses ist. Und man sagt sich heutzutage, daß das Gedächtnis der Krake vielleicht wie eine kleine Maschine funktioniert, das heißt, daß es etwas ist, das im Kreis geht.
Ich bin hier nicht so sehr dabei, für Sie den Menschen vom Tier zu unterscheiden, denn was ich Sie lehre ist, daß beim Menschen ebenfalls das Gedächtnis etwas ist, das im Kreis geht. Nur ist das in Botschaften konstituiert, das ist eine Abfolge von kleinen Plus- oder Minuszeichen, die im Gänsemarsch vordringen, und die kreisen wie auf der Place de l'Opéra die kleinen elektrischen Lichter aufleuchten und ausgehen.
Das menschliche Gedächtnis ist genau das. Der Primärprozeß, das Lustprinzip, besagt aber, daß das psychoanalytische Gedächtnis, von dem Freud spricht, im Gegensatz zu demjenigen der Krake, etwas der Erfahrung völlig Unzugängliches ist. Was würde sonst heißen, daß die Begehren im Unbewußten niemals erlöschen, weil von denjenigen, die erlöschen, man definitionsgemäß nicht mehr spricht? Es gibt welche, die niemals erlöschen, die im Gedächtnis weiterzirkulieren, und die bewirken, daß der Mensch im Namen des Lustprinzips unendlich dieselben schmerzhaften Erfahrungen wiederbeginnt, in den Fällen, wo die Dinge sich im Gedächtnis in solcher Weise verbunden haben, daß sie im Unbewußten fortdauern. Was ich da sage ist nur die einfache Artikulierung dessen, was Sie im Prinzip schon wissen, was aber selbstverständlich das ist, was Sie wissen, wie wenn Sie es nicht wüßten.
Ich bemühe mich nicht nur, daß Sie es wissen, sondern sogar, daß Sie 174
anerkennen, daß Sie es wissen.
Das Freudsche Gedächtnis situiert sich nicht in einer Art Kontinuum der Reaktion auf die als Erregungsquelle angesehene Realität. Es ist verblüffend, daß wir uns diese ganze Mühe zu geben haben, während Freud nur eben davon redet – Unordnung, Beschränkung, Registrierung [18], das ist nicht einfach das Vokabular dieses Briefes, das ist genau das, worum es sich handelt. *Das wesentlich Neue an meiner Theorie,* sagt Freud, *ist also die*

Behauptung, daß das Gedächtnis nicht einfach, sondern mehrfach vorhanden ist.

Welche sind also seine mehrfachen Register? Hier vor allem führt dieser Brief meiner Mühle das Wasser zu, und ich bedauere es, denn Sie werden sich da draufstürzen, und Sie werden sich sagen *Ja, so ist das in diesem Brief, aber in dem daneben ist es nicht so.* Es ist so in allen Briefen. Das ist die eigentliche Seele der Entwicklung des Freudschen Denkens. Anderenfalls wäre eine Fülle von Dingen nicht erklärbar. Er wäre zum Beispiel Jungianer geworden.

Was ist das also, diese Register? Sie werden etwas in Erscheinung treten sehen, was Sie niemals gesehen haben, denn bis jetzt gibt es für Sie das Unbewußte, das Vorbewußte und das Bewußte. Man weiß seit langem, daß das Phänomen des Bewußtseins und das Phänomen des Gedächtnisses sich gegenseitig ausschließen, Freud hat es nicht nur in diesem Brief formuliert, sondern im System der Arbeitsweise des psychischen Apparates, das er am Ende der *Traumdeutung* vorlegt. Das ist für ihn eine Wahrheit, von der man nicht sagen kann, daß sie absolut der Erfahrung entspringt, das ist eine Notwendigkeit, die sich ihm von der Handhabung der Gesamtheit des Systems her aufzwingt, und gleichzeitig spürt man, daß es sich da um ein erstes signifikantes *a priori* seines Denkens handelt.

Am Anfang des Schaltkreises der psychischen Erfassung ist die Wahrnehmung. Diese Wahrnehmung impliziert das Bewußtsein. Das muß etwas sein, das so ist wie das, was er uns in seiner berühmten Metapher vom Wunderblock zeigt.

Dieser Wunderblock besteht aus einer schiefertafelartigen Substanz, auf der ein Blatt durchsichtiges Papier ist. Sie schreiben auf das Papierblatt, und wenn Sie es abheben, ist nichts mehr da, es ist immer noch unbeschrieben. Dagegen erscheint alles, was Sie daraufgeschrieben haben, wieder als Aufdruck auf der leicht anhaftenden Substanz, die die Niederschrift dessen erlaubt hat, was Sie dadurch schreiben, daß die Spitze Ihres Stifts das Papier auf diesen Hintergrund anklebt, der dadurch vorübergehend in Erscheinung tritt, daß er es leicht anschwärzt. Das ist, Sie wissen es, die grundlegende Metapher, durch die Freud erklärt, was er vom Mechanismus des Spiels der Wahrnehmung in ihren Beziehungen zum Gedächtnis erfaßt.

Welches Gedächtnis? Das Gedächtnis, das ihn interessiert. In diesem
175 Gedächtnis gibt es zwei Zonen, diejenige des Unbewußten und diejenige des
Vorbewußten, und nach dem Vorbewußten sieht man ein vollendetes
Bewußtsein auftauchen, das nur artikuliert sein kann.

Die Notwendigkeiten seiner eigenen Auffassung der Dinge treten darin zutage, daß zwischen der ihrem Wesen nach flüchtigen *Wahrnehmung** [19], die, sobald sie auftaucht, auch schon wieder verschwunden ist, und der Konstituierung des Systems des Bewußtseins, und sogar schon des *Ichs* – er nennt es *offizielles Ich*, und *offiziell* im Deutschen heißt sehr wohl *officiel* im Französischen, im Wörterbuch wird es nicht einmal übersetzt – es die *Niederschriften** gibt, es gibt derer drei. Wir haben hier das Zeugnis, wie Freud eine erste Erfassung dessen erarbeitet, was das Gedächtnis in seiner analytischen Funktionsweise sein kann.

Freud gibt hier zeitliche Übereinstimmungen an, daß es Systeme gibt, die sich zum Beispiel zwischen null und eineinhalb Jahren konstituieren, dann zwischen eineinhalb Jahren und vier Jahren, dann zwischen vier und acht Jahren, usw. Aber obwohl er uns das sagt, haben wir nicht mehr als vorhin zu denken, daß sich diese Register nacheinander konstituieren.

Warum unterscheidet man sie, und wie erscheinen sie uns? Sie erscheinen uns im System der Abwehr, das darin besteht, daß in einem Register Dinge, die uns keine Lust bereiten, nicht wiedererscheinen. Wir sind hier also in der offiziellen Ökonomie, und eben dort erinnern wir uns nicht an das, was uns nicht gefällt. Man erinnert sich nicht an die Dinge, die nicht Lust bereiten. Das ist ganz normal. Nennen wir das Abwehr, es ist deswegen dennoch nicht pathologisch. Das ist sogar das, was man tun soll – vergessen wir die Dinge, die uns unangenehm sind, wir können dabei nur gewinnen. Ein Begriff der Abwehr, der nicht von hier ausgeht, verfälscht die ganze Frage. Was der Abwehr ihren pathologischen Charakter verleiht, besteht darin, daß sich um die vielbesprochene affektive Regression herum eine topische Regression herstellt. Eine pathologische Abwehr, wenn sie sich in ungezügelter Weise ereignet, erzeugt dann nicht zu rechtfertigende Auswirkungen, weil das, was in einem System gilt, in einem anderen nicht gilt. Aus dieser Verwechslung der Mechanismen geht die Unordnung hervor, und von da an sprechen wir von pathologischer Abwehr.

Um es richtig zu verstehen, werden wir vom am besten bekannten Phänomen ausgehen, von dem Freud immer ausgegangen ist, demjenigen, das die Existenz des Systems *Unbewußt* erklärt.

Der Mechanismus der topischen Regression tritt hier auf der Ebene des vollendeten Diskurses, welcher derjenige des *offiziellen Ichs* ist, ganz klar in Erscheinung. Man findet eine Überlagerung von Einklängen und Kohärenzen zwischen dem Diskurs, dem Signifikanten und dem Signifikat, was die Intentionen, die Klagelaute, die Dunkelheit, die Verwirrung erzeugt, in der wir leben, und wodurch wir immer, wenn wir etwas darlegen, dieses Gefühl von Diskordanz haben, niemals ganz und gar bei dem zu sein, was wir sagen 176
wollen. Die Realität des Diskurses ist eben das. Wir wissen dennoch sehr

wohl, daß das Signifikat in unserem Diskurs für unseren alltäglichen Gebrauch hinreichend erfaßt wird. Wenn wir es ein bißchen besser machen möchten, wenn wir uns an die Wahrheit heranmachen, dann geraten wir in große Bestürzung, und mit Recht. Das ist im übrigen der Grund, warum wir die meiste Zeit die Partie aufgeben.

Zwischen der Bedeutung und dem Signifikanten gibt es sehr wohl eine Beziehung, nämlich diejenige, welche die Struktur des Diskurses liefert. Der Diskurs, das heißt das, was Sie vernehmen, wenn Sie mich hören, und das existiert – der Beweis ist, daß es Ihnen passiert, ihn nicht zu verstehen –, ist eine signifikante zeitliche Kette. Aber auf der Ebene der Neurose, die den Bereich des Unbewußten als Gedächtnisregister zu entdecken erlaubt hat, bedient sich der Kerl, statt sich der Wörter zu bedienen, all dessen, was ihm zur Verfügung steht, er leert seine Taschen aus, er wendet seine Hose, er setzt seine Funktionen ein, seine Hemmungen, er tritt als ganzer ein, er bedeckt sich den Buckel damit, mit dem Signifikanten, er selbst wird der Signifikant. Sein Reales, oder sein Imaginäres, tritt in den Diskurs ein.

Wenn die Neurosen nicht das sind, wenn das nicht ist, was Freud gelehrt hat, dann verzichte ich darauf.

Im problematischen Feld der Phänomene der *Verneinung** stellen sich Phänomene her, die von einem Niveausturz, vom Übergang von einem Register in ein anderes herrühren müssen, und die sich seltsamerweise mit dem Merkmal des Bestrittenen und des in Abrede gestellten manifestieren – es wird als nicht existierend gesetzt. Das ist eine sehr ursprüngliche Eigenschaft der Sprache, denn das Symbol ist als solches Konnotation der Gegenwart und der Abwesenheit.

Das erschöpft nicht die Frage der Funktion der Negation innerhalb der Sprache. Es gibt eine Illusion von Privation, die vom üblichen Gebrauch der Negation herrührt. Überdies beinhalten alle Sprachen eine ganze Skala von Negationen, die jede eine Studie verdienen würden – die Negation im Französischen, die Negation im Chinesischen, usw.

Das Wichtige ist folgendes. Das, was eine Vereinfachung im Diskurs zu sein scheint, enthält eine Dynamik, aber diese entschlüpft uns, sie ist verborgen. Es ist eine Illusion, zu glauben, daß eine *Verneinung** einfach am Nachdruck zu konstatieren ist, den das Subjekt darauf legt, betreffs eines Traums zu sagen, *Das ist nicht mein Vater*, jeder weiß, was das wert ist, das Subjekt zeigt, daß die Deutung es betrifft und sagt schließlich, daß das sein Vater ist, und wir, weil wir zufrieden sind, gehen nicht weiter. Das Subjekt sagt Ihnen – *Ich habe keine Lust, Ihnen eine unangenehme Sache zu sagen.* Hier ist das etwas ganz anderes. Es sagt es freundlich, aber durch eine Dynamik, deren

Unmittelbarkeit spürbar ist, ist es tatsächlich dabei, etwas Unangenehmes zu sagen. Weil wir es spüren, werden wir wach für das Mysterium, welches 177
diese Illusion von Privation darstellen kann. Denken Sie an das, was Kant eine negative Größe genannt hat, nicht nur in ihrer Privations-, sondern in ihrer Substraktionsfunktion, in ihrer wahrhaften Positivität.

Die Frage der *Verneinung** bleibt ganz ungelöst. Wichtig ist, gewahr zu werden, daß Freud sie nur dadurch erfassen konnte, daß er sie mit etwas Ursprünglicherem in Beziehung setzte. Er nimmt im Brief 52 ausdrücklich an, daß die ursprüngliche *Verneinung** ein erstes In-Zeichen-Setzen umfaßt, *Wahrnehmungszeichen**. Er nimmt das Bestehen jenes Feldes an, das ich dasjenige des ursprünglichen Signifikanten nenne. Alles, was er dann weiter in diesem Brief über die Dynamik der drei großen Neuropsychosen sagt, mit denen er sich befaßt, Hysterie, Zwangsneurose, Paranoia, setzt das Bestehen dieses ursprünglichen Stadiums voraus, welches der auserkorene Ort dessen ist, was ich für Sie *Verwerfung** nenne.

Um es zu verstehen, beziehen Sie sich auf das, worauf sich Freud ständig beruft, nämlich, daß man immer eine vorherige, zumindest partielle Sprachorganisation voraussetzen muß, damit das Gedächtnis und die Historisierung funktionieren können. Die Gedächtnisphänomene, für die sich Freud interessiert, sind immer Sprachphänomene. Anders ausgedrückt, man muß schon das Signifikantenmaterial haben, um was auch immer zu signifizieren. Im *Wolfsmann* ist der ursprüngliche Eindruck der bekannten Urszene Jahre hindurch da geblieben, nutzlos, aber doch schon signifikant, bevor er sein Wort zu sagen hatte in der Geschichte des Subjekts. Der Signifikant ist also ursprünglich gegeben, aber er ist nichts, solange das Subjekt ihn nicht in seine Geschichte eintreten läßt, die zwischen eineinhalb Jahren und viereinhalb Jahren ihr Gewicht erlangt. Das sexuelle Begehren ist tatsächlich das, was dem Menschen dazu dient, sich zu historisieren, insofern es auf dieser Ebene ist, daß zum ersten Mal das Gesetz eingeführt wird.

Sie sehen jetzt die Gesamtheit der Ökonomie dessen, was Freud uns mit dem einfachen Schema dieses kleinen Briefes liefert. Das wird bestätigt durch tausend andere Texte. Einer von Ihnen, den ich dafür lobte, Einwände zu machen gegen das, was hier im Begriff ist, erarbeitet zu werden, hat mich darauf hingewiesen, daß das Ende des Textes über den *Fetischismus* sich sehr direkt auf das bezieht, was ich im Begriff bin Ihnen zu erklären. Freud bringt dort eine wesentliche Revision der Unterscheidung an, die er zwischen Neurose und Psychose gemacht hat, indem er sagt, daß bei den Psychosen die Realität umgearbeitet wird, daß ein Teil der Realität unterdrückt wird, und daß die Realität nie wirklich skotomisiert wird. Letzten Endes, Sie werden es am Kontext sehen, bezieht er sich auf eine Schwäche, ein Loch des Symbolischen, selbst wenn im deutschen Text der Ausdruck Realität verwendet wird.

Haben Sie nicht gesehen, was das ursprüngliche Phänomen ist, wenn ich
178 Ihnen konkrete Fälle vorstelle, Leute, die in die Psychose hineinzugeraten beginnen? Ich habe Ihnen einen gezeigt, der glaubte, einen Wink erhalten zu haben von einer Person, die der Freund und wesentliche Bezugspunkt seiner Existenz geworden war. Diese Person zieht sich zurück, und da findet er sich in einer Ratlosigkeit, die mit einem Korrelat von Gewißheit verbunden ist, wodurch sich der Zugang zum verbotenen Feld ankündigt, dessen Herannahen für sich allein den Eintritt in die Psychose darstellt.

Wie tritt man in sie ein? Wie wird das Subjekt dazu gebracht, nicht sich im kleinen anderen zu entfremden, sondern dieses Etwas zu werden, das, vom Inneren des Feldes her, wo nichts sich sagen kann, an den ganzen Rest appelliert, an das Feld alles dessen, was sich sagen kann? Ist das nicht etwas, das an dasjenige erinnert, was Sie im Fall des Präsidenten Schreber geoffenbart sehen – nämlich diese Fransenphänomene auf der Ebene der Realität, die für das Subjekt bedeutungsvoll geworden ist.

Ihren Wahn lieben die Psychotiker wie sich selbst. Als er das sagt, fügt Freud, der noch nicht seinen Artikel über den Narzißmus geschrieben hat, hinzu, daß hier das Geheimnis ist, um das es geht. Das ist wahr. Welches ist das Verhältnis des Subjekts zum Signifikanten, das die Phänomene selbst der Psychose auszeichnet? Was bewirkt, daß das Subjekt gänzlich in diese Problematik stürzt?

Das sind die Fragen, die wir uns dieses Jahr stellen, und ich hoffe, daß ich sie voranbringen werde für Sie vor den großen Ferien.

15. Februar 1956

VOM SIGNIFIKANTEN UND VOM SIGNIFIKAT

XII
181 DIE HYSTERISCHE FRAGE

Von der präverbalen Welt
Vorbewußtes und Unbewußtes
Zeichen, Spur, Signifikant
Eine traumatische Hysterie

Wir sind am Punkt angelangt, wo die Analyse des Schreberschen Textes dazu geführt hat, den Akzent auf die Wichtigkeit der Sprachphänomene in der Ökonomie der Psychose zu setzen. In eben diesem Sinn kann man von Freudschen Strukturen der Psychosen sprechen.

1

Welche Funktion haben diese Sprachphänomene bei den Psychosen?
Es wäre überraschend, wenn die Psychoanalyse uns nicht eine neue Weise, die Ökonomie der Sprache bei den Psychosen zu behandeln, verschaffte, eine Weise, die völlig abweicht vom herkömmlichen Zugang, der sich auf die klassischen psychologischen Theorien bezog. Unsere eigene Bezugnahme ist anders – das ist unser Schema der analytischen Kommunikation.
Zwischen S und A, dem grundlegenden Sprechen, welches die Analyse aufdecken soll, haben wir den Nebenschluß des imaginären Schaltkreises, der seinem Passieren widersteht. Die imaginären Pole des Subjekts, *a* und *a'*, umfassen die sogenannte Spiegelbeziehung, diejenige des Spiegelstadiums. Das Subjekt, in der Körperlichkeit und Mannigfaltigkeit seines Organismus, in seiner natürlichen Zerstückelung, die in *a'* ist, bezieht sich auf jene imaginäre Einheit, welche das Ich ist, *a*, wo es sich kennt und verkennt, und die das ist, wovon es spricht – es weiß nicht zu wem, denn es weiß auch nicht, wer in ihm spricht.
Ich sagte es schematisch in der archaischen Zeit dieser Seminare – das Subjekt
182 spricht zunächst von sich, es spricht nicht zu Ihnen – sodann spricht es zu Ihnen, aber es spricht nicht von sich – wenn es von sich, als Subjekt, das sich in der Zwischenzeit deutlich gewandelt haben wird, zu Ihnen gesprochen haben wird, werden wir am Ende der Analyse angelangt sein.

Will man den Analytiker in diesem Schema des Sprechens des Subjekts plazieren, so kann man sagen, daß er irgendwo in A ist. Zumindest soll er dort sein. Wenn er in die Kopplung des Widerstands eintritt, was man ihn lehrt, gerade nicht zu tun, dann spricht er von *a'* aus, und sehen wird er sich im Subjekt. Das ereignet sich auf die allernatürlichste Weise, wenn er nicht analysiert ist – was von Zeit zu Zeit vorkommt, und ich würde sogar sagen, in gewisser Hinsicht ist der Analytiker niemals vollständig Analytiker, aus dem einfachen Grund, daß er Mensch ist, und daß auch er an den imaginären Mechanismen teilhat, die sich dem Passieren des Sprechens in den Weg setzen. Es handelt sich für ihn darum, sich nicht mit dem Subjekt zu identifizieren, genug tot zu sein, um sich nicht in der imaginären Beziehung gefangen zu finden, innerhalb derer er immer bedrängt wird einzugreifen, und die allmähliche Wanderung des Bildes des Subjekts nach S zu erlauben, dem aufzudeckenden Ding, dem Ding, das keinen Namen hat, das seinen Namen nur finden kann, sofern der Schaltkreis direkt von S nach A zum Abschluß gelangen wird. Was das Subjekt durch seinen falschen Diskurs hindurch zu sagen hatte, wird umso leichter eine Passage finden, als die Ökonomie der imaginären Beziehung allmählich verringert worden sein wird.

Ich schreite rasch vor, denn ich bin heute nicht hier, um für Sie noch einmal die ganze Theorie des analytischen Dialogs zu beginnen. Ich möchte Ihnen einfach zeigen, daß das *Wort* – wenn man es mit dem Akzent vernimmt, den es im Französischen mit sich führt, Lösung eines Rätsels [20], problematische Funktion – im Anderen situiert ist, durch dessen Vermittlung sich jegliches volle Sprechen realisiert, dieses *Du bist*, wo das Subjekt sich situiert und sich wiedererkennt.

Durch die Analyse der Struktur von Schrebers Wahn im Augenblick, wo er sich in einem System stabilisiert hat, welches das Ich des Subjekts an diesen imaginären anderen bindet, diesen seltsamen Gott, der nichts versteht, der nicht antwortet, der das Subjekt täuscht, haben wir erkennen können, daß es bei der Psychose Ausschließung des Anderen gibt, des Anderen, wo das Sein sich realisiert im Bekenntnis des Sprechens.

Die Phänomene, um die es sich bei der verbalen Halluzination handelt, geben in ihrer Struktur selbst die Beziehung eines inneren Echos zu erkennen, in der das Subjekt im Verhältnis zu seinem eigenen Diskurs ist. Sie werden allmählich immer unsinniger, wie sich Schreber ausdrückt, sinnentleert, rein verbal, Eintrichterungen, Ritornelle ohne Objekt. Was ist das also, dieses besondere Verhältnis zum Sprechen? Was fehlt, so daß das Subjekt schließlich in die Notwendigkeit versetzt sein kann, diese ganze imaginäre Welt zu konstruieren? So daß es innerhalb seiner selbst diesem Automatismus der Funktion des Diskurses unterliegt? Der Diskurs überwältigt es nicht nur und parasitiert an ihm, sondern es hängt an seiner Gegenwart.

183 Daß sich das Subjekt in der Psychose nur in dem rekonstituieren kann, was ich die imaginäre Anspielung genannt habe, das habe ich Ihnen *in vivo* in einer meiner Krankenvorstellungen gezeigt. Das ist genau der Punkt, wo wir anlangen. Die Konstituierung des Subjekts in der imaginären Anspielung ist das Problem, das wir vorwärtszubringen haben.

Bis jetzt hat man sich damit begnügt. Die imaginäre Anspielung schien sehr bedeutungsvoll. Man fand hier das ganze Material wieder, alle Elemente des Unbewußten. Man scheint sich nie gefragt zu haben, was vom ökonomischen Gesichtspunkt aus die Tatsache bedeutet, daß diese Anspielung für sich allein überhaupt keine Fähigkeit besitzt, eine Lösung zu bewirken. Man ist dennoch dessen gewahr geworden, aber wie eines Mysteriums, mit der Zeit, wobei man sich bemühte, die radikalen Verschiedenheiten dieser Struktur im Verhältnis zur Struktur der Neurosen zu verwischen.

Man hat mir in Straßburg dieselben Fragen gestellt wie in Wien. Leute, die recht empfänglich schienen für gewisse Perspektiven, die ich eröffnete, haben mich schließlich gefragt – *Wie gehen Sie bei den Psychosen vor?* – als ob man, vor einem so wenig vorbereiteten Auditorium wie diesem, nicht genug damit zu tun hätte, den Akzent auf das Abc der Technik zu legen. Ich antwortete – *Die Frage ist ein klein wenig in Fahrt gekommen. Man wird versuchen müssen, ein paar Anhaltspunkte zu finden, bevor man von der Technik spricht, sogar vom psychotherapeutischen Rezept.* Man drängte weiter – *Man kann doch nicht ganz einfach nichts machen für sie? – Aber ja, sicher. Um darüber zu sprechen, warten wir, daß gewisse Dinge sich abzeichnen.*

Um jetzt einen weiteren Schritt zu machen, müssen wir, wie es oft vorkommt, einen Schritt zurück machen und auf den faszinierenden Charakter zurückkommen, den in der Psychose die Sprachphänomene aufweisen – das ist tatsächlich dazu angetan, dasjenige zu verstärken, was ich soeben ein Mißverständnis genannt habe.

Ich höre sagen, daß ich behaupte, daß das Subjekt alles, was es uns mitzuteilen hat, verbal artikuliert, und daß ich derart das Bestehen dessen leugne, woran man sehr stark hängt, des Präverbalen.

Diese extreme Position verfehlt es nicht, bei jenen, die sich bei ihr aufhalten, ziemlich lebhaftes Abschwören herbeizuführen, das sich durch zwei Attitüden äußert – *Hand aufs Herz,* Bezug auf das, was wir die authentische

Bezeugung durch eine Verschiebung nach oben nennen werden, und *Neigen des Kopfes,* von dem man annimmt, es würde wiegen in der Waagschale, die ich für meines Interpellanten Geschmack zu sehr entlaste.

2

Es kommt auch vor, daß man mir sagt – *Glücklicherweise sind Sie nicht ganz allein in der* Société de psychanalyse. *Es gibt auch eine geniale Frau, Françoise Dolto, die uns die wesentliche Funktion des Körperbildes zeigt und* 184
uns die Art klarlegt, wie das Subjekt sich darauf stützt in seinen Beziehungen mit der Welt. Da sind wir sehr befriedigt, eine substanzielle Beziehung wiederzufinden, auf die sich zweifellos die Beziehung der Sprache heftet, die aber unendlich viel konkreter ist.

Ich bin durchaus nicht dabei, zu kritisieren, was Françoise Dolto lehrt. Sie macht einen ausgezeichneten Gebrauch von ihrer Technik und von ihrem außergewöhnlichen Erfassen der imaginären Sensibilität des Subjekts. Von all dem spricht sie, und sie bringt auch denjenigen, die sie hören, bei, davon zu sprechen. Aber diese Bemerkung machen, heißt nicht die Frage lösen.

Ich bin nicht überrascht, daß etwas von einem Mißverständnis, das es aufzulösen gilt, fortbesteht, sogar bei Leuten, die mir zu folgen glauben. Glauben Sie nicht, daß ich da eine Enttäuschung ausdrücke. Das würde mit mir selbst uneins sein heißen, denn ich lehre Sie, daß die Grundlage des zwischenmenschlichen Diskurses das Mißverständnis ist.

Aber nicht nur aus diesem Grund bin ich nicht überrascht, daß mein Diskurs eine gewisse Spanne von Mißverständnis hervorzurufen vermag. Sondern weil darüber hinaus, wenn man kohärent sein soll mit seinen eigenen Begriffen in seiner Praxis, wenn jeder stichhaltige Diskurs gerade nach den eigenen Prinzipien, die er erzeugt, beurteilt werden soll, ich sagen würde, daß es in ausdrücklicher, wenn nicht ganz entschlossener Absicht geschieht, daß ich diesen Diskurs in solcher Weise weiterführe, daß ich Ihnen Gelegenheit biete, ihn nicht ganz und gar zu verstehen. Diese Spanne erlaubt es, daß Sie selbst sagen, daß Sie glauben, mir zu folgen, das heißt, daß Sie in einer problematischen Position bleiben, die immer die Tür offen läßt für eine allmähliche Berichtigung.

Anders gesagt, wenn ich mich so einrichtete, daß ich sehr leicht verstanden würde, das heißt, daß Sie ganz und gar die Gewißheit hätten, daß Sie richtig liegen, ja, dann wäre, gerade aufgrund meiner Prämissen betreffs des zwischenmenschlichen Diskurses, das Mißverständnis nicht wiedergutzumachen. Wegen der Art, in der ich glaube, die Probleme angehen zu müssen, gibt es im Gegenteil für Sie immer die Möglichkeit, offen zu sein für eine Revision dessen, was gesagt wird, umso leichter, als die Tatsache, daß Sie nicht schon früher richtig gelegen sind, gänzlich mir zukommt – Sie können die Last auf mich abschieben.

Aus diesem Grund erlaube ich mir, heute auf einen wesentlichen Punkt zurückzukommen.

Ich sage nicht, daß das, was kommuniziert wird in der analytischen Beziehung, durch den Diskurs des Subjekts hindurchgeht. Ich habe also im Phänomen selbst der analytischen Kommunikation überhaupt nicht den Bereich der verbalen Kommunikation von der präverbalen zu unterscheiden. Daß diese prä- oder sogar extraverbale Kommunikation ständig besteht in
185 der Analyse, daran gibt es keinen Zweifel, aber es geht darum, zu sehen, was das eigentlich analytische Feld konstituiert.

Was das analytische Feld konstituiert, ist identisch mit dem, was das analytische Phänomen konstituiert, nämlich das Symptom. Und auch eine sehr große Zahl anderer, normal oder subnormal genannter Phänomene, die bis zur Analyse hin hinsichtlich ihres Sinns nicht erhellt worden waren, und die sich weit jenseits des Diskurses und des Sprechens erstrecken, weil es sich ja um Dinge handelt, die dem Subjekt in seinem Alltagsleben zustoßen. Weiters die Versprecher, Gedächtnisstörungen, Träume, dazu noch das Phänomen des Witzes, das eine wesentliche Bedeutung in der Freudschen Entdeckung hat, weil es erlaubt, die vollkommene Kohärenz, die in Freuds Werk die Beziehung des analytischen Phänomens mit der Sprache besaß, mit dem Finger zu berühren.

Sagen wir zuerst einmal, was das analytische Phänomen nicht ist.

Die Analyse hat unermeßlich viel Aufklärung über das Präverbale geliefert. Es ist in der analytischen Doktrin wesentlich an das Vorbewußte gebunden. Das ist die Summe der inneren oder äußeren Eindrücke, der Informationen, die das Subjekt von der Welt erhält, in der es lebt, der natürlichen Beziehungen, die es mit ihr hat – falls es überhaupt beim Menschen Beziehungen gibt, die ganz natürliche wären, aber es gibt welche, so pervertiert sie auch sein mögen. Alles was der Ordnung des Präverbalen angehört, hat derart an dem teil, was wir eine innerweltliche *Gestalt** nennen können. Darin ist das Subjekt die infantile Puppe, die es gewesen ist, es ist das Ausscheidungsobjekt, es ist Kloake, es ist Saugnapf. Die Analyse hat uns berufen, diese imaginäre Welt zu erforschen, die etwas von einer Art barbarischer Poesie hat, aber sie ist keineswegs die erste gewesen, die es spüren hat lassen, das sind gewisse poetische Werke.

Wir sind da im unübersehbaren Schillern der großen affektiven Bedeutung. Um sie auszudrücken, kommen dem Subjekt die Worte im Überfluß, sie stehen ihm zur Verfügung, genauso zugänglich und unerschöpflich in ihren Kombinationen wie die Natur, der sie entsprechen. Das ist die Welt des Kindes, in der Sie sich behaglich fühlen, umso mehr, als Sie vertraut gemacht worden sind mit ihren Phantasmen – das Obere ist so gut wie das Untere, die Hinterseite so gut wie die Vorderseite, usw. Die allumfassende Äquivalenz ist das Gesetz dieser Welt, und das ist sogar, was uns ziemlich unschlüssig läßt, in ihr die Strukturen zu fixieren.

Dieser Diskurs der affektiven Bedeutung gelangt sogleich zu den Quellen des Fabulierens. Dagegen ist der Diskurs der leidenschaftlichen Forderung zum Beispiel arm daneben, und schwatzt schon. Das liegt daran, daß es hier den Zusammenstoß mit der Vernunft gibt. Die präverbale Stütze der imaginären Beziehung drückt sich hier also ganz natürlich in Diskurs aus. Wir finden uns da in einem vertrauten Bereich, seit jeher erforscht, durch die empirische Deduktion so gut wie durch die kategoriale Deduktion *a priori*. Die Quelle und das Magazin dieses Vorbewußten dessen, was wir imaginär nennen, ist recht gut bekannt, es ist schon in der philosophischen Tradition treffend 186
behandelt worden, und man kann sagen, daß Kants Ideen-Schemata am Rand dieses Bereichs angesiedelt sind – zumindest könnten sie dort ihre glänzendsten Beglaubigungsschreiben finden.

Die klassische Theorie des Bildes und der Einbildungskraft zeichnet sich freilich durch eine überraschende Unzulänglichkeit aus. Letzten Endes ist dieser Bereich unergründlich. Selbst wenn wir in seiner Phänomenologie beachtliche Fortschritte gemacht haben, sind wir weit davon entfernt, ihn zu beherrschen. Selbst wenn die Analyse erlaubt hat, das Problem des Bildes in seiner formenden Bedeutung zutagezubringen, die verschmilzt mit dem Problem der Ursprünge, sogar des Wesens des Lebens, sind Fortschritte gewiß von den Biologen und Ethologen zu erhoffen. Selbst wenn das analytische Inventar erlaubt, gewisse wesentliche Züge der Ökonomie der imaginären Funktion zu zeigen, ist die Frage deswegen dennoch nicht erschöpft.

Diese vorbewußte Welt also, die immer bereit ist, ans Tageslicht des Bewußtseins zu treten, die dem Subjekt, vorbehaltlich Widerruf, zur Verfügung steht, diese Welt, ich habe niemals gesagt, daß sie in sich selbst Sprachstruktur habe. Ich sage, weil das offensichtlich ist, daß sie sich in sie einschreibt, daß sie sich in sie einschmilzt. Aber sie behält ihre eigenen Bahnen, ihre besonderen Verbindungen. Und nicht auf dieser Ebene hat die Analyse ihre wesentliche Entdeckung geliefert.

Es ist sehr überraschend, in der Analyse zu sehen, wie der auf die Objektbeziehung gelegte Nachdruck zu einer ausschließlichen Vorrangstellung der Welt der imaginären Beziehung beiträgt, und dasjenige elidiert wird, was im eigentlichen Sinn das Feld der analytischen Entdeckung ist. Man kann das allmähliche Dominieren dieser Perspektive verfolgen, wenn man liest, was seit einiger Zeit ein Mann namens Kris produziert. Betreffs der Ökonomie der Fortschritte der Analyse legt er den Nachdruck auf das, was er, weil er Freud gelesen hat, die vorbewußten geistigen Vorgänge nennt, und auf den fruchtbaren Charakter der Regression des Ichs, was darauf hinausläuft, die Zugangswege zum Unbewußten gänzlich auf der Ebene des Imaginären anzusiedeln. Im Gegensatz dazu ist es, wenn wir Freud folgen, klar, daß keinerlei auch noch so tiefgreifende, noch so erschöpfende Erforschung des Vorbewußten jemals zu einem unbewußten Phänomen als solchem führen wird. Das unmäßige Vorwiegen der Ichpsychologie in der neuen amerikanischen Schule verleitet zu einer Täuschung, die derjenigen eines als Ideal angenommenen Mathematikers gleicht, der, nachdem er die Existenz negativer Größen wahrgenommen hat, sich daranmachen würde, eine positive Größe unendlich durch zwei zu dividieren, in der Hoffnung, am Ende die Nullinie zu überschreiten und in die geträumte Domäne einzutreten.

Das ist ein umso gröberer Irrtum, als es nichts gibt, worauf Freud mehr Nachdruck legt als auf den radikalen Unterschied zwischen dem Unbewußten und dem Vorbewußten. Aber man stellt sich vor, daß er ruhig sagen kann, daß es eine Barriere gibt, das ist, wie wenn man in einen Kornspeicher
187 eine Trennung gemacht hat, die Ratten schlüpfen schließlich doch durch. Die grundlegende Vorstellung, die gegenwärtig die analytische Praxis zu bestimmen scheint, ist, daß es etwas gibt, das zwischen Neurose und Psychose miteinander in Verbindung stehen muß, zwischen dem Vorbewußten und dem Unbewußten. Man muß stoßen, knabbern, und es wird einem gelingen, die Scheidewand zu durchlöchern.

Diese Idee bringt die Autoren, die ein klein wenig kohärent sind, dazu, äußerst überraschende theoretische Hinzufügungen vorzunehmen, wie diesen Begriff der nicht-konflikthaften Sphäre, wie man sich ausdrückt, ein übersteigerter Begriff, nicht regressiv, sondern transgressiv. Man hatte nie so etwas gehört, nicht einmal in der neospiritualistischsten Psychologie der Seelenvermögen. Niemals hatte jemand davon geträumt, aus dem Willen eine Instanz zu machen, die in einem nicht-konflikthaften Bereich angesiedelt gewesen wäre. Man sieht gut, was sie dazu führt. Das Ich ist für sie der ausschlaggebende Rahmen der Phänomene, alles geht durch das Ich hindurch, die Regression des Ichs ist der einzige Zugangsweg zum Unbewußten. Wo soll man dann das für das Begreifen der analytischen Behandlung unerläßliche vermittelnde Element ansiedeln? – es sei denn in dieser Art von wahrhaft idealem Ich, ideal im schlimmsten Sinn des Wortes, das die nichtkonfliktbafte Sphäre ist, die derart der mythische Ort der unglaublichsten Reaktionsbildungen wird.

Was ist, im Verhältnis zum Vorbewußten, so wie wir es soeben angesiedelt haben, das Unbewußte?

Wenn ich sage, daß alles, was der analytischen Kommunikation angehört, Sprachstruktur hat, heißt das gerade nicht, daß sich das Unbewußte im Diskurs ausdrückt. Die *Traumdeutung**, die *Psychopathologie des Alltagslebens,* der *Witz* machen es durchsichtig – nichts ist erklärbar von Freuds Wegkrümmungen, wenn nicht das analytische Phänomen als solches, welches auch immer, zwar nicht eine Sprache ist, im Sinne, wo das heißen würde, daß das ein Diskurs ist – ich habe niemals gesagt, daß das ein Diskurs sei – aber strukturiert ist wie eine Sprache. In diesem Sinn kann man sagen, daß es eine Erscheinungsvarietät, und zwar die aufschlußreichste, der Beziehungen des Menschen zum Bereich der Sprache darstellt. Jegliches analytische Phänomen, jegliches Phänomen, das am analytischen Feld teilhat, an der analytischen Entdeckung, an dem, womit wir zu tun haben beim Symptom und bei der Neurose, ist strukturiert wie ein Sprache.

Das heißt, daß es ein Phänomen ist, das immer die wesentliche Duplizität des Signifikanten und des Signifikats aufweist. Das heißt, daß der Signifikant dort die ihm eigene Kohärenz und den ihm eigenen Charakter aufweist, die ihn von jeder anderen Zeichenart unterscheiden. Wir werden seine Spur verfolgen im vorbewußten imaginären Bereich.

Gehen wir vom biologischen Zeichen aus. Es gibt in der Struktur selbst, in der Morphologie der Tiere, etwas, das diesen Fesselungswert besitzt, dank dessen derjenige, der sein Empfänger ist, derjenige, der das Rote des Rotkehlchens sieht zum Beispiel, und derjenige, der dafür bestimmt ist, es zu 188
empfangen, in eine Reihe von Verhaltensweisen eintreten, in ein von jetzt an einheitliches Verhalten, das den Träger dieses Zeichens an denjenigen bindet, der es empfängt. Das gibt uns eine genaue Vorstellung dessen, was man die natürliche Bedeutung nennen kann. Ohne weiter nachzusuchen, wie das beim Menschen Gestalt annimmt, ist klar, daß wir durch eine Folge von Übergängen zu einer Läuterung, einer Neutralisierung des natürlichen Zeichens gelangen können.

Nun gibt es die Spur, den Schritt im Sand, das Zeichen, bei dem sich Robinson nicht täuscht. Hier trennt sich das Zeichen von seinem Objekt.

Die Spur, in dem, was sie an Negativem mit sich bringt, bringt das natürliche Zeichen zu einer Grenze, an der es verblaßt. Die Unterscheidung von Zeichen und Objekt ist hier sehr klar, denn die Spur ist eben das, was das Objekt, das anderswohin gegangen ist, hinterläßt. Objektiv braucht es keinerlei Subjekt, das das Zeichen erkennen würde, damit es da ist – die Spur existiert sogar, wenn es niemanden gibt, um sie anzusehen.

Von wann an gehen wir zu dem über, was der Ordnung des Signifikanten angehört? Der Signifikant kann sich auf viele der Elemente des Bereichs des Zeichens erstrecken. Aber der Signifikant ist ein Zeichen, das nicht auf ein Objekt verweist, nicht einmal im Zustand einer Spur, obwohl die Spur seine wesentliche Eigenart ankündigt. Auch er ist ein Zeichen einer Abwesenheit. Aber sofern er der Sprache angehört, ist der Signifikant ein Zeichen, das auf ein anderes Zeichen verweist, das als solches strukturiert ist, um die Abwesenheit eines anderen Zeichens zu bedeuten, anders gesagt, um in Gegensatz zu ihm zu treten in einem Paar.

Ich habe Ihnen vom Tag und von der Nacht gesprochen. Der Tag und die Nacht, das ist keineswegs etwas, das sich durch die Erfahrung definieren ließe. Die Erfahrung kann nichts anzeigen als eine Reihe von Modulationen, von Transformationen, sogar von Pulsationen, ein Alternieren des Lichts und der Dunkelheit, mit allen seinen Übergängen. Die Sprache beginnt mit dem Gegensatz – der Tag und die Nacht. Und vom Augenblick an, wo es den Tag gibt als Signifikanten, ist dieser Tag allen Wechselfällen eines Spiels ausgeliefert, durch das er dazu gelangen wird, äußerst verschiedene Dinge zu bedeuten. Diese Eigenart des Signifikanten markiert in wesentlicher Weise alles, was der Ordnung des Unbewußten angehört. Freuds Werk, mit seinem mächtigen philologischen Gerüst, das noch in der Intimität der Phänomene zum Tragen kommt, ist gänzlich undenkbar, wenn man nicht das Dominieren des Signifikanten in den analytischen Phänomenen in den Vordergrund rückt.

Dieser Rückblick soll uns einen Schritt weiterführen.

189

3

Ich habe Ihnen vom Anderen des Sprechens gesprochen, sofern das Subjekt sich dort wiedererkennt und sich dort zur Anerkennung bringt. Bei einer Neurose ist das das bestimmende Element, und nicht die Störung irgendeiner oralen, analen oder genitalen Beziehung. Wir wissen nur zu gut, wie sehr uns die Handhabung der homosexuellen Beziehung in Verlegenheit bringt, denn wir heben ihre Beständigkeit hervor bei Subjekten, deren Verschiedenheit auf der Ebene der triebhaften Beziehungen groß ist. Es handelt sich um eine Frage, die sich für das Subjekt auf der Ebene des Signifikanten stellt, auf der Ebene des *to be or not to be*, auf der Ebene seines Seins.

Ich möchte es Ihnen durch ein Beispiel anschaulich machen, einen alten Fallbericht über eine traumatische Hysterie – keine Spur von halluzinatorischen Elementen.

Wenn ich ihn ausgewählt habe, so deshalb, weil er dieses Schwangerschafts- und Zeugungsphantasma in den Vordergrund rückt, das in der Geschichte des Präsidenten Schreber beherrschend ist, da ja sein Wahn dazu führt, daß eine neue Menschheit Schreberschen Geistes von ihm wiedererzeugt werden muß.

Es handelt sich um einen Fallbericht, den wir Michael Josef Eisler verdanken, einem Psychologen der Budapester Schule, von ihm aufgelesen am Ende des Kriegs 1914–18, und der uns die Geschichte eines Kerls erzählt, der Tramwayfahrer ist während der ungarischen Revolution.

Er ist dreiunddreißig Jahre alt, er ist ein ungarischer Protestant – Strenge, Festigkeit, bäuerliche Tradition. Er hat am Ende der Adoleszenz seine Familie verlassen, um in die Stadt zu gehen. Sein Berufsleben ist durch Wandlungen gekennzeichnet, die nicht ohne Bedeutung sind – er ist zuerst Bäcker, dann arbeitet er in einem chemischen Laboratorium, schließlich ist er Tramwayfahrer. Er zieht an der Klingel, er knipst die Fahrscheine, aber er ist auch am Steuer gewesen.

Eines Tages steigt er aus seinem Fahrzeug aus, taumelt, fällt zu Boden, läßt sich ein bißchen herumschleppen. Er hat eine Beule, ein wenig Schmerzen auf der linken Seite. Man führt ihn ins Spital, wo man darauf kommt, daß er überhaupt nichts hat. Man setzt ihm eine kleine Klammer an der Kopfhaut, um die Wunde zu schließen. Alles läuft gut ab. Er wird entlassen, nachdem er genauestens untersucht worden ist. Man hat ihn viel geröntgt, er hat ein bißchen dazu beigetragen. Man ist ganz sicher, daß er nichts hat.

Und dann wird er allmählich Anfälle bekommen, die sich auszeichnen durch das Auftreten eines Schmerzes am ersten Rippenbogen, einem Schmerz, der von diesem Punkt aus ausstrahlt, und das bringt das Subjekt zu einem Zustand wachsenden Unbehagens. Er streckt sich aus, legt sich auf die linke Seite, nimmt ein Kopfkissen, das ihn blockiert. Die Dinge halten an und
verschlimmern sich mit der Zeit. Die Anfälle dauern mehrere Tage, kommen 190
regelmäßig wieder. Sie gehen immer weiter, bis sie beim Subjekt mit richtigen Bewußtseinsverlusten einhergehen.

Von neuem untersucht man ihn genauestens. Man findet überhaupt nichts. Man denkt an eine traumatische Hysterie, und man schickt ihn zu unserem Autor, der ihn analysiert.

Der Mann gehört der ersten analytischen Generation an, er sieht die Phänomene mit viel Frische, exploriert sie lang und breit. Nichtsdestoweniger stammt dieser Bericht aus dem Jahr 1921, und er hat schon an dieser Art Systematisierung teil, die in wechselseitiger Weise, scheint es, die Beobachtung und die Praxis heimzusuchen beginnt, und die jene Wende erzeugt, aus der die Umkehrung hervorgeht, die den Akzent auf die Analyse der Widerstände setzen wird. Eisler ist schon äußerst beeindruckt von der neuen *ego*-Psychologie. Andererseits kennt er gut die ältesten Sachen, Freuds erste Analysen über den Analcharakter, er erinnert sich an die Idee, daß die ökonomischen Elemente der Libido eine entscheidende Rolle bei der Ichbildung spielen können. Und man spürt, daß er sich stark für das Ich seines Subjekts interessiert, für seinen Verhaltensstil, für die Dinge, die bei ihm die regressiven Elemente übersetzen, sofern sie sich nicht nur in die Symptome einschreiben, sondern in die Struktur.

Er vermerkt sehr treffend die seltsamen Haltungen des Subjekts. Nach der ersten Sitzung setzt das Subjekt sich plötzlich aufs Sofa und schaut ihn mit weit aufgerissenen Augen und offenem Mund an, als ob er ein unerwartetes und rätselhaftes Ungeheuer entdeckte. Manchmal liefert das Subjekt ziemlich überraschende Übertragungsäußerungen. Einmal insbesondere steht es plötzlich auf, um dann andersherum wieder hinzufallen, aber mit der Nase aufs Sofa, und gibt derart dem Analytiker seine herabhängenden Beine in einer Weise preis, deren allgemeine Bedeutung diesem nicht entgeht.

Dieses Subjekt ist recht gut angepaßt. Es hat mit seinen Kameraden die Beziehung eines aktiven Gewerkschaftlers, ein klein wenig *leader*, und Eisler interessiert sich stark für das, was es sozial an sie bindet. Es genießt da ein unbestreitbares Ansehen. Unser Autor notiert auch die sehr besondere Art, in der sein Autodidaktentum sich geltend macht, alle seine Papiere sind gut geordnet. Sie sehen, daß Eisler die Züge des analen Charakters zu finden versucht, und er kommt weiter. Aber die Deutung seiner homosexuell anmutenden Neigungen, die er schließlich dem Subjekt gibt, ist diesem völlig gleichgültig – nichts gerät in Bewegung. Es gibt da denselben Rückprall, dem Freud einige Jahre vorher beim Wolfsmann begegnet ist, und dessen ganze Lösung er in diesem Fall nicht liefert, weil seine Forschung damals einen anderen Gegenstand betraf.

191 Schauen wir diesen Fallbericht näher an. Die Auslösung der Neurose in ihrem symptomatischen Aspekt, die das Eingreifen des Analytikers notwendig gemacht hat, setzt zweifellos ein Trauma voraus, das etwas erwecken hat müssen. In der Kindheit des Subjekts finden wir Traumen haufenweise. Er war ganz klein, er hat angefangen, sich am Boden zu tummeln, die Mutter ist

ihm auf den Daumen gestiegen. Eisler versäumt es nicht, zu notieren, daß in diesem Augenblick sich etwas Entscheidendes hat ereignen müssen, denn nach der Familienüberlieferung habe er nach diesem Vorfall begonnen, Daumen zu lutschen. Sie sehen – Kastration – Regression. Man findet andere solche Beispiele. Nur gibt es da ein kleines Mißgeschick, nämlich daß man mit dem Herauskommen des Materials bemerkt, daß nicht der Unfall, sondern die Röntgenuntersuchungen für die Dekompensation der Neurose entscheidend gewesen sind.

Der Analytiker sieht nicht die ganze Tragweite dessen, was er uns überbringt, und falls er eine vorgefaßte Meinung hat, geht sie in die andere Richtung. Seine Krisen beginnt das Subjekt ja zur Zeit der Untersuchungen, die es dem Feuer mysteriöser Instrumente aussetzen. Und diese Krisen, ihr Sinn, ihre Form, ihre Periodizität, ihr Stil, zeigen sehr offensichtlich, daß sie an das Phantasma einer Schwangerschaft gebunden sind.

Die symptomatische Äußerung des Subjekts wird von diesen Beziehungselementen beherrscht, die in imaginärer Weise seine Beziehungen zu den Objekten färben. Man kann in ihnen die anale, oder homosexuelle Beziehung, oder dies oder jenes, wiedererkennen, aber diese Elemente selbst finden sich gefaßt in der Frage, die gestellt wird – *Bin ich jemand, der zu zeugen fähig ist, oder nicht?* Diese Frage situiert sich offenbar auf der Ebene des Anderen, sofern die Integrierung in die Sexualität an die symbolische Anerkennung gebunden ist.

Wenn die Anerkennung der sexuellen Position des Subjekts nicht an den symbolischen Apparat gebunden ist, dann brauchen die Analyse, der Freudismus nur mehr abzutreten, sie haben überhaupt nichts mehr zu bedeuten. Das Subjekt findet seinen Platz in einem präformierten symbolischen Apparat, der das Gesetz in der Sexualität errichtet. Und dieses Gesetz erlaubt dem Subjekt nur mehr auf der symbolischen Ebene, seine Sexualität zu realisieren. Genau das besagt der Ödipuskomplex, und wüßte die Analyse das nicht, so hätte sie ganz und gar nichts entdeckt.

Es handelt sich bei unserem Subjekt um die Frage *Was bin ich?* oder *Bin ich?*, um eine Seinsbeziehung, um einen grundlegenden Signifikanten. Sofern diese Frage als symbolische erweckt und nicht als imaginäre reaktiviert worden ist, ist die Dekompensation seiner Neurose ausgelöst worden und haben seine Symptome Gestalt angenommen. Was auch immer deren Eigenschaften, deren Wesen, das Material, dem sie entlehnt sind, sein mögen, sie nehmen den Wert einer Formulierung, einer Neuformulierung, sogar eines Drängens dieser Frage an.

Dieser Schlüssel ist für sich allein nicht ausreichend. Er wird bestätigt durch

Elemente seines früheren Lebens, die für das Subjekt ihr ganzes Relief
192 bewahren. Verborgen hat er eines Tages eine Frau aus der Nachbarschaft seiner Eltern beobachten können, die nicht enden wollende Klagelaute ausstieß. Er hat sie überrascht, als sie mit erhobenen Beinen sich wand, und er hat gewußt, worum es sich handelte, umso mehr als die Entbindung nicht zum Abschluß kam, der Arzt hat eingreifen müssen, und er gesehen hat, wie man in einem Flur das zerstückelte Kind fortführte, das alles ist, was man hat herausbekommen können.

Darüber hinaus ist der verweiblichte Charakter des Diskurses des Subjekts so unmittelbar erfaßbar, daß unser Analytiker, sobald er dem Subjekt die ersten Elemente mitteilt, von ihm diese Bemerkung erhält: daß der Arzt, der ihn untersucht hat, seiner Frau gesagt hat – *Ich werde mir nicht klar darüber, was er hat. Mir scheint, wenn er eine Frau wäre, würde ich ihn viel besser verstehen.* Er hat die signifikative Seite wahrgenommen, aber er hat nicht wahrgenommen – aus dem einfachen Grund, daß er nicht über den analytischen Apparat verfügte, der nur im Register der Sprachstrukturierungen vorstellbar ist –, daß all das bloß erst ein, gewiß günstiges, Material ist, welches das Subjekt verwendet, um seine Frage auszudrücken. Man würde genauso gut irgendein anderes verwenden, um das auszudrücken, was, jenseits jeglicher gegenwärtiger oder nicht gegenwärtiger Beziehung, ein *Wer bin ich? Ein Mann oder eine Frau?* und ein *Bin ich imstande, zu zeugen?* ist.

Hat man diesen Schlüssel, so ordnet sich das ganze Leben des Subjekts neu unter seinem Blickwinkel. Man spricht zum Beispiel von seinen analen Besorgnissen. Aber worum dreht sich das Interesse, das er seinen Exkrementen entgegenbringt? Um die Frage, ob es in den Exkrementen Fruchtkerne geben kann, die in die Erde eingepflanzt noch zu sprießen imstande sind.

Das Subjekt hat eine große Ambition, nämlich sich mit Hühnerzucht zu beschäftigen, und insbesondere mit Eierhandel. Es interessiert sich für allerlei botanische Fragen, die alle um das Keimen kreisen. Man kann sogar sagen, daß eine ganze Reihe von Unfällen, die ihm in seinem Beruf als Tramwayfahrer zugestoßen sind, mit der Zerstückelung des Kindes, deren Zeuge er gewesen ist, in Zusammenhang stehen. Das ist nicht der letzte Ursprung der Frage des Subjekts, aber es ist ein besonders ausdrucksvoller.

Schließen wir mit dem, womit wir begonnen haben, dem letzten Unfall. Er stürzt von der Tramway, die für ihn ein bedeutungsvoller Apparat geworden ist, er fällt, er entbindet sich selbst. Das einzige Thema des Schwangerschaftsphantasmas dominiert, aber als was? Als Signifikant – der Kontext zeigt es – der Frage seiner Integrierung in die männliche Funktion, in die Vaterfunktion. Man kann notieren, daß er sich so eingerichtet hat, daß er eine Frau heiratet, die schon ein Kind hatte, und mit der er nur unzureichende Beziehungen haben kann.

Der problematische Charakter seiner symbolischen Identifizierung ist die Stütze jeglichen möglichen Verständnisses des Fallberichts. Alles, was gesagt wird, alles, was ausgedrückt wird, alles, was als Geste gezeigt wird, alles, was kundgetan wird, nimmt seinen Sinn nur an in Abhängigkeit von der 193
Antwort, die zu formulieren ist über diese von Grund auf symbolische Beziehung – *Bin ich ein Mann oder bin ich eine Frau?*

Wenn ich Ihnen die Dinge so darstelle, können Sie nicht versäumen, das in Zusammenhang zu sehen mit dem, worauf ich beim Fall Dora den Akzent gesetzt habe. Wohin gelangt sie, wenn nicht zu einer grundlegenden Frage über das Sujet ihres Geschlechts. Nicht darüber, welches Geschlecht sie hat, sondern – *Was ist das, eine Frau zu sein?* Die beiden Träume Doras sind in dieser Hinsicht vollkommen durchsichtig – man spricht nur davon, *Was ist, eine Frau sein?*, und spezifisch, *Was ist ein weibliches Organ?* Beachten Sie, daß wir uns da vor etwas Eigentümlichem finden – die Frau fragt sich, was das ist, eine Frau zu sein, genauso wie das männliche Subjekt sich fragt, was das ist, eine Frau zu sein.

Genau hier werden wir das nächste Mal fortsetzen. Wir werden die Dissymmetrien hervorheben, die Freud immer beim Ödipuskomplex unterstrichen hat, und die die Unterscheidung zwischen dem Symbolischen und dem Imaginären bestätigen, die ich heute wieder aufgenommen habe.

Für die Frau stellt sich die Realisierung ihres Geschlechts im Ödipuskomplex nicht symmetrisch zu derjenigen des Mannes her, nicht durch die Identifizierung mit der Mutter, sondern im Gegenteil durch die Identifizierung mit dem väterlichen Objekt, was ihr einen zusätzlichen Umweg zuweist. Freud ist von dieser Auffassung niemals abgegangen, was auch immer man hat machen können seither, Frauen inbesondere, um die Symmetrie wiederherzustellen. Aber der Nachteil, der der Frau hinsichtlich des Zugangs zur Identität ihres eigenen Geschlechts erwächst, hinsichtlich ihrer Sexualisierung als solcher, kehrt sich bei der Hysterie in einen Vorteil um, dank ihrer imaginären Identifizierung mit dem Vater, die ihr durchaus zugänglich ist, insbesondere aufgrund ihres Platzes in der Zusammensetzung des Ödipuskomplexes.

Für den Mann dagegen wird der Weg komplexer sein.

14. März 1956

XIII
195 DIE HYSTERISCHE FRAGE (II): «WAS IST EINE FRAU?»

Dora und das weibliche Organ
Die signifikante Dissymmetrie
Das Symbolische und die Zeugung
Freud und der Signifikant

Was ist der Sinn meines Vortrags von gestern abend über die Ausbildung des Analytikers? Daß das Wesentliche darin besteht, zwischen dem Symbolismus im eigentlichen Sinn, das heißt dem Symbolismus als strukturiert in der Sprache, demjenigen, in dem wir uns verständigen hier, und dem natürlichen Symbolismus sorgfältig zu unterscheiden. Ich habe das in einer Formel resümiert – *im Kaffeesatz lesen ist nicht in den Hieroglyphen lesen.*

Für diese Zuhörerschaft, so wie sie war, hieß es doch ein bißchen, den Unterschied zwischen Signifikant und Signifikat lebendig machen. Ich habe Beispiele gegeben, einige humoristisch, ich habe das Schema gegeben, und ich bin zu den Anwendungen übergegangen. Ich habe daran erinnert, daß die Praxis die Aufmerksamkeit der Analytiker an die so verführerischen imaginären Formen fesselt, die imaginäre Bedeutung der subjektiven Welt, während es sich doch darum handelt, zu wissen – das ist, was Freud interessiert hat –, was diese Welt organisiert und erlaubt, sie zu verschieben. Ich habe vermerkt, daß die Dynamik der Phänomene des analytischen Feldes an die Duplizität gebunden ist, die aus der Unterscheidung des Signifikanten und des Signifikats resultiert.

Nicht zufällig war es ein Jungianer, der hier den Ausdruck Symbol beigetragen hat. Am Grund des Jungschen Mythos gibt es tatsächlich das Symbol, verstanden als eine Blume, die vom Grund her aufsteigt, ein Erblühen dessen, was am Grund des Menschen ist als typisch. Die Frage ist, ob das Symbol das ist, oder ob es im Gegenteil etwas ist, das dasjenige einwickelt und bildet, was mein Gesprächspartner schön die Schöpfung nannte.

Der zweite Teil meines Vortrags betraf das, was in der Analyse aus dem Vergessen der Strukturierung Signifikant-Signifikat resultiert. Und da konnte ich nicht umhin, darauf hinzuweisen, inwiefern die gegenwärtig in den New Yorker Kreisen vorgebrachte Theorie des *ego* völlig die Perspektive

verändert, in der die analytischen Phänomene angegangen werden müssen, 196
und an derselben Verschließung teilhat. Das führt tatsächlich dazu, die Beziehung von Ich zu Ich in den Vordergrund zu stellen. Und die einfache Betrachtung von Freuds Artikeln zwischen 1922 und 1924 zeigt, daß das Ich nichts von dem ist, was man gegenwärtig macht aus ihm im analytischen Gebrauch.

1

Wenn es das, was man die Stärkung des Ichs nennt, gibt, so kann das nur die Akzentuierung der phantasmatischen Beziehung sein, die immer dem Ich korrelativ ist, und insbesondere beim Neurotiker mit typischer Struktur. Was ihn anbelangt, geht die Stärkung des Ichs in die Richtung, die genau entgegengesetzt ist derjenigen der Auflösung nicht nur der Symptome, die streng genommen in ihrem Bedeuten bestehen, aber gelegentlich in Bewegung gesetzt werden können, sondern der Struktur selbst.
Was ist der Sinn dessen, was Freud mit seiner neuen Topik gebracht hat, als er den Akzent auf den imaginären Charakter der Funktion des Ichs gesetzt hat? Das ist genau die Struktur der Neurose.
Freud bringt das Ich zum phantasmatischen Charakter des Objekts in Beziehung. Wenn er schreibt, daß das Ich das Privileg der Geltendmachung, der Prüfung der Realität hat, daß es das Ich ist, das für das Subjekt die Realität bescheinigt, ist der Kontext nicht zweifelhaft – das Ich ist da als ein Trugbild, was Freud das Ichideal genannt hat. Seine Funktion besteht nicht in Objektivität, sondern in Illusion, sie ist grundlegend narzißtisch, und von ihr aus verleiht das Subjekt was auch immer den Akzent von Realität.
Aus dieser Topik geht hervor, welcher bei den typischen Neurosen der Platz des Ichs ist. Das Ich in seiner imaginären Strukturierung ist für das Subjekt wie eines seiner Elemente. Genauso wie Aristoteles formulierte, daß man nicht sagen soll *der Mensch denkt,* auch nicht *die Seele denkt,* sondern *der Mensch denkt mit seiner Seele,* werden wir sagen, daß der Neurotiker seine neurotische Frage, seine geheime und geknebelte Frage mit seinem Ich stellt.
Die Freudsche Topik des Ichs zeigt uns, wie eine Hysterikerin oder ein Hysteriker, wie ein Zwangsneurotiker von seinem Ich Gebrauch macht, um die Frage zu stellen, das heißt gerade, um sie nicht zu stellen. Die Struktur einer Neurose ist wesentlich eine Frage, und das eben ist der Grund, warum sie für uns lange Zeit eine bloße Frage gewesen ist. Der Neurotiker ist in einer

Symmetriestellung, er ist die Frage, die wir uns stellen, und eben weil sie uns genauso sehr wie ihn berührt, haben wir den größten Widerwillen, sie genauer zu formulieren.

Das wird veranschaulicht durch die Art, wie ich Ihnen immer schon von der
197 Hysterie spreche, der Freud im Fall Dora die hervorragendste Erhellung verliehen hat.

Wer ist Dora? Das ist jemand, der in einem sehr klaren symptomatischen Zustand gefangen ist, abgesehen davon, daß Freud, nach seinem eigenen Bekenntnis, einen Irrtum hinsichtlich des Objekts des Begehrens von Dora begeht, genau in dem Maße, wie für ihn selbst die Frage des Objekts zu sehr im Mittelpunkt steht, das heißt, wie er nicht die grundlegende subjektive Duplizität eingreifen läßt, die darin miteingeschlossen ist. Er fragt sich, was Dora begehrt, ehe sich zu fragen, wer in Dora begehrt. Und Freud bemerkt schließlich, daß in diesem Ballett zu viert – Dora, ihr Vater, Herr und Frau K. – Frau K. das Objekt ist, das Dora wirklich interessiert, sofern sie selbst mit Herrn K. identifiziert ist. Die Frage, wo Doras Ich ist, ist derart gelöst – Doras Ich, das ist Herr K. Die im Schema des Spiegelstadiums durch das Spiegelbild erfüllte Funktion, wo das Subjekt seinen Sinn situiert, um sich wiederzuerkennen, wo es zum ersten Mal sein Ich situiert, diesen äußeren Punkt imaginärer Identifizierung plaziert Dora in Herrn K. Sofern sie Herr K. ist, nehmen alle ihre Symptome ihren definitiven Sinn an.

Doras Aphonie ereignet sich während den Abwesenheiten von Herrn K., und Freud erklärt es auf recht hübsche Weise – sie hat es nicht mehr nötig zu sprechen, weil er nicht mehr da ist, man kann nur mehr schreiben. Das stimmt aber doch etwas nachdenklich. Wenn sie derart versiegt, so liegt das in Wirklichkeit daran, daß der Objektivierungsmodus nirgendwo anders gesetzt wird. Es kommt zur Aphonie, weil Dora direkt in Gegenwart von Frau K. gelassen wird. Alles, was sie hat hören können über die Beziehungen dieser mit ihrem Vater, kreist um die Fellatio, und das ist etwas unendlich viel Bedeutsameres, um das Eintreten oraler Symptome zu verstehen.

Doras Identifizierung mit Herrn K. ist das, was diese Situation aufrechterhält, bis zum Augenblick der neurotischen Dekompensation. Wenn sie sich über diese Situation beklagt, gehört das noch mit zur Situation, denn sie beklagt sich, sofern sie mit Herrn K. identifiziert ist.

Was sagt Dora durch ihre Neurose? Was sagt die Hysterikerin? Ihre Frage ist – *Was ist das, eine Frau zu sein?*

Man dringt von da her weiter vor in die Dialektik des Imaginären und des Symbolischen im Ödipuskomplex.

Was tatsächlich die Freudsche Erfassung der Phänomene auszeichnet, das ist, daß sie immer die Strukturebenen des Symptoms zeigt, trotz der Anwandlung von Enthusiasmus der Analytiker für die in der analytischen Erfahrung in Bewegung gesetzten imaginären Phänomene.

Betreffs des Ödipuskomplexes haben die Menschen guten Willens nicht verabsäumt, Analogien und Symmetrien innerhalb des Wegs zu unterstreichen, den der Knabe und das Mädchen zu folgen haben – und Freud selbst
hat viele gemeinsame Züge gezeigt. Dennoch hat er unaufhörlich auf der 198
wesentlichen Dissymmetrie des Ödipus bei den beiden Geschlechtern bestanden.

Woher rührt diese Dissymmetrie? Von der primären Liebesbeziehung mit der Mutter, werden Sie mir sagen, aber Freud war bei weitem nicht dort angelangt zum Zeitpunkt, wo er begann, die Tatsachen zu ordnen, die er in der Erfahrung feststellte. Er weist unter anderem auf das anatomische Element hin, das bewirkt, daß für die Frau die beiden Geschlechter identisch sind. Aber ist das hier ganz einfach der Grund der Dissymmetrie?

Die Einzelstudien, die Freud über dieses Thema macht, sind sehr dicht. Ich werde ein paar anführen – *Einige psychische Folgen des anatomischen Geschlechtsunterschieds, Über die weibliche Sexualität, Der Untergang des Ödipuskomplexes.* Was zeigen sie denn anderes, als daß der Grund der Dissymmetrie sich im wesentlichen auf der symbolischen Ebene situiert, daß sie vom Signifikanten herrührt?

Streng genommen, werden wir sagen, gibt es keine Symbolisierung des Geschlechts der Frau als solchen. Auf jeden Fall ist die Symbolisierung nicht die gleiche, hat nicht die gleiche Quelle, hat nicht die gleiche Zugangsweise wie die Symbolisierung des Geschlechts des Mannes. Und das, weil das Imaginäre nur eine Abwesenheit liefert, dort wo es anderswo ein sehr hervorragendes Symbol gibt.

Es ist dieses Hervorragen der phallischen *Gestalt**, das die Frau bei der Realisierung des Ödipuskomplexes zwingt, einen Umweg über die Identifizierung mit dem Vater einzuschlagen und demnach eine Zeit lang den gleichen Wegen wie der Knabe zu folgen. Der Zugang der Frau zum Ödipuskomplex, ihre imaginäre Identifizierung, geschieht auf dem Weg über den Vater, genau wie beim Knaben, aufgrund des Hervorragens der imaginären Form des Phallus, aber sofern diese selbst als zentrales symbolisches Element des Ödipuskomplexes genommen wird.

Wenn für das Mädchen genauso wie für den Knaben der Kastrationskomplex bei der Realisierung des Ödipuskomplexes die Bedeutung eines Angelpunktes annimmt, so geschieht das genau in Abhängigkeit vom Vater, weil der Phallus ein Symbol ist, für das es nichts Entsprechendes, kein Äquivalent gibt. Es handelt sich um eine Dissymmetrie im Signifikanten. Diese signifikante Dissymmetrie bestimmt die Wege, welche der Ödipuskomplex durchschreiten wird. Die beiden Wege führen sie auf denselben Pfad – den Pfad der Kastration.

Die Erfahrung des Ödipuskomplexes bezeugt das Vorwiegen des Signifikanten auf den Zugangswegen der subjektiven Realisierung, denn das Annehmen seines Zustandes seitens des Mädchens wäre keineswegs undenkbar auf der imaginären Ebene. Alle Elemente sind vorhanden, damit das Mädchen von der weiblichen Position eine direkte und in bezug auf die Realisierung der männlichen Position symmetrische Erfahrung habe. Es gäbe keinerlei Hindernis, wenn sich diese Realisierung in der Ordnung des Erlebnisses, des
199 Mitgefühls des *ego*, der Empfindungen herzustellen hätte. Dennoch zeigt die Erfahrung einen erstaunlichen Unterschied – eines der beiden Geschlechter ist genötigt, das Bild des anderen Geschlechts als Grundlage für seine Identifizierung zu nehmen. Daß die Dinge so liegen, kann nicht als reine Absonderlichkeit der Natur angesehen werden. Die Tatsache kann nur von dem Blickpunkt aus interpretiert werden, wo es die symbolische Anordnung ist, die alles regelt.

Dort wo es kein symbolisches Material gibt, liegt ein Hindernis vor, ein Fehlen für die Realisierung der für die Realisierung der Sexualität des Subjekts wesentlichen Identifizierung. Dieses Fehlen rührt von der Tatsache her, daß es, bezüglich eines Punktes, dem Symbolischen an Material mangelt – denn es braucht eines. Das weibliche Geschlechtsteil hat einen Charakter von Abwesenheit, von Leere, von Loch, der bewirkt, daß es sich als weniger begehrenswert erweist als das männliche Geschlechtsteil in dem, was es an Provozierendem an sich hat, und daß eine wesentliche Dissymmetrie in Erscheinung tritt. Wenn alles in einer Ordnung einer Dialektik der Triebe zu fassen wäre, sähe man nicht ein, warum ein derartiger Umweg, eine solche Anomalie notwendig würde.

Diese Bemerkung genügt uns bei weitem nicht betreffs der Frage, die auf dem Spiel steht, nämlich die Funktion des Ichs bei den männlichen und weiblichen Hysterikern. Die Frage hängt nicht einfach mit dem Material zusammen, mit der Rumpelkammer des Signifikanten, sondern mit dem Verhältnis des Subjekts zum Signifikanten in seiner Gesamtheit, zu demjenigen, worauf der Signifikant antworten kann.

Wenn ich gestern über Sprachwesen gesprochen habe, dann war das, um meine Zuhörer zu frappieren. Die Sprachwesen sind nicht organisierte Wesen, aber daß sie Wesen sind, daß sie ihre Formen im Menschen einprägen, daran besteht kein Zweifel. Mein Vergleich mit den Fossilen war also bis zu einem bestimmten Punkt durchaus angezeigt. Es bleibt, daß sie deswegen dennoch keine an sich substanzhafte Existenz besitzen.

2

Betrachten wir das Paradox, das aus gewissen funktionellen Kreuzungen zwischen den beiden Ebenen des Symbolischen und des Imaginären resultiert. Einerseits scheint es, daß das Symbolische das ist, was uns das ganze System der Welt liefert. Weil der Mensch Worte hat, kennt er Dinge. Und die Anzahl der Dinge, die er kennt, entspricht der Anzahl der Dinge, die er benennen kann. Daran gibt es keinen Zweifel. Andererseits kann auch kein Zweifel daran bestehen, daß die imaginäre Beziehung mit der Ethologie zusammenhängt, mit der Tierpsychologie. Die sexuelle Beziehung impliziert die Fesselung durch das Bild des anderen. Anders ausgedrückt, einer der Bereiche erscheint offen für die Neutralität der Ordnung der menschlichen Erkenntnis, der andere scheint der eigentliche Bereich der Erotisierung des 200
Objekts zu sein. Das ist, was sich uns zunächst einmal darbietet.

Nun ist aber die Realisierung der sexuellen Position beim Menschen, sagt uns Freud – und sagt uns die Erfahrung –, gebunden an die Prüfung der Durchquerung einer grundlegend symbolisierten Beziehung, derjenigen des Ödipuskomplexes, der eine das Subjekt entfremdende Position mit sich bringt, das heißt eine Position, die bewirkt, daß es das Objekt eines anderen begehrt und es durch die Vollmacht eines anderen besitzt. Wir finden uns folglich hier in einer in der Duplizität selbst des Signifikanten und des Signifikats strukturierten Position. Jede normale, vollendete sexuelle Position realisiert sich, sofern die Funktion des Mannes und der Frau symbolisiert wird, sofern sie buchstäblich dem Bereich des Imaginären entrissen wird, um im Bereich des Symbolischen angesiedelt zu sein. Die genitale Realisierung – daß der Mann sich vermännlicht, daß die Frau wahrhaft ihre weibliche Funktion akzeptiert – wird der Symbolisierung, als wesentlicher Forderung, unterworfen.

Umgekehrt, und das ist nicht weniger paradox, siedelt sich die Identifikationsbeziehung, von wo her das Objekt sich als Objekt des Wettstreits realisiert, in der Ordnung des Imaginären an. Der Bereich der Erkenntnis ist ganz und gar in die primitive paranoische Dialektik der Identifizierung mit dem Nächsten eingefügt. Von hier geht die erste Öffnung der Identifizierung mit dem anderen, das heißt einem Objekt, aus. Ein Objekt sondert sich ab, neutralisiert sich, und erotisiert sich als solches in besonderer Weise. Eben das bewirkt, daß in das Feld des menschlichen Begehrens unendlich viel mehr materielle Objekte eintreten als in die tierische Erfahrung.

In dieser Kreuzung des Imaginären und des Symbolischen liegt die Quelle der wesentlichen Funktion, welche das Ich in der Strukturierung der Neurose spielt.

Wenn Dora dahingelangt, sich Fragen zu stellen über *Was ist eine Frau?*, dann versucht sie, das weibliche Organ als solches zu symbolisieren. Ihre Identifizierung mit dem Mann, Träger des Penis, ist für sie dabei ein Mittel, sich dieser Definition, die ihr entgeht, anzunähern. Der Penis dient ihr buchstäblich als imaginäres Instrument, um dasjenige zu erfassen, was zu symbolisieren ihr nicht gelingt.

Wenn es viel mehr Hysterikerinnen als Hysteriker gibt – das ist eine klinische Erfahrungstatsache –, so deshalb, weil der Weg der symbolischen Realisierung der Frau komplizierter ist. Eine Frau werden und sich fragen, was eine Frau ist, sind zwei grundsätzlich verschiedene Sachen. Ich würde sogar noch weiter gehen – eben weil man es nicht wird, stellt man sich Fragen, und bis zu einem gewissen Punkt ist, sich Fragen stellen, das Gegenteil von es werden. Die Metaphysik ihrer Position ist bei der Frau der der subjektiven Realisierung auferlegte Umweg. Ihre Position ist wesentlich problematisch, und bis
201 zu einem gewissen Punkt nicht assimilierbar. Aber sobald die Frau einmal in die Hysterie verwickelt ist, muß man auch sagen, daß ihre Position eine besondere Stabilität zeigt, auf Grund ihrer strukturalen Einfachheit – je einfacher eine Struktur ist, desto weniger Bruchstellen läßt sie erkennen. Wenn ihre Frage unter dem Aspekt der Hysterie Gestalt annimmt, ist es sehr leicht für die Frau, sie über den kürzesten Weg zu stellen, nämlich die Identifizierung mit dem Vater.

Bei der männlichen Hysterie ist die Situation gewiß viel komplexer. Sofern beim Mann die ödipale Realisierung besser strukturiert ist, hat die hysterische Frage weniger Aussichten, sich zu stellen. Aber wenn sie sich stellt, welche ist es dann? Es gibt hier diesselbe Dissymmetrie wie im Ödipus – der Hysteriker und die Hysterikerin stellen sich dieselbe Frage. Die Frage des Hysterikers betrifft ebenfalls die weibliche Position.

Die Frage des Subjekts, das ich das letzte Mal geschildert habe, drehte sich um das Schwangerschaftsphantasma. Reicht das aus, um die Frage zu erschöpfen? Man weiß seit langem, daß die phantasmatische anatomische Zerstückelung ein hysterisches Phänomen ist. Diese phantasmatische Anatomie hat strukturalen Charakter – man produziert weder eine Lähmung noch eine Anästhesie entsprechend den Bahnen und der Topographie der Nervenäste. Nichts in der Nervenanatomie deckt sich mit was auch immer von dem, was sich bei den hysterischen Symptomen herstellt. Immer handelt es sich um eine imaginäre Anatomie.

Können wir nun den bei der Hysterie der weiblichen Position und der männlichen Frage gemeinsamen Faktor präzisieren? – ein Faktor, der zweifellos auf der symbolischen Ebene angesiedelt ist, aber vielleicht ohne sich ganz auf sie zu beschränken. Es handelt sich um die Frage der Zeugung. Die Vaterschaft ebenso wie die Mutterschaft haben eine problematische Wesenheit – das sind Termini, die sich nicht ganz einfach auf der Ebene der Erfahrung ansiedeln.

Ich habe mich kürzlich mit einem meiner Schüler über die seit langem aufgeworfenen Probleme betreffs der Couvade unterhalten, und er hat mir die Aufklärungen in Erinnerung gerufen, welche die Ethnographen in letzter Zeit über dieses Problem haben liefern können. Erfahrungstatsachen aus einer Untersuchung bei einem bestimmten zentralamerikanischen Stamm, denn gerade dort erscheint das in klarer Weise, erlauben tatsächlich, gewisse Fragen zu entscheiden, die sich über die Bedeutung des Phänomens stellen. Man sieht darin jetzt eine Infragestellung der Funktion des Vaters und dessen, was er zur Zeugung eines neuen Individuums beiträgt. Die Couvade siedelt sich auf der Ebene einer Frage an, die die männliche Zeugung betrifft.

Auf diesem Weg wird Ihnen folgende Ausführung vielleicht nicht forciert erscheinen.

Das Symbolische liefert eine Form, in die sich das Subjekt auf der Ebene seines Seins einfügt. Vom Signifikanten her erkennt sich das Subjekt als 202
dieses oder jenes seiend. Die Kette der Signifikanten besitzt einen grundlegenden erklärenden Wert, und der Begriff selbst der Kausalität ist nichts anderes.

Es gibt dennoch etwas, das dem symbolischen Raster entschlüpft, das ist die Zeugung in Hinsicht auf ihre wesentliche Wurzel – daß ein Wesen aus einem anderen entsteht. Die Zeugung wird in der Ordnung des Symbolischen durch die durch diese Folge zwischen den Wesen eingeführte Ordnung überdeckt. Aber nichts erklärt im Symbolischen die Tatasache ihrer Individuation, die Tatsache, daß ein Wesen aus einem anderen hervorgeht. Der ganze Symbolismus ist da, um zu behaupten, daß das Geschöpf nicht das Geschöpf erzeugt, daß das Geschöpf undenkbar ist ohne eine zugrundeliegende Schöpfung. Nichts erklärt im Symbolischen die Schöpfung.

Ebenfalls nichts erklärt, daß Wesen sterben müssen, damit andere entstehen. Es gibt ein wesentliches Verhältnis zwischen der geschlechtlichen Reproduktion und dem Auftauchen des Todes, sagen die Biologen, und wenn das wahr ist, dann zeigt es, daß auch sie um dieselbe Frage kreisen. Die Frage, was zwei Wesen im Erscheinen des Lebens bindet, stellt sich für das Subjekt erst von dem Augenblick an, wo es im Symbolischen ist, realisiert als Mann oder als Frau, ein Unglücksfall es aber daran hindert, dazu zu gelangen. Das kann genausogut durch jedermanns biographische Unglücksfälle geschehen.

Es sind diese gleichen Fragen, die Freud im Hintergrund von *Jenseits des Lustprinzips* stellt. Genauso wie das Leben sich reproduziert, ist es gezwungen, den gleichen Zyklus zu wiederholen, um zum gemeinsamen Ziel des Todes zu gelangen. Das ist für Freud die Widerspiegelung seiner Erfahrung. Jede Neurose reproduziert einen besonderen Zyklus in der Ordnung des Signifikanten, auf dem Hintergrund der Frage, welche das Verhältnis des Menschen zum Signifikanten als solchen stellt.

Es gibt tatsächlich etwas dem Signifikanten in radikaler Weise nicht Assimilierbares. Das ist ganz einfach die singuläre Existenz des Subjekts. Warum ist es da? Woraus ist es hervorgegangen? Was macht es da? Warum wird es verschwinden? Der Signifikant ist außerstande, ihm die Antwort zu geben, aus dem einfachen Grund, daß er es ja gerade jenseits des Todes versetzt. Der Signifikant betrachtet es schon als tot, er macht es seinem Wesen nach unsterblich.

Als solche ist die Frage des Todes ein anderer Modus der neurotischen Schöpfung der Frage, ihr zwangsneurotischer Modus. Ich habe gestern abend darauf hingewiesen, und ich lasse es heute beiseite, denn wir behandeln dieses Jahr die Psychosen und nicht die Zwangsneurosen. Die Strukturbetrachtungen, die ich Ihnen hier vorschlage, sind erst Vorspiele zu dem durch den Psychotiker gestellten Problem. Wenn ich mich besonders für die in der Hysterie gestellte Frage interessiere, so deshalb, weil es gerade darauf ankommt, zu wissen, wodurch sich der Mechanismus der Psychose davon
203 unterscheidet, namentlich der Psychose des Präsidenten Schreber, wo sich auch die Frage der Zeugung abzeichnet, ganz speziell der weiblichen Zeugung.

3

Ich würde gerne abschließen mit einem Hinweis auf die Texte, die rechtfertigen, was ich Ihnen gestern Abend gesagt habe.

Meine eigene Arbeit besteht darin, zu verstehen, was Freud gemacht hat. Selbst das bei Freud Implizite zu interpretieren ist folglich in meinen Augen legitim. Das heißt, daß nicht, um vor meinen Verantwortungen zurückzu-

weichen, ich Sie bitte, sich auf das zu beziehen, was gewisse Texte deutlich ausgesprochen haben.
Beziehen wir uns auf diese Jahre, um 1896, wo Freud selbst uns sagt, daß er seine Doktrin aufgestellt hat – er hat lange gebraucht, bevor er herausgegeben hat, was er zu sagen hatte. Er vermerkt tatsächlich die Latenzzeit, die immer drei oder vier Jahre beträgt, die es zwischen dem Augenblick gegeben hat, wo er seine Hauptwerke verfaßt hat und demjenigen, wo er sie herausgeben hat lassen. Die *Traumdeutung** ist drei oder vier Jahre vor ihrer Herausgabe geschrieben worden. Genauso die *Psychopathologie des Alltagslebens* und der Fall Dora.
Man stellt fest, daß die doppelte Strukturierung, welche jene des Signifikanten und des Signifikats ist, nicht nachträglich in Erscheinung tritt. Ab dem Brief 46 [21] zum Beispiel sagt uns Freud, daß er beginnt, die Etappen der Entwicklung des Subjekts in seiner Erfahrung in Erscheinung treten zu sehen und konstruieren zu können, und daß er imstande ist, diese Entwicklung mit dem Bestehen des Unbewußten und seinen Mechanismen in Beziehung zu setzen. Es ist erstaunlich, ihn den Ausdruck *Übersetzung** gebrauchen zu sehen, um eine bestimmte Etappe der Erfahrungen des Subjekts zu bezeichnen, sofern sie übersetzt wird oder nicht. *Übersetzt,* was heißt das? Es handelt sich um das, was sich auf durch das jeweilige Alter des Subjekts definierten Ebenen abspielt – von einem bis vier Jahren, dann von vier bis acht Jahren, dann die vorpubertäre Periode, schließlich die Reifeperiode.
Es ist interessant, den Nachdruck festzustellen, den Freud auf den Signifikanten legt. Die *Bedeutung** kann nicht übersetzt werden als etwas, das den Signifikanten im Verhältnis zum Signifikat spezifiziert. In gleicher Weise habe ich im Brief 52 [22] schon einmal angemerkt, daß er folgendes sagt – *Ich arbeite mit der Annahme, daß unser psychischer Mechanismus durch Aufeinanderschichtung entstanden ist, indem von Zeit zu Zeit das vorhandene Material ... eine* Umordnung *nach neuen Beziehungen, eine* Umschrift *erfährt. Das wesentlich Neue an meiner Theorie ist also die Behauptung, daß das Gedächtnis nicht einfach, sondern mehrfach vorhanden ist, in verschiedenen Arten von Zeichen niedergelegt.*
Ich weise Sie hin auf die Verwandtschaft dessen, was da gesagt wird mit dem 204
Schema, das ich neulich für Sie kommentiert habe. Freud unterstreicht, daß diese verschiedenen Etappen durch die Vielzahl der Gedächtnisniederschriften charakterisiert werden.
Es gibt zunächst die *Wahrnehmung**. Das ist eine erste, ursprüngliche Position, die hypothetisch bleibt, denn in gewisser Weise kommt nichts davon zutage im Subjekt. Weiter gibt es das *Bewußtsein.*

Bewußtsein und Gedächtnis schließen sich als solche aus. Das ist ein Punkt, hinsichtlich dessen Freud niemals seine Ansicht geändert hat. Es hat ihm immer geschienen, daß das reine Gedächtnis, als Niederschrift und Erwerbung einer neuen Reaktionsmöglichkeit durch das Subjekt, dem Mechanismus vollständig immanent bleiben müsse und keinerlei Erfassung des Subjekts durch sich selbst eingreifen lassen dürfe.

Die Etappe *Wahrnehmung** ist dazu da, um zu markieren, daß man etwas Einfaches am Ursprung des als aus einer Vielzahl von Registern bestehend vorgestellten Gedächtnisses annehmen muß. Die erste, ebenfalls dem Bewußtsein unzugängliche Aufzeichnung der Wahrnehmungen ist nach Gleichzeitigkeitsassoziationen gefügt. Wir haben hier die ursprüngliche Forderung einer zu Beginn stehenden Errichtung von Gleichzeitigkeit.

Eben das habe ich Ihnen letztes Jahr in unseren Demonstrationsübungen über die Symbole gezeigt. Die Dinge wurden interessant, erinnern Sie sich, vom Augenblick an, wo wir die Struktur von Dreiergruppen aufstellten. Gruppen von dreien zusammengeben, das heißt tatsächlich, sie in der Gleichzeitigkeit errichten. Die Geburt des Signifikanten ist die Gleichzeitigkeit, und ebenso ist seine Existenz eine synchronische Koexistenz. De Saussure legt sehr den Nachdruck auf diesen Punkt.

Das *Unbewußtsein** gehört der Ordnung der Begriffserinnerungen an. Der Begriff der Kausalbeziehung erscheint hier zum ersten Mal als solcher. Das ist der Augenblick, wo der Signifikant, sobald er einmal konstituiert ist, sekundär etwas anderem, das das Erscheinen des Signifikats ist, zugeordnet wird.

Danach erst greift das *Vorbewußtsein**, der dritte Umordnungsmodus, ein. Von diesem Vorbewußtsein her werden die Besetzungen gemäß gewissen präzisen Regeln bewußt gemacht werden. Dieses zweite Bewußtsein des Denkens ist wahrscheinlich an das halluzinatorische Erleben der Wortvorstellungen geknüpft, die Emission der Worte. Das radikalste Beispiel dafür ist die verbale Halluzination, die mit dem paranoischen Mechanismus zusammenhängt, durch den wir die Vorstellung der Worte laut machen. Damit hängt das Auftreten des Bewußtseins zusammen, das ansonsten immer noch ohne jeglichen Zusammenhang mit dem Gedächtnis wäre.

In allem weiteren tut Freud kund, daß das Phänomen der *Verdrängung** im Fallen von etwas besteht, das der Ordnung des signifikanten Ausdrucks
205 angehört, im Augenblick des Übergangs von einer Etappe der Entwicklung zu einer anderen. Der bei einer dieser Etappen aufgezeichnete Signifikant überschreitet nicht die darauffolgende, mit dem nachträglichen Modus der Neuordnung, welchen jegliche neue Organisationsphase Signifikant-Signifikat erfordert, in welche das Subjekt eintritt.

Von hier aus also muß man das Bestehen des Verdrängten erklären. Der Begriff einer Niederschrift in einen Signifikanten, der die Aufzeichnung beherrscht, ist wesentlich für die Theorie des Gedächtnisses, sofern sie sich am Ausgangspunkt der ersten Erforschung des Phänomens des Unbewußten durch Freud befindet.

21. März 1956

XIV
207 DER SIGNIFIKANT ALS SOLCHER BEDEUTET NICHTS

Der Begriff der Struktur
Die Subjektivität im Realen
Wie man den Beginn des Wahns situiert
Die Zwischen-Ichs | Les entre-je

Ad usum autem orationis, incredibile est, nisi diligenter attenderis, quanta opera machinata natura sit.

Wieviele Wunder die Funktion der Sprache birgt, wenn Sie bereit sind, beflissen darauf zu achten – Sie wissen, daß es das ist, worum wir uns hier bemühen. Sie werden also nicht erstaunt sein, daß ich Ihnen diesen Satz Ciceros als Epigraph gebe, denn über eben dieses Thema werden wir dieses Trimester das Studium der Freudschen Strukturen der Psychosen wiederaufnehmen.

Es handelt sich tatsächlich um das, was uns Freud betreffs der Strukturen der Psychosen hinterlassen hat, weshalb wir sie als Freudianisch qualifizieren.

1

Der Begriff der Struktur verdient für sich allein, daß wir uns bei ihm aufhalten. So wie wir ihn wirkungsvoll in der Analyse ins Spiel bringen, impliziert er eine gewisse Anzahl von Koordinaten, und der Begriff selbst der Koordinate ist Teil davon. Die Struktur ist zunächst eine Gruppe von Elementen, die eine kovariante Menge bilden.

Ich habe gesagt eine *Menge*, ich habe nicht gesagt eine *Ganzheit*. In der Tat, der Begriff der Struktur ist analytisch. Die Struktur stellt sich immer her durch den Bezug von etwas, das kohärent ist, zu etwas anderem, das ihm komplementär ist. Aber der Begriff der Ganzheit schaltet sich nur ein, wenn wir mit einer geschlossenen Beziehung zu etwas Korrespondierendem zu tun haben, wobei die Strukturen sich gegenseitig bedingen. Dagegen kann es eine
208 offene Beziehung geben, die wir Supplementärbeziehung nennen werden.

Denen, die sich in eine strukturale Analyse vorgewagt haben, schien das Ideal immer darin zu bestehen, dasjenige zu finden, was die beiden ver-

bindet, die geschlossene und die offene, auf der Seite der Öffnung eine Zirkularität zu finden.
Ich denke, daß Sie sich schon genug auskennen, um zu verstehen, daß der Begriff der Struktur schon von sich aus eine Manifestation des Signifikanten ist. Das wenige, das ich Ihnen soeben gezeigt habe über ihre Dynamik, über das, was sie impliziert, führt Sie hin zum Begriff des Signifikanten. Sich für die Struktur interessieren, heißt den Signifikanten nicht vernachlässigen können. Bei der strukturalen Analyse finden wir, wie bei der Analyse des Verhältnisses des Signifikanten und des Signifikats, Gruppenbeziehungen, die auf Mengen beruhen, die offen oder geschlossen sind, wesentlich aber reziproke Bezüge beinhalten. Bei der Analyse des Verhältnisses des Signifikanten und des Signifikats haben wir gelernt, den Akzent auf die Synchronie und die Diachronie zu setzen, und das findet sich wieder in der strukturalen Analyse. Letzten Endes, wenn man sie genau betrachtet, erscheinen der Begriff der Struktur und derjenige des Signifikanten untrennbar. Tatsächlich handelt es sich, wenn wir eine Struktur analysieren, idealerweise zumindest, immer um den Signifikanten. Was uns am meisten befriedigt bei einer strukturalen Analyse, ist eine möglichst radikale Freilegung des Signifikanten.
Wir situieren uns in einem von demjenigen der Naturwissenschaften verschiedenen Feld, von dem Sie wissen, daß nicht alles damit getan ist, es dasjenige der Humanwissenschaften zu nennen. Wie soll man die Grenzlinie ziehen? Inwieweit müssen wir uns an die Ideale der Naturwissenschaften annähern, ich meine so, wie sie sich entwickelt haben für uns, das heißt die Physik, mit der wir zu tun haben? Inwieweit können wir nicht umhin, uns davon zu unterscheiden? Es ist in bezug auf diese Definitionen des Signifikanten und der Struktur, daß sie sich ziehen läßt, die Grenze, die angemessen ist.
In der Physik haben wir es uns als Gesetz auferlegt, von dieser Idee auszugehen, daß in der Natur sich niemand des Signifikanten bedient, um zu signifizieren [23]. Das ist es, was unsere Physik von einer mystischen Physik unterscheidet, und sogar von der antiken Physik, die nichts Mystisches an sich hatte, sich aber diese Forderung nicht in strikter Weise auferlegte. Für uns ist das zum von jeder naturwissenschaftlichen Aussage forderbaren Grundgesetz geworden, daß es niemanden gibt, der sich des Signifikanten bedient.
Er ist dennoch sehr wohl da, in der Natur, der Signifikant, und wenn es nicht der Signifikant wäre, den wir dort suchen, würden wir dort überhaupt nichts finden. Ein Naturgesetz freilegen, das heißt eine bedeutungslose Formel

freilegen. Je weniger sie etwas bedeutet, umso zufriedener sind wir. Deshalb sind wir ganz zufrieden mit der Vollendung der Einsteinschen Physik. Sie
209 hätten unrecht, zu glauben, daß die kleinen Formeln von Einstein, die die Trägheitsmasse mit einer Konstanten und einigen Exponenten in Beziehung bringen, die geringste Bedeutung hätten. Das ist ein reiner Signifikant. Und aus diesem Grund verdanken wir es ihm, daß wir die Welt in der hohlen Hand halten.

Die Vorstellung, daß der Signifikant etwas bedeutet, daß es jemanden gibt, der sich dieses Signifikanten bedient, um etwas zu signifizieren, heißt *Signatura rerum.* Das ist der Titel eines Werks von Jakob Böhme. Das besagte, daß in den Naturphänomenen jemand namens Gott da ist, um uns seine Sprache zu sprechen.

Man soll aber deswegen dennoch nicht glauben, daß unsere Physik die Reduktion jeglicher Bedeutung impliziert. Äußerstenfalls gibt es eine, aber ohne irgendjemanden, um sie zu signifizieren. Innerhalb der Physik impliziert die bloße Existenz eines Signifikantensystems zumindest diese Bedeutung, daß es eine *Umwelt** gibt. Die Physik impliziert die Minimalkonjunktion folgender zwei Signifikanten, *das Eine* und *das All* – daß alle Dinge eines sind, oder daß das Eine alle Dinge ist.

So reduziert sie auch sein mögen, diese Signifikanten der Wissenschaft, Sie hätten unrecht zu glauben, daß sie gegeben sind und daß irgendein Empirismus erlaubt, sie freizulegen. Keinerlei empirische Theorie ist imstande, der bloßen Existenz der ersten ganzen Zahlen Rechnung zu tragen. Welche Bemühungen Jung auch angestellt haben mag, uns vom Gegenteil zu überzeugen, die Geschichte, die Beobachtung, die Ethnographie zeigen uns, daß es auf einer gewissen Ebene des Gebrauchs des Signifikanten in dieser oder jener Kultur, Gemeinschaft oder bei einem Volkstamm eine Errungenschaft darstellt, zur Zahl 5 zum Beispiel vorzustoßen. Man kann in der Gegend des Orinoko sehr gut unterscheiden zwischen dem Stamm, der gelernt hat, die Zahl 4 zu signifizieren, nicht darüber hinaus, und demjenigen, für den die Zahl 5 überraschende Möglichkeiten eröffnet, die im übrigen mit der Gesamtheit des Signifikantensystems, in das sie sich einfügt, kohärent sind.

Das ist kein Witz. Das ist buchstäblich zu nehmen. Die blitzartige Wirkung der Zahl 3, als sie bei irgendeinem Stamm Amazoniens angelangt ist, ist von Leuten festgestellt worden, die wußten, was sie sagten. Die Reihen der ganzen Zahlen auszudrücken, ist nicht selbstverständlich. Es ist durchaus vorstellbar, und die Erfahrung zeigt, daß es sich so verhält, daß jenseits einer gewissen Grenze in dieser Reihe die Dinge verschmelzen, und daß man nur noch das Verschmelzen der Vielheit sieht. Die Erfahrung zeigt gleichfalls, daß, sofern ja die Zahl 1 ihre maximale Wirksamkeit nur durch eine Wiederkehr notwendig macht, wir beim Erwerb des Signifikanten nicht von ihr ausgehend mit dem Ursprung in Berührung kommen können.

Diese Überlegungen scheinen den Bemerkungen zu widersprechen, die ich Ihnen darüber gemacht habe, daß jegliches Sprachsystem die Gesamtheit der möglichen Bedeutungen beinhaltet, sie deckt. Weit gefehlt, denn das heißt nicht, daß jegliches Sprachsystem die Möglichkeiten des Signifikanten
ausschöpft. Das ist ganz anders. Der Beweis dafür ist, daß zum Beispiel die 210
Sprache eines australischen Stamms diese oder jene Zahl durch die Mondsichel ausdrücken kann.

Diese Bemerkungen können Ihnen weit hergeholt scheinen. Es ist nichtsdestoweniger wesentlich, sie am Anfang unseres diesjährigen Vortrags wiederaufzunehmen. Unser Ausgangspunkt, der Punkt auf den wir immer wieder zurückkommen, denn wir werden immer am Ausgangspunkt sein, ist, daß jeder wahre Signifikant als solcher ein Signifikant ist, der nichts bedeutet.

2

Die Erfahrung beweist es – je mehr er nichts bedeutet, umso unzerstörbarer ist der Signifikant.

Sie begeben sich in eine unsinnige Richtung, jene, die sich lustig machen über das, was man die Macht der Worte nennen kann, indem sie, was immer leicht ist, die Widersprüche aufzeigen, in die man mit dem Einsatz dieses oder jenes Begriffs gerät, jene, die sich über den Nominalismus, wie man sagt, mokieren in dieser oder jener Philosophie.

Es ist gewiß leicht, das zu kritisieren, was der Gebrauch eines Begriffes wie jener der Gesellschaft zum Beispiel an Arbiträrem oder Ausweichendem an sich haben mag. Es ist nicht so lange her, daß man dieses Wort erfunden hat, und man kann sich amüsieren, zu sehen, zu welcher konkreten Sackgasse im Realen der Begriff der für das, was dem Individuum geschieht, verantwortlichen Gesellschaft führt, einer Forderung, die sich letztlich in den sozialistischen Konstruktionen ausgedrückt hat. Es gibt tatsächlich etwas radikal Arbiträres im Auftauchen des Begriffs der Gesellschaft – ich sage nicht des Stadtstaats. Denken Sie daran, daß bei unserem Freund Cicero, und zwar in demselben Werk, die Nation, wenn ich so sagen darf, bloß die Göttin der Bevölkerung ist – sie lenkt die Geburten. In Wirklichkeit findet sich die moderne Idee der Nation nicht einmal am Horizont des antiken Denkens, und das ist nicht einfach der Zufall eines Wortes, der es uns demonstriert.

Alle diese Dinge sind nicht selbstverständlich. Es steht uns frei, daraus zu schließen, daß der Begriff der Gesellschaft in Zweifel gezogen werden kann. Aber genau in dem Maß, wie wir ihn in Zweifel ziehen können, ist er ein wahrhaftiger Signifikant. Aus diesem Grund auch ist er in unsere soziale Realität als ein Bug eingetreten, als die Schar eines Pflugs.

Wenn man vom Subjektiven spricht, und selbst wenn wir es hier in Frage stellen, bleibt immer das Trugbild im Geist, daß das Subjektive zum Objektivem in Gegensatz steht, daß es auf der Seite desjenigen ist, der spricht, und sich aufgrund dieser Tatsache eben auf der Seite der Illusionen findet – sei es, daß es das Objektive deformiert, sei es, daß es es in Schranken
211 hält. Die bis jetzt im Verständnis des Freudismus elidierte Dimension ist, daß das Subjektive nicht auf der Seite desjenigen ist, der spricht. Es ist etwas, dem wir im Realen begegnen.

Zweifellos ist das Reale, um das es sich handelt, nicht in dem Sinn zu nehmen, wie wir es für gewöhnlich verstehen, wo es die Objektivität impliziert, was eine in den analytischen Schriften dauernd gemachte Verwechslung darstellt. Das Subjektive tritt im Realen in Erscheinung, sofern es unterstellt, daß wir uns gegenüber ein Subjekt haben, das imstande ist, sich des Signifikanten zu bedienen, des Spiels des Signifikanten. Und imstande, sich seiner zu bedienen, wie wir uns seiner bedienen – nicht um etwas zu signifizieren, sondern gerade um zu täuschen über das, was es zu signifizieren gibt. Das heißt die Tatsache ausnutzen, daß der Signifikant etwas anderes ist als die Bedeutung, um einen täuschenden Signifikanten zu präsentieren. Das ist so wesentlich, daß es streng genommen den ersten Schritt der modernen Physik darstellt. Die cartesianische Diskussion über den täuschenden Gott ist der unmöglich zu vermeidende Schritt jeglicher Grundlegung einer Physik, im Sinn, in dem wir diesen Ausdruck verstehen.

Das Subjektive ist für uns das, was das Feld der Wissenschaft, wo die Psychoanalyse ihre Grundlage hat, von der Gesamtheit des Feldes der Physik unterscheidet. Die Instanz der Subjektivität als gegenwärtig im Realen ist das wesentliche Ressort, das ausmacht, daß wir etwas Neues sagen, wenn wir zum Beispiel diese Reihen scheinbar natürlicher Phänomene unterscheiden, die wir Neurosen oder Psychosen nennen.

Sind die Psychosen eine Reihe natürlicher Phänomene? Gehören sie einem Feld natürlicher Erklärung an? Ich nenne *natürlich* das Feld der Wissenschaft, wo es niemanden gibt, der sich des Signifikanten bedienen würde, um zu signifizieren.

Diese Definitionen bitte ich Sie zu behalten, denn ich liefere sie Ihnen erst, nachdem ich Sorgfalt darauf verwendet habe, sie abzuklären.
Ich halte sie insbesondere für geeignet, größte Klarheit über das Thema der Zweckursachen zu schaffen. Die Idee der Zweckursache, *causa finalis,* widerstrebt der Wissenschaft, so wie sie gegenwärtig konstituiert ist, aber sie macht andauernd in versteckter Form Gebrauch davon, im Begriff der Rückkehr zum Gleichgewicht zum Beispiel. Wenn man unter *Zweckursache* einfach eine Ursache versteht, die im voraus wirkt, die nach etwas strebt, das vorne ist, kann sie keinesfalls aus dem wissenschaftlichen Denken eliminiert werden, und es gibt genauso viel Zweckursache in den Einsteinschen Formeln wie bei Aristoteles. Der Unterschied ist sehr genau folgender – es gibt niemanden, der diesen Signifikanten gebrauchen würde, um was auch immer zu signifizieren – es sei denn dies, daß es ein Universum gibt.
Ich habe bei Herrn [...] gelesen, daß er über die Existenz des Elements Wasser in Entzücken gerät – wie gut sieht man da die Sorgfalt, die der Schöpfer auf die Ordnung und auf unser Wohlgefallen verwendet hat, denn wäre das Wasser nicht jenes gleichzeitig wunderbar flüssige, schwere und solide Element, würden wir nicht die kleinen Schiffchen so schön auf dem 212
Meer segeln sehen. Das ist geschrieben, und man hätte unrecht zu glauben, daß der Autor ein Schwachsinniger war. Er war ganz einfach noch in der Atmosphäre einer Zeit, wo die Natur dazu gemacht war, um zu sprechen. Das entgeht uns aufgrund einer gewissen in unseren kausalen Forderungen eingetretenen Läuterung. Aber für Leute, für die alles, was sich mit signifikantem Wesen präsentierte, gemacht war, um etwas zu signifizieren, waren diese angeblichen Naivitäten natürlich.
Man ist gegenwärtig im Begriff, sich einem sehr seltsamen Unternehmen zu widmen, welches darin besteht, aus gewissen Schwierigkeiten, welche Grenzbereiche bereiten, in denen man die Frage des Gebrauchs des Signifikanten als solchen doch zulassen muß, gerade mittels des Begriffs der Kommunikation herauszukommen, über den wir uns hier von Zeit zu Zeit unterhalten haben. Und wenn ich in diese Nummer der Revue, mit der Sie sich alle ein wenig vertraut gemacht haben, den Artikel von Tomkins hineingegeben habe, so geschah das, um Ihnen ein Beispiel zu geben für die naive Weise, sich des Begriffs Kommunikation zu bedienen. Sie werden sehen, daß man sehr weit gehen kann, und daß man nicht versäumt hat, es zu tun.
Es gibt Leute, die bereit sind, zu sagen, daß innerhalb des Organismus die verschiedenen Ordnungen innerer Sekretion sich gegenseitig Botschaften senden, in Form zum Beispiel von Hormonen, welche die Ovarien in

Kenntnis setzen, daß es sehr gut geht, oder im Gegenteil, daß es etwas hapert. Ist das hier ein legitimer Gebrauch der Begriffe Kommunikation und Botschaft? Warum nicht? – wenn die Botschaft einfach der Ordnung dessen angehört, was sich abspielt, wenn wir einen unsichtbaren oder sichtbaren Lichtstrahl auf eine photoelektrische Zelle senden. Das kann sehr weit gehen. Wenn wir beim Abtasten des Himmels mit dem Lichtbündel eines Scheinwerfers etwas in der Mitte in Erscheinung treten sehen, so kann das als die Antwort des Himmels angesehen werden. Die Kritik stellt sich von selbst her. Aber das heißt noch, die Dinge in zu einfacher Weise nehmen.

Wann kann man wirklich von Kommunikation sprechen? Sie werden mir sagen, daß das offenkundig ist – es muß eine Antwort geben. Das kann man behaupten, das ist eine Definitionsfrage. Werden wir sagen, daß es Kommunikation gibt von dem Augenblick an, wo die Antwort registriert wird? Aber was ist das, eine Antwort? Es gibt nur eine Art, sie zu definieren, nämlich zu sagen, daß etwas zum Ausgangspunkt zurückkommt. Das ist das *feed-back*-Schema. Jede Rückkehr von etwas, das, wenn es irgendwo registriert wird, aufgrund dieser Tatsache eine Regulierungsoperation auslöst, stellt eine Antwort dar. Und die Kommunikation beginnt da, mit der Autoregulierung.

Aber sind wir deswegen schon auf der Ebene der Funktion des Signifikanten? Ich würde sagen – nein. In einer thermoelektrischen, durch ein *feed-back* in Gang gehaltenen Maschine gibt es keinen Gebrauch des Signifikanten.
213 Warum? Die Absonderung des Signifikanten als solchen macht etwas anderes notwendig, das sich zunächst in paradoxer Weise darstellt, wie jegliche dialektische Unterscheidung. Es gibt eigentlichen Gebrauch des Signifikanten von dem Augenblick an, wo, auf der Ebene des Empfängers, dasjenige, worauf es ankommt, nicht die Wirkung des Inhalts der Botschaft ist, nicht die Auslösung irgendeiner Reaktion im Organ aufgrund der Tatsache, daß das Hormon auftaucht, sondern dies – daß am Ankunftspunkt der Botschaft man die Botschaft zur Kenntnis nimmt.

Impliziert das eine Subjektivität? Schauen wir ganz genau hin. Das ist nicht sicher. Was unterscheidet die Existenz des Signifikanten als solchen, so wie ich soeben einmal mehr versucht habe, seine Formel zu präzisieren, als System, das Elementen korrelativ ist, welche synchronisch und diachronisch in bezug aufeinander ihren Platz einnehmen?

Ich befinde mich auf offener See, Kapitän eines kleinen Schiffs. Ich sehe Dinge, die sich in der Dunkelheit bewegen, in einer Weise, die mich denken läßt, daß es sich um ein Zeichen handeln kann. Wie werde ich reagieren? Wenn ich noch nicht Mensch bin, reagiere ich mit allerhand modellierten motorischen und emotionalen Manifestationen, wie man zu sagen pflegt, ich werde den Beschreibungen der Psychologen gerecht, ich verstehe etwas, kurzum, ich tue all das, von dem ich Ihnen sage, daß man imstande sein muß, es nicht zu tun. Wenn ich dagegen ein Mensch bin, schreibe ich in mein Logbuch – *Um soundsoviel Uhr, auf dem und dem Längen- und Breitengrad, sichten wir das und das.*

Das ist das Wesentliche. Ich decke meine Verantwortung ab. Das ist der Unterschied des Signifikanten. Ich nehme das Zeichen als solches zur Kenntnis. Die Empfangsbestätigung ist das wesentliche an der Kommunikation, sofern sie nicht signifikativ, sondern signifikant ist. Wenn Sie diesen Unterschied nicht nachdrücklich artikulieren, werden Sie andauernd in die Bedeutungen zurückgeraten, die uns das ursprüngliche Ressort des Signifikanten, sofern er die ihm eigene Funktion ausübt, nur maskieren können.

Merken wir uns das gut. Selbst wenn innerhalb eines lebenden oder nicht lebenden Organismus Übermittlungen stattfinden, die auf der Effektivität des Alles oder Nichts beruhen, selbst wenn aufgrund des Bestehens einer Schwelle zum Beispiel es etwas gibt, das bis zu einer gewissen Höhe nicht ist und dann auf einmal eine bestimmte Wirkung erzeugt – denken Sie an das Beispiel der Hormone –, können wir noch nicht von Kommunikation sprechen, wenn wir in die Kommunikation die Originalität der Ordnung des Signifikanten mit einbeziehen. Tatsächlich ist etwas Signifikant nicht als Alles oder Nichts, sondern sofern etwas, das ein Alles konstituiert, das Zeichen, gerade da ist, um nichts zu bedeuten. Da beginnt die Ordnung des Signifikanten, sofern er sich von der Ordnung der Bedeutung unterscheidet.

Wenn die Psychoanalyse uns etwas lehrt, wenn die Psychoanalyse etwas Neues darstellt, so liegt das gerade daran, daß die Entwicklung des Menschen in keiner Weise direkt deduzierbar ist aus der Konstruktion, aus den Interferenzen, aus der Zusammensetzung der Bedeutungen, das heißt aus 214
den Instinkten. Die menschliche Welt, die Welt, die wir kennen, in der wir leben, inmitten derer wir uns zurechtfinden, und ohne die wir uns keinesfalls zurechtfinden können, impliziert nicht nur das Bestehen der Bedeutungen, sondern die Ordnung des Signifikanten.

Wenn der Ödipuskomplex nicht die Einführung des Signifikanten ist, dann verlange ich, daß man mir irgendeine Auffassung von ihm liefere. Der Grad seiner Verarbeitung ist nur deshalb so wesentlich für die sexuelle Normalisierung, weil er das Funktionieren des Signifikanten als solchen in die Eroberung dessen, was man Mann oder Frau nennt, einführt. Es ist nicht deshalb, weil der Ödipuskomplex der Zeit der genitalen Dimension oder Strebung angehört, daß man sich auch nur einen Augenblick lang vorstellen kann, daß er wesentlich ist für eine realisierte menschliche Welt, für eine Welt, welche die Struktur der menschlichen Realität besitzt.

Denken Sie einen Augenblick daran – wenn es etwas gibt, das gewiß nicht dazu angetan ist, die Artikulation und die Differenzierung in die Welt einzuführen, dann ist das eben die Genitalfunktion. Dasjenige, was in seinem eigentlichen Wesen auf das allermysteriöseste Ergießen hinausführt, ist doch das Paradoxeste, das es gibt im Verhältnis zu jeglicher realen Strukturierung der Welt. Nicht die instinkthafte Dimension ist bei der zu überschreitenden Etappe des Ödipus am Werk. Was das anbetrifft, erlaubt uns im Gegenteil das so mannigfaltige Material, das uns die prägenitalen Etappen zeigen, am leichtesten wahrzunehmen, wie durch Bedeutungsanalogie die Form dessen, was man Materie zu nennen hat, sich an dasjenige bindet, was der Mensch unmittelbar in seinem Feld hat. Die körperlichen, an die Exkremente gebundenen, prägenitalen Austauschvorgänge reichen durchaus aus, um eine Objektwelt, eine Welt vollständiger menschlicher Realität, das heißt in der es Subjektivitäten gibt, zu strukturieren.

Es gibt keine andere wissenschaftliche Definition der Subjektivität als von der Möglichkeit her, den Signifikanten für Endzwecke handzuhaben, die rein signifikant sind und nicht signifikativ, das heißt, die keinerlei direkte Beziehung ausdrücken, die der Ordnung des Appetits angehören würde.

Die Dinge sind einfach. Aber dazu braucht es noch, daß das Subjekt die Ordnung des Signifikanten erwirbt, erobert, ihr gegenüber in einem Implikationsverhältnis ist, das an sein Sein rührt, was zur Ausbildung dessen führt, was wir in unserer Sprache das Überich nennen. Man braucht nicht sehr weit fortzuschreiten in der analytischen Literatur, um zu sehen, daß der Gebrauch, der von diesem Begriff gemacht wird, der Definition des Signifikanten angemessen ist, die darin besteht, nichts zu bedeuten, wodurch er imstande ist, alle Augenblicke verschiedene Bedeutungen zu geben. Das Überich ist das, was uns die Frage stellt, zu wissen, welches die Ordnung des Eintritts, der Einführung, der gegenwärtigen Instanz des Signifikanten ist, die unerläßlich ist, damit ein menschlicher Organismus funktioniert, welcher sich nicht nur mit einem natürlichen Milieu auseinanderzusetzen hat, sondern mit einem signifikanten Universum.

215 Wir finden hier den Kreuzweg wieder, an dem ich Sie das letzte Mal betreffs der Neurosen zurückgelassen habe. Wovon rühren die Symptome her? – wenn nicht von der Verwicklung des menschlichen Organismus in etwas, das strukturiert ist wie eine Sprache, wodurch dieses oder jenes Element seines Funktionierens als Signifikant ins Spiel kommen wird. Ich bin hinsichtlich

dieses Themas weiter gegangen das letzte Mal, indem ich das Beispiel der Hysterie nahm. Die Hysterie ist eine um einen Signifikanten, der hinsichtlich seiner Bedeutung rätselhaft bleibt, zentrierte Frage. Die Frage des Todes, diejenige der Geburt, sind tatsächlich die beiden letzten, die gerade keine Lösung im Signifikanten haben. Genau das verleiht den Neurosen ihren existentiellen Wert.

Jetzt die Psychosen. Was besagen sie? Welches ist die Funktion der Beziehungen des Subjekts zum Signifikanten bei den Psychosen? Wir haben es schon mehrmals zu umkreisen versucht. Daß wir derart gezwungen sind, die Dinge in immer peripherer Weise anzugehen, muß seinen Grund in der Frage selbst haben. Wir sind vorläufig gezwungen, es zu konstatieren. Es gibt da ein Hindernis, einen Widerstand, der uns seine Bedeutung erst in dem Maße preisgeben wird, wie wir die Dinge weit genug vorangebracht haben werden, um einzusehen, warum es so ist.

3

Greifen wir das Problem noch einmal auf, wie immer in der Absicht, einen weiteren Schritt zu machen.

Sie erinnern sich an das Schema, bei dem wir angelangt sind. Ich habe Sie darauf hingewiesen, daß es etwas geben müsse, das sich zu einem bestimmten Zeitpunkt im Bereich des Signifikanten nicht realisiert hatte, das *verworfen** worden war. Was derart Objekt einer *Verwerfung** gewesen ist, erscheint im Realen wieder. Dieser Mechanismus ist verschieden von allem, was wir sonst aus der Erfahrung kennen, bezüglich der Beziehungen des Imaginären, des Symbolischen und des Realen.

Freud hat den radikalen Unterschied, den es zwischen leidenschaftlicher und wahnhafter Überzeugung gibt, deutlich artikuliert, auch im Text über den Präsidenten Schreber, den wir durcharbeiten. Die erste ist von der intentionalen Projizierung abhängig, das ist zum Beispiel eine Eifersucht, wo ich im anderen auf meine eigenen Gefühle eifersüchtig bin, wo ich meine eigenen Untreuetriebe dem anderen anlaste. Was die zweite anbelangt, hat Freud diese Formel, daß das, was aus dem Inneren verworfen worden ist, von außen her wiederauftaucht, oder auch, wie man es in einer verstärkenden 216
Sprache auszudrücken sucht, daß das, was in der Vorstellung unterdrückt worden ist, im Realen wiedererscheint [24]. Aber was heißt das?

Auch bei der Neurose sehen wir dieses Spiel des Triebs und seine Folgen. Gibt es für uns in dieser Formel nicht etwas, das zu wünschen übrigläßt,

etwas Unklares, Mangelhaftes, sogar Unsinniges? Alle Autoren beschränken sich auf diese Formel, und als ich Sie Ihnen in dieser Form präsentiert habe, wollte ich nichts Originelles liefern. Ich denke, ich werde unter Ihnen jemanden finden, der mir helfen wird, die Arbeiten näher anzuschauen, in denen Katan versucht hat, sich an den Mechanismus der psychotischen Neubildung heranzumachen. Sie werden sehen, bei welch extravaganter Sackgasse er anlangt, aus der er nur um den Preis widersprüchlicher Formeln herauskommt. Das zeugt von den begrifflichen Schwierigkeiten, in die man hineingerät, wenn man auch nur im geringsten den Begriff der Realität mit dem der Objektivität verwechselt, sogar mit dem der Bedeutung, wenn man von einer von der Prüfung des Realen verschiedenen Realität spricht, von einer Realität im Gefühl des Realen.
Eine ganze phänomenologische Anmaßung, die weit über das Feld der Psychoanalyse hinausgeht, und die dort nur herrscht, sofern sie auch anderswo herrscht, beruht auf der Verwechslung des Bereichs des Bedeutens | *signifiance* und des Bereichs der Bedeutung | *signification*. Von Arbeiten ausgehend, die als Untersuchungen über die Funktion des Signifikanten äußerst rigoros sind, gleitet die vorgeblich psychologische Phänomenologie hinüber zum Bereich der Bedeutung. Darin besteht ihre grundlegende Verwirrung. Sie wird dort hingeleitet wie eine Hündin auf die Fährte, und ganz wie die Hündin wird sie das niemals zum geringsten wissenschaftlichen Ergebnis führen.
Sie kennen den vorgeblichen Gegensatz zwischen dem *Erklären** und dem *Verstehen**. Hier müssen wir darauf beharren, daß es wissenschaftliche Struktur nur dort gibt, wo es *Erklären** gibt. Das *Verstehen**, das ist die Öffnung hin zu allen Konfusionen. Das *Erklären** impliziert überhaupt nicht mechanische Bedeutung, nichts derartiges. Das Wesen des *Erklärens** ist das Zurückgehen auf den Signifikanten als einziger Grundlage jeglicher vorstellbarer wissenschaftlicher Strukturierung.
Beim Fall Schreber sehen wir zu Beginn eine Störungsphase, die Phase eines fruchtbaren Augenblicks. Sie stellt ein symptomatisches Ganzes dar, das allerdings, weil es im allgemeinen fallengelassen wird, oder genauer, weil es uns durch die Finger geglitten ist, nicht analytisch erhellt werden konnte und fast immer nur rekonstruiert wird. Indem wir es aber rekonstruieren, können wir darin ungefähr die ganze äußere Erscheinung der Bedeutungen und der Mechanismen finden, deren Spiel wir bei der Neurose verfolgen. Nichts ähnelt so sehr einer neurotischen Symptomatik wie eine präpsychotische Symptomatik. Einmal die Diagnose gestellt, sagt man uns, daß man das Unbewußte da draußen ausgebreitet findet, daß alles, was zum *id* gehört, in

die Außenwelt übergegangen ist, und daß die auf dem Spiel stehenden 217
Bedeutungen so klar sind, daß wir gerade nicht analytisch eingreifen können. Das ist der klassische Standpunkt, der seinen Wert behält. Das Paradox, das er beinhaltet, entgeht niemandem, aber die Gründe, die man angibt, um es zu erklären, besitzen alle den Charakter der Tautologie oder des Widerspruchs. Das sind Überbauten von völlig unsinnigen Hypothesen. Man braucht sich nur für die analytische Literatur als Symptom zu interessieren, um es einzusehen.

Wo ist die Triebfeder? Daß die Welt des Objekts irgendwie heimgesucht, gefesselt, verleitet werde durch eine Bedeutung, die mit den die Psychose auszeichnenden Trieben in Beziehung steht? Ist das Aufbauen der Außenwelt das, was die Psychosen auszeichnet? Doch wenn es wirklich etwas gibt, wodurch man auch die Neurose definieren könnte, dann ist es das. Von welchem Augenblick an entscheiden wir, daß das Subjekt die Grenzen überschritten hat, daß es sich im Wahn befindet?

Nehmen wir die präpsychotische Phase. Unser Präsident Schreber erlebt etwas, das der Ratlosigkeit zuzuordnen ist. Er liefert uns in Lebensgröße diese Frage, von der ich Ihnen sagte, daß sie sich am Grund jeglicher neurotischer Form findet. Er wird – er weist uns nachträglich darauf hin – von befremdlichen Vorahnungen heimgesucht, er wird plötzlich von diesem Bild überfallen, das anscheinend am wenigsten dazu angetan ist, in das Gemüt eines Mannes seines Schlags und seines Stils einzutreten, daß es doch eigentlich sehr schön sein müsse, ein Weib zu sein, das dem Beischlaf unterliege. Das ist eine Phase panischer Verwirrung. Wie soll man die Grenze situieren zwischen diesem Augenblick von Verwirrung und demjenigen, wo sein Wahn schließlich konstruiert hat, daß er tatsächlich ein Weib sei, und nicht irgendein beliebiges, sondern das göttliche Weib, oder genauer, die Braut Gottes? Ist das etwas, das hinreicht, um den Eintritt in die Psychose zu situieren? Gewiß nicht. Katan berichtet über einen Fall, den er in einer viel früheren Phase als derjenigen Schrebers zum Ausbruch kommen gesehen hat, und von dem er eine direkte Vorstellung haben konnte, weil er im Moment eingetroffen ist, wo der Fall umschlug. Es handelt sich um einen jungen Mann zum Zeitpunkt der Pubertät, dessen ganze präpsychotische Phase der Autor sehr gut analysiert, indem er uns eine Vorstellung davon gibt, daß bei diesem Subjekt nichts von dem vorhanden ist, was dem Zugang zu etwas entspricht, das es im männlichen Typus zu realisieren vermag. Alles hat gefehlt. Und wenn dieser junge Mann versucht, die Typifizierung der männlichen Haltung zu erobern, so geschieht das vermittels einer Nachahmung, eines Anhängens im Gefolge eines seiner Kameraden. Wie er und im

Anschluß an ihn gibt er sich den ersten sexuellen Betätigungen der Pubertät hin, insbesondere der Masturbation, er hört dann auf Befehl des besagten Kameraden damit auf und beginnt, hinsichtlich einer ganzen Reihe von Exerzitien, die als Selbsteroberung bezeichnet werden, sich mit ihm zu identifizieren. Er verhält sich, wie wenn er einem strengen Vater ausgeliefert wäre, was bei seinem Kameraden der Fall ist. Wie er interessiert er sich für ein
218 Mädchen, das wie durch Zufall das gleiche ist, wie dasjenige, für das sein Kamerad sich interessiert. Und sobald er in dieser Identifizierung mit seinem Kameraden weit genug gegangen sein wird, wird ihm das Mädchen fix und fertig in die Arme fallen.

Man findet da offensichtlich den Mechanismus des *als ob*, den Helene Deutsch als eine bezeichnende Dimension der Symptomatologie der Schizophrenen hervorgehoben hat. Das ist ein imaginärer Kompensationsmechanismus – Sie verifizieren die Nützlichkeit der Unterscheidung der drei Register –, eine imaginäre Kompensation des abwesenden Ödipus, der ihm die Männlichkeit nicht in Form des väterlichen Bildes, sondern des Signifikanten, des *Namens-des-Vaters* verschafft hätte.

Wenn die Psychose ausbricht, wird sich das Subjekt wie zuvor verhalten, als unbewußter Homosexueller. Es taucht keinerlei Bedeutung auf, die grundlegend verschieden wäre von der präpsychotischen Phase. Sein ganzes Verhalten im Verhältnis zum Freund, der das Leitelement seines Strukturierungsversuchs zum Zeitpunkt der Pubertät ist, findet sich in seinem Wahn wieder. Von welchem Zeitpunkt an deliriert er? Vom Augenblick an, wo er sagt, daß sein Vater ihn verfolgt, um ihn zu töten, um ihn zu berauben, um ihn zu kastrieren. Alle in den neurotischen Bedeutungen implizierten Inhalte sind da. Aber der wesentliche Punkt, den man nicht hervorhebt, besteht darin, daß der Wahn von dem Augenblick an beginnt, wo die Initiative von einem Anderen kommt, mit einem großen A, wo die Initiative auf einer subjektiven Aktivität begründet ist. *Der Andere will* das, und er will vor allem, daß man es wisse, er will es kundtun.

Sobald es Wahn gibt, treten wir mit vollen Segeln in den Bereich einer Intersubjektivität ein, deren ganzes Problem darin besteht, zu wissen, warum sie phantasmatisch ist. Aber im Namen des Phantasmas, das allgegenwärtig ist in der Neurose, vergessen wir, weil wir nun einmal an seine Bedeutung gefesselt sind, seine Struktur, das heißt, daß es sich um Signifikanten handelt, um Signifikanten als solche, von einem Subjekt zu signifikanten Zwecken gehandhabt, zu derart rein signifikanten, daß die Bedeutung ihrerseits sehr oft problematisch bleibt. Dasjenige, dem wir bei dieser Symptomatologie begegnet sind, impliziert immer das, worauf ich Sie schon letztes Jahr betreffs des Traums von Irmas Injektion hingewiesen habe – die Einmischung der Subjekte.

Die Eigenart der intersubjektiven Dimension besteht darin, daß Sie im Realen ein Subjekt haben, das imstande ist, sich des Signifikanten als solchen zu bedienen, das heißt, nicht um Sie zu informieren, sondern gerade um Sie zu ködern. Diese Möglichkeit ist das, was die Existenz des Signifikanten auszeichnet. Aber das ist nicht alles. Sobald es Subjekt und Gebrauch des Signifikanten gibt, gibt es möglichen Gebrauch des Zwischen-Ichs, das heißt des dazwischengesetzten Subjekts. Diese Einmischung der Subjekte ist eines der offensichtlichsten Elemente des Traums von Irmas Injektion. Erinnern Sie sich an die drei Ärzte, die von Freud im Gänsemarsch aufgerufen werden, der wissen will, was in Irmas Hals los ist. Und diese drei possenhaften 219
Figuren operieren herum, verfechten Thesen, sagen nichts als Dummheiten. Es sind Zwischen-Ichs, die hier eine wesentliche Rolle spielen.

Sie finden sich am Rande von Freuds Fragestellung, dessen Hauptsorge zu diesem Zeitpunkt die Abwehr darstellt. In einem Brief an Fließ schreibt er diesbezüglich – *Ich bin mitten im Außernatürlichen* [25]. Die Abwehr, das ist tatsächlich das, sofern sie ein wesentliches Verhältnis zum Signifikanten hat, nicht zum Vorwiegen der Bedeutung, sondern zur Idolatrie des Signifikanten als solchen. Das ist bloß ein Hinweis.

Die Einmischung der Subjekte, ist das nicht genau das, was für uns im Wahn in Erscheinung tritt? Das ist ein für jegliche intersubjektive Beziehung derart wesentlicher Zug, daß man sagen kann, daß es keine Sprache gibt, die nicht ganz spezielle grammatische Wendungen enthält, um es anzuzeigen.

Ich nehme ein Beispiel. Das ist der ganze Unterschied, den es gibt zwischen *der Chefarzt, der diesen Kranken von seinem Assistenten hat operieren lassen*, und *der Chefarzt, der diesen Kranken operieren sollte, hat ihn von seinem Assistenten operieren lassen*. Sie müssen sehr wohl spüren, daß das, obwohl es zur selben Aktion führt, zwei völlig verschiedene Sachen meint. Eben darum handelt es sich dauernd im Wahn. Man *läßt* sie das *machen*. Da liegt das Problem, weit davon entfernt, daß wir ganz einfach sagen könnten, daß das *id* ganz plötzlich gegenwärtig ist und im Realen wiederauftaucht.

Es handelt sich, am Grund der Psychose, um eine Sackgasse, um eine Ratlosigkeit betreffs des Signifikanten. Alles spielt sich so ab, als ob das Subjekt mit einem Wiederherstellungs-, einem Kompensierungsversuch reagierte. Die Krise wird von Grund auf zweifellos durch irgendeine Frage entfesselt. Was...? Davon habe ich keine Ahnung. Ich nehme an, daß das Subjekt auf die Abwesenheit des Signifikanten mit der umso nachdrücklicheren Behauptung eines anderen reagiert, der als solcher wesentlich rätselhaft ist. Der Andere mit einem großen A, ich habe Ihnen gesagt, daß er ausgeschlossen sei, als Signifikantenträger. Er wird umso heftiger behauptet, zwischen ihm und dem Subjekt, auf der Ebene des kleinen anderen, des Imaginären. Hier spielen sich alle Zwischen-Ich-Phänomene ab, die dasjenige konstituieren, was in der Symptomatologie der Psychose sichtbar ist – auf der Ebene des anderen Subjekts, desjenigen, welches im Wahn die Initiative ergreift, der Professor Flechsig im Fall Schrebers, oder der Gott, der derart zu verführen vermag, daß er die Weltordnung in Gefahr bringt, aufgrund der Anziehung.

Auf der Ebene des Zwischen-Ichs, das heißt des kleinen anderen, des Doubles des Subjekts, das gleichzeitig sein Ich und nicht sein Ich ist, treten Worte in Erscheinung, die eine Art laufender Kommentar der Existenz sind. Wir sehen dieses Phänomen im *automatisme mental,* aber es ist hier viel akzentuierter, weil es einen gewissermaßen foppenden Gebrauch des Signifikanten gibt bei den begonnenen und dann abgebrochenen Sätzen. Die Ebene
220 des Signifikanten, welche diejenige des Satzes ist, umfaßt eine Mitte, einen Anfang und ein Ende, fordert also einen Abschluß. Eben das erlaubt ein Spiel mit der Erwartung, eine Verlangsamung, die sich auf der imaginären Ebene des Signifikanten herstellt, als ob das Rätsel, außerstande sich in wirklich offener Form zu formulieren, es sei denn durch die ursprüngliche Behauptung der Initiative des anderen, seine Lösung lieferte, indem es zeigt, daß dasjenige, worum es geht, der Signifikant ist.

Genauso wie im Traum von Irmas Injektion die fettgedruckte Formel, die zum Abschluß erscheint, dazu da ist, die Lösung dessen zu zeigen, was am Ende von Freuds Begehren ist – nichts Wichtigeres in der Tat als eine Formel aus der organischen Chemie –, genauso finden wir im Phänomen des Wahns, in den Kommentaren und im Gemurmel des Diskurses im Reinzustand, den Hinweis, daß dasjenige, worum es geht, die Frage des Signifikanten ist.

11. April 1956

XV
ÜBER URSPRÜNGLICHE SIGNIFIKANTEN 221
UND DAS FEHLEN VON EINEM

Eine Wegkreuzung
Grundlegende Signifikanten
Ein neuer Signifikant im Realen
Annäherungen an das Loch
Die identifikatorische Kompensation

Die Unterscheidung, auf die ich dieses Jahr den Nachdruck lege, diejenige zwischen dem Signifikanten und dem Signifikat, erweist sich als besonders gerechtfertigt durch die Betrachtung der Psychosen. Ich würde es Sie heute gerne spüren lassen.

1

Was suchen wir Analytiker, wenn wir eine Geistesstörung angehen, ob sie sich nun offen kundgibt oder latent ist, ob sie sich verbirgt oder sich in Symptomen oder Verhaltensweisen offenbart? Wir suchen immer die Bedeutung. Gerade das zeichnet uns aus. Man gewährt dem Psychoanalytiker Kredit, sich nicht über die wahrhafte Bedeutung täuschen zu lassen. Wenn er die Tragweite aufdeckt, welche für das Subjekt irgendein Objekt erlangt, handelt es sich immer um das Register der Bedeutung, einer Bedeutung, von der er meint, daß sie etwas vom Subjekt betrifft. Hier möchte ich Sie festhalten, denn es gibt hier eine Wegkreuzung.

Das Interesse, das Begehren, das Verlangen, welches das Subjekt einer Bedeutung entgegenbringt, führt dazu, deren Typus, deren Gußform, deren Präformation im Register der Instinktbeziehungen zu suchen, in denen dieses Subjekt korrelativ zum Objekt erscheint. Daher die Konstruktion der Theorie der Instinkte, Fundamente, auf denen die analytische Entdeckung beruht. Es gibt da eine Welt, ich würde fast sagen, ein Labyrinth von Beziehungen, das so viele Abzweigungen, Verbindungen, Rückläufe enthält, daß wir uns damit zufriedengeben – das heißt letztlich, daß wir uns 222

darin verlieren. Die Tatsache ist spürbar in unserer alltäglichen Handhabung dieser Bedeutungen.
Nehmen wir als Beispiel die homosexuelle Bindung, die ein wesentlicher Bestandteil des Ödipusdramas ist. Wir sagen, daß die Bedeutung der homosexuellen Beziehung dazu tendiert, im umgekehrten Ödipuskomplex zutage zu treten. Im Fall der Neurose sagen wir meistens, daß das Subjekt sich gegen diese in seinen Verhaltensweisen mehr oder weniger latente Bindung wehrt, die immer dazu tendiert, in Erscheinung zu treten. Wir sprechen von Abwehr – es gibt mehrere Formen davon –, wir suchen eine Ursache für sie, und wir definieren diese als die Furcht vor der Kastration. Es mangelt uns im übrigen niemals an Erklärungen – wenn diese nicht gefällt, finden wir eine andere.
Aber ob es diese sein mag oder eine andere, ist es nicht deutlich, wie der geringste Umgang mit der analytischen Literatur es zeigt, daß niemals die Frage nach der Kohärenzordnung gestellt wird, die im Spiel ist?
Warum annehmen, daß die homosexuelle Ausrichtung der libidinösen Besetzung sofort eine kausale Kohärenz für das Subjekt mit sich bringt? Inwiefern bringt die Fesselung durch das homosexuelle Bild für das Subjekt mit sich, daß es seinen Penis verlieren würde? Welche Kausalitätsordnung impliziert das, was man den Primärvorgang nennt? Inwieweit muß man hier eine Kausalbeziehung annehmen? Welche sind die Kausalitätsmodi, die das Subjekt bei einer imaginären Fesselung erfaßt? Genügt es, daß wir selbst sie sehen, diese imaginäre Beziehung – mit allen ihren Implikationen, die, weil es sich ja ums Imaginäre handelt, selbst konstruiert sind –, damit sie im Subjekt gegeben sei? – während wir sie von außen her sehen. Ich sage nicht, daß wir unrecht hätten, zu denken, daß die Furcht vor der Kastration, mit allen ihren Auswirkungen, automatisch ins Spiel kommt bei einem männlichen Subjekt, das in der passiv machenden Fesselung der homosexuellen Beziehung gefangen ist. Ich sage, daß wir uns niemals die Frage stellen. Und diese fände zweifellos verschiedene Antworten, je nach den verschiedenen Fällen. Die kausale Kohärenz wird hier konstruiert, durch eine mißbräuchliche Extrapolation der Dinge des Imaginären ins Reale. Dort, wo es sich ums Lustprinzip handelt, um Zurückgehen und Rückkehr zum Gleichgewicht, um Begehrensforderung, gleiten wir ganz natürlich ab und lassen das Realitätsprinzip eingreifen – oder etwas anderes.
Das erlaubt uns, zu unserer Wegkreuzung zurückzukommen. Die Beziehung des Begehrens versteht sich zunächst als wesentlich imaginär. Von da her geraten wir hin zum Katalog der Instinkte, ihrer Äquivalente und ihres Ineinandermündens. Halten wir lieber inne, um uns zu fragen, ob das nur

biologische Gesetze sind, die eine gewisse Anzahl von Bedeutungen für das menschliche Subjekt instinkthaft interessant machen. Was ist darin der Anteil, der vom Signifikanten kommt?

Tatsächlich greift der Signifikant, mit dem Spiel und dem Drängen, die ihm 223
eigen sind, in alle Interessen des Menschen ein – so tief, so primitiv, so elementar wir sie auch annehmen mögen.

Tage und Vorlesungen lang habe ich mit allen Mitteln versucht, Sie ahnen zu lassen, was wir vorläufig die Autonomie des Signifikanten werden nennen können, daß es nämlich Gesetze gibt, die ihm eigen sind. Sie sind zweifellos schwierig herauszulösen, weil wir diesen Signifikanten immer in Bedeutungen ins Spiel bringen.

Damit ist schon gesagt, von welchem Interesse die linguistische Betrachtung des Problems ist. Es ist unmöglich, zu untersuchen, wie dieses Phänomen, das Sprache heißt, funktioniert, und welches das Grundlegendste an den zwischenmenschlichen Beziehungen ist, wenn man nicht zu Beginn die Unterscheidung zwischen Signifikant und Signifikat trifft. Der Signifikant hat seine eigenen Gesetze, unabhängig vom Signifikat. Und der Schritt, den zu tun ich Sie in diesem Seminar auffordere, das ist, mir zu folgen, wenn ich Ihnen sage, daß der Sinn der analytischen Entdeckung nicht einfach darin besteht, Bedeutungen gefunden zu haben, sondern in ihrem Lesen viel weiter gewesen zu sein als man jemals gewesen ist, nämlich bis zum Signifikanten.

Daß man diese Tatsache vernachlässigt, erklärt die Sackgassen, die Verwechslungen, Zirkel und Tautologien, welchen die analytische Forschung begegnet.

2

Das Ressort der analytischen Entdeckung liegt nicht in den libidinös oder instinkthaft genannten Bedeutungen bezüglich einer ganzen Reihe von Verhaltensweisen. Es stimmt, das gibt es. Aber beim Menschen sind die dem Bedürfnis nächsten Bedeutungen, die auf die alleranimalischste Einfügung in die ernährende und fesselnde Umgebung bezüglichen Bedeutungen, die ursprünglichen Bedeutungen, in ihrer Folge und in ihrer Einsetzung selbst den Gesetzen unterworfen, welche jene des Signifikanten sind.

Wenn ich Ihnen über den Tag und über die Nacht gesprochen habe, so war das, um Sie spüren zu lassen, daß der Tag, der Begriff selbst des Tages, das Wort Tag, der Begriff des Zutagetretens, etwas streng genommen in keinerlei Realität Faßbares ist. Der Gegensatz zwischen dem Tag und der Nacht ist ein

signifikanter Gegensatz, der unendlich hinausgeht über alle Bedeutungen, welche er schließlich decken mag, sogar über jegliche Art von Bedeutung. Wenn ich den Tag und die Nacht als Beispiel genommen habe, so selbstverständlich deshalb, weil unser Sujet der Mann und die Frau ist. Der Mann-Signifikant wie der Frau-Signifikant sind etwas anderes als passive Haltung und aktive Haltung, aggressive Haltung und nachgebende Haltung, etwas anderes als Verhaltensweisen. Dahinter verbirgt sich zweifellos ein Signifi-
224 kant, der freilich nirgends absolut verkörperbar ist, der aber dennoch am nächsten in der Existenz des Wortes *Mann* und des Wortes *Frau* verkörpert ist.

Wenn diese Register des Seins irgendwo sind, dann letztlich in den Wörtern. Es ist nicht unbedingt notwendig, daß es verbalisierte Wörter sind. Es kann ein Zeichen an einer Wand sein, es kann für den sogenannten Primitiven eine Malerei oder ein Stein sein, aber es ist woanders als in den Typen von Verhaltensweisen oder *patterns.*

Das ist nichts Neues. Wenn wir sagen, daß der Ödipuskomplex wesentlich ist, damit der Mensch zu einer humanisierten Struktur des Realen zu gelangen vermöge, kann das nichts anderes besagen.

Alles was in unserer Literatur in Umlauf ist, die Grundprinzipien, über die wir uns einig sind, implizieren das – damit es Realität gebe, ausreichenden Zugang zur Realität, damit das Realitätsgefühl ein genauer Führer sei, damit die Realität nicht das sei, was sie in der Psychose ist, muß der Ödipuskomplex erlebt worden sein. Wir können aber diesen Komplex, seine trianguläre Kristallisierung, seine verschiedenen Modalitäten und Konsequenzen, seine Untergang genannte Schlußkrise, sanktioniert durch die Einführung des Subjekts in eine neue Dimension, nur in dem Maße artikulieren, wie das Subjekt gleichzeitig es selbst und die beiden anderen Partner ist. Eben das bedeutet der Ausdruck Identifizierung, den Sie alle Augenblicke gebrauchen. Es gibt also hier Intersubjektivität und dialektische Organisierung. Das ist undenkbar, wenn das Feld, das wir unter dem Namen des Ödipus lokalisiert haben, nicht eine symbolische Struktur besitzt.

Ich glaube nicht, daß diese Analyse in Zweifel gezogen werden kann. Die Tatsache, daß das nicht allgemein anerkannt ist, ändert nichts daran. Es genügt, daß gewisse es für sicher halten, damit eben dadurch die Frage gestellt ist. Das Herstellen eines Gleichgewichts, die richtige Lage des menschlichen Subjekts in der Realität, hängt von einer rein symbolischen Erfahrung ab, auf einer ihrer Ebenen zumindest, von einer Erfahrung, welche die Eroberung der symbolischen Beziehung als solcher impliziert.

Wenn wir es überlegen, brauchen wir die Psychoanalyse, um es zu wissen?

Sind wir nicht erstaunt, daß die Philosophen nicht schon längst den Akzent auf die Tatsache gelegt haben, daß die menschliche Realität in irreduzibler Weise als signifikante Realität strukturiert ist?

Der Tag und die Nacht, der Mann und die Frau, der Frieden und der Krieg – ich könnte noch andere Gegensätze aufzählen, die nicht aus der realen Welt hervortreten, sondern dieser ihren Bau verleihen, ihre Achsen, ihre Struktur, welche sie organisieren, welche bewirken, daß es tatsächlich für den Menschen eine Realität gibt, und daß er sich darin zurechtfindet. Der Begriff der Realität, wie wir ihn in der Analyse eingreifen lassen, setzt diesen Raster voraus, diese Signifikantenaderungen. Das ist nicht neu. Das wird andauernd impliziert im analytischen Diskurs, aber niemals als solches freigelegt. Das könnte keine nachteiligen Folgen haben, hat aber welche, zum Beispiel in 225
dem, was über die Psychosen geschrieben wird.

Handelt es sich um die Psychosen, bringt man dieselben Anziehungs-, Abstoßungs-, Konflikt- und Abwehrmechanismen ins Spiel wie betreffs der Neurosen, während doch die Resultate phänomenologisch und psychopathologisch verschieden, um nicht zu sagen, entgegengesetzt, sind. Man begnügt sich mit denselben Bedeutungseffekten. Da liegt der Fehler. Daher die Notwendigkeit, sich bei der Existenz der Struktur des Signifikanten als solchen, kurz, so wie er in der Psychose existiert, aufzuhalten.

Ich fange wieder von vorn an, und ich sage das Minimum – da wir nun einmal Signifikant und Signifikat unterschieden haben, müssen wir die Möglichkeit zulassen, daß die Psychose nicht nur von dem abhängig ist, was auf der Ebene der Bedeutungen zutagetritt, ihres Wucherns, ihres Labyrinths, wo das Subjekt bei einer Fixierung in die Irre gegangen, sogar hängengeblieben wäre, sondern daß sie wesentlich mit etwas zusammenhängt, das sich auf der Ebene der Beziehungen des Subjekts zum Signifikanten ansiedelt.

Der Signifikant ist zuerst einmal als verschieden von der Bedeutung zu begreifen. Er unterscheidet sich dadurch, daß er an sich ohne eigene Bedeutung ist. Versuchen Sie also, sich vorzustellen, was das Auftauchen eines reinen Signifikanten sein kann. Natürlich können wir uns es nicht einmal vorstellen, per definitionem. Und dennoch muß man, da wir uns nun einmal Fragen des Ursprungs stellen, versuchen, an dasjenige heranzukommen, was das darstellen kann.

Daß es grundlegende Signifikanten gibt, ohne welche die Ordnung der menschlichen Bedeutungen sich nicht herstellen könnte, läßt uns unsere Erfahrung alle Augenblicke spüren. Ist das nicht auch, was uns alle Mythologien erklären? *Magisches Denken*, so drückt sich der moderne wissenschaftliche Schwachsinn jedesmal aus, wenn er sich vor etwas findet, das über die kleinen Schrumpfhirne jener hinausgeht, denen es dünkt, daß, um in die Domäne der Kultur einzudringen, die notwendige Bedingung ist, daß nichts sie in irgendeinem Begehren ergreife, das sie vermenschlichen würde. *Magisches Denken,* haben Sie den Eindruck, daß dieser Ausdruck ausreicht, um zu erklären, daß Leute, die alle Aussichten hatten, bei der Geburt die gleichen Beziehungen zu haben wie wir, den Tag, die Nacht, die Erde und den Himmel als Entitäten gedeutet haben, die sich konjugieren und die kopulieren in einer Familie, die verwickelt ist in Morde, Inzeste, außergewöhnliche Eklipsen, Untergänge, Metamorphosen, Verstümmelungen, in diese oder jene Ausdrücke? Sie glauben, daß diese Leute da diese Dinge wirklich wortwörtlich nehmen? Das heißt wirklich, sie auf das geistige Niveau des Evolutionisten von heute herabzusetzen, der glaubt, alles zu erklären.

Ich glaube, daß wir, was die Insuffizienz des Denkens anbelangt, den Alten in nichts nachstehen.

226 Ist es nicht im Gegenteil klar, daß diese Mythologien auf die Ansiedlung, auf die aufrechte Haltung des Menschen in der Welt abzielen? – und ihn wissen lassen, welche die ursprünglichen Signifikanten sind, wie ihre Beziehungen und ihre Genealogie zu verstehen sind. Es ist nicht notwendig, hier die griechische Mythologie aufzusuchen, oder die ägyptische, denn Herr Griaule ist gekommen, um Ihnen die Mythologie Afrikas zu erklären. Es handelte sich um eine viergeteilte Plazenta, und eines der Stücke, vor den anderen losgerissen, führte unter den vier Ur-Elementen die erste Dissymmetrie und die Dialektik ein, wodurch sich ebensowohl die Teilung der Felder erklärt, als auch die Art, wie man die Kleider trägt, was die Kleider bedeuten, das Weben, diese oder jene Kunst, usw. Das ist die Genealogie der Signifikanten, insofern sie wesentlich ist für einen Menschen, um sich darin wiederzuerkennen. Das sind weder einfach Orientierungspfosten, noch äußerliche, stereotype, auf die Verhaltensweisen plattierte Formen, noch einfach *patterns.* Das erlaubt ihm ein freies Zirkulieren in einer nunmehr in Ordnung gebrachten Welt. Der moderne Mensch ist vielleicht weniger gut dran.

Es ist dank seiner Mythen, daß der Primitive sich in der Ordnung des Bedeutenden | *ordre des signifiances* zurechtfindet. Er hat Schlüssel für alle Arten außergewöhnlicher Situationen. Wenn er sich in Gegensatz setzt zu allem, tragen ihn noch Signifikanten, die ihm zum Beispiel die genaue Form von Strafe nennen, die sein Ausstieg mit sich bringt, welcher Unordnung hat erzeugen können. Die Regel schreibt ihm seinen Grundrhythmus vor. Wir, wir sind dazu gezwungen, sehr ängstlich im Konformismus zu verharren, wir fürchten, ein klein wenig verrückt zu werden, sobald wir nicht genau dasselbe sagen wie jedermann. Genau das ist die Situation des modernen Menschen.

Verkörpern wir ein wenig diese Gegenwart des Signifikanten im Realen. Das Auftauchen eines neuen Signifikanten, mit allen Auswirkungen, die das bis ins Intimste der Verhaltensweisen und der Gedanken mit sich bringen kann, das Erscheinen eines Registers wie dasjenige einer neuen Religion zum Beispiel, ist nicht etwas, das wir leicht manipulieren könnten, die Erfahrung beweist es. Es gibt da Umschwung der Bedeutungen, Wandlung des Allgemeingefühls, der sozial bedingten Verhältnisse, aber es gibt auch allerlei offenbarend genannte Phänomene, die in hinreichend störender Weise in Erscheinung treten können, daß die Ausdrücke, derer wir uns bei den Psychosen bedienen, nicht völlig unangebracht sind. Das Erscheinen einer neuen Struktur in den Beziehungen zwischen den Grundsignifikanten, die Schöpfung eines neuen Terms in der Ordnung des Signifikanten, haben etwas Verheerendes an sich.

Das ist nicht unsere Angelegenheit. Wir haben uns nicht für das Erscheinen eines Signifikanten zu interessieren, denn das ist ein Phänomen, dem wir niemals beruflich begegnen. Dagegen haben wir es mit Subjekten zu tun, bei 227
denen wir mit dem Finger, ganz deutlich, etwas berühren, das auf der Ebene der ödipalen Beziehung stattfindet, ein irreduzibler Kern. Die zusätzliche Frage, die sich zu stellen ich Sie einlade, ist folgende – ist es nicht vorstellbar, bei den unmittelbar zugänglichen Subjekten, welche die Psychotiker sind, die Konsequenzen des wesentlichen Mangels eines Signifikanten in Betracht zu ziehen?

Auch hier sage ich nichts Neues. Ich formuliere einfach in klarer Form, was in unserem Diskurs impliziert ist, wenn wir vom Ödipuskomplex sprechen. Eine Neurose ohne Ödipus, das gibt es nicht. Man hat die Frage aufgeworfen, aber das ist nicht wahr. Bei einer Psychose räumen wir gerne ein, daß etwas nicht funktioniert hat, im Ödipus wesentlich sich nicht vervollständigt hat. Ein gewisser Analytiker hat sich *in vivo* mit einem in mancher Hinsicht dem Fall des Präsidenten Schreber homologen paranoiden Fall zu befassen gehabt. Er sagt Dinge, die dem, was ich Ihnen sage, letztlich sehr nahekommen, wenn man einmal davon absieht, daß er sich offensichtlich verheddert, weil er sie nicht formulieren kann, wie ich es Ihnen zu tun vorschlage, indem ich sage, daß die Psychose in einem Loch besteht, einem Mangel auf der Ebene des Signifikanten.

Das mag Ihnen ungenau erscheinen, aber es reicht aus, selbst wenn wir nicht sogleich sagen können, was dieser Signifikant ist. Wir werden ihn zumindest ungefähr einkreisen, ausgehend von den bei seinem Nahen konnotierten

Bedeutungen. Kann man vom Annähern an ein Loch sprechen? Warum nicht? Es gibt nichts Gefährlicheres als die Annäherung an eine Leere.

3

Es gibt eine andere Form von Abwehr als jene, welche eine verbotene Neigung oder Bedeutung hervorruft. Das ist die Abwehr, die darin besteht, sich nicht der Stelle zu nähern, wo es keine Antwort auf die Frage gibt.
Man ist ruhiger so, und alles zusammengenommen ist das das Merkmal der normalen Leute. *Stellen wir uns keine Fragen* – man hat es uns gelehrt und eben deshalb sind wir hier. Aber als Psychoanalytiker sind wir dennoch dazu da, um die Unglücklichen aufzuklären, die ihrerseits sich Fragen gestellt haben. Wir sind sicher, daß die Neurotiker sich eine Frage gestellt haben. Die Psychotiker, das ist nicht sicher. Die Antwort ist ihnen vielleicht vor der Frage gekommen – das ist eine Hypothese. Oder die Frage hat sich ganz alleine gestellt – das ist nicht undenkbar.
Es gibt keine Frage für ein Subjekt, ohne daß es einen anderen gäbe, dem es sie gestellt hat. Jemand sagte mir kürzlich, in einer Analyse – *Letzten Endes habe ich niemanden irgend etwas zu fragen.* Das war ein trauriges Bekennt-
228 nis. Ich habe ihn darauf hingewiesen, daß auf jeden Fall, wenn er etwas zu fragen hätte, er zwangsläufig es jemanden fragen müßte. Das ist die andere Seite der gleichen Frage. Wenn wir uns diese Beziehung fest in den Kopf setzen, wird es nicht als extravagant erscheinen, daß ich sage, daß es genauso möglich ist, daß sich die Frage zuerst gestellt habe, daß es nicht das Subjekt sei, das sie gestellt habe. Wie ich es Ihnen in meinen Krankenvorstellungen gezeigt habe, gehört das, was beim Eintreten einer Psychose passiert, dieser Ordnung an.
Erinnern Sie sich an dieses kleine Subjekt, das uns freilich sehr hellsichtig vorkam. In Anbetracht der Art, wie er im Leben gewachsen und gediehen war, inmitten der Anarchie seiner Familienverhältnisse, die nur ein bißchen offensichtlicher war als bei den anderen, hatte er sich an einen Freund gehängt, der sein Verwurzelungspunkt im Leben geworden war, und plötzlich ist etwas geschehen, er war nicht imstande zu erklären was. Wir haben sehr gut begriffen, daß das mit dem Erscheinen des Mädchens seines Partners zusammenhing, und wir vervollständigen, indem wir sagen, daß er diese Tatsache als inzestuös empfunden hat, daher Abwehr.
Wir sind nicht sehr anspruchsvoll hinsichtlich der Strenge unserer Artikulationen, seitdem wir von Freud gelernt haben, daß das Prinzip des Wider-

spruchs nicht funktioniert im Unbewußten – eine suggestive und interessante, aber, wenn man es dabei bewenden läßt, etwas kurze Formel – wenn eine Sache im einen Sinn nicht geht, wird sie durch ihr Gegenteil erklärt. Und das ist der Grund, warum die Analyse in bewunderungswürdiger Weise die Sachen erklärt. Dieser kleine Kerl hatte viel weniger verstanden als wir. Er stieß sich da an etwas, und in Ermangelung jeglichen Schlüssels begab er sich drei Monate lang auf sein Bett, um sich dort wiederzufinden. Er befand sich im Zustand der Ratlosigkeit.

Ein Minimum an Sensibilität, das unser Beruf uns verleiht, läßt uns etwas mit dem Finger berühren, das sich immer in dem, was Prä-Psychose heißt, wiederfindet, nämlich das Gefühl, daß das Subjekt am Rand des Loches angelangt ist. Das ist buchstäblich zu nehmen. Es handelt sich nicht darum, zu verstehen, was sich dort abspielt, wo wir nicht sind. Es handelt sich nicht um Phänomenologie. Es handelt sich darum, zu begreifen, nicht sich vorzustellen, was sich abspielt für ein Subjekt, wenn die Frage ihm von dort kommt, wo es keinen Signifikanten gibt, wenn das Loch, der Mangel als solcher spürbar wird.

Ich sage es Ihnen noch einmal, es handelt sich nicht um Phänomenologie. Es handelt sich nicht darum, die Verrückten zu spielen – wir machen es für gewöhnlich genug, in unserem inneren Dialog. Es handelt sich darum, die Konsequenzen einer derart determinierten Situation zu determinieren.

Nicht alle Schemel haben vier Beine. Es gibt welche, die mit dreien stehen. Aber dann kommt nicht mehr in Frage, daß ein einziges fehlt, sonst geht es sehr schlecht. Gut also, Sie müssen wissen, daß die signifikanten Stützpunkte, welche die kleine Welt der kleinen einsamen Menschen der modernen Masse aufrechterhalten, der Zahl nach sehr beschränkt sind. Es kann 229
vorkommen, daß es zu Beginn nicht genug Beine am Schemel gegeben hat, daß er aber dennoch hält bis zu einem gewissen Zeitpunkt, wo das Subjekt an einer gewissen Wegkreuzung seiner biographischen Geschichte mit diesem Fehlen, das seit jeher besteht, konfrontiert ist. Um es zu bezeichnen, haben wir uns bis jetzt mit dem Ausdruck *Verwerfung** begnügt.

Das kann so manchen Konflikt nach sich ziehen, aber es handelt sich im wesentlichen nicht um konflikthafte Konstellationen, die sich bei der Neurose durch eine signifikative Dekompensation erklären lassen. Bei der Psychose ist es der Signifikant, der betroffen ist, und nachdem der Signifikant niemals allein dasteht, nachdem er immer nur etwas Kohärentes bildet – das ist das eigentliche Bedeuten | *signifiance* des Signifikanten – führt der Mangel eines Signifikanten das Subjekt notwendigerweise dazu, die Gesamtheit des Signifikanten wieder in Frage zu stellen.

Das ist der grundlegende Schlüssel des Problems des Eintretens in die Psychose, der Aufeinanderfolge ihrer Etappen und ihrer Bedeutung.

Die Terme, in denen die Fragen für gewöhnlich gestellt werden, implizieren in Wirklichkeit das, was ich im Begriff bin Ihnen zu sagen. Ein Katan zum Beipiel formuliert, daß die Halluzination eine Abwehrform wie die anderen ist. Er merkt dennoch, daß es da sehr ähnliche Phänomene gibt, die sich aber unterscheiden – die Bedeutungsgewißheit ohne Inhalt, die man einfach das Deuten nennen kann, unterscheidet sich in der Tat von der eigentlichen Halluzination. Er erklärt beide durch Mechanismen, die das Subjekt schützen sollen, und zwar in einer anderen Weise als jener, die bei den Neurosen am Werk ist. Bei den Neurosen ist es die Bedeutung, die eine Zeitlang verschwindet, den Blicken entzogen, und sich woanders einnisten wird, während die Realität gut standhält. Solche Abwehrformen reichen im Fall der Psychose nicht aus, und das, was das Subjekt schützen soll, erscheint in der Realität. Dieses plaziert draußen das, was in ihm den instinkthaften Trieb in Bewegung zu bringen vermag, dem es gilt, die Stirn zu bieten.

Es ist offensichtlich, daß der Ausdruck Realität, so wie er hier gebraucht wird, völlig unzureichend ist. Warum nicht wagen zu sagen, daß der Mechanismus, den man in Anspruch nimmt, das *id* ist? – nachdem man der Meinung ist, daß es die Macht besitzt, dasjenige, was man die Wahrheit des Dinges nennen kann, zu modifizieren und zu stören.

Nach dem, was man erklärt, geht es für das Subjekt darum, sich gegen die homosexuellen Versuchungen zu schützen. Niemals ist jemandem eingefallen, zu sagen – Schreber weniger als den anderen –, daß er plötzlich nicht mehr die Leute sah, daß das Antlitz seiner männlichen Mitmenschen durch die Hand des Ewigen mit einem Mantel bedeckt war. Er hat sie immer sehr gut gesehen. Man meint nur, daß er sie nicht als das sah, was sie wirklich für ihn waren, nämlich als Objekte liebehafter Anziehung. Es handelt sich also nicht um das, was man vage die Realität nennt, wie wenn das das gleiche wäre
230 wie die Realität der Wände, an denen wir uns anschlagen, es handelt sich um eine signifikante Realität, die uns nicht nur einfach Widerlager und Hindernisse bietet, sondern eine Wahrheit, die von sich selbst aus sich bestätigt und begründet als das, was diese Welt ausrichtet und, um die Dinge beim rechten Namen zu nennen, Wesen in sie einführt.

Warum also nicht einräumen, daß das *id* imstande ist, die Wahrheit des Dinges wegzuzaubern?

Aber wir können auch die Frage in umgekehrtem Sinn stellen, nämlich – was passiert, wenn die Wahrheit des Dinges fehlt, wenn es nichts mehr gibt, um es zu repräsentieren in seiner Wahrheit, wenn zum Beispiel das Register des Vaters fehlerhaft ist?

Der Vater ist nicht einfach der Erzeuger. Er ist auch derjenige, der rechtmäßig die Mutter besitzt, und im Prinzip in Frieden. Seine Funktion ist zentral bei der Realisierung des Ödipus und Bedingung für den Zugang des Sohnes – der auch eine Funktion ist, korrelativ zur vorhergehenden – zum Typus der Männlichkeit. Was passiert, wenn ein gewisser Mangel in der bildenden Funktion des Vaters entstanden ist?

Der Vater hat tatsächlich eine gewisse Beziehungsweise haben können, derart, daß der Sohn eine weibliche Position annimmt, aber es ist nicht aus Furcht vor der Kastration. Wir alle haben straffällige oder psychotische Söhne gekannt, die sprießen im Schatten einer väterlichen Persönlichkeit mit außergewöhnlichem Charakter, eines jener Sozialmonstren, die man geheiligt nennt. Das sind oft durch einen Stil von Ausstrahlung und Erfolg stark gekennzeichnete Figuren, aber in einseitiger Weise, im Register eines maßlosen Ehrgeizes oder Autoritarismus, manchmal eines Talents, eines Genies. Es muß nicht unbedingt Genie vorhanden sein, Verdienst, Mittelmäßigkeit oder Böses, es reicht aus, daß Einseitigkeit und Monstrosität vorhanden sind. Es ist gewiß nicht zufällig, wenn eine psychopathische Persönlichkeitszersetzung speziell in einer solchen Situation entsteht.

Nehmen wir an, daß diese Situation für das Subjekt genau die Unmöglichkeit mit sich bringt, die Realisierung des Signifikanten Vater auf der symbolischen Ebene auf sich zu nehmen. Was bleibt ihm? Es bleibt ihm das Bild, auf das sich die väterliche Funktion reduziert. Das ist ein Bild, das sich in keinerlei trianguläre Dialektik einschreibt, dessen Funktion eines Modells, spiegelhafter Entfremdung dem Subjekt aber dennoch einen Ankoppelungspunkt liefert und ihm erlaubt, sich auf der imaginären Ebene zu erfassen.

Wenn das fesselnde Bild maßlos ist, wenn die betreffende Figur sich einfach in der Ordnung der Macht und nicht in derjeniger des Paktes manifestiert, so ist es eine Rivalitätsbeziehung, die in Erscheinung tritt, Aggressivität, Furcht usw. Insoweit das Verhältnis auf der imaginären, dualen, maßlosen Ebene stehenbleibt, hat es nicht die Bedeutung reziproken Ausschlusses, welche die spiegelhafte Konfrontation mit sich bringt, sondern die andere Funktion, welche jene der imaginären Fesselung ist. Das Bild nimmt für sich und von 231
Anfang an die sexualisierte Funktion an, ohne irgendeiner Vermittlung, ohne irgendeiner Identifizierung mit der Mutter oder mit wem auch immer zu bedürfen. Das Subjekt nimmt dann jene eingeschüchterte Stellung ein, welche wir beim Fisch oder bei der Eidechse beobachten. Die imaginäre Beziehung errichtet sich ganz alleine, auf einer Ebene, die nichts Typisches

aufweist, die dehumanisierend ist, weil sie keinen Platz läßt für die Beziehung reziproken Ausschlusses, welche erlaubt, das Bild des Ichs auf der Umlaufbahn zu gründen, welche das Modell des vollendeteren anderen liefert.

Die Entfremdung ist hier radikal, sie ist nicht an ein nichtendes Signifikat geknüpft, wie in einer gewissen rivalitätshaften Beziehungsweise mit dem Vater, sondern an eine Vernichtung des Signifikanten. Wahrhafter ursprünglicher Entzug des Signifikanten, dessen Last das Subjekt tragen, dessen Kompensation es auf sich wird nehmen müssen, auf lange Zeit in seinem Leben, durch eine Reihe rein konformistischer Identifizierungen mit Figuren, die ihm das Gefühl dessen verleihen werden, was getan werden muß, um ein Mann zu sein.

Derart kann die Situation lange bestehen bleiben, leben Psychotiker kompensiert, haben anscheinend gewöhnliche, als normal männlich angesehene Verhaltensweisen und dekompensieren plötzlich, mysteriöserweise, Gott weiß warum. Was macht die imaginären Krücken, welche dem Subjekt erlaubten, die Abwesenheit des Signifikanten zu kompensieren, plötzlich unzulänglich? Wie stellt der Signifikant als solcher neuerlich seine Forderungen? Wie greift das, was verfehlt wird, ein und stellt Fragen?

Bevor ich den Versuch mache, diese Probleme zu lösen, möchte ich darauf hinweisen, wie das Erscheinen der durch einen Mangel des Signifikanten gestellten Frage offenkundig wird. Sie wird offenkundig durch Fransenphänomene, bei denen die Gesamtheit des Signifikanten ins Spiel gebracht wird. Eine große Störung des inneren Diskurses, im phänomenologischen Sinn, tritt ein, und der maskierte Andere, der immer in uns ist, erscheint plötzlich erhellt, offenbart sich in seiner eigentlichen Funktion. Denn diese Funktion ist die einzige, die dann das Subjekt auf der Ebene des Diskurses festhält, der insgesamt droht, ihm zu fehlen und zu verschwinden. Das ist der Sinn der Dämmerung der Realität, welche das Eintreten in die Psychosen charakterisiert.

Wir werden versuchen, ein bißchen weiter vorzustoßen das nächste Mal.

18. April 1956

XVI
SEKRETÄRE DES GEISTESKRANKEN 233

Das Lesen
Der Seelenmord
Die Implikationen des Signifikanten
Die kleinen Menschen
Die drei Funktionen des Vaters

Daß Schreber *außerordentlich begabt* war, wie er es selbst ausdrückt, für die Beobachtung der Phänomene, deren Sitz er ist, und die Suche nach ihrer Wahrheit, verleiht seinem Zeugnis seinen unvergleichlichen Wert.

1

Lesung der Denkwürdigkeiten

Halten wir einen kurzen Augenblick inne. Ich habe mit dieser Lesung angefangen, um Ihnen anzuzeigen, was ich heute zu tun beabsichtige, nämlich Sie an an eine gewisse Anzahl von Stellen zu führen, die ich, so gut es irgend geht, in den etwa vier- bis fünfhundert Seiten von Schrebers Buch ausgesucht habe.

Wir werden uns anscheinend damit begnügen, uns zu Sekretären des Geisteskranken zu machen. Man gebraucht für gewöhnlich diesen Ausdruck, um damit den Irrenärzten ihr Unvermögen vorzuwerfen. Gut also, nicht nur zu seinen Sekretären werden wir uns machen, sondern wir werden das, was er uns erzählt, wortwörtlich nehmen – was bis jetzt immer als das betrachtet worden ist, was es zu vermeiden gilt.

War es nicht, weil sie nicht weit genug waren in ihrem Hören des Geisteskranken, daß die großen Beobachter, die die ersten Einteilungen gemacht haben, das ihnen dargebotene Material haben vertrocknen lassen? – so sehr, daß es ihnen als problematisch und fragmentarisch erschienen ist.

Ich habe Freitag eine chronische halluzinatorische Psychose vorgestellt. 234
Waren Sie nicht erstaunt, diejenigen, die da waren, zu sehen, um wieviel das, was man erlangt, lebendiger ist, wenn man einfach, anstatt zu versuchen, um jeden Preis ausfindig zu machen, ob die Halluzination verbal oder sensorisch

oder nicht-sensorisch ist, dem Subjekt zuhört? Die Kranke von neulich ließ, wie durch eine Art imaginativer Reproduktion, Fragen auftauchen, von denen man sehr wohl spürte, daß sie vorher in ihrer Situation mitenthalten waren, ohne daß die Kranke es eigentlich formuliert hätte. Freilich, es reicht nicht aus, es dabei bewenden zu lassen, um alles verstanden zu haben, denn es handelt sich darum, zu wissen, warum die Dinge sich so abspielen. Aber man muß zuerst einmal die Dinge in ihrem Gleichgewicht erfassen, und dieses Gleichgewicht siedelt sich auf der Ebene des Phänomens Signifikant-Signifikat an.

Diese Dimension ist weit davon entfernt, von der Psychologie oder der Metapsychologie oder der traditionellen klassischen Parapsychologie erschöpfend behandelt zu werden, welche Schulkategorien verwenden – Halluzination, Deutung, Empfindung, Wahrnehmung. Man merkt doch, daß das Problem sich überhaupt nicht auf dieser Ebene stellt, und daß das sogar ein sehr schlechter Ausgangspunkt ist, der keinerlei Hoffnung läßt, in richtiger Weise die Frage zu stellen, was der Wahn ist und auf welcher Ebene die Verschiebung des Subjekts im Verhältnis zu den Sinnphänomenen zustandekommt.

Man kann den Psychologen und Medizinern nicht genug nahelegen, auf dasjenige zurückzugreifen, was doch der Erfahrung des gewöhnlichen Menschen zugänglich sein muß. Ich schlage Ihnen eine Übung vor. Überlegen Sie ein wenig, was das Lesen ist.

Was nennen Sie Lesen? Was ist der optimale Augenblick des Lesens? Wann sind Sie ganz sicher, daß Sie lesen? Sie werden mir sagen, daß es daran gar keinen Zweifel gibt, und daß man das Gefühl des Lesens hat. Es gibt vieles, was dagegen spricht. In den Träumen zum Beispiel können wir durchaus das Gefühl haben, etwas zu lesen, während wir offensichtlich nicht behaupten können, daß es Übereinstimmung mit einem Signifikanten gäbe. Das Absorbieren gewisser Toxika kann uns zu demselben Gefühl führen. Bringt uns das nicht auf die Idee, daß wir uns nicht auf die gefühlsmäßige Erfassung der Sache verlassen können, und daß man die Objektivität des Verhältnisses des Signifikanten und des Signifikats eingreifen lassen muß? Dann erst fängt das Problem wirklich an, und mit ihm die Komplikationen.

Es gibt zum Beispiel den Fall dessen, der so tut, als ob er lesen würde. In fernen Zeiten, als ich in Länder reiste, die gerade ihre Unabhängigkeit erlangt hatten, habe ich einen Herrn, den Verwalter eines Grundherrn aus dem Atlas, ein kleines Papier ergreifen sehen, das an ihn gerichtet war, und ich habe sofort konstatiert, daß er nicht das geringste davon verstehen konnte, denn er hielt es verkehrt. Aber mit großer Würde artikulierte er etwas, um

vor der ehrfürchtigen Umgebung nicht das Gesicht zu verlieren. Las er oder 235
las er nicht? Ganz offensichtlich las er das Wesentliche, nämlich daß ich ein Beglaubigungsschreiben besaß.

Das andere Extrem ist der Fall, wo Sie schon auswendig wissen, was im Text ist. Das geschieht öfter, als man meint. Von denjenigen Texten Freuds, deren Benützung in Ihrer psychologischen und medizinischen Ausbildung gängig ist, kann man sagen, daß Sie sie auswendig kennen. Sie lesen bloß, was Sie schon auswendig kennen. Das erlaubt, das, was zumindest in unserem Bereich, den Fundus der sogenannten wissenschaftlichen Literatur ausmacht, ungemein zu relativieren. Man hat oft den Eindruck, daß dasjenige, was am tiefgreifendsten die Absicht des Diskurses lenkt, vielleicht nichts anderes ist, als genau innerhalb der Grenzen dessen zu bleiben, was schon gesagt worden ist. Es scheint, daß die letzte Absicht dieses Diskurses darin besteht, den Empfängern ein Zeichen zu geben und zu beweisen, daß der Unterzeichner, wenn ich so sagen darf, keine Null ist, daß er fähig ist, zu schreiben, was jedermann schreibt.

Man beobachtet hier einen flagranten Mangel an Entsprechung zwischen den intellektuellen Fähigkeiten der Autoren, welche gewiß innerhalb sehr weiter Grenzen variieren, und der bemerkenswerten Gleichförmigkeit dessen, was sie uns im Diskurs liefern. Das alltäglichste wissenschaftliche Leben bietet uns solche offensichtlichen Mißverhältnisse. Warum also im voraus für hinfällig erklären, was von einem Subjekt stammt, von dem man vermutet, daß es in der Ordnung des Unsinnigen ist, dessen Zeugnis aber eigenartig, sogar durchaus originell ist? So gestört auch seine Beziehungen mit der Außenwelt sein mögen, vielleicht behält sein Zeugnis dennoch seinen Wert?

In der Tat bemerken wir, und nicht nur angesichts eines so bemerkenswerten Falles wie der Präsident Schreber, sondern angesichts des geringsten dieser Subjekte, daß, wenn wir zu hören verstehen, der Wahn der chronischen halluzinatorischen Psychosen ein sehr spezifisches Verhältnis des Subjekts zur Gesamtheit des Systems der Sprache in ihren verschiedenen Ordnungen offenkundig werden läßt. Nur der Kranke kann das bezeugen, und er bezeugt es mit der größten Energie.

Wir haben keinerlei Grund, das, was er uns sagt, nicht als solches aufzulesen, unter dem Vorwand von weiß ich was, das unaussprechbar, nicht kommunizierbar, affektiv wäre – Sie wissen, all das, was man über die angeblichen primitiven Phänomene aussinnt. Das Subjekt bezeugt tatsächlich eine gewisse Wende im Verhältnis zur Sprache, die man Erotisierung nennen kann, oder Passivierung. Seine Art, das Phänomen des Diskurses in seiner Gesamtheit zu erleiden, enthüllt uns gewiß eine für diesen konstitutive

Dimension, sobald wir nicht den kleinsten gemeinsamen Nenner der Seelenleben suchen. Diese Dimension ist die Distanz zwischen dem psychischen Erleben und der halb-äußerlichen Lage, in der sich im Verhältnis zu
236 jeglichem Sprachphänomen nicht nur der Geisteskranke, sondern jedes menschliche Subjekt findet.

Methodologisch sind wir also berechtigt, das Zeugnis des Geisteskranken über seine Stellung im Verhältnis zur Sprache zu akzeptieren, und wir müssen bei der Gesamtanalyse der Beziehungen des Subjekts zur Sprache davon Rechnung tragen. Darin besteht das hauptsächliche und beständige Interesse des uns von Schreber gemachten Vermächtnisses seiner Denkwürdigkeiten, was in der Tat denkwürdig, des Nachdenkens würdig ist.

2

Schreber weist uns selbst darauf hin, daß etwas in ihm zu einem gegebenen Zeitpunkt tiefgreifend gestört worden ist. Ein gewisser Riß ist in der Ordnung seiner Beziehungen zum anderen erschienen, was er mysteriöserweise *Seelenmord* nennt.

Das bleibt im Halbdunkel, aber unsere Erfahrung der analytischen Kategorien erlaubt es uns, uns darin zurechtzufinden. Es handelt sich um etwas, das wesentlich zu tun hat mit den Ursprüngen des Ichs, mit dem, was für das Subjekt die Ellipse seines Seins ist, mit diesem Bild, in dem es sich unter dem Namen des Ichs spiegelt.

Diese Problematik fügt sich ein zwischen dem Bild des Ichs und diesem erhöhten, im Verhältnis zum vorigen erfüllten Bild, jenem des großen Anderen, der väterlichen Imago, insofern sie innerhalb des Subjekts die doppelte Perspektive des Ichs und des Ichideals – um bei dieser Gelegenheit nicht vom Überich zu sprechen – errichtet. Wir haben den Eindruck, daß es, insofern es diesen Anderen sich nicht angeeignet oder ihn verloren hat, dem rein imaginären anderen begegnet, dem geschmälerten und verfallenen anderen, mit dem es keine anderen als Frustrationsbeziehungen haben kann – dieser andere stellt es in Abrede, tötet es buchstäblich. Dieser andere ist das, was am radikalsten ist in der imaginären Entfremdung.

Nun ist aber die Fesselung durch das Double korrelativ dem Erscheinen dessen, was man den dauernden Diskurs nennen kann, welcher der Einschreibung, die sich im Laufe der Geschichte des Subjekts herstellt, zugrundeliegt und alle seine Handlungen doubliert. Es ist übrigens nicht unmöglich, diesen Diskurs beim normalen Subjekt auftauchen zu sehen.

Ich werde Ihnen dafür ein Beispiel geben, das fast einer gelebten Extrapolation zugänglich ist, dasjenige der auf einer einsamen Insel verlassenen Person. Robinson Crusoe ist tatsächlich eines der Themen des modernen Denkens, meines Wissens aufgetaucht zum ersten Mal bei Balthazar Gracian. Das ist ein psychologisches Problem, das, wenn nicht der Einbildungskraft, so doch zumindest der Erfahrung zugänglich ist – was passiert, wenn das menschliche Subjekt ganz alleine lebt? Was wird aus dem latenten 237
Diskurs? Was wird am Ende von zwei oder drei Jahren Alleinsein aus der Vokalisierungsfolge *Ich gehe Holz verkaufen*?

Sie können sich auch die Frage stellen, was aus den Vokalisierungen für eine Person wird, die sich in den Bergen verirrt – und es ist zweifellos nicht ohne Grund, daß das Phänomen in den Bergen deutlicher ist, denn diese Orte sind vielleicht weniger humanisiert. Das, was sich abspielt, nämlich die spürbare Mobilisierung der Außenwelt in bezug auf eine von überall her zum Auftauchen bereite Bedeutung, kann uns die Vorstellung dieser ständig zum Zutagetreten bereiten Seite eines halbentfremdeten Diskurses geben. Das ständige Bestehen dieses Diskurses kann als analog zu dem betrachtet werden, was sich beim Geisteskranken abspielt – die Verbalisierungsphänomene bei Schreber akzentuieren das letztlich bloß. Die Frage besteht jetzt darin, zu wissen, warum, am Rande wovon, um was zu bedeuten, wodurch mobilisiert, das Phänomen beim Wahnsinnigen in Erscheinung tritt.

Ich nehme eine andere, ebenfalls zufällig ausgewählte Passage, weil all das derart beharrlich ist bei Schreber, daß man überall eine Bestätigung der Phänomene findet, auf die ich hinweise.

Lesung der Denkwürdigkeiten, p. 309–310

Man findet anschließend einige Erwägungen über die Verlangsamung des Tempos. Hier müssen wir unsere Analyse weiter vorantreiben.

Es ist wesentlich für die Bedeutungsphänomene, daß der Signifikant nicht zerschneidbar ist. Man durchschneidet nicht ein Stück Signifikant, wie man ein Tonband durchschneidet. Wenn Sie ein Tonband schneiden, bricht der Satz ab, aber die Wirkung des Satzes bleibt nicht beim selben Punkt stehen. Der Signifikant enthält in sich selbst allerlei Implikationen, und Sie brauchen nicht von Beruf Abhörer oder Entzifferer zu sein, um in gewissen Fällen den Satz vervollständigen zu können. Die Bedeutungseinheit zeigt ständig den gemäß gewissen Gesetzen funktionierenden Signifikanten. Die Tatsache, daß innerhalb des Wahns die Stimmen diese Eigenschaft ausnützen, kann nicht als gleichgültig angesehen werden, und wir können nicht die Hypo-

these ausschließen, daß das Grundmotiv dafür gerade ein radikaleres, globaleres Verhältnis zum Phänomen des Signifikanten ist.
Wir werden uns von da aus die Frage stellen, warum das Subjekt tatsächlich gerade in das Verhältnis zum Signifikanten seine ganzen Interessefähigkeiten investiert. Das Problem auf dieser Ebene angehen, heißt keineswegs, daß man die Funktion der Energetik ändert, heißt in keiner Weise, daß man den Begriff der Libido zurückweist. Es geht nur darum, zu wissen, was bei der Psychose das selektive Interesse für das Verhältnis zum Signifikanten bedeutet.
238 Hier eine kurze das Verhältnis der göttlichen Intelligenz zur menschlichen Intelligenz betreffende Notiz.

Lesung der Denkwürdigkeiten, p. 300–301

So ausgeklügelt sie uns auch erscheinen mag, beruht die Äquivalenz zwischen den Nerven und den vergegenwärtigten Äußerungen doch auf der ursprünglichen Erfahrung des Subjekts. Die Nerven, das sind diese Wortschwälle und diese Ritornelle, dieses zu seinem Universum gewordene verbalisierte Drängen. Die nebensächlichsten Gegenwärtigkeiten seiner Umgebung dagegen sind zur gleichen Zeit von Irrealität befallen und werden zu *flüchtig hingemachten* Männern. Die Gegenwärtigkeiten, die zählen, sind wesentlich verbal geworden, und die Summe dieser verbalen Gegenwärtigkeiten ist für ihn identisch mit der göttlichen Gegenwart, der alleinigen und einzigen Gegenwart, die sein Korrelat und Bürge ist.
Die Vorstellung, daß die göttliche Intelligenz die Summe der menschlichen Intelligenzen ist, äußert sich in hinreichend strengen und hinreichend eleganten Formulierungen, damit wir den Eindruck haben, uns vor einem Stück philosophischem System zu finden. Hätte ich Sie gefragt, von wem das sei, hätte nicht viel gefehlt, daß Sie mir antworteten – *Spinoza.*
Die Frage ist, was dieses Zeugnis des Subjekts wert ist. Nun, es liefert uns seine Erfahrung, die sich ihm als die eigentliche Struktur der Realität aufdrängt.
Das fünfte Kapitel betrifft insbesondere die sogenannte Grundsprache, über die ich Sie schon gelehrt habe, daß sie nach dem Zeugnis des Subjekts in einer Art besonders kräftigem Hochdeutsch besteht, gespickt mit aus den etymologischen Untergründen dieser Sprache geschöpften archaischen Ausdrücken.

Lesung der Denkwürdigkeiten, p. 46–47

Wir rücken näher. Man spürt, daß das Subjekt gewiß mehr über das Wesen des Auftauchens des Sprechens meditiert hat als wir es vielleicht bis jetzt getan haben. Es wird sich sehr wohl klar darüber, daß das Sprechen sich auf einer ganz anderen Ebene ansiedelt als das Ingangsetzen der Organe, die es materialisieren können. Es wird Ihnen auffallen, daß es den Traum als etwas wesentlich der Welt der Sprache Angehörendes einführt. Es ist nicht unnütz anzumerken, was für einen überraschenden Mangel an Logik das darstellt von seiten eines Geisteskranken, von dem man nicht annimmt, daß er den höchst signifikanten Charakter kennt, den wir dem Traum seit Freud verleihen. Es ist sicher, daß Schreber nicht die geringste Ahnung davon gehabt hat.

3 239

Die Bemerkung der Seite 49 stellt eine Phänomenologie dar, die sehr reichhaltig ist hinsichtlich der im Kontext einer ziemlich alten deutschen Bourgeoisie allseitig vorhandenen Bedeutungen, denn wir können die Geschichte der Schreber vom 18. Jahrhundert an orten. Sie haben auf ziemlich glänzende Weise zum Geistesleben ihres Landes gehört – ich werde im folgenden auf die Persönlichkeit von Schrebers Vater zurückkommen. Die Themen, die beim Neubeginn des Wahns auftauchen, hängen offensichtlich mit diesem Komplex kultureller Umzingelung zusammen, der mit der berühmten Partei, die ganz Europa in den Krieg gestürzt hat, zu seinem tristen Höhepunkt gelangt ist. Die Umzingelung durch die Slawen, durch die Juden, alles ist schon da bei diesem Biedermann, der an keiner leidenschaftlichen politischen Strömung teilgenommen zu haben scheint, es sei denn während seiner Studienzeit an diesen Studentenverbindungen, von denen er spricht.

Wir werden auf die Existenz der Seelen zurückkommen, welche die Träger der Sätze sind, die das Subjekt andauernd in ihr Getöse einschließen. Sie werden mit der Zeit zusammenschrumpfen zu diesen vielbesprochenen *kleinen Männern*, welche stark die Aufmerksamkeit der Analytiker auf sich gezogen haben. Katan inbesondere hat ihnen einen Artikel gewidmet, diesen kleinen Männern, die zu allerhand mehr oder weniger geistreichen Interpretationen Anlaß geben konnten, wie etwa, sie Spermatozoen gleichzusetzen, die zu verlieren das Subjekt, das von einem bestimmten Zeitpunkt an die Masturbation zurückweist, sich weigert. Es besteht kein Grund, eine solche

Interpretation abzulehnen, aber selbst wenn wir sie zulassen, erschöpft sie nicht das Problem.

Das Wichtige ist, daß es sich um regressive, auf ihre ursprüngliche Zeugungszelle zurückgekommene Figuren handelt. Katan scheint sehr alte Arbeiten von Silberer zu vergessen, der der erste ist, der von Träumen gesprochen hat, in denen gewisse Bilder des Spermatozoons vorkommen, oder der weiblichen Urzelle, des Ovulums. In dieser Epoche, die als archaisch angesehen werden mag, hat Silberer dennoch sehr gut gesehen, daß die Frage vor allem darin bestand, zu erfassen, welche Funktion diese Bilder ausüben, ob sie nun phantasmatisch oder oneiroid sein mögen. Es ist übrigens seltsam, 1908 [26] jemanden zu sehen, der in Betracht zieht, was diese Bilder bedeuten. Nach ihm hat ihr Erscheinen eine tödliche Bedeutung. Es handelt sich um eine Rückkehr zu den Ursprüngen. Das ist das Äquivalent einer Manifestation des Todestriebs. Im gegenwärtigen Fall berühren wir es mit dem Finger, denn die kleinen Männer entstehen im Kontext der Weltdämmerung, der wirklich konstitutiven Phase des Wandels des Wahns.

Wie dem auch sei, wir können bei dieser Gelegenheit nicht umhin, uns zu
240 fragen, ob es sich bei Schreber nicht um eine gewisse Unvollständigkeit der Realisierung der väterlichen Funktion handelt. Tatsächlich versuchen alle Autoren, die Entstehung von Schrebers Wahn in Beziehung auf den Vater zu erklären. Nicht daß Schreber in diesem Augenblick mit seinem Vater in Konflikt gestanden wäre – der ist schon längst gestorben. Nicht daß er sich in einem Augenblick des Scheiterns hinsichtlich des Erreichens väterlicher Funktionen fände, da er ja im Gegenteil eine glänzende Etappe seiner Laufbahn überschreitet und in eine Autoritätsstellung gebracht wird, die ihn aufzufordern scheint, eine väterliche Stellung wirklich auf sich zu nehmen, die ihm eine Stütze anzubieten scheint, um diese Stellung zu idealisieren und sich auf sie zu beziehen. Vom Taumel des Erfolgs eher als vom Gefühl des Scheiterns würde demnach der Wahn des Präsidenten Schreber abhängen. Darum dreht sich das Verständnis, das die Autoren vom determinierenden Mechanismus der Psychose liefern, zumindest auf psychischer Ebene.

Ich für meinen Teil werde drei Antworten bezüglich der Funktion des Vaters geben.

Normalerweise erfolgt die Eroberung der ödipalen Realisierung, die Integration und Introjektion des ödipalen Bildes, über den Weg – Freud sagt es uns unzweideutig – der aggressiven Beziehung. Anders ausgedrückt, die symbolische Integration erfolgt über den Weg eines imaginären Konflikts.

Es gibt einen anders gearteten Weg. Die ethnologische Erfahrung zeigt uns die Wichtigkeit, so residual sie auch sein mag, des Phänomens der Couvade –

die imaginäre Realisierung erfolgt hier über das symbolische Ins-Spiel-Bringen des Verhaltens. Ist es nicht etwas derartiges, das wir in der Neurose haben situieren können? Die von Eisler beschriebene Schwangerschaft des Hysterikers, die sich im Anschluß an einen traumatischen Bruch seines Gleichgewichts herstellt, ist nicht imaginär, sondern sehr wohl symbolisch. Gibt es nicht einen dritten Weg, der in gewisser Weise im Wahn verkörpert ist? Diese kleinen Männer sind Resorptionsformen, sind aber auch die Darstellung dessen, was in Zukunft geschehen wird – die Welt wird von Schreber-Menschen, Menschen aus Schreberischem Geist wiederbevölkert werden, schmächtigen phantasmatischen Wesen, Zeugung nach der Sintflut. Das steht in Aussicht.
Alles in allem wird bei der normalen Form der Akzent auf die symbolische Realisierung des Vaters über den Weg des imaginären Konflikts gesetzt – bei der neurotischen oder paraneurotischen Form auf die imaginäre Realisierung des Vaters über den Weg einer symbolischen Geltendmachung des Verhaltens. Und was sehen wir hier? – wenn nicht die reale Funktion der Fortpflanzung.
Das ist etwas, das niemanden interessiert, weder die Neurotiker, noch die Primitiven. Ich sage nicht, daß letztere nicht die reale Rolle kennen, die der Vater bei der Fortpflanzung spielt. Nur interessiert sie das einfach nicht. Was sie interessiert, das ist die Erzeugung der Seele, die Erzeugung des Geistes durch den Vater, als symbolischer oder als imaginärer Vater. Aber seltsamer- 241
weise ist es im Wahn sehr wohl die reale Funktion des Vaters bei der Fortpflanzung, die wir in imaginärer Form auftauchen sehen, wenigstens wenn wir die Identifizierung zulassen, welche die Analytiker zwischen den kleinen Männern und den Spermatozoen vornehmen. Es gibt da eine Drehbewegung zwischen den drei Funktionen, welche die Problematik der väterlichen Funktion definieren.

Wir sind jetzt in die Lektüre dieses Textes eingetreten und in das Unternehmen, ihn maximal zu aktualisieren im dialektischen Register Signifikant-Signifikat.
Allen und jedem, der hier ist, werde ich folgendes sagen – wenn Sie, wie das gewiß legitim ist, die Frage des Seins angehen, so behandeln Sie sie nicht zu sehr von oben herab. In der artikulierten phänomenenalen Dialektik, die ich Ihnen präsentiert habe, ist doch das Sprechen das Bezugszentrum.

25. April 1956

XVII

243 METAPHER UND METONYMIE (I): «SEINE GARBE WAR NICHT GEIZIG, NOCH VON HASS ERFÜLLT»

Die Wahrheit des Vaters
Das Eindringen des Signifikanten
Syntax und Metapher
Die Wernickesche Aphasie

*Sie lieben also den Wahn wie sich selbst. Das ist das Geheimnis**. Dieser Satz ist den Briefen an Fließ entnommen, wo man überaus plastisch die Themen sich abzeichnen sieht, die nacheinander im Freudschen Werk in Erscheinung treten werden.

Hätten wir Freuds Ton, wenn wir nicht diese Briefe hätten? Ja, doch, aber sie lassen uns wissen, daß dieser Ton nie geschwankt hat, und daß er nichts anderes ist als der Ausdruck dessen, was seine Forschung ausrichtet und lebendig macht. 1939 noch, als er *Der Mann Moses und die monotheistische Religion* schreibt, spürt man, daß seine leidenschaftliche Fragestellung nicht nachgelassen hat und daß er sich noch immer genauso hartnäckig, fast verzweifelt bemüht, zu erklären, wie es kommt, daß der Mensch in der Stellung selbst seines Seins derart abhängig sei von diesen Dingen, für die er offensichtlich nicht gemacht ist. Das wird gesagt und beim Namen genannt – es handelt sich um die Wahrheit.

Ich habe *Moses und die monotheistische Religion* in der Absicht wiedergelesen, die Darstellung der Person Freuds vorzubereiten, die man mich beauftragt hat, Ihnen in zwei Wochen zu geben. Es scheint mir, daß man darin einmal mehr die Bestätigung dessen finden kann, was ich Sie hier spüren zu lassen versuche, nämlich daß die Analyse absolut untrennbar ist von einer grundlegenden Frage über die Art, wie die Wahrheit in das Leben des Menschen eintritt. Die Dimension der Wahrheit ist mysteriös, unerklärlich, nichts erlaubt in entschiedener Weise, ihre Notwendigkeit zu erfassen, denn der Mensch findet sich sehr gut mit der Nicht-Wahrheit ab. Ich werde versuchen, Ihnen zu zeigen, daß es eben diese Frage ist, die Freud bis zum Ende in *Moses und die monotheistische Religion* quält.

Man spürt in diesem kleinen Buch die Geste, die verzichtet, und das Gesicht,

das sich bedeckt. Den Tod hinnehmend setzt er fort. Die neuerliche
Fragestellung über die Person des Moses, über seine hypothetische Furcht, 244
hat keinen anderen Grund, als auf die Frage zu antworten, auf welchem Weg die Dimension der Wahrheit lebendig ins Leben eintritt, in die Ökonomie des Menschen. Freud antwortet, daß dies durch die Vermittlung der letzten Bedeutung der Idee des Vaters geschieht.

Der Vater gehört einer in sich selbst geheiligten Realität an, geistiger als jegliche andere, denn alles zusammengenommen zeigt eigentlich nichts in der gelebten Realität seine Funktion an, seine Gegenwart, seine Dominanz. Wie kommt die Wahrheit des Vaters, wie kommt diese Wahrheit, die Freud selbst als geistig bezeichnet, dazu, in den Vordergrund gerückt zu werden? Die Sache ist nur denkbar auf dem Umweg über dieses a-historische, bis ins Fleisch der Menschen am Ursprung jeglicher Geschichte eingeschriebene Drama – der Tod, der Vatermord. Ein Mythos freilich, ein sehr mysteriöser Mythos, den zu umgehen in der Kohärenz des Freudschen Denkens unmöglich ist. Es gibt da etwas Verschleiertes.

Unsere ganze Arbeit des letzten Jahres fließt hier schließlich zusammen – man kann die Unumgänglichkeit der Freudschen Intuition nicht leugnen. Die ethnographischen Kritiken gehen fehl. Worum es sich handelt, das ist eine wesentliche Dramatisierung, durch welche eine innere Überschreitung des menschlichen Wesens in das Leben eintritt – das Symbol des Vaters.

Die Natur des Symbols muß noch erhellt werden. Wir haben uns dessen Wesen genähert, indem wir es am selben Punkt der Genese angesiedelt haben wie den Todestrieb. Das ist ein und dieselbe Sache, die wir ausdrücken. Wir streben gegen einen Konvergenzpunkt – was bedeutet wesentlich das Symbol in seiner signifikanten Rolle? Was ist im menschlichen Leben die ursprüngliche und initiierende Funktion der Existenz des Symbols als reinem Signifikanten?

Diese Frage führt uns zu unserem Studium der Psychosen.

1

Der Satz, den ich auf die Tafel geschrieben habe, ist charakteristisch für Freuds Stil, und ich übergebe ihn Ihnen, damit wir sein Vibrieren bewahren.

Freud spricht in diesem Brief über die verschiedenen Abwehrformen. Das ist ein zu abgenutztes Wort in unserem Sprachgebrauch, um uns nicht tatsächlich zu fragen – wer wehrt sich? was bewahrt man? wogegen wehrt man sich? Die Abwehr in der Psychoanalyse richtet sich gegen ein Trugbild, ein

Nichts, ein Leeres, und nicht gegen all das, was existiert und Gewicht hat im Leben. Dieses letzte Rätsel wird durch das Phänomen selbst verschleiert genau im Augenblick, wo wir es erfassen. Dieser Brief zeigt uns zum ersten
245 Mal, und in besonders klarer Weise, die unterschiedlichen Mechanismen der Neurosen und der Psychosen.

Doch im Augenblick, wo er bei der Psychose anlangt, ist es, als ob Freud von einem tieferen Rätsel erfaßt würde. Er sagt – was die Paranoiker anbelangt, die Wahnsinnigen, die Psychotiker, *sie lieben ihren Wahn wie sich selbst.* Es gibt da ein Echo, dem man sein volles Gewicht verleihen muß, in bezug auf das, was im Gebot gesagt wird, *liebet Euren Nächsten wie Euch selbst.* Der Sinn für das Mysterium fehlt nie in Freuds Denken. Das ist sein Anfang, seine Mitte und sein Ende. Ich glaube, daß wir, wenn wir es sich zerstreuen lassen, gerade das Wesentliche der Vorgangsweise verlieren, auf der jegliche Analyse begründet werden muß. Wenn wir einen einzigen Augenblick lang das Mysterium verlieren, verlieren wir uns in einer neuen Art von Trugbild. Freud hat das tiefe Gefühl gehabt, daß in den Beziehungen des psychotischen Subjekts zu seinem Wahn etwas über das Spiel des Signifikats und der Bedeutungen hinausgeht, das Spiel dessen, was wir dann später die Triebe des *id* nennen werden. Es gibt da eine Gemütsregung, eine Bindung, eine wesentliche Vergegenwärtigung, deren Mysterium für uns fast unangetastet bleibt, und das darin besteht, daß der Wahnsinnige, der Psychotiker an seinem Wahn hängt wie an etwas, das er selbst ist.

Mit diesem Vibrieren im Ohr gehen wir neuerlich die Frage vom letzten Mal an, die ökonomische Funktion betreffend, welche das Sprachverhältnis in der Form und in der Entwicklung der Psychose einnimmt.

Gehen wir von den Gegebenheiten aus, welche die Sätze darstellen, die Schreber uns mitteilt zu hören, von jenen ihrer Natur nach verschiedenartigen Zwischenwesen kommend, den Vorhöfen des Himmels, den abgeschiedenen Seelen oder den seligen Seelen, diesen Schatten, diesen zwielichtigen Formen ihrer Existenz beraubter und Stimmen tragender Wesen.

Der volle Teil des Satzes, in dem die Kernworte sind, wie sich der Linguist ausdrückt, die den Sinn des Satzes liefern, wird nicht als halluzinatorisch empfunden. Im Gegenteil, die Stimme hört auf, um das Subjekt zu zwingen, die Bedeutung hervorzubringen, um die es sich im Satz handelt.

Nun muß er doch wohl mürbe sein – das ist der implizierte Ausdruck, der in bezug auf die Bedeutung Gewicht hat. Unser Subjekt teilt uns mit, daß es nicht halluziniert. Es wird in etwas Vorspringendes hineinversetzt, in das, was leer bleibt nach dem grammatischen oder syntaktischen Teil des Satzes, der aus Hilfsworten, Konjunktionen oder Adverbialwendungen besteht und jäh und wie äußerlich verbalisiert wird, als Satz des anderen. Das ist ein Satz dieses gleichzeitig leeren und vollen Subjekts, das ich das Zwischen-Ich | *entre-je* des Wahns genannt habe.

Das war nun nämlich nach der Seelen Auffassung zuviel. Diese Seelenauffassung findet durchaus ihre ganze Funktion in demjenigen, was von Instanzen 246
verbalisiert wird, die nach Schreber etwas höher stehen als die Subjekte, die Träger der auswendig herabgeleierten Ritornelle sind, die aus Worten bestehen, die er als leer betrachtet. Sie spielt auf funktionelle Vorstellungen an, die seine verschiedenen Gedanken zerlegen. Eine Psychologie hat tatsächlich ihren Platz innerhalb seines Wahns, eine dogmatische Psychologie, welche ihm die Stimmen darlegen, die ihn anreden, indem sie ihm erklären, wie seine Gedanken gebildet werden.

Insbesondere hat das, was impliziert wird, die halluzinatorische Form angenommen, und wird nicht laut in der Halluzination wiedergegeben. Das ist der *Hauptgedanke.* Das wahnhafte Erleben des Subjekts liefert uns selbst im Phänomen sein Wesen. Es zeigt an, daß dem erlebten Phänomen der Halluzination, ob es nun Elementarphänomen ist oder nicht, der Hauptgedanke fehlt. *Wir, die Strahlen entbehren der Gedanken,* das heißt dessen, was etwas bedeutet.

Im Verhältnis zur Kette des Wahns, wenn man so sagen kann, erscheint uns das Subjekt gleichzeitig als Agent und als Patient, als agierend und als erduldend. Der Wahn wird von ihm eher erlitten, als daß es ihn organisieren würde. Gewiß, als Endprodukt kann dieser Wahn bis zu einem bestimmten Punkt als *folie raisonnante,* als Räsoniermanie, qualifiziert werden, in dem Sinn, daß seine Artikulation logisch ist von gewissen Seiten her, aber von einem sekundären Gesichtspunkt aus. Daß der Wahnsinn bei einer Synthese solcher Art anlangt, ist kein geringeres Problem als sein Existieren selbst. Das stellt sich im Laufe einer Genese her, die von Elementen ausgeht, die vielleicht diese Konstruktion in sich tragen, die aber in ihrer ursprünglichen Form sich als verschlossen, sogar rätselhaft darstellen.

Es gibt zunächst einige Monate präpsychotischer Inkubation, wo das Subjekt in einem tiefen Verwirrtheitszustand ist. Das ist der Augenblick, wo die Weltdämmerungsphänomene eintreten, die den Beginn einer wahnhaften Periode charakterisieren. Etwa Mitte März 94 – er ist Mitte November 1893 in die Anstalt Flechsigs eingetreten – beginnen die halluzinatorischen Phänomene, die verbalisierten Mitteilungen, die er den verschiedenen Rangstufen dieser phantasmatischen Welt zuschreibt, die aus zwei Geschossen der göttlichen Realität bestehen, dem vorderen Gottesreich und dem hinteren Gottesreich, und aus allerlei Entitäten, die sich auf dem Weg einer mehr oder weniger fortgeschrittenen Resorbierung in dieser göttlichen Realität befinden.

Diese Entitäten, welche die Seelen sind, gehen in eine Richtung, die demjenigen entgegengesetzt ist, was er *Weltordnung* nennt, dem grundlegenden Begriff in der Strukturierung seines Wahns. Anstatt den Weg der Rückkehr in den absoluten Anderen einzuschlagen, gehen sie im Gegenteil in die Richtung, sich an ihn selbst, Schreber, anzuhängen, in Weisen, die im Laufe der Entwicklung des Wahns variieren. Zu Beginn sehen wir in seinem Erleben das Phänomen der Introjektion unverschlüsselt ausgedrückt, wenn er sagt, daß die Seele Flechsig da in ihn eintritt, und daß das Fäden wie
247 denjenigen eines Spinngewebes ähnelt, daß das umfangreich genug ist, um für ihn unassimilierbar zu sein, und daß das durch seinen Mund wieder hinausgeht. Wir haben hier eine Art gelebten Schemas der Introjektion, das später abnehmen, sich zu einer viel vergeistigteren Form glätten wird.

Tatsächlich wird Schreber mehr und mehr in dieses zweideutige Sprechen integriert werden, mit dem er verschmilzt, und dem er mit seinem ganzen Sein antwortet. Er liebt es buchstäblich wie sich selbst. Man kann dieses Phänomen kaum als inneren Dialog qualifizieren, weil sich die Bedeutung der Vorrangstellung des mehr und mehr an Bedeutung verlierenden Signifikantenspiels genau um die Existenz des anderen dreht.

Was ist die Bedeutung dieses Eindringens des Signifikanten, der an Signifikat verlieren wird in dem Maße, wie er mehr Platz in der libidinalen Beziehung einnimmt und alle Momente, alle Begehren des Subjekts besetzt?

Ich habe mich mit einer Reihe dieser Texte beschäftigt, die sich wiederholen und die alle für Sie hier abrollen zu lassen langwierig wäre. Etwas hat mich erstaunt – selbst wenn die Sätze einen Sinn haben mögen, begegnet man in ihnen niemals etwas, das einer Metapher ähnelt.

Aber was ist das, die Metapher?

2

Ich führe Sie hier in eine Art von Fragestellung ein, auf die Ihre Aufmerksamkeit niemals gelenkt wird.

Die Metapher ist nicht die Sache in der Welt, von der zu sprechen am leichtesten wäre. Bossuet sagt, daß sie ein abgekürzter Vergleich ist. Jedermann weiß, daß das nicht ganz befriedigend ist, und ich glaube, daß kein Poet es wirklich akzeptieren würde. Wenn ich sage *kein Poet*, so deshalb, weil es eine Definition des poetischen Stils sein könnte, zu sagen, daß er mit der Metapher anfängt, und daß dort, wo die Metapher aufhört, auch die Poesie aufhört.

Sa gerbe n'était point avare, ni haineuse | *Seine Garbe war nicht geizig, noch von Haß erfüllt* – Victor Hugo. Eine Metapher. Das ist gewiß kein latenter Vergleich, das ist nicht – *genauso wie* die Garbe sich gern unter die Bedürftigen verstreute, *genauso* war unsere Figur nicht geizig, noch von Haß erfüllt. Es gibt da nicht Vergleich, sondern Identifizierung. Die Dimension der Metapher soll für uns weniger schwer zugänglich sein als für wen auch immer anderen, unter dieser einzigen Bedingung, daß wir wiedererkennen, wie wir sie für gewöhnlich nennen, nämlich Identifizierung. Aber das ist nicht alles – den Gebrauch, den wir hier von dem Ausdruck *symbolisch*
machen, führt uns in Wirklichkeit dazu, seinen Sinn einzuschränken, einzig 248
die metaphorische Dimension des Symbols zu bezeichnen.

Die Metapher setzt voraus, daß eine Bedeutung das Vorherrschende ist, und daß sie den Gebrauch des Signifikanten beugt, befehligt, so sehr, daß jegliche Art von vorher festgesetzter, ich würde sagen lexikalischer Verbindung sich entknotet findet. Nichts auch immer im Gebrauch des Wörterbuchs kann uns auch nur einen Augenblick nahelegen, daß eine Garbe geizig sein könnte, und noch weniger haßerfüllt. Und doch, es ist klar, daß der Gebrauch der Sprache erst von dem Moment an zu Bedeutung fähig ist, wo man sagen kann *Seine Garbe war nicht geizig, noch von Haß erfüllt*, das heißt, wo die Bedeutung den Signifikanten seinen lexikalischen Verbindungen entreißt.

Das ist die Ambiguität des Signifikanten und des Signifikats. Ohne die Signifikantenstruktur, das heißt ohne die prädikative Artikulierung, ohne die zwischen dem Subjekt und seinen Attributen aufrechterhaltene Distanz, könnte man die Garbe nicht als geizig und als haßerfüllt qualifizieren. Weil es eine Syntax gibt, eine ursprüngliche Signifikantenordnung, wird das Subjekt getrennt, gleichsam unterschieden von seinen Eigenschaften gehalten. Es ist völlig ausgeschlossen, daß ein Tier eine Metapher bilde, obgleich wir keinerlei Grund haben, zu denken, daß es nicht ebenfalls die Intuition dessen besäße, was großzügig ist und ihm leicht und in Überfluß gewähren kann, was es begehrt. Aber insofern als es nicht die Artikulation, das Diskursive besitzt – das nicht einfach Bedeutung ist, mit dem, was sie an Anziehendem und Abstoßendem mit sich bringt, sondern Signifikantenanordnung –, ist die Metapher nicht denkbar in der tierischen Psychologie der Anziehung, des Verlangens und des Begehrens.

Diese Phase der Symbolik, die sich in der Metapher ausdrückt, setzt die Similarität voraus, welche einzig durch die Position manifestiert wird.

Aufgrund der Tatsache, daß die Garbe das Subjekt von *geizig* und von *von Haß erfüllt* ist, kann sie mit Boas in seinem Mangel an Geiz und seiner Großzügigkeit identifiziert werden. Durch die Similarität der Position ist die Garbe buchstäblich identisch mit dem Subjekt Boas. Die Dimension der Similarität ist gewiß das Auffallendste beim signifikativen Gebrauch der Sprache und dominiert so sehr die Auffassung des Spiels der Symbolik, daß uns das das Bestehen der anderen Dimension, der syntaktischen, verschleiert. Und doch, dieser Satz würde jeglichen Sinn verlieren, wenn wir die Wörter in ihrer Reihenfolge durcheinanderbrächten.
Das also vernachlässigt man, wenn man von Symbolik spricht – die an die Existenz des Signifikanten, an die Organisierung des Signifikanten gebundene Dimension.

3

Worauf man von hier aus kommen muß, und worauf einer meiner Freunde,
249 der Linguist Roman Jakobson gekommen ist, das ist, daß die Verteilung gewisser Störungen, welche man Aphasien nennt, noch einmal überprüft werden muß im Lichte des Gegensatzes zwischen einerseits den Beziehungen der Similarität, oder der Substitution, oder der Auswahl, und auch der Selektion und der Konkurrenz, kurz all dessen, was der Ordnung des Synonyms angehört, und andererseits den Beziehungen der Kontiguität, der Aneinanderreihung, der signifikanten Artikulierung, der syntaktischen Koordinierung. Aus dieser Perspektive wird der seit langem kritisierte klassische Gegensatz zwischen den sensorischen Aphasien und den motorischen Aphasien in erstaunlicher Weise koordiniert.
Sie kennen alle die Wernickesche Aphasie. Der Aphasiker verknüpft eine Reihe von Sätzen mit außergewöhnlich entfaltetem grammatischem Charakter. Er wird sagen – *Ja, ich verstehe. Gestern, wie ich da oben war, hat er schon gesagt, und ich wollte, ich hab ihm gesagt, das ist nicht das, das Datum, nicht ganz so, nicht dieses...*
Damit beweist das Subjekt eine vollständige Beherrschung alles dessen, was Artikulation, Organisierung, Untergliederung und Strukturierung des Satzes ist, aber es geht immer vorbei an dem, was es sagen will. Sie können keinen Augenblick daran zweifeln, daß das, was es sagen will, gegenwärtig ist, aber es gelingt ihm nicht, dem, worauf im Satz abgezielt wird, eine verbale Verkörperung zu geben. Es entwickelt ringsherum eine ganze Franse syntaktischer Verbalisierung, deren Komplexität und Organisationsniveau

weit davon entfernt sind, einen Verlust an Aufmerksamkeit für die Sprache anzuzeigen. Aber wenn Sie es um eine Definition bitten, ein Äquivalent, sogar ohne es bis zur Metapher bringen zu wollen, wenn Sie es mit diesem Gebrauch der Sprache konfrontieren, welchen die Logik Metasprache oder Sprache über die Sprache nennt, kommt es nicht mehr mit.

Es geht nicht darum, den geringsten Vergleich zwischen einer derartigen Störung und dem, was sich bei unseren Psychotikern abspielt, zu machen. Aber wenn Schreber hört *Factum est,* und das abbricht, gibt es da gewiß ein Phänomen, das sich auf der Ebene der Kontiguitätsbeziehungen manifestiert. Die Kontiguitätsbeziehungen dominieren infolge der Abwesenheit oder des Versagens der signifikativen Äquivalenzbeziehung durch Similarität.

Wir können nicht umhin, dieser erstaunlichen Analogie Rechnung zu tragen, um unsererseits ebenfalls unter der doppelten Rubrik der Similarität und der Kontiguität gegenüberzustellen, was sich beim wahnhaften halluzinatorischen Subjekt abspielt. Man könnte nicht besser das Vorherrschen der Kontiguität beim halluzinatorischen Phänomen zeigen, als durch den Hinweis auf den Effekt des unterbrochenen Sprechens, und zwar des unterbrochenen Sprechens, gerade so wie es gegeben ist, das heißt als besetzt und, sagen wir, libidinalisiert. Was sich dem Subjekt aufzwingt, das ist der grammatische Teil des Satzes, derjenige, der nur durch seinen signifikanten Charakter und seine Artikulation existiert. Eben dieser wird zu einem in der Außenwelt aufgezwungenen Phänomen.

Der Aphasiker, von dem ich sprach, kann nicht zur Sache kommen. Woraus sich dann ein anscheinend leerer Diskurs ergibt, der seltsamerweise selbst bei 250
den erfahrensten Subjekten, bei den Neurologen, immer ein verlegenes Lachen auslöst – dieser Kerl, der dabei ist, sich eines riesigen Blablas zu bedienen, außergewöhnlich artikuliert, manchmal reich an Modulationen, der aber nie beim Kern dessen, was er mitzuteilen hat, anzulangen vermag. Das entbehrt nicht einer gewissen Analogie mit dem Ungleichgewicht des Kontiguitätsphänomens, das in den Vordergrund des halluzinatorischen Phänomens rückt, und worum sich der ganze Wahn organisiert.

Für gewöhnlich stellen wir immer das Signifikat in den Vordergrund unserer Analyse, weil es gewiß das ist, was am meisten verführt, und das scheint zunächst die eigentliche Dimension der symbolischen Forschung der Psychoanalyse zu sein. Doch indem wir die entscheidende Vermittlerrolle des Signifikanten verkennen, indem wir verkennen, daß in Wirklichkeit der Signifikant das Leitelement ist, bringen wir nicht nur das ursprüngliche Verständnis der neurotischen Phänomene, selbst das Deuten der Träume aus dem Gleichgewicht, sondern wir setzen uns völlig außerstande, zu verstehen, was sich bei den Psychosen abspielt.

Wenn ein Teil, ein später Teil der analytischen Forschung, jener, der die Identifikation und die Symbolik betrifft, auf der Seite der Metapher ist, dann sollten wir nicht die andere Seite vernachlässigen, diejenige der Artikulation und der Kontiguität, mit dem, was sich dort an Initialem und Strukturierendem am Begriff der Kausalität abzeichnet. Die rhetorische Form, die zur Metapher im Gegensatz steht, hat einen Namen – sie heißt Metonymie. Sie betrifft die Substitution an der Stelle von etwas, das es zu benennen gilt – wir sind tatsächlich auf der Ebene des Namens. Man benennt eine Sache durch eine andere, die ihr Behältnis ist, oder ihr Teil, oder damit in Verbindung steht.

Wenn Sie die Technik der Wortassoziation, wie man sie im Laboratorium praktiziert, benutzen und dem Subjekt ein Wort wie *Hütte* vorgeben, dann gibt es mehrere Arten, zu antworten. Manche Antworten werden im Register der Kontiguität sein. *Hütte – verbrenn' sie.* Das Subjekt kann auch sagen *Bude,* oder *Kabine* – es gibt da schon das synonyme Äquivalent, noch ein bißchen weiter werden wir bei der Metapher ankommen, indem wir zum Beispiel sagen – *Bau.* Aber es gibt auch ein anderes Register. Wenn das Subjekt zum Beispiel sagt *chaume*|*Dachstroh,* ist das schon nicht mehr ganz das gleiche. Das ist ein Teil der Hütte, der erlaubt, sie als ganze zu bezeichnen – man kann zur Not von einem aus drei *chaumes* bestehenden Dorf sprechen, um zu sagen drei kleine Häuser. Es handelt sich hier darum, etwas wachzurufen. Das Subjekt kann auch sagen *Schmutz* oder *Armut.* Wir sind da nicht mehr in der Metapher, wir sind in der Metonymie.

Der Gegensatz von Metapher und Metonymie ist grundlegend, denn das, was Freud ursprünglich in den Vordergrund gestellt hat bei den Mechanis-
251 men der Neurose, wie bei denjenigen der Randphänomene des Normallebens oder des Traums, ist weder die metaphorische Dimension, noch die Identifikation. Es ist das Gegenteil. Im allgemeinen ist das, was Freud als Verdichtung bezeichnet, das, was man in der Rhetorik Metapher nennt, und das, was er als Verschiebung bezeichnet, das ist die Metonymie. Die Strukturierung, das lexikalische Bestehen der Gesamtheit des Signifikantenapparats, sind entscheidend für die in der Neurose gegenwärtigen Phänomene, denn der Signifikant ist das Instrument, mittels dessen sich das verschwundene Signifikat ausdrückt. Das ist der Grund warum wir, wenn wir die Aufmerksamkeit auf den Signifikanten lenken, nichts anderes tun, als zum Ausgangspunkt der Freudschen Entdeckung zurückzukehren.

Nächste Woche werden wir die Frage mit der Untersuchung wiederaufnehmen, warum diese Signifikantenspiele bei der Psychose das Subjekt schließlich vollständig ausfüllen. Nicht um den Mechanismus der Aphasie handelt es sich in diesem Fall, sondern um ein gewisses Verhältnis zum anderen als fehlend, defizient. Ausgehend von der Beziehung des Subjekts zum Signifikanten und zum anderen, mit den verschiedenen Stufen der Andersheit, dem imaginären anderen und dem symbolischen Anderen, werden wir dieses Eindringen artikulieren können, diesen psychologischen Überfall des Signifikanten, der Psychose heißt.

2. Mai 1956

XVIII
253 METAPHER UND METONYMIE (II): SIGNIFIKANTENARTIKULATION UND SIGNIFIKATSÜBERTRAGUNG

Sensorische Aphasie und motorische Aphasie
Die positionelle Bindung
Alle Sprache ist Metasprache
Detail und Begehren

Indem ich hier den Gegensatz der Similarität und der Kontiguität einführe, will ich nicht sagen, daß ich die Psychose als in irgendeiner Weise mit der Aphasie vergleichbar betrachte.

Ich werde noch weiter gehen. Was ich festhalte von den beiden Störungsarten, die bei der Aphasie unterschieden worden sind, das ist, daß es zwischen den beiden denselben Gegensatz gibt wie jenen, der, in ebenfalls nicht negativer, sondern positiver Weise, bei der Metapher und der Metonymie zutage tritt.

Ich habe mir sagen lassen, daß dieser Gegensatz manche in große Verlegenheit gestürzt hatte, und daß sie einander gesagt haben – *Die Metapher hat uns gut die Wichtigkeit des Gegensatzes | opposition gezeigt – Anfechtung und Verwirrung.*

Der Gegensatz des Signifikanten und des Signifikats ist kein einfacher Ersatz für den wohlbekannten und nicht weniger unentwirrbaren Gegensatz der Idee oder des Denkens und des Wortes. Jemand, ein sensationeller Grammatiker, hat ein bemerkenswertes Werk verfaßt, in dem es nur einen Fehler gibt, seinen peinlichen Untertitel, *Von den Wörtern zum Denken.* Diese Formulierung, das hoffe ich, kann für keinen unter Ihnen noch haltbar sein.

1

Wir berühren mit dem Finger das beständige Leben der Metapher in diesen Signifikatsübertragungen, für die ich Ihnen das letzte Mal ein Beispiel gegeben habe mit *Seine Garbe war nicht geizig, noch von Haß erfüllt.*

Das ist tatsächlich ein Beipiel für eine Metapher. In gewissem Sinn kann man

sagen, daß die Bedeutung alles beherrscht, daß sie es ist, schlagartig, die dem Subjekt, *seine Garbe,* diesen Wert aufdruckt, der sie als großzügig sich verstreuend zeigt, als ob das von ihr selbst ausgehen würde. Aber der 254
Signifikant und das Signifikat stehen immer in einem Verhältnis, das man als dialektisch qualifizieren kann.

Es handelt sich nicht um einen zweiten Aufguß des Verhältnisses, auf dem der Begriff des Ausdrucks beruht, wo die Sache, das, worauf man sich bezieht, durch das als Etikette angesehene Wort ausgedrückt wird. Gerade um diese Idee aufzulösen ist mein Diskurs gemacht.

Sie haben bestimmt von den Aphasikern sprechen gehört, und Sie kennen ihr außergewöhnlich lebendiges und rasches, anscheinend unbefangenes Sprechen, bis zu einem bestimmten Punkt zumindest. Sie drücken sich wunderbar über das Thema aus, ohne das Wort sagen zu können, wobei sie sich einer ganzen äußerst nuancierten syntaktischen Artikulation bedienen, um auf etwas abzuzielen, dessen Name oder genaue Angabe ihnen auf der Zunge liegt, aber sie sind zu nichts anderem imstande, als darum herumzukreisen. Was hier fesselt, ist das Fortbestehen der Intentionalität des Subjekts, trotz dieses lokalisierten verbalen Unvermögens.

Man hat behauptet, eine Art intellektuelles Defizit, Vorstadium einer Demenz, herauszuarbeiten, das dem korrelativ wäre. Das ist ein Fortschritt, der die erste grobe Vorstellung nuanciert, wonach es sich um eine Unfähigkeit handelt, die Wortbilder passiv zu erfassen, und der zeigt, daß die Störung viel komplexer ist als es zunächst schien. Aber welche auch immer die Defizite sein mögen, welche das Subjekt bekunden wird, wenn wir es vor eine bestimmte Aufgabe stellen, entsprechend den Modalitäten, welche die Stellung der Tests charakterisieren, wird nichts gelöst sein, solange wir nicht deren Mechanismus und Ursprung kennen.

Man kann das Subjekt Einspruch erheben sehen angesichts des Vorlesens der Krankengeschichte, die dieses oder jenes präzise historische Detail enthält, ein Datum, eine Uhrzeit, ein Verhalten. In diesem Augenblick gibt das Subjekt seinen Diskurs von sich, wie gestört oder jargonaphasisch er auch sein mag. Und würde es sich auch irren, es tritt dennoch angesichts eines bestimmten historischen Details, in dessen Besitz es noch vor fünf Minuten war, in den Dialog ein. Man erfaßt hier die Gegenwart und Intensität der Intentionalität im Herzen der Entfaltung des Diskurses, die einzuholen ihm nicht gelingt.

Vom Gesichtspunkt der Phänomenologie aus ist die Sprache des sensorischen Aphasikers eine Sprache aus Paraphrasen. Seine Jargonaphasie – das Wort ist etwas zu stark – zeichnet sich durch den Überfluß und die

Leichtigkeit der Artikulierung und des Abrollens der Sätze aus, so sehr diese letztlich auch parzelliert werden mögen.

Die Paraphrase steht in direktem Gegensatz zur Metaphrase, wenn man als solche all das bezeichnet, was der Ordnung einer wörtlichen Übersetzung angehört. Das bedeutet, daß, wenn Sie ihn auffordern, zu übersetzen, ein Synonym zu geben, den gleichen Satz zu wiederholen, denselben, den er
255 soeben gesagt hat, er dazu nicht imstande ist. Er kann anknüpfen, an Ihren Diskurs oder an den seinigen, aber er hat die größten Schwierigkeiten, einen Diskurs zu kommentieren. Sie erhalten von ihm derart lebhafte, derart pathetische Antworten im Wunsch, sich verständlich zu machen, daß es ans Komische grenzt. Man muß am Phänomen selbst interessiert sein, um nicht zu lachen.

Es gibt hier also eine Similaritätsstörung, die darin besteht, daß das Subjekt zur Metaphrase nicht imstande ist, und was es zu sagen hat, ist gänzlich im Bereich der Paraphrase.

Neben der sensorischen Aphasie gibt es jene, die man grob motorisch nennt. Sie beginnt mit den jetzt wohlbekannten Störungen des Agrammatismus, und geht bis zu einer extremen Reduzierung des Wortbestands – im unsterblich gewordenen Bild ist das der immer wieder zitierte *Bleistift*, den es nicht mehr herausbringt. Diese andere Dimension des aphasischen Defizits kann sich sehr gut in die Kontiguitätsstörungen einreihen.

Hier ist es wesentlich die Artikulierung, die Syntax der Sprache, die sich fortschreitend, entsprechend der Abstufung der Fälle und der Entwicklung gewisser Subjekte, verschlechtert, in einem solchen Maß, daß es sie unfähig macht, in einem zusammengesetzten Satz dasjenige zu artikulieren, was sie dennoch richtig benennen können. Sie behalten die nominative Fähigkeit, verlieren aber die propositionelle Fähigkeit, die Fähigkeit für die Aussage. Sie sind nicht imstande, die Aussage zu konstruieren.

Gerade wegen der Eigenschaften des Signifikanten und des Signifikats besteht die ewige Versuchung, welcher selbst der Linguist erliegt, und um so mehr noch derjenige, der es nicht ist, darin, zu meinen, daß das, was am Phänomen am sichtbarsten ist, dessen Gesamtheit liefert.

Bis zu einem gewissen Punkt sind die Linguisten Opfer dieser Illusion gewesen. Der Akzent, den sie zum Beispiel auf die Metapher setzen, die immer viel mehr untersucht wird als die Metonymie, zeugt davon. In der vollen und lebendigen Sprache ist das tatsächlich das Erstaunlichste, aber auch das Problematischste – wie kann es dazu kommen, daß die Sprache den Höhepunkt ihrer Wirksamkeit erreicht, wenn sie es schafft, etwas zu sagen, indem sie etwas anderes sagt? Das ist in der Tat fesselnd, und man glaubt sogar damit zum Kern des Phänomens der Sprache vorzustoßen, am Gegenpol einer naiven Vorstellung.

Nach der naiven Vorstellung sollte es Überlagerung, wie durchgepaust, von der Ordnung der Sachen zur Ordnung der Wörter geben. Man meint einen großen Schritt gemacht zu haben, wenn man sagt, daß das Signifikat niemals sein Ziel anders als durch Vermittlung eines anderen Signifikats erreicht, indem es auf eine andere Bedeutung verweist. Das ist bloß der erste Schritt, und man sieht nicht, daß man einen zweiten machen muß. Man muß einsehen, daß ohne die Strukturierung des Signifikanten keinerlei Übertragung von Sinn möglich wäre.

Einige unter Ihnen haben das letzte Mal zurecht wahrgenommen, daß ich das sagen wollte, als ich den Nachdruck auf die Rolle des Signifikanten bei der Metapher legte.

2 256

Das Defizit, wenn man die Dinge über diesen Umweg angeht, hat zwei Seiten.

Die erste ist die Auflösung der Bindung der intentionalen Bedeutung an den Apparat des Signifikanten. Dieser verbleibt im ganzen genommen dem Subjekt, dem es nichtsdestoweniger nicht mehr gelingt, ihn entsprechend seiner Intention zu beherrschen. Die zweite ist die Auflösung der inneren Bindung an den Signifikanten. Man legt den Nachdruck auf die Tatsache, daß es da eine Art regressiver Zerlegung gibt, die sich recht gut durch die Jacksonsche Theorie erklären läßt, derzufolge eine Zerlegung der Funktionen in der umgekehrten Reihenfolge ihres Erwerbs geschieht, nicht in der Entwicklung – die Sprache verwandelt sich nicht in das Ideal einer ursprünglichen Sprache des Kindes – sondern durch ein regelrechtes *turning*.

Was mich betrifft, habe ich darauf den Nachdruck legen wollen?

Ich sage – *nein*. Gemäß einer Art allgemeinen Gesetzes der Illusion hinsichtlich dessen, was sich in der Sprache vollzieht, ist nicht das, was im Vordergrund erscheint, das Wichtige. Das Wichtige ist der Gegensatz zwischen zwei Arten von Bindungen, die selbst dem Signifikanten innewohnen.

Zunächst die positionelle Bindung, die die Grundlage der Bindung ist, die ich soeben propositional genannt habe. Das ist das, was in einer gegebenen Sprache jene wesentliche Dimension einführt, welche diejenige der Wortfolge ist. Damit Sie es verstehen, brauchen Sie sich nur in Erinnerung zu rufen, daß *Pierre schlägt Paul* nicht das Äquivalent von *Paul schlägt Pierre* ist.

Beachten Sie hinsichtlich der zweiten Form der aphasischen Störungen die strenge Kohärenz, die existiert zwischen der Erhaltung der positionellen Funktion der Sprache und derjenigen eines hinreichenden Bestands an Termen. Das ist ein völlig unbestreitbares klinisches Phänomen, das uns den grundlegenden Zusammenhang des Signifikanten zeigt.

Was auf der grammatikalischen Ebene als für die positionelle Bindung charakteristisch erscheint, findet sich auf allen Ebenen wieder, um die synchronische Koexistenz der Terme einzuführen.

Die höchste Form davon ist die verbale Lokution. Auf einer tieferen Ebene gibt es das Wort, das eine Stabilität aufzuweisen scheint, die, wie Sie wissen, zurecht bestritten worden ist. Selbst wenn die Unabhängigkeit des Wortes unter gewissen Gesichtswinkeln zutagetritt, kann sie nicht als radikal betrachtet werden. Das Wort kann auf keiner Stufe als Spracheinheit angesehen werden, obwohl es eine privilegierte elementare Form darstellt. Auf einer noch tieferen Ebene finden Sie die phonematischen Gegensätze oder Koppelungen, die das letzte radikale Unterscheidungselement von einer Sprache zu einer anderen charakterisieren.

Im Französischen zum Beispiel stehen *boue* | *Schlamm* und *pou* | *Laus* zuein-
257 ander im Gegensatz, welchen Akzent Sie auch haben mögen. Selbst wenn Sie, weil Sie ein bißchen aus einem Grenzgebiet kommen, dazu neigen, *boue* wie *pou* auszusprechen, werden Sie das andere *pou* verschieden aussprechen, weil das Französische eine Sprache ist, in der dieser Gegensatz gilt. In anderen Sprachen gibt es Gegensätze, die das Französische überhaupt nicht kennt. Dieser Zusammenhang des Gegensatzes ist wesentlich für die Funktion der Sprache. Er muß unterschieden werden von der beim Funktionieren der Sprache implizierten Bindung der Similarität, die mit der unbegrenzten Möglichkeit der Substitutionsfunktion zusammenhängt, die nur auf der Grundlage der positionellen Beziehung vorstellbar ist.

Was am Ursprung der Metapher ist, ist nicht die Bedeutung, die von Boas zur Garbe hin transponiert würde. Ich lasse durchaus gelten, daß jemand mir entgegenhält, daß die Garbe von Boas metonymisch und nicht metaphorisch ist, und daß sich im Untergrund dieser prächtigen Poesie, ohne jemals genannt zu werden, der königliche Penis des Boas findet. Aber nicht das erzeugt die metaphorische Kraft dieser Garbe, sondern daß sie in der Aussage in Subjektstellung gebracht wird, an Boas' Stelle. Es handelt sich um ein Signifikantenphänomen.

Gehen wir bis an die Grenze der poetischen Metapher, die Sie nicht zögern würden, als surrealistisch zu qualifizieren, obwohl man nicht auf die Surrealisten gewartet hat, um Metaphern zu machen. Sie können nicht sagen, ob das sinnvoll oder sinnlos ist. Ich werde nicht sagen, daß das die beste Art ist, die Dinge auszudrücken, aber auf jeden Fall wirkt es.

Nehmen wir eine Formel, die, das werden Sie mir nicht bestreiten, sehr wohl eine Metapher ist. Sie werden sehen, ob es der Sinn ist, der sie trägt.

L'amour est un caillou riant dans le soleil. | *Die Liebe ist ein Kiesel, der in der Sonne lacht.*

Was heißt das? Das ist unbestreitbar eine Metapher. Es ist ziemlich wahrscheinlich, daß sie entstanden ist, weil sie einen Sinn beinhaltet. Sollte es darum gehen, ihr einen zu finden ... ich könnte das Seminar darüber machen. Das scheint mir eine unbestreitbare Definition der Liebe zu sein, und ich werde sagen, daß das die letzte ist, bei der ich mich aufgehalten habe, denn sie scheint mir unerläßlich, wenn man vermeiden will, ständig in ausweglose Wirrnisse zu geraten.

Kurz, eine Metapher wird vor allem von einer positionellen Artikulierung getragen. Die Sache kann noch bei ihren paradoxesten Formen aufgezeigt werden.

Niemand unter Ihnen, denke ich, hat nicht von diesem Exerzitium sprechen gehört, das ein Dichter unserer Zeit unter der Rubrik *Un mot pour un autre* | *Ein Wort für ein anderes* vollbracht hat. Das ist eine kleine Komödie in einem Akt von Jean Tardieu. Es handelt sich um den Dialog zweier Frauen. Man meldet die eine, die andere geht ihr entgegen und sagt ihr:

Allerliebste, seit wieviel Steinen habe ich nicht Bäcker gehabt, Sie zu zuckern!
Ach, meine Liebe, antwortet ihr die andre, *ich war selbst sehr glasig, meine* 258
drei jüngsten Krabben, usw.

Das bestätigt, daß, selbst in einer paradoxen Form, nicht nur der Sinn erhalten bleibt, sondern daß er dazu tendiert, sich auf ganz besonders glückliche und metaphorische Weise zu äußern. Man kann sagen, daß er dadurch gewissermaßen erneuert wird. So sehr sich der Dichter auch bemüht, das Exerzitium in Richtung Demonstration zu drängen, man ist alle Augenblicke ganz nahe an der poetischen Metapher. Das gehört keinem anderen Register an als das, was als natürliche Poesie hervorquillt, sobald eine kraftvolle Bedeutung im Spiel ist.

Das Wichtige ist nicht, daß die Similarität vom Signifikat getragen wird – wir machen andauernd diesen Fehler –, sondern daß die Übertragung des Signifikats nur aufgrund der Struktur selbst der Sprache möglich ist. Jegliche Sprache impliziert eine Metasprache, sie ist schon Metasprache von ihrem eigenen Register her. Weil jegliche Sprache virtuell zu übersetzen ist,

impliziert sie Metaphrase und Metasprache, die von der Sprache sprechende Sprache. Die für das menschliche Leben so wesentliche Übertragung des Signifikats ist nur aufgrund der Struktur des Signifikanten möglich.
Prägen Sie sich gut ein, daß die Sprache ein System positioneller Kohärenz ist. Und dann als zweites, daß dieses System sich innerhalb seiner selbst mit einer erstaunlichen, und erschreckenden, Fruchtbarkeit vervielfältigt.
Nicht umsonst ist das Wort *Prolixität* dasselbe Wort wie *Proliferation. Prolixität* ist das erschreckende Wort. Jeglicher Gebrauch der Sprache ruft einen Schrecken hervor, der die Leute innehalten läßt und sich äußert in Angst vor Intellektualität. *Er intellektualisiert zu stark,* sagt man. Das dient als Alibi für die Furcht vor der Sprache. In Wirklichkeit werden Sie beobachten, daß es Verbalismus dort gibt, wo man den Fehler begeht, dem Signifikat zu großes Gewicht beizumessen, während jegliche Operation logischer Konstruktion ihre volle Tragweite erlangt durch ein Weiterdrängen in die Richtung der Unabhängigkeit des Signifikanten und des Signifikats.
Zumindest bei den Phänomenen, die uns angehen, verfällt man immer umso mehr in den Verbalismus, je stärker man an dem haftet, was ich die signifikative Mythologie nenne. Die Mathematik benützt im Gegenteil eine Sprache aus reinem Signifikanten, eine Metasprache par excellence. Sie reduziert die Sprache auf ihre systematische Funktion, auf der ein anderes Sprachsystem konstruiert wird, welches das erste in seiner Artikulierung erfaßt. Die Wirksamkeit dieser Vorgangsweise ist in dem ihr eigenen Register nicht zweifelhaft.

259

3

Wenn man die Rhetoriker liest, bemerkt man, daß sie niemals zu einer vollständig befriedigenden Definition der Metapher und der Metonymie gelangen.
Woraus zum Beispiel diese Formel resultiert, daß die Metonymie eine arme Metapher ist. Man könnte sagen, daß die Sache im genau umgekehrten Sinn zu nehmen ist – die Metonymie steht am Anfang, und sie ist es, die die Metapher möglich macht. Aber die Metapher gehört einer anderen Stufe an als die Metonymie.
Untersuchen wir die ursprünglichsten Phänomene und nehmen wir ein für uns Analytiker besonders lebendiges Beispiel. Was gibt es Ursprünglicheres als direkten Ausdruck einer Bedeutung, das heißt eines Begehrens, als das,

was Freud über seine letzte kleine Tochter berichtet? – jene, die seither einen so interessanten Platz in der Analyse eingenommen hat – Anna.
Anna Freud – die Dinge sind, Sie sehen es, im Reinzustand – spricht in ihrem Schlaf – *Erdbeer, Hochbeer, Eierspeis, Papp.*
Das ist etwas, das Signifikat im Reinzustand zu sein scheint. Und das ist die schematischste, die fundamentalste Form der Metonymie. Zweifellos begehrt sie sie, diese Erdbeeren, diese Hochbeeren. Aber es ist nicht selbstverständlich, daß diese Objekte alle zusammen da sind. Daß sie da sind, nebeneinandergestellt, in der artikulierten Benennung koordiniert, liegt an der positionellen Funktion, die sie in Äquivalenzposition bringt. Das ist das wesentliche Phänomen.
Wenn es tatsächlich etwas gibt, das uns unbestreitbar zeigt, daß es sich hier nicht um ein reines Ausdrucksphänomen handelt, das uns eine, sagen wir Jungsche Psychologie als einen imaginären Ersatz des herbeigerufenen Objekts erfassen ließe, dann ist das genau, daß der Satz womit beginnt? Mit dem Namen der Person, *Anna Freud.* Das ist ein neunzehn Monate altes Kind, und wir sind auf der Ebene der Benennung, der Äquivalenz, der nominalen Koordination, der signifikanten Artikulation als solcher. Nur innerhalb dieses Rahmens ist die Bedeutungsübertragung möglich.
Das ist der Kern des Freudschen Denkens. Das Werk beginnt mit dem Traum, seinen Verdichtungs- und Verschiebungsmechanismen, seinen Darstellungsmechanismen, sie gehören alle der Ordnung der metonymischen Artikulation an, und auf diesem Fundament kann die Metapher eingreifen.
Das ist noch faßbarer auf der Ebene der Erotisierung der Sprache. Wenn es eine Reihenfolge des Erwerbs gibt, so ist es gewiß nicht jene, die zu sagen erlauben würde, daß die Kinder eher mit diesem oder jenem Element des
verbalen Bestands beginnen als mit irgendeinem anderen. Es gibt da die 260
größte Vielfalt. Man schnappt nicht die Sprache bei einem Ende auf, wie gewisse Maler ihre Bilder mit der linken Seite anfangen. Die Sprache, um zu entstehen, muß immer schon in ihrer Gesamtheit erfaßt werden. Dagegen muß sie, damit sie in ihrer Gesamtheit erfaßt werden kann, zuerst einmal beim Ende des Signifikanten erfaßt werden.
Man spricht vom konkreten Charakter der Sprache beim Kind. Entgegen dem Anschein ist das etwas, das mit der Kontiguität zusammenhängt. Jemand hat mir vor ganz kurzem den Ausspruch seines Kindes anvertraut, eines Knaben, der mit zweieinhalb Jahren seine Mutter, die sich niederbeugte, um ihm am Abend Lebewohl zu sagen, anfaßte und sie *Mein dickes Mädchen voller Hintern und Muskeln* nannte.

Diese Sprache ist natürlich nicht dieselbe wie die von *Seine Garbe war nicht geizig, noch von Haß erfüllt.* Das Kind macht noch nicht das. Es sagt auch nicht *Die Liebe ist ein Kiesel, der in der Sonne lacht.* Man sagt uns, das Kind verstehe die surrealistische und abstrakte Poesie, die eine Rückkehr zur Kindheit wäre. Das ist idiotisch – die Kinder verabscheuen die surrelistische Poesie und haben eine Abneigung gegen bestimmte Etappen der Malerei Picassos. Warum? Weil sie noch nicht bei der Metapher angelangt sind, sondern bei der Metonymie. Und wenn sie gewisse Dinge der Malerei Picassos schätzen, dann handelt es sich um Metonymie.

Die Metonymie ist auch deutlich in einer bestimmten Passage von Tolstois Werk, wo, jedes Mal wenn es um das Nahen einer Frau geht, Sie an ihrer Stelle, metonymisches Verfahren gehobenen Stils, einen Anflug von Schnurrbart auf der Oberlippe auftauchen sehen, usw. Ganz allgemein regt die Metonymie jenen Schöpfungsstil an, den man, im Gegensatz zum symbolischen Stil und zur poetischen Sprache, als realistischen Stil bezeichnet. Die Voranstellung des Details, welche ihn auszeichnet, hat nichts Realistischeres an sich als was auch immer. Nur sehr präzise Bahnen können aus einem Detail den Führer der begehrenden Funktion machen – nicht jedes beliebige Detail kann als Äquivalent des Ganzen vorangestellt werden.

Der Beweis dafür ist die Mühe, die wir uns geben, um gewisse dieser Details durch eine Reihe von signifikativen Übertragungen bei den Labyrinthexperimenten zur Geltung zu bringen, die dazu bestimmt sind, das zu zeigen, was wir die Intelligenz der Tiere nennen. Meinetwegen soll man das Intelligenz nennen – das ist eine reine Definitionsfrage. Es handelt sich um die Ausdehnung des Feldes des Realen, in das wir das Tier mit seinen aktuellen Unterscheidungsfähigkeiten eintreten lassen können, unter der Voraussetzung, sein Interesse instinktuell, in libidinöser Weise zu erwecken.

Der angebliche Realismus der Beschreibung des Realen durch das Detail ist nur vorstellbar im Register eines organisierten Signifikanten, dank dessen, weil die Mutter *Mein dickes Mädchen voller Hintern und Muskeln* ist, sich
261 das Kind in einer gewissen Art entwickeln wird. Es ist sicher, daß tatsächlich je nach seinen frühen metonymischen Fähigkeiten der Hintern zu einem gegebenen Zeitpunkt für es ein mütterliches Äquivalent wird werden können. Irgendein Sinn, dessen Sensibilisierung wir auf der vitalen Ebene wahrnehmen können, ändert überhaupt nichts am Problem.

Dieses Phänomen kann sich auf der Basis der metonymischen Artikulierung herstellen. Es muß zuerst die signifikante Koordinierung möglich sein, damit die Signifikatsübertragungen sich herstellen können. Die formale Artikulierung des Signifikanten dominiert in bezug auf die Übertragung des Signifikats.

Wie soll man jetzt die Frage der Auswirkung jeglicher Störung des Verhältnisses zum anderen auf die Funktion der Sprache stellen? Genauso wie Metapher und Metonymie zueinander in Gegensatz stehen, stehen die grundlegenden Funktionen des Sprechens zueinander in Gegensatz – das stiftende Sprechen und die Losungsworte.

Warum sind das eine und das andere grundsätzlich notwendig? Was ist ihr Unterschied? Das ist etwas, das auftritt in bezug auf einen dritten Term. Wenn es für den Menschen derart notwendig ist, vom Sprechen Gebrauch zu machen, um zu finden oder um sich wiederzufinden, so hängt das mit seiner natürlichen Neigung zusammen, in Gegenwart des anderen zu zerfallen.

Wie setzt er sich zusammen, setzt er sich neuerlich zusammen? Wir werden ein nächstes Mal darauf zurückkommen, aber Sie können jetzt schon an den Phänomenen, die Schreber bietet, den Gebrauch begreifen, den wir von diesen Kategorien machen.

Ich habe Ihnen das letzte Mal von den unterbrochenen Sätzen gesprochen, aber es gibt auch die Frage und die Antwort. Das muß verstanden werden in seinem Gegensatzwert im Verhältnis zur Dimension des stiftenden Sprechens, bei dem man den anderen nicht um seine Ansicht fragt. Die Funktion der Frage und der Antwort, sofern sie valorisiert wird durch die verbale Initiierung, ihr Komplementäres und ihre Wurzel ist, legt, in bezug auf das, was das stiftende Sprechen an zutiefst Signifikativem an sich hat, die signifikante Grundlage dieses Sprechens frei. Das Wahnphänomen legt im übrigen auf allen Ebenen die signifikante Funktion als solche frei.

Ich werde Ihnen ein anderes Beispiel dafür geben. Sie kennen diese famosen Äquivalenzen, von denen der wahnsinnige Schreber berichtet, daß sie von den in der Dämmerung vorbeiziehenden Himmelsvögeln formuliert werden. Man findet dort die Assonanzen – *Santiago oder Carthago, Chinesentum oder Jesum Christum**. Ist daran nur die Absurdität in Betracht zu ziehen? Die Tatsache, die Schreber verblüfft, ist, daß die Himmelsvögel ohne Verstand sind. Freud zweifelt nicht daran – das sind junge Mädchen.

Aber das Wichtige ist nicht die Assonanz, sondern die Entsprechung Term für Term sehr nahestehender Unterscheidungselemente, die für einen Polyglotten wie Schreber nur innerhalb des deutschen Sprachsystems Tragweite 262
besitzen.

Schreber mit seinem ganzen Scharfsinn zeigt Ihnen ein weiteres Mal, daß das, wonach gestrebt wird, der Ordnung des Signifikanten angehört, das heißt der phonematischen Koordinierung. Das lateinische Wort *Jesum Christum* ist hier, man spürt es, nur in dem Maß ein Äquivalent von *Chinesentum**, wie im Deutschen die Endung *tum* einen bestimmten Klang hat.

Die Voranstellung des Signifikanten als solchen, das Zutagetreten jener immer verborgenen Unterstruktur, welche die Metonymie ist, ist die Voraussetzung jeglicher möglichen Erforschung der funktionellen Sprachstörungen bei der Neurose und der Psychose.

9. Mai 1956

XIX
VORTRAG: 263
FREUD IM JAHRHUNDERT

Eröffnung der Sitzung
durch Professor Jean Delay

Anläßlich des hundertsten Geburtstages von Freud, geboren am 16. Mai 1856, wurden in Paris Gedenkfeiern veranstaltet.
Es soll daran erinnert werden, daß Freud in Paris, als er, erst 29 Jahre alt, Charcots Lehre an der Salpêtrière folgte, seinen Weg gefunden hat. Und er selbst, im Aufsatz der Gesamtausgabe seiner Werke, hat all das unterstrichen, was er der Lehre an der Salpêtrière verdankte.
Diese Filiation ist in keiner Weise seiner offensichtlichen, glanzvollen Originalität abträglich, denn die Psychoanalyse als Methode und als Doktrin ist wirklich ihm zu verdanken. Man kann, man muß sogar Vorbehalte machen bezüglich gewisser theoretischer und praktischer Aspekte der Psychoanalyse. Nichtsdestoweniger hat er, indem er auf die Rolle der affektiven Konflikte und der Triebstörungen bei den Neurosen aufmerksam gemacht hat, einen sehr wichtigen Beitrag zur Psychiatrie geleistet. Und andererseits kann man sagen, daß er dadurch, daß er auf die Rolle des Unbewußten in allen Erscheinungsformen des Geisteslebens aufmerksam gemacht hat, einen Beitrag leistete, der über den Rahmen der medizinischen Wissenschaften hinausgeht und der für die Gesamtheit der Wissenschaften vom Menschen gilt.
Deshalb schien es mir notwendig, anläßlich dieses hundertsten Geburtstages Jacques Lacan, der hier, mit Daniel Lagache und Frau Favez-Boutonier, die Société française de psychanalyse *leitet, darum zu bitten, einen Vortrag über Freud und seinen Einfluß im Jahrhundert zu halten. Er ist mir besonders qualifiziert dafür erschienen, denn er kennt in bewunderungswürdiger Weise das Leben und das Werk Freuds.*

So bin ich also heute von Herrn Professor Jean Delay mit einem Auftrag 264
betraut, durch den ich mich, obwohl er sich von der Lehre unterscheidet, die jede Woche am gleichen Tag hier unter seinem Patronat ihren Fortgang

nimmt, sehr geehrt fühle – nämlich von Freud zu sprechen zu der nicht mit der Materie vertrauten Hörerschaft der Studenten des Psychiatriepraktikums, in der Absicht, seines hundertsten Geburtstages zu gedenken.
Es gibt da eine Dualität der Ziele, die vielleicht meinem Diskurs eine gewisse Diplopie aufzwingt, diejenige, ehrend zu belehren, belehrend zu ehren – und ich müßte mich dafür entschuldigen, wenn ich nicht hoffen würde, diesen Diskurs so auszurichten, daß das Zur-Welt-Kommen des Menschen und sein Kommen zum höchsten Sinn seines Werkes schließlich miteinander übereinstimmen.
Deshalb will mein Titel, *Freud im Jahrhundert,* mehr als eine chronologische Bezugnahme nahelegen.

1

Ich möchte zuerst sagen, was, obgleich es unter Freuds Namen in Erscheinung tritt, über die Zeit seines Erscheinens hinausgeht, und selbst in seiner Enthüllung noch seine Wahrheit verbirgt – daß der Name Freud *joie* | *Freude* bedeutet.
Dessen war Freud selbst sich bewußt, wie vieles es bezeugt, so etwa eine bestimmte Traumanalyse, die ich vorlegen könnte, die von einer Menge von zusammengesetzten Wörtern beherrscht wird, insbesondere von einem Wort mit zweideutiger, gleichzeitig anglophoner und germanophoner, Resonanz, und wo er die bezaubernden kleinen Orte der Umgebung von Wien aufzählt.
Wenn ich mich bei diesem Namen aufhalte, so geschieht das nicht, um dem Verfahren der Lobrede gerecht zu werden. Ich greife einer Gliederung meines Diskurses vor, wenn ich daran erinnere, daß seine Familie, wie alle Familien aus Mähren, aus Galizien, aus den Grenzprovinzen Ungarns, aufgrund eines Erlasses Josephs II. von 1785 diesen Namen aus einer Liste von Vornamen hat wählen müssen – das ist ein weiblicher Vorname, der damals ziemlich gebräuchlich war. Aber dieser Name ist früher noch ein jüdischer Name, den man im Laufe der Geschichte schon anders übersetzt findet.
Das ist dazu angetan, uns daran zu erinnern, daß im Laufe der kulturellen Assimilierung der verborgenen Signifikanten diese Nachwirkung einer rein litteralen Tradition fortdauert, die uns zweifellos sehr weit zum Herzen der Struktur bringt, mit der Freud auf seine Fragen geantwortet hat. Sicher müßte man, um es gut zu erfassen, schon jetzt darauf hinweisen, bis zu welchem Punkt er seine Zugehörigkeit zur jüdischen Tradition anerkannte,

und zu ihrer litteralen Struktur, die, sagt er, so weit geht, sich in die
Sprachstruktur einzuprägen. Freud hat anläßlich seines sechzigsten Geburts- 265
tages in einer an eine konfessionelle Gemeinschaft gerichteten Botschaft
deutlich sagen können, daß er darin seine intimste Identität erkennt.

Es gibt gewiß einen Kontrast zwischen diesem Anerkennen und seiner frühzeitigen, offensiven, für jene seiner Angehörigen, die zu schonen er die meisten Gründe hatte, fast beleidigenden Ablehnung des religiösen Glaubens seiner Väter. Über diesen Umweg werden wir vielleicht am besten in dasjenige eingeführt werden können, was uns die Art verstehen ließe, wie sich die Fragen für Freud gestellt haben.

Dennoch werde ich nicht über diesen Weg mich ihm zuwenden. Denn in Wirklichkeit sind es nicht immer die einfachsten Zugänge, die am klarsten erscheinen. Kurz, es sind nicht jene, auf die wir am besten vorbereitet sind. Und sicher ist es nicht ohne Grund, daß man oft, um Wahrheiten zu Gehör zu bringen, komplexere Wege durchlaufen muß.

Auch nicht in der Biographie werden wir die Wurzel der Subversion finden, welche seine Entdeckung mit sich gebracht hat.

Es hat nicht den Anschein, daß ein Anstrich von Neurose, der gewiß dazu dienen kann, Freud zu verstehen, jemals jemandem vor ihm auf denselben Weg geführt hätte. Nichts weniger Perverses, scheint mir, als das Leben Freuds. Handelte es sich darum, von dieser Seite her den Preis seiner Kühnheiten zu suchen, scheinen mir weder die Armut des Studenten, noch die Kampfesjahre des Hausvaters einer kinderreichen Familie auszureichen, um etwas zu erklären, das ich eine Selbstverleugnung hinsichtlich der Liebesbeziehungen nennen werde, worauf man wohl hinweisen muß, wenn es sich um den Erneuerer der Theorie des Eros handelt.

Die jüngsten Enthüllungen, die Briefe an die Braut, große Attraktion einer neuen Biographie, ergänzen einander, so scheint es uns, durch ich weiß nicht was, das ich eine rührende Egozentrizität nennen werde, die darin besteht, vom anderen eine vorbehaltslose Übereinstimmung mit den Idealen seiner schönen Seele zu fordern, und in Seelenqual zu verfallen beim Gedanken der einem anderen erwiesenen Gunst, am denkwürdigen Abend, wo er von ihr das erste Unterpfand ihrer Liebe empfing. All das reduziert sich auf das, was ich als Grausamkeit des unberührten Mannes bezeichnen werde, die wir verzeihen können, finden wir doch das nicht weniger indiskrete Pendant dazu in ebensolchen Briefen an die Braut, die von unserem Victor Hugo veröffentlicht worden sind.

Diese letzten Endes recht opportune Kundgabe hält mich davon ab, mich bei der Würde eines Bündnisses aufzuhalten, bei dem Freuds eigene Vertraulich-

keit uns den wechselseitigen Respekt und die Wachsamkeit bezüglich der elterlichen Obliegenheiten zeigt, kurz, die große Tradition der jüdischen Familientugenden. Denn durch diese ersten Briefe hindurch muß doch ich weiß nicht welche Reduzierung auf den kleinsten gemeinsamen Nenner einer kleinbürgerlichen Konvention in Erscheinung treten, einer Liebe, deren Gefühlsverschwendung nicht die Sparsamkeit und den lange bewahrten
266 Groll Freuds seiner Braut gegenüber ausschließt, weil sie ihn durch eine inopportune Reise um den Ruhm gebracht hatte, der Entdecker des chirurgischen Gebrauchs des Kokains zu sein. Das läßt gut genug ein psychisches Kräftverhältnis sehen, für welches der blindlings verwendete Ausdruck Ambivalenz völlig unangebracht wäre.

Allerdings werden wir nicht der zeitlichen Geographie dieser Verheerungen nachgehen.

Ich habe eines Tages über Freud folgendes sagen gehört – *ohne Ehrgeiz und ohne Bedürfnisse*. Die Sache ist komisch, wenn man daran denkt, wie oft, im Laufe seines ganzes Werkes, Freud uns seinen Ehrgeiz bekannt hat, der zweifellos von zahlreichen Hindernissen angefacht wurde, aber, wie er uns es hat zeigen können, viel weiter ins Unbewußte reicht. Müßte man, um Sie ihn spüren zu lassen, Ihnen – wie Jung es eines Tages, als er zu mir sprach, es getan hat – Freuds Empfang an der Universität schildern, die er weltweit ins Licht stellte? Ich will sagen, die als wachsender Fleck seine helle Hose schmückende Flut schildern, deren symbolische Bedeutung er als erster gezeigt hat.

Werde ich es sagen? Nicht von dieser Seite her möchte ich die Figur Freuds beleuchten, denn in Wahrheit scheint es, daß nichts über das hinausgehen kann, was er selbst uns anvertraut hat in dieser langen Autobiographie, welche seine ersten Werke darstellen, die *Traumdeutung**, die *Psychopathologie des Alltagslebens* und der *Witz**. Niemand, in gewissem Sinn, ist so weit gegangen im Bekenntnis, zumindest im Maße dessen, was einem Menschen die Sorge um seine Autorität vorschreibt. Und das heißt nicht die Tragweite dieses Bekenntnisses schmälern, weit davon entfernt. Das Schaudern, bei dem dieses Anvertrauen innehält, gibt uns vielleicht das Gefühl einer Barriere, aber nichts hat seither erlaubt, sie zu überschreiten – selbst die indiskretesten Hypothesenmacher haben niemals dem, was er selbst uns anvertraut hat, etwas hinzufügen können.

Es gibt da etwas, das verdient, daß man sich dabei aufhält, und das dazu angetan ist, uns den Wert einer kritischen Methode spüren zu lassen, in die ich Sie auf überraschende Weise einführen werde, wenn ich Ihnen sage, daß ein Werk nach dem Maß seiner eigenen Kriterien zu beurteilen ist.

Wenn die Entdeckung der Psychoanalyse gerade darin bestanden hat, in die Wissenschaft ein ganzes objektivierbares Feld des Menschen wieder einzugliedern und dessen Vorherrschaft gezeigt zu haben, und wenn dieses Feld dasjenige des Sinns ist, warum dann die Genese dieser Entdeckung außerhalb der Bedeutungen suchen, welche ihr Erfinder in sich selbst auf dem Weg gefunden hat, der ihn zu ihr führte, warum woanders suchen als in dem Register, auf welches diese sich strenggenommen beschränken muß? Wenn wir auf irgendeinen Bereich zurückgreifen müssen, der fremd ist, dem von unserem Autor, und keinem anderen, entdeckten Feld, um zu erklären, was es ist, dann wird die Vorrangstellung dieses Feldes, dadurch, daß sie untergeordnet wird, hinfällig.

Die Vorherrschaft und nicht die Unterordnung des Sinns als Wirkursache
setzen, heißt anscheinend sich von den Prinzipien der modernen Wissen- 267
schaft lossagen. Tatsächlich ist für die positive Wissenschaft, der Freuds
Lehrer angehören, jene Pleiade, die Jones durchaus zu Recht am Beginn
seiner Studie in Erinnerung ruft, jegliche Dynamik des Sinns aufgrund einer
petitio prinicpii vernachlässigbar, grundsätzlich Überbau. Sie ist also eine
Revolution, die Wissenschaft, die Freud liefert, wenn diese den Wert hat,
den er behauptet.

Hat sie diesen Wert? Hat sie diese Bedeutung?

2

Ich möchte hier innehalten, um zu versuchen, Ihnen die Perspektive wiederherzustellen, welche das dem Freudschen Werk eigene Relief zeigt, das gegenwärtig verwischt ist.

Ich ersuche Sie sogleich, auf einen Kontrast gefaßt zu sein, zwischen dem, was das Werk Freuds authentisch bedeutet, und dem, was gegenwärtig sich Ihnen als Sinn der Psychoanalyse darbietet. Für viele von Ihnen, die Studenten, und in dem Maße, wie Sie sich mehr den Dingen der geistigen Sphäre annähern, ist die Psychoanalyse zunächst ein Mittel, das erlaubt, sagt man, den Geisteskranken zu verstehen.

Ich kann jenen unter Ihnen, welche Gelegenheit haben, mit der psychoanalytischen Literatur umzugehen – und sie ist weiß Gott riesig geworden, fast diffus –, nicht genug empfehlen, dieser Lektüre eine zumindest proportionale Dosis der Lektüre von Freud selbst hinzuzufügen. Sie werden den Unterschied aufblitzen sehen.

Der Ausdruck Frustration zum Beispiel ist zum Leitmotiv der Gluckhennen der englischsprachigen analytischen Literatur geworden, mit all dem, was er an Auswirkungen von Vernachlässigung und Abhängigkeitsbeziehungen beinhaltet. Aber dieser Ausdruck ist ganz einfach abwesend in Freuds Werk. Der primitive Gebrauch von aus ihrem Zusammenhang gerissenen Begriffen, wie desjenigen der Realitätsprüfung, oder von Mischbegriffen wie desjenigen der Objektbeziehung, die Zuflucht zum Unsagbaren des affektiven Kontakts und des Erlebnisses, all das ist der Inspiration von Freuds Werk streng genommen fremd.

Dieser Stil geht seit einiger Zeit dahin, sich auf dem Niveau eines einfältigen Optimismus niederzulassen, der an den Ursprung eines zweideutigen Moralismus gestellt und auf einen gleichfalls plumpen Schematismus gegründet wird, welcher wirklich das summarischste Bild darstellt, durch das seine eigene Entwicklung zu verdecken dem Menschen vergönnt war – die berühmte Abfolge der als prägenital bezeichneten Phasen der Libido. Die Reaktion hat es nicht verfehlt, sich bemerkbar zu machen, so sehr, daß wir jetzt bei der ganz einfachen Restauration einer Orthopädie des Ichs angelangt sind, die vor hundert Jahren jedermann noch als allersimpelste petitio principii ausgelacht hätte.

268 Dieses geradezu unerhörte Abgleiten hängt, glaube ich, damit zusammen, daß es ein tiefgreifendes Mißverständnis darstellt, zu meinen, daß die Analyse dazu da ist, uns als Verbindungsgang zu dienen, um zu einer Art intuitiver Durchdringung und leichter Kommunikation mit dem Patienten zu gelangen. Wäre die Analyse nur eine Perfektionierung der Arzt-Patient-Beziehung gewesen, würden wir sie buchstäblich nicht brauchen.

Vor kurzem, beim Lesen eines alten Textes von Aristoteles, der *Nikomachischen Ethik*, in der Absicht, dort den Ursprung der Freudschen Themen bezüglich der Lust zu finden – das ist eine heilsame Lektüre –, bin ich auf einen seltsamen Ausdruck gestoßen, der so etwas wie *furchtbar* bedeutet. Und das hat mir so manches erklärt, inbesondere, warum es manchmal die besten Köpfe unter den jungen Psychiatern sind, die sich auf diesen Irrweg begeben, der sie in Bann zu schlagen scheint. Ich glaube tatsächlich, daß es paradoxerweise die besten sind, schrecklich intelligente Burschen. Sie befürchten, es zu sein, sie machen sich Angst – *Wo würden wir da hingeraten, wenn wir uns unserer schönen Intelligenz überlassen würden?* Und schon fangen sie eine Analyse an, in der man sie lehrt, daß ihre Intellektualisierung eine Form von Widerstand ist. Wenn sie sie verlassen, sind sie ganz begeistert, sie haben gelernt, was das Ellenmaß dieser famosen Intellektualisierung wert war, die lange für sie eine Barriere dargestellt hat. Bei diesem Stadium angelangt, kann sich mein Diskurs nicht mehr an sie richten.

Worum handelt es sich im Gegensatz dazu in Freuds Werk? Was war sein Relief und, kurz gesagt, sein Stil? Sein Stil allein würde ausreichen, um seine Tragweite kennzuzeichnen. Ich bitte Sie, um es zu erfahren, sich auf eine andere Form von Widerstand zu beziehen, die nicht viel besser gesehen worden ist als diejenige, auf welche ich soeben anspielte.

Man hat lange geglaubt, daß der erste Widerstand, dem Freuds Werk begegnet ist, auf die Tatsache zurückzuführen ist, daß er die Dinge der Sexualität berührte. Warum, mein Gott, wären die Dinge der Sexualität weniger willkommen gewesen zu dieser Zeit als in der heutigen, wo sie jedermanns Leckerbissen darzustellen scheinen?

Andererseits hat man erst unsere Zeit abwarten müssen, damit irgendein wohlmeinender Schulmeister auf die Verwandtschaft zwischen Freuds Werk und der *Naturphilosophie** hinweise, wie sie in Deutschland zu Beginn des 19. Jahrhunderts herrschte. Es ist das ein Moment, der bei weitem nicht so flüchtig und so kontingent ist, wie Ernest Jones uns das aus einer angelsächsischen Sehweise darstellt, und in Frankreich, besonders zur Zeit, wo Freud sich da auszubreiten begonnen hat, hat es uns auch nicht an gewissen irrationalistischen und intuitionistischen Tendenzen gefehlt, welche den Rückgriff auf die Affekt-, sogar Gefühlsäußerung priesen, um den Menschen und selbst die Naturerscheinungen zu verstehen – ich brauche nicht den Namen Bergsons zu erwähnen. Warum haben die redlichen und kultivierten Leute in Freuds Werk sogleich ich weiß nicht was für ein Übermaß an Szientismus gesehen? Warum 269
haben die Gelehrten selbst, welche die Resultate und die Originalität der Methode, deren Stellung sie nicht sofort identifiziert haben, abzustoßen schien, ebenfalls niemals daran gedacht, Freud der vitalistischen oder irrationalistischen Philosophie zuzuweisen, die damals viel lebendiger war?

In Wirklichkeit hat sich da niemand getäuscht. Es handelt sich in der Psychoanalyse sehr wohl um eine Manifestation des positiven Geistes der erklärenden Wissenschaft. Sie ist so weit wie es möglich ist von einem Intuitionismus entfernt. Sie hat nichts zu tun mit dem hastigen, kurzgeschlossenen Verstehen, das ihre Tragweite derart simplifiziert und reduziert. Um sie in ihre wahrhafte Perspektive zurückzuversetzen, braucht man nur Freuds Werk aufzuschlagen, und den Platz zu sehen, den darin eine gewisse Dimension einnimmt, die niemals klar herausgestellt worden ist. Der Oppositionswert, den sie von der gegenwärtigen Entwicklung der Analyse her erlangt, kann jetzt erkannt, benannt und auf eine wahrhafte Reform der analytischen Studien ausgerichtet werden.

Ich zünde meine Laterne an und sage Ihnen, was das ist, auf eine Weise, die versuchen wird, schnell und verblüffend zu sein.

Schlagen Sie die *Traumdeutung* auf. Sie werden darin nichts finden, was dieser Graphologie von Kinderzeichnungen ähnelt, die schließlich zum eigentlichen Typus der analytischen Deutung geworden ist, nichts von diesen aufsteigenden und absteigenden Manifestationen des Wachtraums. Wenn das etwas ähnelt, dann einer Entzifferung. Und die Dimension, um die es sich handelt, ist diejenige des Signifikanten. Nehmen Sie irgendeinen Traum von Freud, Sie werden dort ein Wort wie *Autodidasker* dominieren sehen. Das ist ein Neologismus. Von da aus findet man *Lasker,* und einige andere Erinnerungen. Die Form selbst des Wortes ist ganz wesentlich, wenn es darum geht, zu deuten. Eine erste Deutung, Orientierung oder Dichotomie wird uns zu *Lasalle* hinführen. Man wird Alex, Freuds Bruder, wiederfinden, durch die Vermittlung einer anderen rein phonetischen und verbalen Transformation. Freud findet in seiner Erinnerung einen Roman von Zola, in dem eine Person namens Sandoz vorkommt. So wie Freud es rekonstruiert, hat Zola *Sandoz* von *Aloz* her gebildet, einer Umkehrung seines Namens, indem er das *Al,* den Anfang von *Alexander,* durch die dritte Silbe *sand* ersetzt. Genauso wie man *Sandoz* aus *Zola* machen hat können, ist *Alex* in *Lasker* enthalten, das Freud geträumt hat. Als letzter Teil des Wortes *Autodidasker.*

Ich sage Ihnen, was Freud gemacht hat. Ich sage Ihnen, wie seine Methode vorgeht. Und in Wahrheit genügt es, eine beliebige Seite der *Traumdeutung** aufzuschlagen, um etwas Entsprechendes zu finden. Ich hätte jeden beliebigen anderen Traum nehmen können, den zum Beispiel, wo er von den Scherzen spricht, die man mit seinem Namen getrieben hat, oder denjenigen, in dem eine Schwimmblase vorkommt. Sie werden immer eine Folge von
270 Homonymien oder Metonymien finden, von onomatopöetischen Bildungen, die ganz wesentlich für das Verständnis des Traumes sind, und ohne welche sich dieser sich auflöst, zerrinnt.

Emil Ludwig hat gegen Freud ein sich durch fast verleumderische Ungerechtigkeit auszeichnendes Buch geschrieben, in dem er den Eindruck wahnhafter Entfremdung heraufbeschwört, den man hätte, wenn man ihn liest. Ich würde fast sagen, daß ich ein solches Zeugnis dem Beseitigen der Kanten, der besänftigenden Reduzierung, welche die analytische Literatur betreibt, welche Freud zu folgen vorgibt, vorziehe. Das von Emil Ludwig zum Ausdruck gebrachte Unverständnis, die Ablehnung, der Schock – mag er nun aufrichtig sein oder böswillig, das ist uns nicht so wichtig – sie ist ein stärkeres Zeugnis als die Auflösung von Freuds Werk, welche sich in der Dekadenz vollzieht, zu der die Analyse abgleitet.

Wie hat die grundlegende Rolle der Struktur des Signifikanten übergangen werden können? Wir verstehen freilich warum. Das, was sich innerhalb des Apparats und des Spiels des Signifikanten ausdrückt, ist etwas, das vom Grund des Subjekts herstammt, das sein Begehren genannt werden kann. Sobald dieses Begehren im Signifikanten aufgegriffen ist, ist es ein bedeutetes Begehren. Und so sind wir alle fasziniert von der Bedeutung dieses Begehrens. Und wir vergessen, trotz der Mahnungen Freuds, den Apparat des Signifikanten.

Freud unterstreicht dennoch, daß die Bearbeitung des Traums dasjenige ist, was aus dem Traum das erste Modell der Bildung der Symptome macht. Aber diese Bearbeitung ähnelt stark einer logischen und grammatikalischen Analyse, die nur etwas gelehrter geworden ist als das, was wir auf der Schulbank betreiben. Das also ist das Register, welches die normale Ebene der Freudschen Arbeit darstellt. Genau dieses Register macht aus der Linguistik die am weitesten fortgeschrittene Wissenschaft der Humanwissenschaften, sofern man nur einfach anzuerkennen bereit ist, daß dasjenige, was die positive Wissenschaft, die moderne Wissenschaft auszeichnet, nicht die Quantifizierung, sondern die Mathematisierung ist, und namentlich die kombinatorische, das heißt linguistische, welche die Reihe und die Rekursion einschließt.

Das ist das Relief des Freudschen Werkes, ohne das nichts von dem, was er in der Folge entwickelt, auch nur denkbar ist.

Nicht nur ich sage es. Wir haben vor kurzem den ersten Band der Revue publiziert, in der wir unseren Versuch einer Wiederaufnahme der Freudschen Inspiration einleiten, und Sie werden dort lesen, daß das, was man am Grund der Freudschen Mechanismen wiederfindet, jene alten Rhetorikfiguren sind, die mit der Zeit schließlich für uns ihren Sinn verloren haben, die aber Jahrhunderte lang ein erstaunliches Interesse erweckt haben. Die Rhetorik, oder die Kunst des Redners, war eine Wissenschaft und nicht nur eine Kunst. Wir fragen uns jetzt wie ein Rätsel, warum diese Exerzitien während so langer Zeit ganze Gruppen von Menschen fesseln haben können.
Falls das eine Anomalie ist, dann ist sie analog der Existenz der Psychoanaly- 271
tiker, und es handelt sich vielleicht um dieselbe Anomalie bei den Beziehungen des Menschen zur Sprache, die im Laufe der Geschichte in rekurrenter Weise in Form verschiedener Auswirkungen wiederkehrt und sich uns jetzt in der Freudschen Entdeckung unter dem wissenschaftlichen Blickwinkel präsentiert. Freud ist ihr in seiner medizinischen Praxis begegnet, als er auf dieses Feld gestoßen ist, wo man die Mechanismen der Sprache ohne das Wissen des Subjekts, außerhalb seines bewußten Ichs, die Konstruktion gewisser Störungen, die neurotisch heißen, dominieren und organisieren sieht.

Hier ein anderes Beispiel, das Freud zu Beginn der *Psychopathologie des Alltagslebens* gibt und das ich in meinem Seminar kommentiert habe. Freud findet den Namen *Signorelli* nicht wieder, und eine Reihe anderer Namen präsentieren sich ihm, *Botticelli, Boltraffio, Trafoi.* Wie konstruiert Freud die Theorie dieses Vergessens? Es ist im Laufe einer kleinen Reise in Bosnien-Herzegowina, daß er im Gespräch mit jemanden diese Art Namensflucht hat. Es gibt da auch den Anfang eines von einem Bauern ausgesprochenen Satzes – *Herr**, *was ist da zu sagen?* Es geht um den Tod eines Kranken, angesichts dessen ein Arzt nichts machen kann. Wir haben hier also *Herr**, und den Tod, der verborgen ist, denn Freud hat nicht mehr als irgendwer von uns einen besonderen Grund, sich beim Gedanken an ihn aufzuhalten. An welchem anderen Ort hat Freud schon Gelegenheit gehabt, die Idee des Todes zurückzuweisen? An einem Ort, der nicht weit von Bosnien ist, wo er sehr schlechte Nachrichten über einen seiner Kranken erhalten hat.

Das also ist der Mechanismus. Sein Schema, analog demjenigen eines Symptoms, reicht aus, um die wesentliche Bedeutung des Signifikanten aufzuzeigen. Insofern als *Signorelli* und die Folge der Namen äquivalente Worte sind, Übersetzungen voneinander, Metaphrasen, wenn Sie wollen, ist das Wort an den verdrängten, von Freud zurückgewiesenen Tod gebunden. Und er streicht sie alle durch, bis ins Innere des Wortes *Signorelli* hinein, das damit nur in entferntester Weise verbunden ist – *Signor, Herr**.

Was tritt an die Stelle als Antwort? Der andere, der Freud ist und der nicht Freud ist, der andere, der auf der Seite des Vergessens ist, der andere, von dem sich Freuds Ich zurückgezogen hat und der an seiner Stelle antwortet. Er gibt nicht die Antwort, denn es ist ihm untersagt zu sprechen, aber er gibt den Beginn des Telegramms, er antwortet *Trafoi* und *Boltraffio,* woraus er den Vermittler der Metonymie macht, des Gleitens zwischen *Herzegowina* und *Bosnien.* Freud hat von diesem Mechanismus genau die gleiche Auffassung wie die, die ich hier vortrage. Verifizieren Sie es.

Genauso ist alles, was Freud an Einleuchtendem, an Einzigartigem zum Thema des *Witzes** beigetragen hat, nur vom signifikanten Material her vorstellbar, um das es sich handelt.

Dem begegnet also Freud, nachdem er die Vierzig überschritten hat, jenseits
272 aller Determinismen und aller Bildungen, jenseits aller Ahnungen. Gut, er hatte einen Vater, er hatte eine Mutter, wie jeder, und sein Vater ist gestorben, jeder weiß, daß das niemals unbemerkt vorbeigeht, aber diese Gegebenheiten dürfen uns doch nicht die Wichtigkeit der Entdeckung der positiven Ordnung des Signifikanten verkennen lassen, auf die ihn ohne Zweifel etwas in ihm vorbereitete, die lange literarische, literalistische Tradition, von der er abhing.

Die Entdeckung, die er beim Umgang mit den Träumen gemacht hat, unterscheidet sich radikal von jeglicher intuitiven Deutung der Träume, wie sie vor ihm hat praktiziert werden können. Er war sich im übrigen des entscheidenden Charakters in seinem Denken dieses Abenteuers, das die *Traumdeutung** darstellt, äußerst bewußt, und wenn er an Fließ schreibt, spricht er davon mit einer Art von Eifer, er nennt sie seinen *Setzling*. Er will damit sagen, daß das eine neue, aus seinem Schoß hervorgegangene Spezies ist.

3

Freuds Originalität, die unser Gefühl verwirrt, aber allein erlaubt, die Wirkung seines Werkes zu verstehen, besteht im Rückgriff auf den Buchstaben. Das ist das Salz der Freudschen Entdeckung und der analytischen Praxis. Wenn davon nicht grundlegend etwas bleiben würde, würde von der Psychoanalyse schon lange nichts mehr bleiben. Alles rührt von da her. Wer ist dieser andere, der im Subjekt spricht und dessen Herr oder dessen Ebenbild das Subjekt nicht ist, wer ist der andere, der in ihm spricht? Darin liegt alles.

Es ist nicht alles, zu sagen, daß das sein Begehren ist, denn sein Begehren ist Libido, was, vergessen wir das nicht, vor allen Dingen Laune heißt, unmäßiges Begehren, weil es spricht. Wenn es nicht die Signifikanten gäbe, um diesen Bruch, diese Zerstückelungen, diese Verschiebungen, diese Umwandlungen, diese Perversionen, diese Isolierungen des menschlichen Begehrens zu ertragen, dann besäße dieses keines dieser Merkmale, die den Grund des signifikativen Materials darstellen, welches die Analyse liefert.

Es ist auch nicht alles, zu sagen, daß dieser andere in gewisser Weise unser Ebenbild ist, unter dem Vorwand, daß er dieselbe Sprache spricht wie das, was wir den gewöhnlichen Diskurs nennen können, derjenige, der sich für rational hält, und der es tatsächlich manchmal ist. Denn in diesem Diskurs des anderen ist das, was ich zu sein glaube, ich, nicht mehr Subjekt, sondern Objekt. Das ist eine Trugbildfunktion, wo das Subjekt sich nur als Verkennung und Negation wiederfindet.

Von hier aus soll man die Theorie des Ichs verstehen.

Freud hat sie in mehreren Etappen produziert, und man hätte unrecht, zu glauben, daß sie aus der Zeit von *Das Ich und das Es** stammt. Vielleicht haben Sie schon von der berühmten Freudschen Topik sprechen gehört. Ich 273
fürchte, daß Sie nur allzuviel davon sprechen gehört haben, denn die Art, wie

sie interpretiert wird, geht in die entgegengesetzte Richtung dessen, wofür Freud sie geliefert hat. Ab 1914, mit seinem kapitalen Artikel *Zur Einführung des Narzißmus,* hat Freud eine Theorie des Ichs gemacht, die der jetzt in den Vordergrund gerückten Topik vorhergeht.

Der hauptsächliche, einzige Bezug der gegenwärtigen analytischen Theorie und Praxis, nämlich die berühmten als prägenital bezeichneten Etappen der Libido, von denen man sich einbildet, daß sie dem Beginn des Freudschen Werkes angehören, sind von 1915, der Narzißmus ist von 1914.

Freud hat die Theorie des Ichs zu Zwecken akzentuiert, die nicht verkannt werden können. Es handelte sich darum, zwei Klippen zu umschiffen. Die erste ist der Dualismus. Es gibt eine Art Manie bei einer gewissen Zahl von Analytikern, die darin besteht, aus dem Unbewußten ein anderes Ich zu machen, ein schlechtes Ich, ein Double, ein symmetrisches Ebenbild des Ichs – während die Theorie des Ichs bei Freud im Gegenteil dazu da ist, um zu zeigen, daß das, was wir unser Ich nennen, ein gewisses Bild ist, das wir von uns haben, das uns ein Truggebilde verschafft, zweifellos eines von Ganzheit. Diese Leit-Trugbilder polarisieren keineswegs das Subjekt in Richtung der Selbsterkenntnis, die man als tief bezeichnet – was mich betrifft, lege ich keinen Wert auf dieses Adjektiv. Die Funktion des Ichs wird namentlich bei Freud als dem in allem analog bezeichnet, was man in der Theorie der Schrift ein Determinativum nennt.

Alle Schriften sind nicht alphabetisch. Gewisse sind ideophonetisch und beinhalten Determinativa. Im Chinesischen bedeutet etwas, das so aussieht, *ein ungefähr richtiges Ding,* aber wenn Sie folgendes, was ein Determinativum ist, hinzufügen, wird daraus *herrschen.* Und wenn Sie anstelle dieses Determinativums ein anderes setzen, bedeutet das *Krankheit.* Das Determinativum akzentuiert in einer gewissen Weise, bewirkt das Eintreten in eine Klasse von Bedeutungen von etwas, das schon seine phonetische Individualität als Signifikant besitzt. Das Ich ist eben für Freud genau eine Art von Determinativum, durch welches gewisse der Elemente des Subjekts mit einer speziellen Funktion in Verbindung gebracht werden, die zu diesem Zeitpunkt am Horizont seiner Theorie auftaucht, nämlich die Aggressivität, die als charakteristisch betrachtet wird für das imaginäre Verhältnis zum anderen, in dem sich das Ich durch aufeinanderfolgende und sich überlagernde Identifizierungen konstituiert. Seine Wandlungsfähigkeit, sein Zeichenwert unterscheidet es wesentlich von der Entität des Organismus als einem Ganzen. Und das ist genau die andere Klippe, die Freud umschiffte.

Tatsächlich hat Freud, wenn er auch die Persönlichkeit, die im Unbewußten spricht, mit einem Zentrum vereinigt, das Trugbild der vielzitierten *Gesamt-*

persönlichkeit vermeiden wollen, die es nicht verfehlt hat, Oberhand zu gewinnen innerhalb der gesamten amerikanischen Schule, die sich unaufhörlich an diesem Ausdruck berauscht, um die Wiederherstellung der Vorrangstellung des Ichs zu preisen. Das ist ein völliges Verkennen von Freuds Lehre. Die Gesamtpersönlichkeit ist genau das, was Freud als etwas 274 unterscheiden will, das der Funktion des Ichs, so wie sie bis dahin von den Psychologen gesehen worden ist, grundsätzlich fremd ist.

Es gibt in der Bewegung der Freudschen Theorie eine doppelte Entfremdung.

Es gibt den anderen als imaginär. Innerhalb der imaginären Beziehung zum anderen richtet sich das herkömmliche *Selbstbewußtsein** ein. In keiner Weise kann sich die Einheit des Subjekts in diesem Sinn realisieren. Das Ich ist nicht einmal der Platz, das Anzeichen, der Sammelpunkt, das Organisationszentrum des Subjekts, es ist zutiefst dissymmetrisch in bezug auf es. Obwohl er die Freudsche Dialektik zunächst in diesem Sinn verständlich machen wird – ich kann in keiner Weise meine Erfüllung und meine Einheit von der Anerkennung eines anderen erwarten, der mit mir in einer Trugbildbeziehung gefangen ist.

Es gibt auch den anderen, der an meiner Stelle spricht, anscheinend, diesen anderen, der in mir ist. Das ist ein anderer ganz anderer Art als der andere, mein Ebenbild.

Das ist Freuds Beitrag.

Müßte man es noch bekräftigen, so hätten wir nur darauf hinzuweisen, wie die Technik der Übertragung vorbereitet wird. Alles wird getan, um die Beziehung von Ich zu Ich, das imaginäre Trugbild zu vermeiden, das sich mit dem Analytiker herstellen könnte. Das Subjekt ist nicht von Angesicht zu Angesicht mit dem Analytiker. Alles wird getan, damit alles, was einer imaginären Beziehung, einer Beziehung von Ebenbild zu Ebenbild angehört, zurücktritt.

Andererseits geht die analytische Technik zurück auf die Notwendigkeit eines Ohres, eines anderen, der Hörer ist. Die Analyse des Subjekts kann nur mit einem Analytiker realisiert werden. Das erinnert uns daran, daß das Unbewußte wesentlich Sprechen ist, Sprechen des anderen, und nur anerkannt werden kann, wenn der andere es Ihnen zurücksendet.

Ich möchte Ihnen noch sagen, bevor ich abschließe, was Freud am Ende seines Lebens hinzufügt, als er schon längst die Truppe seiner Nachfolger hinter sich gelassen hat. Aufgrund des bloßen Zeugnisses des Tons und Stils von Freuds Dialog mit all jenen, die ihn umgaben, kann ich nicht einen Augenblick an der starken Vorstellung zweifeln, die er von ihrer radikalen

Unzulänglichkeit hatte, von ihrem totalen Unverständnis. Es gibt einen Moment in Freuds Werk, wo er sich ganz einfach absetzt, zwischen 1920 und 1924. Er weiß, daß er nicht mehr sehr lange zu leben hat, er ist mit 83 Jahren gestorben, 1939 – und er geht geradewegs dem Problem auf den Grund, nämlich dem Wiederholungszwang.

Dieser Begriff der Wiederholung bringt uns derart in Verlegenheit, daß man versucht, ihn auf eine Wiederholung der Bedürfnisse zu reduzieren. Wenn
275 wir dagegen Freud lesen, sehen wir, daß der Wiederholungszwang, wie am Anfang seiner ganzen Theorie des Gedächtnisses, auf der Frage begründet ist, welche ihm das Drängen eines Sprechens stellt, das beim Subjekt wiederkehrt, bis es sein letztes Wort gesagt hat, ein Sprechen, das wiederkehren muß, trotz des Widerstands des Ichs, das Abwehr ist, das heißt Haften am imaginären Widersinn der Identifizierung mit dem anderen. Die Wiederholung ist grundsätzlich Drängen eines Sprechens.

Tatsächlich betrifft das letzte Wort der Freudschen Anthropologie das, was den Menschen besitzt und aus ihm nicht den Träger eines Irrationalen macht – der Freudismus ist kein Irrationalismus, im Gegenteil –, sondern den Träger einer Vernunft, deren Opfer er eher ist als deren Herr, und wodurch er im voraus verdammt ist.

Das ist das letzte Wort, der rote Faden, der das ganze Freudsche Werk durchzieht. Von Anfang bis Ende, von der Entdeckung des Ödipuskomplexes bis zu *Der Mann Moses und die monotheistische Religion,* das vom wissenschaftlichen Gesichtspunkt her außergewöhnliche Paradox von *Totem und Tabu* durchschreitend, hat sich Freud persönlich nur eine Frage gestellt – wie kann dieses System des Signifikanten, ohne das keinerlei Verkörperung weder der Wahrheit noch der Gerechtigkeit möglich ist, dieser buchstäbliche Logos, sich durchsetzen bei einem Tier, das seiner nicht bedarf, sich nichts daraus macht? – denn das geht nicht im geringsten seine Bedürfnisse an. Dennoch erzeugt gerade das das neurotische Leiden.

Der Mensch wird tatsächlich vom Diskurs des Gesetzes besessen, und mit ihm züchtigt er sich, im Namen dieser symbolischen Schuld, die immer mehr zu bezahlen er nicht aufhört in seiner Neurose.

Wie kann diese Eroberung zustandekommen, wie tritt der Mensch in dieses Gesetz ein, das ihm fremd ist, mit dem er nichts zu tun hat als Tier? Um es zu erklären, hat Freud den Mythos des Vatermords konstruiert. Ich sage nicht, daß das ein Erklärung ist, aber ich zeige Ihnen, warum Freud diesen Mythos gestiftet hat. Der Mensch muß sich als Schuldiger zu dessen Empfänger machen. Das besteht in Freuds Werk fort bis zum Ende und bestätigt uns das, was ich Ihnen hier präsentiere und was ich anderswo lehre.

Was ist demnach der Schwerpunkt der Freudschen Entdeckung, was ist seine Philosophie? Nicht daß Freud Philosophie betrieben hätte, er hat immer von sich gewiesen, daß er Philosoph wäre. Aber sich eine Frage stellen, das ist schon, es sein, selbst wenn man nicht weiß, daß man sie sich stellt. Was lehrt er also, Freud der Philosoph? Obgleich wir die positiven Wahrheiten, die er uns geliefert hat, in ihrer Proportion, an ihrem Platz belassen, sollen wir nicht vergessen, daß seine Inspiration von Grund auf pessimistisch ist. Er bestreitet jegliches Streben zum Fortschritt. Er ist von Grund auf antihumanistisch, sofern es im Humanisten jene Romantik gibt, die aus dem Geist gerne die Blüte des Lebens machen würde. Freud ist in einer realistischen und 276
tragischen Tradition anzusiedeln, was erklärt, daß seine Erhellung es uns erlaubt, heute die griechischen Tragiker zu verstehen und zu lesen.

Aber uns Arbeitern, uns Gelehrten, uns Ärzten, uns Technikern, welche Richtung weist uns diese Rückkehr zu Freuds Wahrheit?

Es ist die eines positiven Studiums, dessen Methoden und Formen uns in jener Sphäre der sogenannten Humanwissenschaften gegeben sind, welche die Ordnung der Sprache betrifft, der Linguistik. Die Psychoanalyse sollte die Wissenschaft der vom Subjekt bewohnten Sprache sein. In der Freudschen Perspektive ist der Mensch das von der Sprache erfaßte und gepeinigte Subjekt.

Gewiß, die Psychoanalyse führt uns zu einer Psychologie, aber welcher? Die Psychologie im eigentlichen Sinn ist tatsächlich eine Wissenschaft, und eine von sehr gut definierten Objekten. Aber zweifellos infolge der Bedeutungsresonanzen des Wortes gleiten wir dazu ab, sie mit etwas zu verwechseln, das sich auf die Seele bezieht. Man denkt, daß jeder *seine* Psychologie hat. Man täte besser daran, bei diesem zweiten Gebrauch sie bei dem Namen zu nennen, den sie haben könnte. Täuschen wir uns da nicht – die Psychoanalyse ist keine Egologie. In der Freudschen Perspektive des Verhältnisses des Menschen zur Sprache ist dieses Ego überhaupt nicht einheitlich, synthetisch, es ist zerlegt, komplexifiziert in verschiedene Instanzen, das Ich, das Überich, das Es. Es würde sich gewiß empfehlen, nicht aus jedem dieser Ausdrücke ein kleines Subjekt auf seine Weise zu machen, ein plumper Mythos, der nichts bringt, nichts erhellt.

Freud hat keine Zweifel haben können über die Gefahren, denen sein Werk ausgesetzt war. Im Augenblick, wo er 1938 die Feder ergreift für sein letztes Vorwort zu *Der Mann Moses und die monotheistische Religion*, bringt er eine sehr seltsame Fußnote an – *Ich teile nicht*, sagt er, *die Ansicht meines Altersgenossen, Bernard Shaw, daß die Menschen erst dann etwas Rechtes leisten würden, wenn sie 300 Jahre alt werden könnten. Mit der Verlängerung der Lebensdauer wäre nichts erreicht, es sei denn* – heißt es in der französischen Übersetzung –, *daß die Zukunftsbedingungen vollständig geändert würden.*

Das ist das Traurige an diesen Übersetzungen. Im Deutschen hat das einen ganz anderen Sinn – *es müßte denn vieles andere an den Lebensbedingungen vom Grunde auf geändert werden.*

Dieses Wort des alten Freud, der, ehe er seine Botschaft der Verwesung anheimgibt, sein Nachdenken weiter fortsetzt, scheint mir wie der Widerhall der Worte, mit denen der Chor die letzten Schritte des Ödipus zum kleinen Wald von Kolonos begleitet. Begleitet von der Weisheit des Volkes, denkt er nach über die Begehren, die machen, daß der Mensch Schatten nachjagt, weist er hin auf die Verwirrung, die macht, daß er nicht einmal wissen kann,
277 wo diese Wälder sind. Es wundert mich, daß niemand – außer jemanden, der das ins Lateinische übertragen hat, nicht zu schlecht – jemals das *me phunai* ordentlich zu übersetzen vermochte, das der Chor dann hervorstößt. Man reduziert es auf den Wert eines Verses, der sagt, daß es besser wäre *nicht geboren zu werden,* während doch der Sinn ganz klar ist – die einzige Art, all diese Angelegenheiten des Logos zu überwinden, die einzige Art, damit zu Ende zu kommen, wäre *nicht so geboren zu werden.* Das ist der Sinn selbst, der die Geste des alten Freud begleitet, im Augenblick wo er jeglichen Wunsch, daß sich sein Leben verlängere, von der Hand weist.

Es ist wahr, daß er selbst irgendwo in seiner Arbeit über den *Witz**, anders gesagt, über die Pointe, uns auf eine Antwort hinweist. *Niemals geboren zu werden, wäre das beste…, aber unter 100 000 Menschen passiert dies kaum einem.*

Ich gebe Ihnen diese Antwort.

16. Mai 1956

DIE UMGEBUNG DES LOCHS

XX

281 DER RUF, DIE ANSPIELUNG

Der Eintritt in die Psychose
Das Wort ergreifen
Verrücktheit der Liebe
Die Entwicklung des Wahns

Wenn wir daran denken, daß die Darstellungsmittel des Traumes hauptsächlich visuelle Bilder, nicht Worte, sind, so wird uns der Vergleich des Traumes mit einem Schriftsystem noch passender erscheinen als der mit einer Sprache. In der Tat ist die Deutung eines Traumes durchaus analog der Entzifferung einer alten Bilderschrift, wie der ägyptischen Hieroglyphen. Es gibt hier wie dort Elemente, die nicht zur Deutung, respektive Lesung, bestimmt sind, sondern nur als Determinativa das Verständnis anderer Elemente sichern sollen. Die Vieldeutigkeit verschiedener Traumelemente findet ihr Gegenstück in diesen alten Schriftsystemen ebenso wie die Auslassung verschiedener Relationen, die hier wie dort aus dem Zusammenhange ergänzt werden müssen. Wenn eine solche Auffasung der Traumdarstellung noch keine weitere Ausführung gefunden hat, so geht dies auf den leicht begreiflichen Umstand zurück, daß dem Psychoanalytiker durchwegs jene Gesichtspunkte und Kenntnisse abgehen, mit denen der Sprachforscher an ein Thema wie das des Traumes herantreten würde.

Dieser Text ist hinreichend klar. Der anscheinende formale Widerspruch, den Sie aufgrund der Tatsache herauslesen können, daß Freud sagt, die Träume würden sich eher in Bildern als in anderer Form ausdrücken, wird rückgängig gemacht und zurechtgewiesen, sobald er zeigt, um welche Art von Bildern es sich handelt – nämlich um Bilder, die in eine Schrift eingreifen, das heißt nicht einmal wegen ihres eigenen Sinns, denn gewisse werden da sein, nicht um gelesen zu werden, sondern einfach, um demjenigen, was gelesen werden soll, einen Exponenten zu liefern, ohne welchen das rätselhaft bleiben würde.

Ich habe unlängst chinesische Schriftzeichen auf die Tafel geschrieben. Ich hätte genauso gut alte Hieroglyphen schreiben können – das Pronomen in der ersten Person zum Beispiel, das in Form zweier kleiner Zeichen gezeichnet wird, die einen phonetischen Wert besitzen, und von einem mehr oder weniger zotigen Bild begleitet sein kann, das dazu da ist, um den anderen Zeichen ihren Sinn zu geben. Aber die anderen Zeichen sind nicht weniger autographisch als das kleine Männchen und müssen in einem phonetischen Register gelesen werden.

Der Vergleich mit den Hieroglyphen ist umso berechtigter, zuverlässiger, als er in der *Traumdeutung** verstreut vorkommt und Freud unaufhörlich darauf rekurriert.

Freud war nicht unkundig bezüglich dessen, was die Hieroglyphenschrift wirklich ist. Er liebte alles, was die Kultur des alten Ägyptens berührte. Sehr 282
oft bezieht er sich auf den Stil, auf die Signifikantenstruktur der Hieroglyphen und auf die manchmal widersprüchliche, sich überlagernde Denkart der Glaubensüberzeugungen der alten Ägypter. Und er bezieht sich gerne darauf, um uns zum Beispiel ein ausdrucksvolles Bild eines bestimmten Nebeneinanderstehens widersprüchlicher Begriffe bei den Neurotikern zu verschaffen.

Am Ende desselben Textes weist er auf die Sprache hin, welche jene der Symptome ist, und spricht von der Spezifizität der signifikanten Strukturierung bei den verschiedenen Formen von Neurosen und Psychosen. Er stellt dann mit einem Schlag mittels einer erstaunlichen Raffung die drei großen Neuropsychosen nebeneinander. *Was z. B. eine Hysterika*, schreibt er, *durch Erbrechen darstellt, das wird sich bei dem Zwangskranken durch peinliche Schutzmaßnahmen gegen* Infektion *äußern und den Paraphreniker zur Klage oder zum Verdacht, daß er* vergiftet *werde, veranlassen. Was hier so verschiedenen Ausdruck findet, ist der ins Unbewußte verdrängte Wunsch nach* Schwängerung, *respektive die Abwehr der erkrankten Person gegen denselben.*

Das, damit wir in Schwung kommen.

1

Kommen wir auf unseren Gegenstand zurück.

Wir sind nicht weit davon entfernt mit dem Thema der Zeugung, das sich am Grund der Symptomatologie des Falles Schreber findet. Aber heute werden wir noch nicht direkt zu ihm gelangen.

Ich würde gerne über noch einen anderen Weg, und zwar in Anbetracht dessen, was Sie Montag abend von unserem Freund Serge Leclaire haben hören können, neuerlich die Frage stellen, was ich den letzten Signifikanten bei der Neurose nenne.

Wenn er auch wesentlich ein Signifikant ist, ist er freilich kein Signifikant ohne Bedeutung. Ich betone, daß er nicht von der Bedeutung abhängt, sondern daß er deren Quelle ist.

Die beiden Seiten der Sexualität, die männliche und die weibliche, sind keine Gegebenheiten, sind nichts, das wir aus einer Erfahrung ableiten könnten. Wie könnte sich das Individuum darin zurechtfinden, wenn es nicht schon das Signifikantensystem hätte, als das, was den Raum einführt, der ihm erlaubt, als ein rätselhaftes Objekt, aus der Ferne, dasjenige zu sehen, was das Ding ist, dem sich zu nähern am wenigsten leicht ist, nämlich seinen eigenen Tod? Dem sich zu nähern nichtsdestoweniger leicht ist, wenn Sie daran denken, wenn Sie genau denken, welch langer dialektischer Prozeß für ein Individuum notwendig ist, um dahin zu gelangen, und wie sehr unsere
283 Erfahrung aus den Überschüssen und Mängeln des Zugangs zum männlichen Pol und zum weiblichen Pol besteht. Eine Realität, über die wir uns die Frage stellen können, ob sie überhaupt erfaßbar ist außerhalb der Signifikanten, die sie aussondern.

Die Vorstellung, die wir von der Realität haben als von dem, worum die Mißerfolge und Hindernisse der Neurose kreisen, darf uns nicht von der Bemerkung abbringen, daß die Realität, mit der wir es zu tun haben, von einem Signifikantengeflecht getragen, gerastert, konstituiert wird. Das Verhältnis des Menschen zum Signifikanten ist etwas, dessen Perspektive, dessen Bauplan, dessen eigentümliche Dimension wir herauslösen müssen, um erst zu wissen, was wir sagen, wenn wir zum Beispiel sagen, daß bei der Psychose es dazu kommt, daß etwas fehlt in der Beziehung des Subjekts zur Realität. Es handelt sich tatsächlich um eine durch die Gegenwart eines gewissen Signifikanten strukturierte Realität, der geerbt, überliefert, weitergegeben wird. Wie? Natürlich dadurch, daß man spricht rings um das Subjekt.

Wenn wir nun gelten lassen, als ein Faktum der gängigen Erfahrung, daß nicht die Ödipusprüfung durchquert zu haben, nicht vor sich deren Konflikte und Sackgassen sich öffnen gesehen zu haben und sie nicht gelöst zu haben, das Subjekt in einer gewissen Unzulänglichkeit beläßt, in einem gewissen Unvermögen, jene angemessenen Distanzen zu realisieren, welche menschliche Realität genannt werden, dann heißt das, daß wir für erwiesen halten, daß die Realität die Integrierung des Subjekts in ein gewisses Signifikantenspiel impliziert. Ich formuliere hier also nur, was von allen, implizit gewissermaßen, in der analytischen Erfahrung gelten gelassen wird.

Wir haben im Vorübergehen darauf hingewiesen, daß das, was die hysterische Position kennzeichnet, eine Frage ist, die sich genau auf die beiden signifikanten Pole des Männlichen und des Weiblichen bezieht. Das hysterische Subjekt stellt sie mit seinem ganzen Sein – wie kann man entweder männlich sein oder weiblich sein? Was durchaus impliziert, daß es eben doch eine Vorstellung davon hat. Die Frage ist das, worin sich die ganze hysterische Struktur einführt, woran sie sich anhängt, worin sie erhalten bleibt, mit ihrer grundlegenden Identifizierung mit dem Individuum, das dem jeweils entgegengesetzten Geschlecht angehört, wodurch das eigene Geschlecht in Frage gestellt wird. Der hysterischen Art, *entweder ... oder ...* zu fragen, ist die Antwort des Zwangsneurotikers entgegengesetzt, die Ablehnung, *weder ... noch ...*, weder männlich noch weiblich. Diese Ablehnung hat die tödliche Erfahrung zum Hintergrund, das Sein entzieht sich der Frage, was eine Art, daran hängen zu bleiben darstellt. Der Zwangsneurotiker ist sehr genau weder das eine noch das andere – man kann auch sagen, daß er gleichzeitig das eine und das andere ist.

Ich gehe weiter, denn das alles ist nur dazu da, um zu situieren, was sich beim Psychotiker abspielt und der Position der Subjekte der beiden großen Neurosen entgegengesetzt ist.

In meinem Diskurs über Freud vor vierzehn Tagen habe ich von der Sprache gesprochen als von dem, was vom Subjekt bewohnt wird, welches in ihr mehr oder weniger das Wort ergreift, mit seinem ganzen Sein, das heißt zum 284
Teil, ohne es zu wissen. Wie könnte man in der Phänomenologie der Psychose nicht sehen, daß alles, von Anfang bis Ende, an einem gewissen Verhältnis des Subjekts zu dieser plötzlich in den Vordergrund der Szene gerückten Sprache hängt, die ganz alleine spricht, laut, mit ihrem Lärm und ihrer Wut, sowie auch mit ihrer Neutralität? Wenn der Neurotiker die Sprache bewohnt, dann wird der Psychotiker bewohnt, besessen von der Sprache.

Das, was in den Vordergrund rückt, zeigt, daß das Subjekt einer Prüfung unterworfen wird, dem Problem irgendeines Fehlers, welcher den dauernden Diskurs betrifft, der den Alltag trägt, die grobe Masse der menschlichen Erfahrung. Vom dauernden Monolog macht sich etwas los, das wie eine Art mehrstimmige Musik erscheint. Ihre Struktur verdient, daß wir uns bei ihr aufhalten, um uns zu fragen, warum sie so beschaffen ist.

Das ist, in der Ordnung der Phänomene, etwas, das uns unmittelbar als strukturiert erscheint. Vergessen wir nicht, daß der Begriff selbst der Struktur aus der Sprache übernommen ist. Es zu verkennen, es auf einen Mechanismus zu reduzieren, ist ebenso demonstrativ wie ironisch. Was Clérambault unter dem Namen der Elementarphänomene der Psychose abgetrennt hat, das nachgesprochene, widersprochene, befohlene Denken, was ist das anderes als dieser verdoppelte Diskurs, wiederaufgenommen in Form von Antithesen? Aber, unter dem Vorwand, daß es da eine ganz formale Strukturierung gibt – und Clérambault hat vollkommen recht, darauf zu bestehen –, leitet er daraus ab, daß man sich vor einfachen mechanischen Phänomenen findet. Das ist völlig unzureichend. Es ist viel fruchtbarer, es mittels des Begriffs der der Sprache innewohnenden Struktur zu erfassen.

Das Verdienst Clérambaults besteht hier im Aufzeigen des *vorstellungsmäßig neutralen* Charakters, was in seiner Sprache heißt, daß es in vollständiger Diskordanz mit den Gefühlsregungen des Subjekts geschieht, daß keinerlei affektiver Mechanismus ausreicht, um es zu erklären, und in unserer, daß es struktural ist. Die Schwäche der ätiologischen oder pathogenetischen Ableitung ist uns nicht so wichtig, neben dem, was er hervorhebt, nämlich, daß man den Kern der Psychose verknüpfen muß mit einem Verhältnis des Subjekts zum Signifikanten unter seinem formalsten Aspekt, unter dem Aspekt des reinen Signifikanten, und daß alles, was da herum sich konstruiert, bloß Affektreaktionen auf das ursprüngliche Phänomen sind, das Verhältnis zum Signifikanten.

Die Äußerlichkeitsbeziehung des Subjekts zum Signifikanten ist derart auffallend, daß alle Kliniker sie irgendwie hervorgehoben haben. Das Beeinflussungssyndrom läßt manche Dinge noch vage, aber das Syndrom der äußeren Einwirkung, so naiv es auch erscheinen mag, unterstreicht gut die wesentliche Dimension des Phänomens, die Äußerlichkeit des Psychotikers in Beziehung auf die Gesamtheit des Apparats der Sprache. Woraus sich die Frage ergibt, ob der Psychotiker wirklich in die Sprache eingetreten ist.

285 Viele Kliniker haben sich mit der Vorgeschichte des Psychotikers beschäftigt. Helene Deutsch hat ein gewisses *als ob* hervorgehoben, welches die ersten Phasen der Entwicklung jener zu kennzeichnen scheint, die irgendwann in die Psychose stürzen werden. Sie treten nie in das Signifikantenspiel ein, es sei denn durch eine Art von äußerer Nachahmung. Die Nicht-Integrierung des Subjekts in das Register des Signifikanten gibt uns die Richtung an, in welcher sich die Frage der Vorbedingung der Psychose stellt – die sicher nur durch die analytische Forschung lösbar ist.

Es kommt vor, daß wir Präpsychotiker in Analyse nehmen, und wir wissen, was das ergibt – das ergibt Psychotiker. Man würde sich nicht die Frage der Kontraindikationen der Analyse stellen, wenn wir nicht alle diesen oder jenen Fall unserer Praxis, oder der Praxis unserer Kollegen, im Gedächtnis hätten, wo eine regelrechte Psychose – eine halluzinatorische Psychose, ich spreche nicht von einer überstürzten Schizophrenie – bei den ersten etwas

hitzigen Analysesitzungen ausgelöst wird, wobei dann der liebe Analytiker rasch zum Sender wird, der den Analysierten den ganzen Tag lang hören läßt, was er tun und nicht tun soll.
Berühren wir da nicht in unserer Erfahrung selbst, und ohne es weiter weg suchen zu müssen, dasjenige, was den Kern der Motive des Eintritts in die Psychose darstellt? Es ist das Schwierigste, das sich einem Menschen anbieten kann und dem ihn sein In-der-Welt-sein nicht so oft aussetzt – es ist das, was man *das Wort ergreifen* nennt, ich meine sein Wort, das genaue Gegenteil von *ja, ja, ja* sagen zu demjenigen des Nebenmenschen. Das drückt sich nicht unbedingt in Worten aus. Die Klinik zeigt, daß genau in diesem Augenblick, wenn man es auf sehr verschiedenen Ebenen ausfindig zu machen versteht, die Psychose zum Ausbruch kommt.
Manchmal handelt es sich um eine sehr kleine Aufgabe von Das-Wort-ergreifen, während das Subjekt bis dahin in seinem Kokon lebte, wie ein Motte. Das ist die Form, die Clérambault unter dem Namen *automatisme mental* der alten Jungfern sehr gut gefaßt hat. Ich denke an den wunderbaren Reichtum, der seinen Stil auszeichnet – wie hat Clérambault sich nicht bei den Tatsachen aufhalten können? Es gab wirklich keinen Grund, diese unglücklichen, von allen vergessenen Wesen zu unterscheiden, deren Existenz er so gut beschreibt, und bei denen bei der geringsten Herausforderung der *automatisme mental* auftaucht, ausgehend von jenem bei ihnen immer latent und unausgedrückt gebliebenen Diskurs.
Wenn wir gelten lassen, daß das Versagen des Subjekts im Augenblick, wo es an das wahrhafte Sprechen herangeht, seinen Eintritt, sein Gleiten in das kritische Phänomen, in die Anfangsphase der Psychose situiert, dann können wir erraten, wie das mit demjenigen in Verbindung tritt, was wir schon erarbeitet haben.

2 286

Der Begriff der *Verwerfung** zeigt Ihnen, daß es schon zuvor etwas geben muß, das fehlt in der Beziehung zum Signifikanten bei der ersten Einführung in die grundlegenden Signifikanten.
Das ist ganz offensichtlich eine für jegliche experimentelle Forschung unauffindbare Abwesenheit. Es gibt keinerlei Mittel, um im Augenblick, wo es fehlt, etwas, das fehlt, zu erfassen. Das wäre im Fall des Präsidenten Schreber die Abwesenheit des ursprünglichen männlichen Signifikanten, dem ebenbürtig sein zu können er jahrelang den Anschein erwecken konnte –

er schien seine Männerrolle zu spielen und jemand zu sein wie alle Welt. Die Männlichkeit bedeutet sehr wohl etwas für ihn, denn das ist auch der Gegenstand seines sehr heftigen Protestes beim Einbrechen des Wahns, der sofort in Form einer Frage über sein Geschlecht in Erscheinung tritt, ein Ruf, der ihm von draußen kommt, wie im Phantasma, *daß es schön sein müsse, ein Weib zu sein, das dem Beischlaf unterliege.* Die Entwicklung des Wahns drückt aus, daß es für ihn kein anderes Mittel gibt, sich zu realisieren, sich als sexuell zu behaupten, als sich als Frau, als in eine Frau verwandelt anzunehmen. Das ist die Achse des Wahns. Denn es sind zwei Ebenen zu unterscheiden.

Auf der einen Seite deckt das Fortschreiten des Wahns die Notwendigkeit auf, den Kosmos, die ganze Gestaltung der Welt zu rekonstruieren, darum herum, daß es einen Mann gibt, der nur die Frau eines universellen Gottes sein kann. Auf der anderen Seite vergessen wir nicht, daß dieser Mann in seinem gewöhnlichen Diskurs bis zur kritischen Epoche seiner Existenz wie jedermann zu wissen schien, daß er ein Mann war, und das, was er irgendwo sein männliches Ehrgefühl nennt, stößt hohe Schreie aus, als er plötzlich etwas stark gekitzelt zu werden anfängt durch das Ins-Spiel-Kommen des Rätsels des absoluten Anderen, das mit den ersten Glockenschlägen des Wahns auftaucht.

Kurz, wir werden hier zu jener Unterscheidung geleitet, die all dem als Raster dient, was wir bis jetzt aus der Strukturierung selbst der analytischen Situation abgeleitet haben – nämlich das, was ich den kleinen anderen und den absoluten Anderen genannt habe.

Der erste, der andere mit einem kleinen a, ist der imaginäre andere, die Spiegel-Andersheit, die uns von der Form unseres Nächsten abhängen läßt. Der zweite, der absolute Andere, ist jener, an den wir uns jenseits dieses Nächsten richten, jener, den wir jenseits der Beziehung des Trugbilds anzunehmen gezwungen sind, jener, der uns gegenüber akzeptiert oder verweigert, jener, der uns gelegentlich täuscht, von dem wir niemals wissen können, ob er uns nicht täuscht, jener, an den wir uns immer richten. Seine
287 Existenz ist so geartet, daß die Tatsache, sich an ihn zu richten, mit ihm so etwas wie eine Sprache zu haben, wichtiger ist als all das, was zwischen ihm und uns auf dem Spiel stehen mag.

Das Verkennen der Unterscheidung dieser beiden anderen in der Analyse, wo sie überall gegenwärtig ist, findet sich am Ursprung aller falschen Probleme, und insbesondere desjenigen, das jetzt, wo man den Nachdruck auf das Primat der Objektbeziehung gelegt hat, in Erscheinung tritt.

Es gibt tatsächlich eine offenkundige Diskordanz zwischen der Freudschen

Position, der zufolge der Neugeborene bei seinem Eintritt in die Welt in einer autoerotisch genannten Beziehung ist, das heißt einer Beziehung, in der das Objekt nicht existiert, und der klinischen Bemerkung, daß wir gewiß vom Beginn des Lebens an alle Anzeichen dafür haben, daß allerlei Objekte für den Neugeborenen existieren. Diese Schwierigkeit kann ihre Lösung nur finden in der Unterscheidung des imaginären anderen, sofern er strukturell die ursprüngliche Form des Feldes darstellt, in dem sich für den Neugeborenen eine Vielfalt von Objekten strukturiert, und des absoluten Anderen, des anderen mit einem großen A, der gewiß das ist, worauf Freud abzielt – was die Analytiker in der Folge vernachlässigt haben –, wenn er von der Nicht-Existenz, am Beginn, jegliches Anderen spricht.

Dafür gibt es einen guten Grund, nämlich daß dieser Andere ganz an sich ist, sagt Freud, aber gleichzeitig gänzlich außer sich.

Die ekstatische Beziehung zum Anderen ist eine Frage, die nicht neu ist, aber sie verdient, obschon sie während einiger Jahrhunderte im Schatten gelassen worden ist, daß wir Analytiker, die die ganze Zeit damit zu tun haben, sie wieder aufnehmen.

Man unterschied im Mittelalter zwischen dem, was man die physische Theorie und die ekstatische Theorie der Liebe nannte. Man stellte sich derart die Frage der Beziehung des Subjekts zum absoluten Anderen. Sagen wir, daß wir, um die Psychosen zu verstehen, in unserem kleinen Schema die Liebesbeziehung zum Anderen, als radikal Anderem, zur Deckung bringen müssen mit der Spiegelsituation all dessen, was der Ordnung des Imaginären, des *animus* und der *anima* angehört, die sich gemäß den Geschlechtern an einem Platz oder am anderen ansiedelt.

Woran liegt der Unterschied zwischen jemandem, der psychotisch ist und jemandem, der es nicht ist? Er liegt daran, daß für den Psychotiker eine Liebesbeziehung möglich ist, die ihn als Subjekt abschafft, sofern sie eine radikale Heterogenität des Anderen zuläßt. Aber diese Liebe ist auch eine tote Liebe.

Es mag Ihnen scheinen, daß das ein seltsamer und eigentümlicher Umweg sei, auf eine mittelalterliche Theorie der Liebe zurückzugreifen, um die Frage der Psychose einzuführen. Es ist dennoch sonst unmöglich, das Wesen der Verrücktheit zu verstehen.

Denken Sie nach, soziologisch, über die in der Kultur bezeugten Formen der 288
Enamoration, der Tatsache, sich zu verlieben.

Die Psychologen setzen nur die Frage der *patterns* auf die Tagesordnung. In gewissen Kulturen sind die Dinge hinreichend in Erschöpfung geraten, daß man so weit ist, äußerst verlegen zu sein hinsichtlich des Problems, zu wissen, wie der Liebe Form zu verleihen wäre – die Krise tritt von dem Augenblick an ein, wo man zum ersten Rendezvous die klassische Orchidee mitbringt, die man sich an die Bluse steckt. Nehmen wir als Bezugspunkt die Technik, denn das war eine, oder die Kunst des Liebens, sagen wir die Praxis der Liebesbeziehung, welche eine gewisse Zeit lang in der Gegend unserer Provence oder unseres Languedoc geherrscht hat. Es gibt da eine ganze Tradition, die sich fortgesetzt hat durch den arkadischen Roman im Stil von *L'Astrée*, und durch die romantische Liebe, und wo man einen Verfall der immer ungewisser werdenden Liebespatterns beobachtet.

Gewiß, im Laufe dieser historischen Entwicklung wird die Liebesleidenschaft, soweit sie in jenem Stil, den man platonisch oder leidenschaftlich-idealistisch nennt, praktiziert wird, immer mehr zu einer lächerlichen Sache, oder zu dem, was man gemeinhin, und zurecht, eine Verrücktheit nennt. Der Ton ist abgesunken, die Sache ist ins Lächerliche gestürzt. Wir spielen zweifellos mit diesem entfremdeten und entfremdenden Prozeß, aber auf immer äußerlichere Weise, getragen von einem immer diffuseren Trugbild. Die Sache, wenn sie nicht mehr mit einer Schönen oder einer Dame geschieht, vollzieht sich im dunklen Kinosaal, mit dem Bild, das auf der Leinwand ist.
Das gehört dem an, was ich hervorheben will. Diese Dimension geht in die Richtung der Verrücktheit des reinen Trugbilds, in dem Maße, wie der ursprüngliche Akzent der Liebesbeziehung verlorengegangen ist. Uns erscheint das komisch, dieses vollständige Opfer eines Wesens für ein anderes, systematisch angestrebt von Leuten, welche Zeit gehabt haben, nichts als das zu tun. Das war eine geistige Technik, die ihre Modi und Register besaß, welche wir in Anbetracht der Entfernung, in der wir uns davon befinden, kaum ahnen. Uns Analytiker könnte das interessieren, diese Zweideutigkeit von Sinnlichkeit und Keuschheit, welche technisch aufrechterhalten wurde, scheint es, während eines eigentümlichen Konkubinats ohne körperliche Beziehung, oder zumindest mit hinausgezögerten Beziehungen. Der Charakter von entfremdendem Verfall, von Verrücktheit, welcher den Abfällen dieser Praktik anhaftet, die auf gesellschaftlicher Ebene verlorengegangen sind, stellt für uns die Analogie dessen dar, was sich beim Psychotiker abspielt, und verleiht dem Satz Freuds, den ich Ihnen neulich zitiert habe, seinen Sinn, daß der Psychotiker seinen Wahn liebt wie sich selbst.
Der Psychotiker kann den Anderen nur in der Beziehung zum Signifikanten erfassen, er hält sich bloß bei einer Schale auf, bei einer Hülle, einem

Schatten, der Form des Sprechens. Dort, wo das Sprechen abwesend ist, 289
dort siedelt sich der Eros des Psychotischen an, dort findet er seine höchste Liebe.

In diesem Register gefaßt, erhellen sich viele Dinge, zum Beispiel der seltsame Eintritt Schrebers in seine Psychose, mit der seltsamen Formel des *Seelenmordes*, die er verwendet, ein recht eigentümlicher Widerhall, geben Sie es zu, der Sprache der Liebe, im technischen Sinn, den ich soeben Ihnen gegenüber hervorgehoben habe, der Liebe zur Zeit der *Carte du Tendre*. Dieser Ausdruck Seelenmord, opferhaft und geheimnisvoll, symbolisch, wird beim Eintritt in die Psychose gemäß der Sprache der Précieuses gebildet.

Was erraten wir vom Eintritt in die Psychose? – wenn nicht, daß im Maße eines gewissen Rufs, auf den das Subjekt nicht antworten kann, sich ein imaginäres Wuchern von Seinsweisen herstellt, die ausnahmslos Beziehungen zum kleinen anderen sind, ein Wuchern, welches ein gewisser Modus der Sprache und des Sprechens stützt.

3

Vom Anfang an habe ich das Eindringen dessen, was Schreber die Grundsprache nennt, unterstrichen, die als eine Art besonders voller Signifikant behauptet wird.

Dieses altertümliche Deutsch, sagt er, ist voll von Resonanzen durch seine Vornehmheit und seine Einfachheit. Es gibt Stellen, wo die Dinge viel weiter gehen – Schreber schreibt das Mißverständnis mit Gott der Tatsache zu, daß dieser nicht die Unterscheidung zu machen imstande ist zwischen dem, was die wahren Gefühle der kleinen Seelen, und demnach des Subjekts, ausdrückt, und dem Diskurs, in dem er sich für gewöhnlich im Laufe seiner Beziehungen mit den anderen ausdrückt. Die Unterscheidungslinie wird derart buchstäblich gezogen zwischen dem unbewußten Diskurs, welchen das Subjekt durch sein ganzes Sein ausdrückt, und dem gewöhnlichen Diskurs.

Freud sagt es irgendwo – es gibt mehr psychologische Wahrheit im Wahn Schrebers als bei den Psychologen. Das ist Freuds Wette. Schreber ist wahrer als all das, was die Psychologen über ihn zu sagen vermögen, er weiß viel mehr über die menschlichen Mechanismen und Gefühle als die Psychologen. Wenn Gott sich nicht bei den alltäglichen Bedürfnissen des Menschen aufhält, wenn er nichts vom Menschen versteht, so liegt das daran, daß er ihn zu gut versteht. Der Beweis ist, daß er in die Grundsprache ebensogut das einführt, was sich abspielt, während der Mensch schläft, das heißt seine Träume. Schreber weist darauf hin, als ob er Freud gelesen hätte.

Dem steht von Anfang an eine Seite des Signifikanten gegenüber, die uns wegen seiner Qualitäten, der ihm eigenen Dichte gegeben ist. Nicht wegen seiner Bedeutung, sondern wegen seinem Bedeuten. Das Signifikat ist leer,
290 der Signifikant wird hinsichtlich seiner rein formalen Qualitäten in Betracht gezogen, die zum Beispiel dazu dienen, Reihen aus ihm herzustellen. Das ist die Sprache der Himmelsvögel, der Diskurs der jungen Mädchen, dem Schreber das Privileg zuerkennt, ohne Bedeutung zu sein.

Zwischen diesen beiden Polen siedelt sich das Register an, in dem sich der Eintritt in die Psychose abspielt – das offenbarende Wort, das eine neue Dimension aufschließt und ein Gefühl unaussprechlichen Verstehens gibt, das sich mit nichts deckt, was bis dahin erfahren worden wäre, und auf der anderen Seite die alte Leier, der Refrain.

Von dem an, was ich den Glockenschlag des Eintritts in die Psychose nenne, sinkt die Welt in Wirrnis, und wir können Schritt für Schritt verfolgen, wie Schreber sie wiederaufbaut, in einer Haltung zunehmender Zustimmung, die zwielichtig, widerstrebend ist, *reluctant,* wie man im Englischen sagt. Er räumt nach und nach ein, daß die einzige Art, damit fertig zu werden, eine gewisse Stabilität zu bewahren in seinen Beziehungen zu den eindringenden, begehrenden Entitäten, welche für ihn die Träger der entfesselten Sprache seines inneren Radaus sind, darin besteht, seine Verwandlung in ein Weib zu akzeptieren. Ist es letztlich nicht besser ein geistreiches Weib zu sein als ein blödsinniger Mann? So wird also sein Körper allmählich von Bildern weiblicher Identifizierung überflutet, denen er das Tor öffnet, er gestattet ihnen, sich durchzusetzen, er läßt sich von ihnen besitzen, umgestalten. Es gibt irgendwo, in einer Notiz, die Vorstellung, die Bilder in ihn eintreten zu lassen. Und von eben diesem Augenblick an erkennt er an, daß die Welt sich anscheinend nicht so sehr geändert hat seit dem Beginn seiner Krise – Wiederkehr eines gewissen, zweifellos problematischen Realitätsgefühls.

Was die Entwicklung des Wahns betrifft, ist es angebracht, darauf hinzuweisen, daß zuerst die vollen Äußerungen des Sprechens zustandekommen, und sie sind befriedigend für ihn. Aber in dem Maße, wie seine Welt auf der imaginären Ebene wiederentsteht, zieht sich der Sinn auf andere Plätze zurück. Das Sprechen entsteht zunächst in dem, was er die *vorderen Himmelsreiche* nennt. Dann zieht sich Gott in die Entfernung zurück, und das, was den ersten großen signifikanten Intuitionen entspricht, entzieht sich immer mehr. Das, was ihm nahe ist und mit dem er zu tun hat, das Sprechen dieses inneren Gottes, mit dem er diese eigentümliche Beziehung hat, die ein Bild der Kopulation ist, wie es der erste Traum des Einbruchs der Psychose zeigt, dieser Gott tritt, im Maße, wie er seine Welt wieder aufbaut, ein in das Universum des Eintrichterns, des Herableierns, des leeren Sinns und der Objektivierung. Im vibrierenden Raum seiner Introspektion konnotiert dasjenige, was er das *Aufschreiben* nennt, fortan jederzeit seine Gedanken, zeichnet sie auf und billigt sie. Es gibt da eine Verschiebung in der Beziehung des Subjekts zum Sprechen.

Die gesprochenen halluzinatorischen Phänomene, welche für das Subjekt 291
Sinn haben im Register der Mahnung, der Ironie, der Herausforderung, der Anspielung, spielen immer auf den Anderen mit einem großen A an, als auf einen Term, der immer gegenwärtig ist, aber niemals gesehen oder genannt wird, es sei denn auf indirekte Weise. Diese Überlegungen werden uns zu linguistischen Bemerkungen über eine Tatsache führen, die griffbreit ist für Sie und die Sie niemals erfassen, ich meine die beiden verschiedenen Weisen des Gebrauchs der Personalpronomina.

Es gibt Personalpronomina, die sich deklinieren, *je* | *ich*, *me* | *mich*, *tu* | *du*, *te* | *dich*, *il* | *er*, *le* | *ihn* oder *es*, *usw.* Im Register *me* | *mich*, *te* | *dich*, *le* | *ihn* oder *es* kann das Personalpronomen elidiert werden. Beim anderen, *moi* | *mich*, *toi* | *dich*, *lui* | *ihn*, wird es nicht elidiert.

Sehen Sie den Unterschied? *Je le veux* | *ich will ihn* oder *es*, oder *je veux lui* oder *elle* | *ihn* oder *sie will ich*, das ist nicht das gleiche.

Wir lassen es dabei bewenden für heute.

31. Mai 1956

XXI
293 DER STEPPUNKT

Sinn und Skandierung
Schleife und Segmentierung
«Ja, ich komme in seinen Tempel...»
Die Gottesfurcht
Der Vater, Steppunkt

Hört das Subjekt mit seinem Ohr etwas, das existiert oder das nicht existiert? Es ist ganz offensichtlich, daß es nicht existiert und daß es folglich der Ordnung der Halluzination, das heißt einer falschen Wahrnehmung angehört. Darf uns das genügen?

Diese massive Konzeption der Realität führt zu der sehr mysteriösen, von den Analytikern vorgebrachten Erklärung, nach der ein angebliches Verweigern wahrzunehmen ein Loch bewirkt, und daß dann in der Realität ein vom Subjekt zurückgewiesener Trieb auftaucht. Aber warum würde in diesem Loch etwas derart Komplexes und Konstruiertes wie das Sprechen in Erscheinung treten? Das ist, was man nicht sagt.

Gewiß, eine solche Erklärung stellt schon einen Fortschritt dar im Vergleich zur klassischen Konzeption, aber wir können weiter gehen. Um es geradeheraus zu sagen, wir können vom Phänomen der Psychose erwarten, daß es uns erlaube, die bei der analytischen Arbeit immer mehr verkannte richtige Beziehung des Signifikanten und des Signifikats wiederherzustellen.

1

Ich erinnere Sie daran, daß bei Schreber am Ende der Periode, wo sich für ihn die äußere Welt auflöst, und in dieser Periode Wurzeln fassend, eine Strukturierung der Beziehungen des Signifikanten und des Signifikats auftritt, die sich folgendermaßen darstellt – es gibt immer zwei Ebenen.

Ohne Zweifel sind sie innerhalb ihrer selbst unendlich unterteilt. Aber
294 Schrebers Anstrengung, immer eine vordere Ebene und eine jenseitige Ebene zu situieren, wird ihm offensichtlich durch seine Erfahrung vorgeschrieben, und das führt uns zu etwas, das wirklich grundlegend ist in der psychotischen

Struktur. Ich habe es Sie in meiner Krankenvorstellung manchmal auf unmittelbare Weise berühren lassen.

Auf einer der beiden Ebenen stellen sich vor allem vom Subjekt als neutralisiert betrachtete, immer weniger einen wahrhaften anderen bedeutende Phänomene her, auswendig gelernte Worte, sagt er, die denen, die sie ihm wiederholen, eingetrichtert werden, den Himmelsvögeln, die nicht wissen, was sie sagen. Dieser Ausdruck Vögel führt zum Papagei – es handelt sich um die Übertragung von etwas Leerem, das das Subjekt zermürbt und erschöpft. Bei ihrem Entstehen siedeln sich diese Phänomene an der Grenze der Bedeutung an, aber sie werden bald das genaue Gegenteil – Residuen, Abfälle, leere Körper.

Ich habe schon diese unterbrochenen Sätze erwähnt, die eine Fortsetzung nahelegen. Sie lehren uns viel über die Einheit, die auf der Ebene des Signifikanten vorwiegt, und inbesondere, daß dieser nicht isolierbar ist.

Diese angehaltenen Sätze werden allgemein in dem Moment abgebrochen, wo das volle Wort, das ihnen ihren Sinn geben würde, noch fehlt, aber impliziert ist. Ich habe dafür schon mehr als ein Beispiel hervorgehoben. Das Subjekt hört zum Beispiel – *Sprechen Sie noch...* und der Satz hält an. Das will sagen – *Sprechen Sie noch ... fremde Sprachen?*

Die schon erwähnte *Seelenauffassung*, das ist dieser Dialog, der viel voller ist als die Eintrichterungen, welche die Seelen mit ihm über ihn selbst austauschen, indem sie ihm eine regelrechte Psychologie der Gedanken lehren. Das, was sich zunächst, zu Beginn des Wahns, als eine unaussprechliche und kraftvolle Ausdrucksweise manifestiert hat, entfernt sich, wird rätselhaft, geht in die *hinteren Gottesreiche* über, auf deren Ebene sich die lästigen und absurden Stimmen vervielfältigen. Noch hinter diesen Stimmen sind andere Stimmen da, die sich ihrerseits durch ergreifende Formeln ausdrücken.

Ich werde Ihnen eine davon in Erinnerung rufen, die zu den verblüffendsten gehört – *Fehlt uns nun der Hauptgedanke.* Sie sprechen ihm auch von der *Gesinnung**. Die *Gesinnung**, erklären sie, ist etwas, das wir jedem guten Menschen, und selbst dem verworfensten Sünder, unter Vorbehalt der weltordnungsmäßigen Reinigungsmittel, schulden, das wir ihm als Gegenleistung schulden im Namen dessen, was unsere Beziehungen mit den Menschen bestimmen soll. Es handelt sich sehr wohl um den Glauben, den minimalen guten Glauben, der durch die Anerkennung des anderen impliziert wird.

Ein bestimmtes Moment seiner Halluzinationen geht noch viel weiter. Wir haben den sehr eigentümlichen Ausdruck *Losung**. Das ist ein seltenes Wort, äußerst schwer zu übersetzen. Nach Befragung von Personen, die sich da

auskennen, war ich zur Vorstellung gelangt, daß es sich um nichts anderes als das handelt, was ich das Grundwort nenne, der Schlüssel, der letzte
295 Stützpunkt eher als die Lösung. Seine Konnotation ist technisch, in der Jagdkunst – es wäre das, was die Jäger im Französischen die *fumées* nennen, das heißt die Spuren des Großwilds.

Das wesentliche Relief scheint mir das Zurückweichen oder die Migration des Sinns zu sein, sein Sich-Entziehen auf eine Ebene, welche das Subjekt schließlich als einen Hintergrund situiert. Zwei Stile stehen einander gegenüber, zwei Bereiche. Einerseits die Skandierung, die die Eigenschaften des Signifikanten ins Spiel bringt, mit der impliziten Frage, die sie enthält, und die bis zum Zwang geht. Andererseits der Sinn, dessen Wesen darin besteht, sich zu entziehen, hervorzutreten als etwas, das sich entzieht, der aber gleichzeitig als ein äußerst voller Sinn auftritt, dessen Fliehen das Subjekt hinzieht zu dem, was der Kern des Wahnphänomens wäre, sein Nabel. Sie wissen, daß dieser Ausdruck Nabel von Freud verwendet wird, um den Punkt zu bezeichnen, wo der Sinn des Traums sich in einem Loch, einem Knoten zu vollenden scheint, jenseits dessen der Traum wahrhaft mit dem Kern des Seins zusammenzuhängen scheint.

Diese Beschreibung ist lediglich phänomenologisch. Versuchen Sie, aus ihr möglichst viel herauszuholen für das, worum es hier geht, nämlich eine Erklärung zu finden, einen Mechanismus. Wir widmen uns einer Arbeit wissenschaftlicher Analyse über Phänomene, deren Äußerungsformen uns Ärzten, Praktikern vertraut sind – die Bedingung des Vertrautseins ist wesentlich, damit wir nicht den Sinn der analytischen Erfahrung verlieren. Die phänomenale Beziehung, von der ich spreche, hängt ganz von der hundertmal von mir unterstrichenen Unterscheidung zwischen Signifikant und Signifikat ab.

Ganz ohne Zweifel müssen Sie sich schließlich fragen – *Wissen wir nicht letzten Endes, daß bei den Bedeutungen, die die analytische Erfahrung ausrichten, dieser Signifikant durch den Körper gegeben ist? Und umgekehrt, wenn er von diesem Signifikanten spricht, von dem irgendein Element fehlt, setzt er dann nicht, durch einen jener Taschenspielertricks, auf die er sich so gut versteht, die Bedeutung auf den Höhepunkt des Signifikanten? Immer ist das eine Taschenspielerei von einem Register in das andere, je nach dem Bedarf der Demonstration.*

Nun, ich gebe zu, daß es da tatsächlich so etwas gibt, und das ist gerade, was ich Ihnen heute gerne erklären würde.

Das Problem besteht darin, Sie in lebendiger Weise das spüren zu lassen, wovon Sie doch die globale Intuition haben müssen, und was ich Ihnen letztes Jahr hinsichtlich eines bestimmten Problems der Neurose gezeigt habe, durch ein Buchstabenspiel, das gewisse im Gedächtnis behalten haben, und dieses Jahr hinsichtlich der Psychose – die Elementarbedeutungen, welche wir Begehren nennen, oder Gefühl, oder Affektivität, diese Fluktuationen, diese Schatten, sogar Resonanzen, besitzen eine gewisse Dynamik, die sich nur auf der Ebene des Signifikanten erklärt, sofern er strukturierend ist.

Der Signifikant liefert nicht nur die Hülle, den Behälter der Bedeutung, er polarisiert sie, er strukturiert sie, er führt sie in die Existenz ein. Ohne eine 296
genaue Kenntnis der dem Signifikanten eigenen Ordnung und seiner Eigenschaften ist es unmöglich, was auch immer zu verstehen, ich sage nicht von der Psychologie – es reicht aus, sie in einer gewissen Weise abzugrenzen –, aber gewiß von der analytischen Erfahrung.

Das würde ich Ihnen heute gerne zeigen.

Der Gegensatz des Signifikanten und des Signifikats bildet, Sie wissen es, den Ausgangspunkt der linguistischen Theorie von Ferdinand de Saussure. Sie ist in dem bekannten Schema der beiden Kurven ausgedrückt worden.

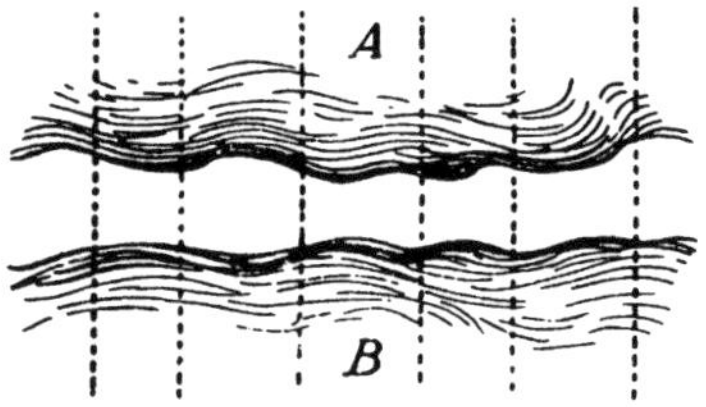

Saussures Schema

Auf der oberen Ebene siedelt Saussure die Folge dessen an, was er Gedanken nennt – ohne die geringste Überzeugung, weil seine Theorie genau darin besteht, diesen Ausdruck zu reduzieren, um ihn überzuführen in denjenigen des Signifikats, sofern es unterschieden wird vom Signifikanten und vom Ding – und er legt vor allem Nachdruck auf seinen Aspekt einer amorphen Masse. Das ist das, was wir unsererseits provisorisch die gefühlsmäßige Masse des Stroms des Diskurses nennen werden, konfuse Masse, in der Einheiten in Erscheinung treten, Inseln, ein Bild, ein Objekt, ein Gefühl, ein Schrei, ein Ruf. Das ist ein Kontinuum, während darunter der Signifikant da ist als reine Kette des Diskurses, Aufeinanderfolge von Worten, wo nichts isolierbar ist.

Wie könnte ich Ihnen das durch ein Experiment zeigen?

Ich muß Ihnen sagen, daß ich eine Woche damit verbracht habe, in der Umgebung des Personalpronomens zu suchen, womit ich Ihnen in der französischen Sprache den Unterschied zwischen dem *je* und dem *moi* anschaulich machen könnte, um Ihnen zu erklären, wie das Subjekt in der Psychose dessen Beherrschung, wenn nicht den Kontakt damit, verlieren kann. Aber nachdem es sich um die Person des Subjekts und um seine Funktionsweise handelt, kann man nicht bei dieser pronominalen Verkörperung stehenbleiben – um die Struktur des Terms als solchen handelt es sich, zumindest bei unseren Sprachen. Ich sage Ihnen das nur, um die Schritte abzusichern, die ich Sie heute machen lassen will.

Gestern abend war ich also soweit, einen Berg Dokumente zu haben. Aber die Zugangsweisen der Linguisten sind so verschiedenartig, so widersprüchlich, würden so viele verschiedene Ebenen notwendig machen, um Ihnen zu zeigen, was das bedeutet, daß ich wieder dabei war, diese doppelte Welle des Diskurses auf einem Zettel nachzuzeichnen.

Das ist etwas, das wir gefühlsmäßig durchaus kennen. Das Verhältnis des
297 Signifikats und des Signifikanten erscheint immer flüssig, immer bereit, sich aufzulösen. Der Analytiker weiß besser als irgendwer anderer, was diese Dimension an Ungreifbarem an sich hat und wie sehr er selbst zögern kann, bevor er sich daran heranwagt. Es ist da ein Schritt vorwärts zu machen, um demjenigen, worum es geht, einen in unserer Erfahrung wirklich verwendbaren Sinn zu geben.

Saussure versucht, eine Entsprechung zwischen diesen beiden Wellen zu definieren, die sie in Segmente gliedern würde. Aber die alleinige Tatsache, daß seine Lösung offen bleibt, denn sie läßt die Lokution problematisch, und den Satz insgesamt, zeigt gut gleichzeitig den Sinn der Methode und ihre Grenzen.

Gut also, ich sage mir folgendes – *Wovon soll ich ausgehen?* Und ich fange an, einen Satz zu suchen, ein bißchen in der Art jenes Pseudo-Shakespeare mit Einfallsmangel, der hin und her spazierte und wiederholte – *To be or not... to be or not...* – und dabei hängenbleibt, bis er die Fortsetzung findet, indem er wieder von vorne anfängt – *To be or not ... to be.* Ich beginne mit einem *Ja.* Und weil ich nicht anglophon bin, sondern meine Sprache das Französische ist, fällt mir dann ein – *Ja, ich komme in seinen Tempel, den Ewigen anzubeten.*

Das heißt, daß der Signifikant nicht isolierbar ist.

Das ist sofort sehr leicht mit dem Finger zu berühren. Unterbrechen Sie das bei *Ja, ich* – warum nicht? Wenn Sie wirklich ein einer Maschine ähnliches Ohr hätten, würde jedem Moment des Ablaufes des Satzes ein Sinn folgen.

Ja, ich hat einen Sinn, der wahrscheinlich sogar die Wirkung des Textes erzeugt.

Jedermann fragt sich, warum der Vorhang aufgeht mit diesem *Ja, ich komme...*, und man sagt – *Das ist das Gespräch, das weitergeht.* Das ist zunächst, weil das Sinn macht. Das eröffnende *Ja* hat durchaus einen Sinn, der mit einer Art von Zweideutigkeit zusammenhängt, die in dem Wort *oui*|*ja* im Französischen bestehen bleibt. Es ist nicht notwendig, es mit einer Dame von Welt zu tun zu haben, um daraufzukommen, daß *ja* manchmal *nein* heißt, und *nein* manchmal *vielleicht.* Das *oui* taucht spät auf im Französischen, es erscheint nach dem *si,* nach dem *da,* das wir heutzutage in netter Art wiederfinden im *dac* [27]. Dadurch, daß es von etwas herkommt, das etwas besagt wie *Wie gut das ist, das,* ist das *oui* im allgemeinen eine Bekräftigung und zumindest eine Einräumung. Meistens ist ein *Oui, mais*|*ja, aber* richtig im Stil.

Ja, ich komme in seinen Tempel... Vergessen Sie nicht, was für eine Person das ist, die sich hier ein wenig drängelnd präsentiert, es ist jener, der Abner heißt. Es handelt sich um einen Offizier der Königin namens Athalia, die der Geschichte ihren Titel gibt und die alles, was sich da abspielt, hinreichend dominiert, um die Hauptperson zu sein. Wenn einer ihrer Soldaten anfängt, *Ja, ich komme in seinen Tempel...* zu sagen, weiß man nicht im geringsten, wozu das führen wird. Das kann genausogut mit gleichgültig was zu Ende gehen – *Ja, ich komme in seinen Tempel, ... den Oberpriester festzunehmen* zum Beispiel. Es muß wirklich zu Ende sein, damit man weiß, worum es 298
geht. Der Satz existiert nur vollendet und sein Sinn kommt ihm nachträglich. Wir müssen ganz am Ende angelangt sein, das heißt bei diesem famosen Ewigen.

Wir sind da, in der Ordnung der Signifikanten, und ich hoffe, daß ich Sie habe spüren lassen, was das ist, die Kontinuität des Signifikanten. Eine signifikante Einheit hat eine gewisse durchlaufene Schleife zur Voraussetzung, die deren verschiedenen Elemente situiert.

3

Dabei also hatte ich mich einen Moment lang aufgehalten. Aber dieser kleine Auftakt verdient ein viel größeres Interesse. Er hat mich bemerken lassen, daß die ganze Szene eine sehr schöne Gelegenheit darstellt, Sie spüren zu lassen, wovor die Psychologen haltmachen, weil ihre Funktion darin besteht, etwas zu verstehen, von dem sie nichts verstehen, und bis wohin die

Linguisten nicht vorstoßen, trotz der wunderbaren Methode, die sie in den Händen haben. Wir, wir werden ein bißchen weiter gehen.
Nehmen wir die Szene wieder auf. Wer ist da, denjenigen namens Abner zu hören? Es ist Joad, der Oberpriester, der dabei ist, das kleine Komplott auszuhecken, das zur Thronbesteigung seines Sohnes führen wird, den er im Alter von zweieinhalb Jahren dem Massaker entzogen und an einem abgeschiedenen Zufluchtsort aufgezogen hat. Sie stellen sich vor, mit welchen Gefühlen er diese Erklärung des Offiziers hört – *Ja, ich komme in seinen Tempel, den Ewigen anzubeten.* Der Alte kann sich gut sagen, als Erwiderung – *Wozu kommt er denn her?* Das Thema nimmt seinen Fortgang –

Ja, ich komme in seinen Tempel, den Ewigen anzubeten,
Ich komme nach altem und würdigem Brauch,
feiern mit Euch den berühmten Tag,
An dem am Berg Sinai das Gesetz uns gegeben wurde.

Kurz, man plaudert. Und nachdem der Ewige da liegengelassen worden ist, wird man nie mehr über ihn sprechen bis zum Schluß des Stücks. Man ruft Erinnerungen wach, das war die gute Zeit, *das heilige Volk in Massen überschwemmte die Säulenhallen,* aber schließlich sind die Dinge ganz anders geworden, *von eifrigen Anbetern kaum eine kleine Zahl.*
Hier beginnen wir zu verstehen, was los ist. *Von eifrigen Anbetern kaum eine kleine Zahl* – das ist ein Kerl, der denkt, daß das der Augenblick ist, der Résistance beizutreten. Da sind wir auf der Ebene der Bedeutung – während der Signifikant seinen kleinen Weg fortsetzt, zeigt *eifrige Anbeter* an, worum es geht, und das Ohr des Oberpriesters, das können wir uns gut ausmalen, ist nicht abgeneigt, diesen *Eifer* im Vorbeigehen in Empfang zu nehmen. *Zèle* |
299 *Eifer* kommt aus dem Griechischen und besagt etwas wie den Wettstreit, die Rivalität, die Nachahmung, denn bei diesem Spiel gewinnt man nur, indem man macht, was angezeigt ist, so tut, wie wenn man der andere wäre.
Die Pointe erscheint am Ende des ersten Diskurses, nämlich –

Ich zittre, daß Athalia, um nichts Euch zu verbergen,
Euch selbst vom Altar loßreißend,
Zuletzt an Euch die unheilvolle Rache vollstrecke
Und die Reste einer erzwungenen Ehrfurcht ablege.

Hier sehen wir ein Wort auftauchen, das sehr wichtig ist – *tremble* | *zittre.* Das ist etymologisch dasselbe Wort wie *craindre* | *fürchten,* und die Furcht wird in Erscheinung treten. Es gibt da etwas, das die signifikative Pointe des Diskurses zeigt, das einen doppelsinnigen Hinweis liefert. Wir plazieren uns hier auf der Ebene des oberen Registers, das heißt dessen, was Saussure die amorphe Masse der Gedanken nennt – sie ist vielleicht an sich amorph, aber sie ist nicht bloß das, denn der andere muß sie erraten.

Abner ist in der Tat da, eifrig zweifellos, aber wenn ihn allsogleich der Oberpriester ein wenig bei der Gurgel nehmen und ihm sagen wird – *Nicht so viel Geschichten, was ist los? Woran erkennt man jene, die etwas anderes sind als Eifrige?* –, wird man daraufkommen, wie verzwickt die Dinge sind. Gott hat lange schon nicht viele Beweise seiner Macht geliefert, während diejenige Athalias und der Ihrigen sich bis jetzt immer triumphierend gezeigt hat. Derart daß wir, wenn er diese neue Bedrohung heraufbeschwört, nicht genau wissen, worauf er hinauswill. Das ist zweischneidig. Das ist genausogut eine Warnung, ein guter Rat, ein Rat zur Vorsicht, sogar zu dem, was man Besonnenheit nennt.

Der andere hat viel kürzere Antworten. Er hat viele Gründe dafür, und hauptsächlich, daß er der Stärkere ist, er hat den stärksten Trumpf, wenn man so sagen kann – *Woher kommt Euch heute*, antwortet er einfach, *diese schwarze Ahnung?* – und der Signifikant ist vollkommen in Einklang mit dem Signifikat. Aber Sie können feststellen, daß er nicht das geringste preisgibt, er erwidert bloß, wirft dem Subjekt eine Frage zurück über den Sinn dessen, was er zu sagen hat.

Daraufhin neuerliche Erklärung Abners, der schließlich doch ein bißchen weiter ins signifikative Spiel vorzudringen beginnt. Das ist eine Mischung aus Schmeicheln – *Meint Ihr, ungestraft heilig und gerecht zu sein?* – und Petzen, das darin besteht, zu erzählen, daß es einen gewissen Mathan gibt, der sowieso nicht im Zaum zu halten ist. Er wagt sich nicht sehr weit vor ins Denunzieren der herrlichen Athalia, die doch seine Königin bleibt. Der Sündenbock findet sich hier im richtigen Augenblick, um das Scharfmachen 300
fortzusetzen.

Man weiß immer noch nicht, worauf man hinaus will, es sei denn

Glaubt mir, je mehr ich daran denke, umso weniger
kann ich daran zweifeln,
daß über Euch hereinzubrechen ihr Zorn bereit ist.

Das zeigt gut den unbeständigen Charakter der Personen. Je weniger er zweifeln kann ... dieser Zweifel ist kein so unangenehmes Ruhekissen, aber es ist nicht mehr ganz der Zeitpunkt, sich auszuruhen.

Ich hab sie gestern beobachtet...

Damit finden wir uns also auf der Ebene des Geheimagenten.

... und sah ihre Augen
wütende Blicke werfen auf den heiligen Ort.

Ich möchte Sie darauf aufmerksam machen, daß nach all den guten Vorgangsweisen, die Abner im Laufe des Wortwechsels als Pfand gibt, am Ende nichts passiert sein wird, wenn wir auf der Ebene der Bedeutung bleiben. Auf dieser Ebene läßt sich alles in einige Andeutungen zusammenfassen. Jeder weiß ein bißchen besser Bescheid, als was er zu behaupten bereit ist. Jener, der am besten Bescheid weiß, ist Joad, aber um dem entgegenzugehen, was der andere zu wissen behauptet, macht er nur eine Anspielung darauf, daß da etwas dahintersteckt, anders gesagt ein Jojachin im Heiligtum.
Aber Sie haben das eindrucksvolle Zeugnis der Hastigkeit, mit welcher besagter Abner sich darauf stürzt – *Sie hat sich geirrt,* sagt er später, das heißt – *Hat sie einen Teil des Massakers verpatzt? Wenn jemand von dieser berühmten Familie des David übrigbliebe?* Dieses Angebot zeigt hinreichend, daß Abner hierherkommt, weil er Menschenfleisch riecht. Aber er weiß letztlich weder mehr noch weniger am Ende des Dialogs als zu Beginn, und diese erste Szene ließe sich in ihrer bedeutsamen Fülle in folgendes zusammenfassen –

– *Ich komme zur Gottesfeier*
– *Sehr gut,* sagt der andere, *tretet ein in die Prozession*
und sprecht nicht, wenn Ihr in der Reihe steht.

Das ist es überhaupt nicht, unter einer einzigen Bedingung – nämlich daß Sie die Rolle des Signifikanten wahrnehmen. Wenn Sie sie wahrnehmen, dann sehen Sie, daß es eine gewisse Anzahl von Schlüsselworten gibt, die dem
301 Diskurs der beiden Figuren zugrundeliegen und die sich teilweise überdekken. Es gibt das Wort *zittern,* das Wort *Furcht,* das Wort *Ausrottung. Zittern* und *Furcht* werden zuerst von Abner gebraucht, der uns zu dem Punkt führt, den ich Ihnen soeben gezeigt habe, das heißt zu dem Augenblick, wo Joad wirklich das Wort ergreift.

Jener, der das Rasen der Fluten im Zaum hält,
Vermag auch den Ränken der Bösen Einhalt zu gebieten.
In Ehrfurcht seinem heiligen Willen unterworfen,
Fürchte ich Gott, lieber Abner, und habe sonst keine Furcht.

Ich fürchte Gott, sagt Ihr, erwidert er ihm, obwohl er, Abner, das nie gesagt hat.

... seine Wahrheit berührt mich.
So antwortet dieser Gott Euch durch meinen Mund.

Und wir sehen hier das Wort erscheinen, auf das ich Sie zu Beginn hingewiesen habe, den *Eifer* –

Was nützt es, daß Ihr Euch mit dem Eifer meines Gesetzes schmückt?
Meint Ihr, mich durch fruchtlose Gelübde ehren zu können?
Welche Frucht erwächst mir aus all Euren Opfergaben?
Das Blut Eurer Könige ruft und wird nicht gehört.
Brecht allen Pakt mit der Gottlosigkeit.
Rottet aus die Verbrechen aus der Mitte meines Volkes.
Und kommt dann, mir Eure Opfer darzubringen.

Man darf nicht glauben, daß das unschuldige Opfer wären in mehr oder weniger festgesetzten Formen an angemessenen Orten. Wenn Abner bemerkt, daß *die heilige Arche stumm ist und keine Orakel mehr liefert,* erwidert man ihm lebhaft –

Undankbares Volk. Werden immer die größten Wunderwerke,
Ohne Dein Herz zu erschüttern, Deine Ohren treffen?
Muß ich, Abner, muß ich Euch erinnern an den Lauf
Der denkwürdigen Wunder, die in unseren Tagen sich erfüllen?
Der Tyrannen Israels berüchtigtes Verderben,
Und Gott, treu gefunden in allen seinen Drohungen;
Der gottlose Ahab vernichtet, von seinem Blut durchnäßt
Das Feld, das er durch Mord sich angeeignet hatte;
Nahe diesem unheilvollen Feld Jesabel hingeopfert, 302
Unter den Hufen der Pferde diese Königin niedergestampft,
Und ihres greulichen Körpers die Glieder zerfetzt;
...

Wir wissen also, um welche Art von Opfer es sich handeln wird.
Kurz, was ist hier die Rolle des Signifikanten? Die Angst ist etwas besonders Ambivalentes, das ist uns Analytikern nicht unbekannt – das ist genausogut etwas, das Sie vorantreibt, wie etwas, das Sie zurückzieht, das ist etwas, das

aus Ihnen ein Doppelwesen macht, und das Sie, wenn Sie es einer Person gegenüber zum Ausdruck bringen, mit der Sie spielen wollen, gemeinsam Angst zu haben, alle Augenblicke in die Stellung des Spiegelbildes versetzt. Aber es gibt etwas anderes, das den Anschein hat, homonym zu sein, und das ist die *Gottesfurcht.*

Das ist überhaupt nicht das gleiche. Das ist der Signifikant, der eher starr ist, den Joad aus seiner Tasche hervorholt, genau im Augenblick, wo man ihn vor einer Gefahr warnt.

Die Gottesfurcht ist ein wesentlicher Term in einer bestimmten religiösen Denkrichtung, von der Sie unrecht hätten, zu glauben, es sei einfach die Hauptrichtung. Die *Furcht vor den Göttern,* von der Lukrez seine kleinen Kameraden befreien will, ist etwas ganz anderes, ein vielgestaltiges, konfuses, panisches Gefühl. Die *Gottesfurcht* dagegen, auf der eine Tradition beruht, die auf Salomon zurückgeht, ist Prinzip einer Besonnenheit und Grundlage der Gottesliebe. Und darüber hinaus ist diese Tradition genau die unsere.

Die Gottesfurcht ist ein Signifikant, der nicht überall herumgeistert. Es hat jemanden geben müssen, um ihn zu erfinden und den Menschen als Heilmittel für eine aus mannigfachen Schrecken bestehende Welt vorzuschlagen, ein Wesen zu fürchten, das letztlich seine Mißhandlungen nur durch die Übel ausüben kann, die da sind, vielfach gegenwärtig im menschlichen Leben. Die unzähligen Befürchtungen durch die Furcht eines einzigen Wesens zu ersetzen, das über kein anderes Mittel verfügt, seine Macht kundzutun als durch das, was hinter den unzähligen Befürchtungen befürchtet wird, das ist stark.

Sie werden mir sagen – *Das ist wirklich eine Pfaffenidee!* Da irren Sie sich. Die Pfaffen haben überhaupt nichts derartiges erfunden. Um so etwas zu erfinden, muß man Poet oder Prophet sein, und es ist genau in dem Maße, wie dieser Joad es ein wenig ist, zumindest dank Racine, kann er, wie er es tut, von diesem wichtigen und ursprünglichen Signifikanten Gebrauch machen.

Ich habe nur kurz die Kulturgeschichte dieses Signifikanten streifen können, aber ich habe Ihnen hinreichend gezeigt, daß er untrennbar verbunden ist mit einer gewissen Strukturierung. Der Signifikant ist es, der die Sache beherrscht, denn was die Bedeutungen anbelangt, die haben sich völlig geändert.

303 Diese vielbesprochene Gottesfurcht vollbringt das Kunststück, augenblicklich alle Befürchtungen in vollkommenen Mut zu verwandeln. Alle Befürchtungen – *Ich habe keine andere Furcht* – werden gegen das eingetauscht, was

die Gottesfurcht heißt, die, so beengend sie auch sein mag, das Gegenteil einer Befürchtung ist.

Was am Ende der Szene geschehen ist, ist sehr genau folgendes – die Gottesfurcht, besagter Joad hat sie dem anderen zugespielt, und wie es sein soll, von der guten Seite her und schmerzlos. Und darum entfernt sich Abner durchaus gefestigt, mit diesem Wort, in dem jener *in allen seinen Drohungen treue Gott* nachklingt. Es handelt sich nicht mehr um Eifer, er wird sich der Schar der Getreuen anschließen. Kurz, er ist selbst der Träger des Köders, an den die Königin schließlich anbeißen wird. Das Stück ist schon gespielt, es ist zu Ende. Gerade weil Abner ihr nicht ein Wort sagt über die wirklichen Gefahren, die sie läuft, wird die Königin am Köder hängenbleiben, den er von nun an darstellt.

Die Kraft des Signifikanten, die Wirksamkeit dieses Wortes *Furcht,* hat darin bestanden, den *Eifer* des Anfangs, mit allem, was dieses Wort an Zweideutigem und an Zweifelhaftem, sogar an jederzeit zu allen Umkehrungen Bereitem beinhaltet, in die *Treue* des Endes zu verwandeln. Diese Umwandlung gehört der Ordnung des Signifikanten als solchen an. Keinerlei Anhäufung, keinerlei Überlagerung, keinerlei Summation von Bedeutungen kann ausreichen, um sie zu rechtzufertigen. Der ganze Fortschritt dieser Szene, die sonst des Geheimdiensts würdig wäre, liegt in der Umwandlung der Situation durch das Eingreifen des Signifikanten.

Ob es sich jetzt um einen geheiligten Text, um einen Roman, um ein Drama, um einen Monolog oder um irgendein beliebiges Gespräch handelt, Sie werden mir erlauben, die Funktion des Signifikanten durch einen verräumlichenden Kunstgriff zu repräsentieren, auf den zu verzichten wir keinerlei Grund haben. Diesen Punkt, um den sich jegliche konkrete Analyse des Diskurses entfalten muß, werde ich einen Steppunkt nennen.

Wenn die Nadel des Polsterers, die im Augenblick von *der in allen seinen Drohungen treue Gott* eingedrungen ist, wieder herauskommt, ist die Sache erledigt, der Kerl sagt – *Ich werde mich der Schar der Getreuen anschließen.*

Wenn wir diese Szene wie eine Partitur analysierten, würden wir sehen, daß hier der Punkt ist, wo das Signifikat und der Signifikant zur Verknüpfung kommen, zwischen der immer schwebenden Masse der Bedeutungen, die tatsächlich zwischen den beiden Figuren zirkulieren, und dem Text. Diesem bewundernswerten Text, und nicht der Bedeutung, verdankt es *Athalie,* kein Boulevardstück zu sein.

Der Steppunkt ist das Wort *Furcht,* mit all diesen trans-signifikativen Konnotationen. Um diesen Signifikanten herum strahlt, gestaltet sich alles, in der Art jener an der Oberfläche eines Gewebes durch den Steppunkt

gebildeten kleinen Kraftlinien. Das ist der Konvergenzpunkt, der erlaubt,
304 rückwirkend und vorauswirkend alles zu situieren, was sich in diesem Diskurs abspielt.

4

Das Schema des Steppunkts ist wesentlich in der menschlichen Erfahrung. Warum bewahrt dieses Minimalschema der menschlichen Erfahrung, das uns Freud mit dem Ödipuskomplex gegeben hat, für uns seinen irreduziblen und dennoch rätselhaften Wert? Und warum dieses Privileg des Ödipuskomplexes? Warum will ihn Freud immer und mit solcher Hartnäckigkeit überall wiederfinden? Warum ist das ein Knoten, der ihm so wesentlich erscheint, daß er selbst in der kleinsten Beschreibung eines besonderen Falles nicht auf ihn verzichten kann? – wenn nicht deshalb, weil der Begriff des Vaters, der demjenigen der Gottesfurcht sehr nahesteht, ihm das bei der Erfahrung dessen, was ich den Steppunkt zwischen dem Signifikanten und dem Signifikat genannt habe, am deutlichsten wahrnehmbare Element liefert.

Ich habe vielleicht lange gebraucht, um Ihnen das zu erklären, aber ich glaube dennoch, daß das anschaulich ist und Ihnen zu erfassen erlaubt, wie es in der psychotischen Erfahrung dazu kommen kann, daß sich der Signifikant und das Signifikat in völlig getrennter Form darstellen.

Man kann glauben, daß in einer Psychose alles da ist im Signifikanten. Alles scheint darin zu sein. Der Präsident Schreber scheint vollkommen zu verstehen, was das ist, vom Professor Flechsig und einigen anderen, die schließlich an seine Stelle treten, aufs Kreuz gelegt zu werden. Das Lästige ist eben, daß er es sagt, und in der allerklarsten Weise – warum sollte das, wie man uns es erklärt, derart tiefgreifende Störungen in seiner libidinösen Ökonomie hervorrufen?

Nein, in einem anderen Register muß man das, was sich in der Psychose abspielt, angehen. Ich kenne nicht die Zahl, aber es ist nicht unmöglich, daß es gelinge, die kleinste Anzahl von grundlegenden Bindungspunkten zu ermitteln, die zwischen dem Signifikanten und dem Signifikat notwendig sind, damit ein Mensch normal genannt werde, und die, wenn sie nicht hergestellt sind oder versagen, den Psychotiker erzeugen.

Was ich Ihnen vorschlage, ist noch ganz grob, aber das ist der Punkt, von dem aus wir das nächste Mal die Rolle der *Personierung* des Subjekts werden studieren können, das heißt die Art, wie sich im Französischen *je* und *moi* differenzieren.

Freilich hat keine besondere Sprache ein Privileg in der Ordnung der Signifikanten, die Ressourcen jeder sind äußerst verschieden und immer 305
begrenzt. Aber ebensogut deckt jede beliebige das gesamte Feld der Bedeutungen.

Wo im Signifikanten ist die Person? Wie vermag sich ein Diskurs aufrechtzuerhalten? Bis zu welchem Punkt kann ein Diskurs, der persönlich zu sein scheint, schon auf der Ebene des Signifikanten genug Spuren von Entpersönlichung tragen, daß das Subjekt ihn nicht als ihm gehörend anerkennt?

Ich sage Ihnen nicht, daß das hier die Triebfeder des Mechanismus der Psychose ist, ich sage, daß der Mechanismus der Psychose darin zutage tritt. Ehe wir den Mechanismus abzirkeln, müssen wir uns darin üben, auf den verschiedenen Stufen des Phänomens zu erkennen, an welchen Punkten die Absteppung losgegangen ist. Ein vollständiger Katalog dieser Punkte würde uns erlauben, überraschende Korrelationen zu finden und gewahr zu werden, daß das Subjekt seinen Diskurs nicht auf irgendeine beliebige Weise depersonalisiert.

Es gibt diesbezüglich eine für uns greifbare Erfahrung, Clérambault hat es bemerkt. Er macht irgendwo eine Anspielung auf das, was sich abspielt, wenn wir plötzlich von der affektiven Hervorbringung eines schwer erträglichen Ereignisses unserer Vergangenheit ergriffen werden. Wenn es sich nicht um Wiedererinnern handelt, sondern tatsächlich um Wiederauftauchen des Affekts, wenn wir beim Denken an einen Zorn einem Zorn sehr nahe sind, wenn wir beim Denken an eine Erniedrigung die Erniedrigung wiedererleben, wenn wir beim Denken an das Zerbrechen einer Illusion die Notwendigkeit verspüren, unser Gleichgewicht und unser Bedeutungsfeld, in dem Sinn, wie man von sozialem Feld spricht, neu zu organisieren – genau dann, notiert Clérambault, findet sich der günstigste Moment für das von ihm als rein automatisch bezeichnete Hervortreten von manchmal der allerjüngsten Erfahrung entnommenen Satzbrocken, die keinerlei Bedeutungsverhältnis zu dem haben, worum es sich handelt.

Diese Phänomene von Automatismus sind in der Tat sehr schön beobachtet – aber es gibt viele andere –, und es reicht aus, über das entsprechende Schema zu verfügen, um das Phänomen nicht mehr in rein beschreibender, sondern wahrhaft erklärender Weise zu situieren. Zu etwas solchem soll uns eine Fallbeschreibung wie die des Präsidenten Schreber führen, zweifellos einmalig in den Annalen der Psychopathologie.

Das nächste Mal werde ich die Dinge beim *ich* und beim *Du* wiederaufnehmen.

Sie brauchen nicht im Satz ausgedrückt zu sein, um da zu sein. *Komm* ist ein Satz und impliziert ein *ich* und ein *Du*.

Wo sind sie, dieses *ich* und dieses *Du*, in dem Schema, das ich Ihnen gegeben
306 habe? Sie stellen sich vielleicht vor, daß das *Du* hier ist, auf der Ebene des großen Anderen? Keineswegs. Von da her werden wir anfangen – das *Du* in seiner verbalisierten Form deckt sich überhaupt nicht mit dem Pol, den wir groß A genannt haben.

6. Juni 1956

Der Andere ist ein Ort
Das Du *des Überichs*
Devolution und Konstatierung
Das Medium
Das Anrufen des Signifikanten

Je suis beaucoup plus moi. Avant, j'étais un paramoi qui croyais être le vrai, et qui était absolument faux.
En tout cas, je veux préciser que nous sommes nombreux ceux qui avons soutenu le Front populaire.

Ich bin viel mehr ich. Früher war ich ein Para-Ich, ich, die ich das wahre zu sein glaubte und das vollkommen falsch war.
Auf jeden Fall will ich klarstellen, daß wir zahlreich sind, wir, die wir die Volksfront unterstützt haben.

Diese Sätze, die belegt sind, sind von mir in der Grammatik von Damourette und Pichon aufgelesen worden, einem beachtlichen und, schon durch die enorme Quantität sehr intelligent geordneter Dokumente, sehr lehrreichen Werk, was auch immer die Irrtümer im allgemeinen und im einzelnen sein mögen.
Diese beiden Sätze, von denen der eine gesprochen und der andere geschrieben ist, zeigen uns, daß dasjenige, um das herum ich heute Ihre Überlegung kreisen lassen werde, nicht ein frei erfundenes Artefakt, eine zu unrecht eingeführte literarische Spitzfindigkeit ist.
Der erste Satz ist offensichtlich bei einer Patientin in Analyse aufgelesen worden. Pichon gibt einen Hinweis dafür durch die Initiale, Madame X., das und das Datum. *Ich bin viel mehr ich* sagt sie, zweifellos sehr zufrieden mit irgendeinem in ihrer Behandlung erreichten Fortschritt, *avant j'étais un para-moi qui croyais être...* | *Früher war ich ein Para-Ich, ich, die ich glaubte ... zu sein...* Die französische Sprache, oft zweideutig im Gesprochenen, erlaubt Gott sei Dank hier, aufgrund der Begegnung des konsonantischen Schweigens und eines Anfangsvokals, *croyais être,* sehr gut das zu unter-

scheiden, worum es geht. Das Verbum, *croyais* | *glaubte,* ist in der ersten Person des Singulars, ich bin es, *die ich glaubte.* Durch das Relativ hindurch hat sich die erste Person in den Relativsatz hinein fortgepflanzt.

Sie werden mir sagen – *Das ist selbstverständlich.* Genau das hat eine charmante Frau geantwortet, die ich kürzlich für diese Themen zu interessie-
308 ren suchte, indem ich ihr das Problem des Unterschieds unterbreitete, den es gibt zwischen *je suis la femme qui ne vous abandonnerai pas* | *ich bin die Frau, die Sie nicht verlassen werde,* und *je suis la femme qui ne vous abandonnera pas* | *ich bin die Frau, die Sie nicht verlassen wird.* Ich muß sagen, daß ich keinerlei Erfolg gehabt habe. Sie hat sich geweigert, sich für diese Nuance zu interessieren, deren Wichtigkeit Sie dennoch schon spüren.

Der Sprachgebrauch zeigt es hinreichend, denn im gleichen Satz setzt Madame X. fort – *Ich bin viel mehr ich. Früher war ich ein Para-Ich, ich, die ich das wahre zu sein glaubte und das vollkommen falsch war.*

Ich glaube, daß es keinen Satz gibt, der sich richtiger ausdrückt. Es *war vollkommen falsch,* dieses Para-Ich. Aus dem *ich* im ersten Teil des Satzes, ist es ein *es* im zweiten geworden.

Es gibt ein paar solche bei Pichon, auch recht pikante, und die immer noch aktuell sind – *Auf jeden Fall will ich klarstellen, daß wir zahlreich sind, wir, die wir die Volksfront unterstützt haben, für ihre Kandidaten gestimmt haben, und die an ein ganz anderes weitergeführtes Ideal glaubten, an eine ganz andere Aktion, an eine ganz andere Realität,* usw.

Wenn Sie aufpassen, werden Sie schaufelweise solche Beispiele sammeln. Die Frage ist zu wissen, ob die Personierung, die im Hauptsatz ist, den Schirm, die Linse, die sich am Eingang des Relativsatzes findet, überschreitet oder nicht. Der Schirm selbst ist offensichtlich neutral, er wird sich nicht ändern. Es geht also darum, zu wissen, worin das Durchschlagsvermögen, wenn man so sagen darf, der vorhergehenden Personierung besteht.

Wir werden sehen, daß sich dieser kleine Linguistikpunkt in sehr lebendiger Weise in anderen Sprachen findet. Aber man müßte natürlich in anderen Syntaxformen nachsuchen. Wir werden gleich darauf zurückkommen.

1

Ich habe Sie das letzte Mal im Augenblick verlassen, wo wir untersucht haben, welche neue Beleuchtung der Vorsprung, den wir betreffs der Funktion des Signifikanten erreicht haben, zu liefern vermag für die brennende Frage, die in verworrener Weise durch die Funktion der Objektbeziehung aktualisiert und sowohl durch die Struktur als auch die Phänomenologie der Psychose vergegenwärtigt wird, die brennende Frage, die jene des anderen ist.

Bis jetzt habe ich Ihnen die Duplizität dieses anderen gezeigt, zwischen dem imaginären anderen und dem Anderen mit einem großen A, diesem Anderen, den ich in der kleinen Rede behandelt habe, die ich Ihnen in der letzten Sitzung des letzten Jahres vermittelt habe, und die soeben in *L'Évolution psychiatrique* unter dem Titel *La Chose freudienne* herausgekommen ist.

Ich entschuldige mich dafür, mich zu zitieren, aber wozu seine Formeln ausfeilen, wenn nicht um sich ihrer zu bedienen. Ich sage – *der Andere ist* 309
also der Ort, wo sich das ich|je konstituiert, das spricht mit dem, der hört. Ich sage das im Anschluß an einige Bemerkungen über die Tatsache, daß es immer einen Anderen gibt jenseits jeglichen konkreten Dialogs, jeglichen interpsychologischen Spiels. Die Formel, die ich Ihnen zitiert habe, soll als ein Ausgangspunkt aufgefaßt werden, es geht darum, zu wissen, wozu sie führt.

Ich hätte gerne, daß Sie den ganzen Unterschied spüren, den es gibt zwischen einer solchen Perspektive und jener, die heute konfuserweise akzeptiert wird. Zu sagen, daß der Andere der Ort ist, wo sich derjenige konstituiert, der spricht mit dem, der hört, ist etwas ganz anderes als von der Idee auszugehen, daß der andere ein Wesen ist.

Wir werden in der Analyse seit einiger Zeit durch ganz offensichtlich vom sogenannten existentialistischen Diskurs kommende Themen vergiftet, wo der andere das *Du* ist, derjenige, der zu antworten vermag, aber in einem Modus, der jener einer Symmetrie ist, einer vollständigen Entsprechung, das alter ego, der Bruder. Man macht sich eine grundlegend reziproke Vorstellung von der Intersubjektivität. Fügen Sie dem noch die sentimentalen Konfusionen hinzu, die sich unter der Rubrik Personalismus einschreibt, und Martin Bubers Buch *Ich und Du* – die Konfusion wird endgültig sein, und ausweglos, es sei denn man kehrt zur Erfahrung zurück.

Weit davon entfernt, was auch immer zur Klärung der Grundlage der Existenz des anderen beigetragen zu haben, hat die existentialistische Erfahrung bloß erreicht, sie immer radikaler an die Hypothese der Projektion anzuhängen – von der freilich Sie alle zehren –, nach der der andere nur ein gewisser menschlicher Schein ist, beseelt durch ein *ich|je*, das Spiegelung des meinigen ist.

Animismus, Anthropomorphismus sind da immer bereit wieder aufzutauchen und in Wahrheit unmöglich zu widerlegen, genauso wie die summarischen Bezugnahmen auf eine zur Zeit ihres ersten Stammelns erfaßte

Spracherfahrung. Man zeigt uns, daß die Beherrschung des *Du* und des *ich* für das Kind nicht sofort gegeben ist, aber die Aneignung läßt sich letzten Endes für das Kind dahingehend zusammenfassen, *ich* sagen zu können, wenn Sie ihm *Du* gesagt haben, zu verstehen, daß, wenn man ihm sagt *Du wirst das tun*, es in seinem Register *ich werde das tun* sagen muß.

Diese symmetrische Auffassung führt bei den Analytikern zu einigen Binsenwahrheiten, zu sensationellen Behauptungen von der Art jener, die ich aus dem Munde jemandes gehört habe, der demjenigen angehört, was man die andere Gruppe [29] nennt – *Man kann nicht die Analyse jemandes machen, für den der andere nicht existiert.*

Ich frage mich, was das heißt, daß *der andere nicht existiert.* Ich frage mich, ob diese Formel einen Annäherungswert besitzt, so gering er auch sein mag. Worum handelt es sich? Um ein Erleben, um ein irreduzibles Gefühl? Nehmen wir unseren Fall Schreber, für den die ganze Menschheit eine
310 Zeitlang in den Zustand flüchtig hingemachter Männer übergegangen ist – ja, es gibt für ihn sehr wohl einen anderen, einen besonders akzentuierten anderen, einen absoluten Anderen, einen durchaus radikalen Anderen, einen Anderen, der weder ein Platz ist, noch ein Schema, einen Anderen, von dem er uns gegenüber behauptet, daß das ein auf seine Art lebendiges Wesen ist, und von dem er sehr wohl unterstreicht, daß er, wenn er bedroht wird, zu Egoismus fähig ist wie die anderen Lebenden. Gott offenbart, wenn er sich in der Lage findet, von jener Unordnung, für die er als erster verantwortlich ist, bedroht zu werden, spasmodische Abwehrbeziehungen. Er bewahrt nichtsdestoweniger eine derartige Andersheit, daß er allem Lebendigen fremd ist, und insbesondere ohne jegliches Verständnis für die vitalen Bedürfnisse unseres Schreber.

Daß es für Schreber wirklich einen anderen gibt, wird hinreichend gezeigt durch den ganz besonders reizvollen, humoristischen Beginn eines der Kapitel seiner *Denkwürdigkeiten,* wo er behauptet, keineswegs ein Paranoiker zu sein. Der Paranoiker ist jemand, der alles auf sich bezieht, das ist jemand, dessen Egozentrik überwältigend ist – er hat Kraepelin gelesen – aber *ich,* sagt er, *das ist völlig anders, der Andere ist es, der alles auf mich bezieht.* Es gibt einen Anderen, und das ist entscheidend, strukturhaft.

Bevor wir also vom anderen als etwas sprechen, das sich in einer bestimmten Distanz plaziert oder nicht, das wir zu umarmen, zu umschlingen, sogar in mehr oder weniger raschen Dosen zu verzehren imstande sind oder nicht, ginge es darum, zu wissen, ob die Phänomenologie selbst der Dinge, so wie sie sich in unserer Erfahrung präsentieren, nicht eine andere Zugangsweise notwendig macht – und genau jene, die ich mir zu eigen mache, wenn ich sage

– noch bevor ich sehe, wie sie mehr oder weniger wird realisiert werden –, daß der Andere zunächst als ein Ort betrachtet werden muß, der Ort, wo das Sprechen sich konstituiert.

Die Personen – denn für sie interessieren wir uns heute – müssen von irgendwo herkommen. Sie kommen zunächst von einem signifikanten, verstehen wir uns richtig, formellen Gebaren. Das Sprechen konstituiert sich für uns aus einem *ich*|*je* und aus einem *Du*. Das sind zwei Ebenbilder. Das Sprechen wandelt sie um, indem es ihnen ein gewisses angemessenes Verhältnis verleiht, aber – und das ist, worauf ich Nachdruck legen will – eine Distanz, die nicht symmetrisch ist, ein Verhältnis, das nicht reziprok ist. In der Tat, das *ich* ist niemals dort, wo es in Form eines besonderen Signifikanten erscheint. Das *ich* ist immer da als die Gesamtheit des Diskurses tragende Gegenwart, in direkter oder in indirekter Rede. Das *ich* ist das *ich* dessen, der den Diskurs ausspricht. Alles, was sich sagt, hat unter sich ein *ich*, das es ausspricht. Das *Du* erscheint innerhalb dieses Aussagevorgangs.

Das sind Gemeinplätze, die so gemein sind, daß Sie Gefahr laufen, über Ihre Nasenspitze hinaus suchen zu wollen. Es gibt nicht mehr zu verstehen, als das, worauf ich soeben hingewiesen habe. Daß das *Du* schon innerhalb des Diskurses ist, ist offensichtlich. Es hat niemals ein *Du* gegeben woanders als 311
dort, wo man *Du* sagt. Dort haben wir es zunächst einmal zu finden, in dieser Vokalise *Du*. Gehen wir von hier aus.

Was das *ich* betrifft, ist es ebenfalls eine Währung, ein treuhänderisches Element, das im Diskurs zirkuliert? Ich hoffe, sogleich darauf zu antworten, aber ich stelle jetzt schon die Frage, damit Sie sie nicht aus den Augen verlieren, und damit Sie wissen, worauf ich hinauswill.

2

Das *Du* ist weit davon entfernt, sich an eine unaussprechliche Person zu richten, an diese Art von Jenseits, dessen ursprünglichen Akzent die in Mode befindlichen gefühlsseligen Strebungen des Existentialismus uns gerne zeigen würden. Im Sprachgebrauch ist das etwas ganz anderes.

Das *Du* ist nicht immer das volle *Du*, auf das man sich so gerne beruft und von dem Sie wissen, daß ich selbst es gelegentlich in wesentlichen Beispielen heraufbeschwöre. *Du bist mein Herr, Du bist meine Frau* – ich lege großen Wert auf diese Formeln, um die Funktion des Sprechens zum Verständnis zu bringen.

Es handelt sich heute darum, die diesem *Du* verliehene Tragweite neuerlich

zu zentrieren, das keineswegs immer in dieser vollen Weise gebraucht wird. Ich werde Sie zu einigen linguistischen Beobachtungen hinführen.
Die zweite Person wird bei weitem nicht immer mit diesem Akzent gebraucht. Wenn man im alltäglichsten Sprachgebrauch sagt – *Man kann in dieser Gegend nicht spazierengehen, ohne daß man Sie anspricht,* handelt es sich in Wirklichkeit um keinerlei *Du,* um keinerlei *Sie.* Das *Sie* ist fast das Reflexivpronomen des *man,* es ist das ihm Entsprechende.
Etwas noch Bezeichnenderes – *Wenn man zu diesem Grad von Weisheit gelangt, brauchen Sie nur noch zu sterben.* Da auch, um welches *Sie,* um welches *Du* handelt es sich? Gewiß richte ich mich in dieser Rede nicht an wen auch immer. Ich ersuche Sie, den Satz in seiner Gesamtheit zu nehmen, denn es gibt keinen Satz, der sich von der Fülle seiner Bedeutung loszulösen vermöchte. Worauf *Sie* abzielt, ist so wenig ein anderer, daß ich sagen würde, daß es der Rest derer ist, die darauf beharren, zu leben nach diesem Diskurs – wenn die Weisheit sagt, daß es keinen anderen Schluß für alles gibt als den Tod, brauchen Sie nur noch zu sterben. Das zeigt Ihnen genug, daß die Funktion der zweiten Person bei dieser Gelegenheit eben darin besteht, auf das abzuzielen, was niemand |*personne* ist, auf das, was sich depersonalisiert.
In Wirklichkeit ist dieses *Du,* das man hier tötet |*ce tu qu'on tue là,* jenes, das wir sehr gut kennen durch die Phänomenologie der Psychose, und durch die gewöhnliche Erfahrung, es ist das *Du,* das in uns *Du* sagt, dieses *Du,* das sich
312 immer mehr oder weniger diskret hören läßt, dieses *Du,* das ganz alleine spricht, und das uns sagt *Du siehst* oder *Du bist immer der gleiche.* Wie in der Erfahrung Schrebers braucht dieses *Du* nicht *Du* zu sagen, um sehr wohl das *Du* zu sein, das zu uns spricht. Es braucht nur ein kleines bißchen Zerfall – Schreber hat reichlich davon abbekommen – damit Dinge wie *nicht der ersten Aufforderung nachgeben* hervortreten.
Das zielt auf jenes Etwas ab, das nicht genannt wird und das wir bei Schreber rekonstruieren als die homosexuelle Strebung, aber das kann etwas anderes sein, denn die Aufforderungen, die Mahnungen sind nicht selten, sondern konstant. Dieser Satz ist in Wirklichkeit die Verhaltensregel vieler – *Geben Sie nicht Ihrer ersten Regung nach, es könnte die richtige sein,* wie man sagt. Und was lehrt man Sie, wenn nicht, niemals der ersten Aufforderung nachzugeben? Wir erkennen hier unseren guten alten Freund wieder, das Überich, das uns plötzlich in seiner phänomenalen Form erscheint, statt in Gestalt liebenswürdiger genetischer Hypothesen. Dieses Überich ist durchaus etwas wie das Gesetz, aber es ist ein Gesetz ohne Dialektik, und nicht umsonst erkennt man es mehr oder weniger berechtigterweise im kategorischen

Imperativ wieder, mit dem, was ich seine verderbliche Neutralität nennen werde – ein gewisser Autor nennt es den inneren Saboteur.
Dieses *Du*, wir hätten unrecht, zu verkennen, daß es auch als ein Beobachter da ist – es sieht alles, hört alles, merkt alles. Das ist genau das, was sich bei Schreber abspielt, und es ist seine Beziehungsweise damit, die sich in ihm durch dieses unermüdliche, unaufhörliche *Du* ausdrückt, das ihn zu völlig sinnlosen Antworten herausfordert.
Ich habe Lust, einen alten Ausdruck zu zitieren, *Nul ne s'en doute* | *Niemand ahnt es,* der sich einst, eine Privatpolizei betreffend, in den Telefonbüchern breitmachte. Man spürt da, wie sehr es sich um ein Ideal handelt. Wie glücklich jedermann wäre, wenn tatsächlich niemand es ahnte. Aber man kann soviel man will hinter einem Vorhang sein, es gibt da immer große Schuhe, die vorschauen. Beim Überich ist das genauso. Aber gewiß, es ahnt nichts. Es gibt nichts weniger Zweifelhaftes als all das, was uns durch die Vermittlung dieses *Du* erscheint.
Es ist unglaublich, daß wir diesen ursprünglichen Grat vergessen können, der jener unserer offenkundigen analytischen Erfahrung ist – daß das *Du* als Fremdkörper da ist. Ein Analytiker, Otto Isakower, ist so weit gegangen, es mit dem zu vergleichen, was sich bei einem kleinen garnelenartigen Krustentier ereignet, das die besondere Eigenschaft hat, am Beginn seines Lebens die Kammer seines Vestibularapparats, das Regulationsorgan des Gleichgewichts, auf die Meeresumgebung hin offen zu haben. Später wird diese Kammer des Vestibularapparats geschlossen werden und eine gewisse Anzahl kleiner in der Umgebung verbreiteter Partikel in sich schließen, welche ihm das Einnehmen der Vertikal- oder Horizontalposition erleichtern werden. Diese kleinen Tiere selbst verleiben ihrer Schale zu Beginn ihres 313
Lebens behutsam einige kleine Sandkörner ein, danach schließt sich durch einen physiologischen Prozeß die Kammer. Es genügt, diese Sandkörner durch kleine Eisenfeilspäne zu ersetzen, damit wir diese charmanten Kleinen mit einem Elektromagneten ans Ende der Welt führen oder sie mit den Beinen in der Luft schwimmen lassen können.
Das also wäre die Funktion des *Du* beim Menschen nach Isakower, und ich wäre gerne bereit, daraus einen Apolog für das Verständnis der Erfahrung des *Du* zu machen, aber auf seiner tiefsten Stufe. Man verkennt alles von seiner Funktion, wenn man vernachlässigt, daß sie zum *Du* als Signifikanten führt.
Die Analytiker – der Weg, dem ich folge, ist hier nicht einsam – haben noch einen anderen Punkt hervorgehoben. Ich kann mich nicht lange über die Beziehung ausbreiten, die besteht zwischen dem Überich, das nichts anderes

ist als die Funktion des *Du,* und dem Realitätsgefühl. Ich brauche nicht darauf Nachdruck zu legen, aus dem einfachen Grund, daß sich das auf allen Seiten der Beobachtung des Präsidenten Schreber akzentuiert findet. Wenn das Subjekt nicht an der Realität dessen, was es hört, zweifelt, so geschieht das in Funktion dieses Fremdkörperartigen, das die Verlautbarung des wahnhaften *Du* darstellt. Brauche ich die Philosophie Kants heraufzubeschwören, die nur dem bestirnten Himmel über unseren Köpfen und der Stimme des Gewissens im Innern feste Realität zuerkennt? Dieser Fremde, wie die Figur des Tartuffe, ist der wahrhafte Besitzer des Hauses und gerne bereit, dem Ich zu sagen – *Sie sind 's, die es verlassen müssen.* Wenn das Fremdheitsgefühl irgendwo hinführt, dann niemals in die Richtung des Überichs – immer ist es das Ich, das sich nicht mehr wiederfindet, ist es das Ich, das in den Zustand des *Du* eintritt, ist es das Ich, das glaubt, im Zustand des Doubles zu sein, das heißt aus dem Haus vertrieben, während das *Du* Besitzer der Dinge bleibt.

Das, das ist die Erfahrung. Deswegen müssen wir es aber nicht dabei bewenden lassen. Aber man muß doch diese Wahrheiten in Erinnerung rufen, um zu verstehen, wo das Strukturproblem ist.

Es mag Ihnen seltsam erscheinen, daß ich die Dinge derart mechanisiere, und Sie stellen sich vielleicht vor, daß ich bei einem elementaren Begriff des Diskurses, den ich lehre, angelangt bin, daß alles in der Beziehung des ich|*je* zum Du, des Ichs|*moi* zum anderen enthalten ist.

Darüber beginnen die Linguisten – von den Psychoanalytikern ganz zu schweigen – zu stammeln, jedesmal wenn sie die Frage des Diskurses anschneiden. Zu unserem Bedauern sieht man sogar, daß Pichon, in dem sehr bemerkenswerten Werk, von dem ich gesprochen habe, es für notwendig hält, als Grundlage seiner Definition der verbalen Aufteilungsschemen | *répartitoires verbaux,* wie er sich ausdrückt, in Erinnerung zu rufen, daß man von der Idee ausgehen muß, daß sich der Diskurs immer an einen anderen richtet, an den Allokutor. Und er beginnt mit der einfachen lokutorischen
314 Ebene, die man im Imperativ *Komm* findet. Es ist nicht nötig, viel darüber zu sagen – *Komm* unterstellt ein *ich,* unterstellt ein *Du.* Es gibt andererseits eine narrative Ebene, die delokutorisch sein wird, wo es immer noch mich und Dich gibt, wo man aber auf etwas anderes abzielt.

Es hat den Anschein, daß man nicht vollständig zufrieden ist mit einer derartigen Aufteilung, denn betreffs der Frageform stellt sich ein weiteres Problem, das wir mittels einer Dissymmetrie einführen werden, die zur Symmetrie werden wird, unter der Bedingung, daß wir die Zahl 3 als die beste ansehen.

Wenn die narrative Form *er kommt* lautet, lautet dann die Frageform *kommt er?* Aber alles ist nicht so einfach bei dieser Funktion. Der Beweis ist, daß man sagt *Der König, kommt er?*, was gut zeigt, daß das *er* in der Frage nicht ganz das gleiche Subjekt ist wie in der Erzählung. Das kann heißen, daß es einen König gibt, daß er kommen soll, oder ob der König kommt. Die Frage ist viel komplexer, sobald man sich dem konkreten Sprachgebrauch annähert. Der Imperativ *Komm* beläßt die Illusion einer symmetrischen, bipolaren Anwesenheit eines *ich* oder eines *Du*. Aber sind das *ich* oder das *Du* genauso anwesend, wenn ein Bezug auf jenes dritte Objekt erfolgt, das man eine dritte Person nennt?

Besagte dritte Person existiert nicht. Ich sage Ihnen das im Vorübergehen, um damit zu beginnen, einige aufgrund der in der Grundschule gelehrten Grammatik gewiß in Ihren Kopf sehr fest haftende Prinzipien zu erschüttern. Es gibt keine dritte Person, Benveniste hat es sehr gut demonstriert.

Halten wir einen Augenblick inne, um die Frage zu situieren, welche das Subjekt sich stellt, oder genauer die Frage, die *ich* mir stelle über das, was *ich* bin oder zu sein hoffen kann.

In unserer Erfahrung finden wir sie immer nur ausgedrückt durch das Subjekt außerhalb seiner selbst, und ohne daß es es wüßte. Das ist dennoch grundlegend, denn das ist die Frage, die sich am Grund der Neurose findet, und eben dort haben wir sie bei den Ohren gepackt.

Diese Frage sehen wir, wenn sie zum Vorschein kommt, in seltsamer Weise sich zerlegen. Sie kommt in Formen zum Vorschein, die nichts Fragendes an sich haben, wie *Könnte ich dahin gelangen!*, die aber zwischen dem Ausruf, dem Wunsch, der Zweifelsformel sind. Wenn wir ihr ein ganz klein wenig mehr Konsistenz verleihen wollen, sie im Register des Delokutorischen und des Narrativen ausdrücken wollen, im Indikativ, beachten Sie, wie wir ganz natürlich sagen – *Meinst Du es zu schaffen?*

Kurz, ich würde Sie gerne zu einer anderen Aufteilung der Funktionen der Sprache hinführen als jenem Gestammel rund um die Lokution, die Delokution und die Allokution. Und das in bezug auf die Frage, die immer latente, niemals gestellte Frage.

Wenn sie zutage tritt, wenn sie auftaucht, so geschieht das immer aufgrund einer Erscheinungsweise des Sprechens, das wir auf verschiedene Weisen benennen können, die Mission, das Mandat, die Delegierung, oder auch 315
noch die Devolution, indem wir uns auf Heidegger beziehen. Das ist die Grundlegung oder das stiftende Sprechen. *Du bist das, meine Frau, mein Herr*, tausend andere Sachen. Dieses *Du bist das* macht mich, wenn ich es empfange, im Sprechen anders, als ich bin.

Wer spricht es aus? Ist dieses *Du* das gleiche wie das *Du*, das in den Beispielen, die ich Ihnen gegeben habe, frei dahinsegelt? Ist diese Mission phänomenal ursprünglich oder sekundär in bezug auf die Frage?
Die Frage neigt dazu aufzutauchen, wenn wir der Mission zu entsprechen haben. Der Dritte, um den es sich hier handelt – ich weise Sie nebenbei darauf hin – ist nichts, was einem Objekt ähnelt, es ist immer der Diskurs selbst, auf den das Subjekt sich bezieht. Dem *Du bist mein Herr* entspricht ein gewisses *was bin ich? – Was bin ich, um es zu sein, falls ich es bin?* Dieses *es* ist nicht der als Objekt genommene Herr, es ist der vollständige Aussagevorgang des Satzes, der sagt *ich bin Dein Herr*, wie wenn *Dein Herr* einen Sinn besäße durch die bloße Huldigung, die ich dadurch empfange. *Was bin ich, um das zu sein, was Du soeben gesagt hast?*
Es gibt ein sehr schönes Gebet im christlichen Praktizieren, das *Ave Maria* heißt. Niemand denkt übrigens daran, daß das mit den drei Buchstaben beginnt, welche die buddhistischen Mönche den ganzen Tag lang vor sich hin murmeln, AUM, es muß da irgend etwas Radikales in der Ordnung des Signifikanten geben, aber was soll's. *Gegrüßet seist Du, Maria* | *Je vous salue Marie* – und gemäß einer anderen volkstümlichen Formel – *einen Sohn wirst Du haben ohne Gatten* | *vous aurez un fils sans mari*, sagt das Liedchen. Das ist übrigens gar nicht ohne Beziehung zum Thema des Präsidenten Schreber. Die Antwort ist überhaupt nicht *Ich bin was?*, sondern *Ich bin die Dienerin des Herrn, daß Dein Wort mir geschehe. Ich bin die Dienerin* heißt einfach *Ich schaffe mich ab. Wer bin ich, um jene zu sein, die Du sagst? Aber daß Dein Wort mir geschehe.*
Um eine solche Art von Erwiderung handelt es sich im klarsten Sprechen. Wenn die Devolution sich in hinreichend entwickelter Form darstellt, können wir die reziproken Beziehungen untersuchen des *Du*, Fremdkörper, mit dem Signifikanten, der das Subjekt feststeckt, absteppt.
Ich ersuche Sie, sich heute mit mir bei einigen Beispielen aufzuhalten, deren linguistische Tragweite für uns Franzosen durchaus spürbar ist.

3

Was ist der Unterschied zwischen *tu es celui qui me suivras partout* | *Du bist jener, der mir überall folgen wirst* und *tu es celui qui me suivra partout* | *Du bist jener, der mir überall folgen wird*?
316 Wir haben einen Hauptsatz in der zweiten Person, *Du bist jener. Wer* ist der Schirm. Wird er das *Du* in die Relation eingehen lassen oder nicht? Sie sehen

sofort, daß es vollkommen unmöglich ist, das *Du* vom Sinn des darauffolgenden Signifikanten zu trennen. Nicht von *Du* hängt die Durchlässigkeit des Schirms ab, sondern vom Sinn von *folgen* und vom Sinn, den ich hineinlege, ich, der spricht – dieses Ich, das spricht, bin nicht unbedingt ich, das ist vielleicht wer das hört aus dem Widerhall, der unter dem ganzen Satz ist –, aus dem Sinn, der diesem Satz verliehen wird.

Du bist jener, der mir überall folgen wirst ist zumindest eine Wahl, vielleicht eine einmalige, ein Mandat, eine Devolution, eine Delegierung, eine Besetzung. *Du bist jener, der mir überall folgen wird* ist eine Feststellung, und eine, die wir Neigung haben, eher in der Nähe der bedauernden Feststellung zu empfinden. Von diesem *Du,* das *mir überall folgen wird,* werden wir, wenn das wirklich ausschlaggebend ist, sehr rasch die Nase voll haben. Wenn das einerseits zum Sakrament hinneigt, würde es andererseits ziemlich rasch in die Verfolgung umschlagen, die im Ausdruck selbst, *folgen,* inbegriffen ist.

Sie werden mir ein weiteres Mal sagen, daß der Signifikant, um den es geht, gerade eine Bedeutung ist. Ich werde Ihnen erwidern, daß die Bedeutung des Folgens, um die es geht, wenn ich *Du bist jener, der mir überall folgen wird* sage zu demjenigen, in welchem ich meinen Gefährten erkenne und die die Antwort aufs *Du bist mein Herr* sein kann, von dem wir immer schon sprechen, die Existenz eines gewissen Modus des Signifikanten impliziert. Ich werde es Ihnen sofort materialisieren.

Das *folgen* kann im Französischen Zweideutigkeit erzeugen, nicht rasch genug die Marke der signifikanten Originalität des wahren *folgen* in sich tragen. Was folgen? – das ist, was offen bleibt. Und das ist gerade, worauf ich Sie hinweisen möchte – das bleibt offen. Deinem Sein folgen, Deiner Botschaft, Deinem Wort, Deiner Gruppe, dem, was ich repräsentiere? Was ist das? Das ist ein Knoten, ein Schnürpunkt in einem Bündel von Bedeutungen, den das Subjekt erreicht hat oder nicht. Hat ihn das Subjekt nicht erreicht, dann wird es als *tu es celui qui me suivra partout* | *Du bist jener, der mir überall folgen wird* verstehen, was der andere ihm als *suivras* | *folgen wirst* gesagt hat, mit *a* und *s* am Schluß von *suivras,* das heißt in einem ganz anderen Sinn, der sogar die Tragweite des *Du* ändert.

Die Gegenwart des *Du* im *folgst* betrifft die Personierung des Subjekts, an das man sich richtet. Wenn ich sage, um ein deutliches Beispiel zu nehmen, *Du bist die Frau, die mich nicht verlassen wird* | *tu es la femme qui ne m'abandonnera pas,* mit *a* am Schluß von *abandonnera,* dann lege ich eine viel größere Gewißheit betreffs des Verhaltens meiner Partnerin an den Tag, als wenn ich sage *Du bist die Frau, die mich nicht verlassen wirst* | *tu es la*

femme qui ne m'abandonneras pas, mit *a* und *s.* Um den Unterschied spürbar zu machen, den man nicht hört – ich lege im ersten Fall eine viel größere Gewißheit an den Tag, und im zweiten ein viel größeres Vertrauen. Gerade dieses Vertrauen unterstellt eine lockerere Bindung zwischen der Person, die im *Du* des ersten Teils des Satzes in Erscheinung tritt und der, die im
317 Relativsatz in Erscheinung tritt. Gerade weil sie locker ist, tritt sie in einer besonderen Originalität dem Signifikanten gegenüber in Erscheinung, und sie unterstellt, daß die Person weiß, um welche Art von Signifikanten es sich bei diesem *folgen* handelt, daß sie ihn auf sich nimmt. Das heißt auch, daß es möglich ist, daß sie nicht folgt.

Ich werde auf etwas Bezug nehmen, das mit dem radikalsten Charakter der Beziehungen des *ich* | *je* mit dem Signifikanten zusammenhängt. In den alten indoeuropäischen Sprachen und in gewissen Überbleibseln der lebenden Sprachen gibt es das, was man das Medium nennt. Das Medium unterscheidet sich vom Aktivum und vom Passivum dadurch – das ist eine Annäherung, die man in der Schule lernt –, daß das Subjekt für sich die Aktion macht, um die es sich handelt. Es gibt zum Beispiel zwei verschiedene Formen, um zu sagen *Ich opfere,* je nach dem, ob es als Opferer ist oder als der, der das Opfer darbietet.

Gehen wir nicht ein auf diese Nuance des Mediums betreffs der Verben, die die drei Diatheseformen aufweisen, denn da wir sie nicht gebrauchen, werden wir sie immer unzureichend spüren. Was lehrreich ist, sind die Verben, die nur das Medium aufweisen. Um sie in einem Artikel von Herrn Benveniste über diesen Gegenstand im gänzlich der Sprache gewidmeten *Journal de psychologie normale et pathologique* von Januar/März 1950 aufzulesen, weisen die folgenden Verben ein Medium auf – geboren werden, sterben, folgen oder eine Bewegung annehmen, Herr sein, liegen, zu einem vertrauten Zustand zurückkehren, genießen oder Profit haben, leiden, sich gedulden, eine geistige Erregung empfinden, Maßnahmen ergreifen – was das *medeor* ist, womit Sie als Ärzte alle belehnt werden –, sprechen. Kurz, das ist das ganze Register, das gerade in der analytischen Erfahrung im Spiel ist.

Diese Verben existieren in einer bestimmten Zahl von Sprachen nur im Medium. Was haben sie gemeinsam? Untersucht man sie, so geht hervor, daß sie gemeinsam haben, daß das Subjekt als solches sich konstituiert im Prozeß oder im Zustand, den das Verbum ausdrückt.

Schenken Sie dem Ausdruck Prozeß oder Zustand keinerlei Aufmerksamkeit – die Verbalfunktion wird nicht leicht in eine Kategorie gefaßt. Das Verb ist eine Funktion im Satz, und nichts anderes. Es gibt keinen anderen Unterschied zwischen dem Namen und dem Verb als ihre Funktion innerhalb des Satzes. Prozeß oder Zustand, die Substantiva drücken es genauso gut aus. Die Implizierung des Subjekts wird keineswegs durch die Tatsache verändert, daß der Prozeß oder der Zustand, um den es sich handelt, in der Verbalform ausgedrückt wird. Wenn er in der Verbalform ausgedrückt wird, dann deshalb, weil er Träger einer gewissen Anzahl von signifikanten Akzenten ist, die die Gesamtheit des Satzes in einem temporalen Modus situieren.

Das Bestehen von unterschiedlichen Formen für die Verben, in denen sich das Subjekt als solches konstituiert, als *ich* | *je,* wie zum Beispiel das lateinische *sequor,* das, aufgrund des vollen Sinns des Verbums *folgen,* die Gegenwart des *ich* im Folgen impliziert, bringt uns auf die Spur dessen, 318
worum es sich handelt bei der Tatsache, daß sich im Französischen das Verb des Relativsatzes nach dem *Du* des Hauptsatzes richtet oder nicht. Es richtet sich oder wird sich nicht nach dem *Du* richten, je nach der Art wie das *ich,* um das es sich handelt, in der Absteppung, von der ich neulich gesprochen habe, betroffen, gefesselt, festgesteckt, gefangen wird, je nach der Art, wie der Signifikant sich im Gesamtverhältnis des Subjekts zum Diskurs festklammert.

Der ganze Kontext von *tu es celui qui me suivras* | *Du bist jener, der mir folgen wirst* ändert sich entsprechend dem dem Signifikanten verliehenen Akzent, ensprechend den Implikationen des *suivras* | *folgen wirst,* entsprechend dem Seinsmodus, der hinter diesem *suivras* ist, entsprechend den vom Subjekt einem bestimmten signifikanten Register angehängten Bedeutungen, entsprechend dem Rüstzeug, mit dem das Subjekt sich in die Unbestimmtheit des *was bin ich?* hineinbegibt – und es ist nicht sehr wichtig, ob dieses Rüstzeug primär, erworben, sekundär, abwehrgebunden, grundlegend ist, sein Ursprung ist nicht sehr wichtig. Wir leben mit einer gewissen Zahl von Antworten auf das *was bin ich?,* im allgemeinen äußerst verdächtigen. Wenn *ich bin ein Vater* einen Sinn hat, dann ist das ein problematischer Sinn. Wenn es allgemein üblich ist, sich zu sagen *ich bin ein Professor,* so läßt das vollständig die Frage *ein Professor für was?* offen. Wenn man sich, unter tausend anderen Identifikationen, sagt *ich bin ein Franzose,* setzt das ein In-Klammer-Setzen alles dessen voraus, was der Begriff der Angehörigkeit an Frankreich repräsentieren mag. Wenn Sie sagen *ich bin Cartesianer,* dann verstehen Sie in den meisten Fällen nichts von dem, was Descartes sagt, denn Sie haben ihn wahrscheinlich nie aufgeschlagen. Wenn Sie sagen *ich bin jener, der klare Ideen hat,* geht es darum, zu wissen, warum. Wenn Sie sagen *ich bin jener, der Charakter hat,* kann jedermann Sie mit Recht fragen *was für einen?*

Und wenn Sie sagen *ich sage immer die Wahrheit,* nun, dann fürchten Sie sich nicht.
Es ist diese Beziehung zum Signifikanten, die den Akzent bestimmt, den für das Subjekt der erste Teil des Satzes *Du bist jener, der...* annehmen wird, je nachdem, ob der signifikante Teil von ihm erobert und auf sich genommen worden sein wird, oder im Gegenteil *verworfen**.
Ich möchte Ihnen noch, bevor ich Sie verlasse, einige andere Beispiele geben. Wenn ich jemandem sage *Du bist jener, der kommen mußt* | *tu es celui qui dois venir, d, o, i, s,* so findet sich der Hintergrund aus Signifikanten, den das unterstellt, nicht wieder wenn ich sage *Du bist jener, der ankommen muß* | *tu es celui qui doit arriver, d, o, i, t,* denn das heißt ganz einfach sagen *Du wirst ankommen* | *tu arriveras,* und das läßt vermuten – *Ja, aber in welchem Zustand!*
Du bist jener, der willst, was er will | *Tu es celui qui veux ce qu'il veut, v, e, u, x* heißt *Du bist ein kleiner Starrkopf. Du bist jener, der will, was er will* | *tu es celui qui veut ce qu'il veut,* mit einem *t* am Schluß, heißt *Du bist jener, der zu wollen weiß.* Es geht nicht unbedingt darum, daß Du jener wärst, der mir folgen wirst | *me suivras* oder mir nicht folgen wirst | *ne me suivras pas,* Du bist jener, der seinem Weg bis zu Ende folgen wird.
Du bist jener, der weißt, was er sagt | *Tu es celui qui sais ce qu'il dit, a, i, s* ist nicht *jener, der seinem Weg bis zu Ende folgen wird* | *celui qui suivra sa voie jusqu'au bout.*
Die Wichtigkeit dieser Unterscheidungen besteht darin, zu zeigen, daß die
319 Akzentänderung, die Fülle, die das *Du* dem anderen verleiht und die ebenso gut das ist, was das Subjekt von ihm erhält, wesentlich mit dem Signifikanten zusammenhängt.

4

Was geschieht, wenn der Signifikant, um den es geht, das Organsiationszentrum, der Punkt signifikativer Konvergenz, den er darstellt, wachgerufen wird, aber fehlt?
Wir können es gleichzeitig aus dieser Zugangsweise ableiten und in der Erfahrung bestätigt sehen.
Es genügt, unsere Formel auf dem Schema zu situieren, das ich Ihnen als dasjenige des Sprechens gegeben habe. *Du bist jener, der mir überall folgen wirst* | *Tu es celui qui me suivras partout.* Natürlich, das S und das A sind immer reziprok, und im Maße, wie es die uns gründende Botschaft des

anderen ist, die wir empfangen, ist das A auf der Ebene des *Du,* das kleine *a'* auf der Ebene von *der mir,* und das S auf der Ebene von *folgen wirst.*

Was geschieht, wenn der Signifikant fehlt, der dem Satz sein Gewicht verleiht, und dem *Du* seinen Akzent? Wenn dieser Signifikant vernommen wird, das Subjekt aber nicht darauf zu antworten vermag? Die Funktion des Satzes beschränkt sich dann auf die einzige Tragweite des *Du,* freier Signifikant, nirgends festgesteckt. Es gibt keinerlei elektives *Du.* Das *Du* ist genau jener, an den ich mich richte, und nichts anderes. Wenn ich sage *Du bist | tu es | töten,* dann ist das *Du* derjenige, der stirbt. Das ist genau das, was man in den unterbrochenen Sätzen Schrebers beobachtet, die gerade an dem Punkt aufhören, wo ein Signifikant auftauchen wird, der problematisch bleibt, mit einer bestimmten Bedeutung beladen, aber man weiß nicht welche. Lächerliche Bedeutung, die das Klaffen, das Loch anzeigt, wo nichts Signifikantes zu antworten vermag beim Subjekt.

Gerade im Maß, wie dieser Signifikant angerufen, wachgerufen wird, betroffen ist, taucht um ihn herum der pure Apparat der Beziehung zum anderen auf, das leere Gestammel – *Du bist jener, der mir...* Das ist der Typus selbst des unterbrochenen Satzes des Präsidenten Schreber, der freilich eine umso radikalere Gegenwart des anderen herstellt, eine umso radikaler andere, als es nichts gibt, das ihn auf einer Signifikantenebene situiert, mit der das Subjekt sich auf irgendeine Weise in Übereinstimmung setzen würde. Schreber sagt es – wenn der Andere ihn einen Augenblick lang im Stich läßt, ihn liegen läßt, tritt ein regelrechter Zerfall ein. Dieser Zerfall des Signifikanten tritt um einen Anrufungspunkt herum ein, der konstituiert wird durch das Fehlen, das Verschwinden, die Abwesenheit eines gewissen Signifikanten, sofern er zu einem bestimmten Zeitpunkt als solcher angerufen wird.

Nehmen Sie an, daß es sich um das *mir folgst* handle. Alles an Bedeutungen, die dem nahekommen, wird wachgerufen werden, es wird da geben *ich* 320
werde bereit sein, ich werde unterworfen werden, ich werde beherrscht werden, ich werde frustriert werden, ich werde entwendet werden, ich werde entfremdet werden, ich werde beeinflußt werden. Aber das *folgen wirst* im vollen Sinn wird nicht da sein.

Welches ist die Bedeutung, die im Fall des Präsidenten Schreber derart herangerückt worden ist? Welcher Signifikant ist denn angerufen worden, dessen Fehlen eine solche tiefgreifende Veränderung erzeugt hat bei einem Mann, der sich bis dahin vollkommen mit dem Apparat der Sprache, soweit er die gängige Beziehung mit seinen Nächsten herstellt, abgefunden hat? Die Abwesenheit welches Signifikanten kann erklären, daß das Wiederkäuen des

Sprechens für ihn zur elektiven Beziehungsweise zu einem anderen wird, daß die Andersheit auf das einzige Register der absoluten Andersheit eingeschränkt wird, welche die Andersheit aller anderen Wesen seiner Umgebung zerschlägt, vertreibt?

Das ist die Frage, bei der wir heute haltmachen werden.

Ich zeige Ihnen jetzt schon, um Sie nicht vollständig in der Schwebe zu lassen, die Richtung, in der wir suchen werden. Die Schlüsselworte, die signifikanten Worte von Schrebers Wahn, *Seelenmord, Nervenauffassung, Wollust, Seligkeit* und tausend andere Ausdrücke, kreisen um einen grundlegenden Signifikanten, der nie ausgesprochen wird und dessen Gegenwart beherrschend, bestimmend ist. Er sagt es selbst. Als Hinweis und um Sie, indem ich Ihnen zeige, daß wir uns auf einem Gelände befinden, das das unsere ist, zu beruhigen, werde ich Ihnen sagen, daß im ganzen Werk Schrebers sein Vater nur einmal erwähnt wird.

Und zwar betreffs seines bekanntesten, wenn nicht wichtigsten Werks, das *Ärztliche Zimmergymnastik* heißt. Ich habe alles darangesetzt, um mir dieses Buch, voll von kleinen Schemas, zu verschaffen. Das einzige Mal, wo Schreber seinen Vater nennt, das ist im Augenblick, wo er in diesem Buch nachschaut, ob das wirklich richtig ist, was ihm die Stimmen sagen bezüglich der typischen Stellung, welche diejenige des Mannes und der Frau sein soll im Augenblick, wo sie den Geschlechtsakt vollziehen. Geben Sie zu, daß das eine seltsame Idee ist, das in einer *Ärztlichen Zimmergymnastik* nachzusuchen. Jeder weiß, daß die Liebe ein idealer Sport ist, aber das ist doch stark.

So humoristisch diese Zugangsweise auch sein mag, muß Sie das doch auf die Spur dessen bringen, was ich Ihnen – nachdem ich auf dem Weg über die Kohärenz des Satzes das Problem dessen angeschnitten habe, was aus einem gewissen Fehlen auf der Ebene des Signifikanten resultiert – das nächste Mal bringen werde.

13. Juni 1956

XXIII
DIE HAUPTSTRASSE 321
UND DER SIGNIFIKANT «VATER SEIN»

Du bist jener, der mir am besten folgst.
Du bist jener, der mir folgt wie ein kleiner Hund.
Du bist jener, der mir an diesem Tag folgte.
Du bist jener, der mir durch die Prüfungen folgtest.
Du bist jener, der dem Gesetz ... dem Text folgst.
Du bist jener, der der Masse folgt.
Du bist jener, der mir gefolgt bist.
Du bist jener, der mir gefolgt ist.
Du bist jener, der bist.
Du bist jener, der ist.

1

Ihr Psychoanalytikerberuf ist doch die Mühe wert, daß Sie sich einen Augenblick lang dabei aufhalten, was zu sprechen heißt. Das ist, selbst wenn es etwas anderer Art ist, ein den mathematischen Spielereien – denen man niemals genug Aufmerksamkeit schenkt, denn das hat immer dazu gedient, den Geist zu bilden – verwandtes Exerzitium.

Hier geht das über den kleinen Spaß hinaus. Das ist nicht etwas, das sich gänzlich objektivieren, formalisieren ließe, das ist auf der Ebene dessen, was sich entzieht, gerade da halten Sie sich am wenigsten gerne auf, und doch liegt da das Wesentliche dessen, was sich abspielt, wenn Sie mit dem Diskurs eines anderen in Beziehung sind.

Setzen wir fort, wo wir das letzte Mal waren, beim Futurum des Wortes *folgen | suivre – Du bist jener, der mir folgen wirst, Du bist jener, der mir folgen wird | tu es celui qui me suivras, tu es celui qui me suivra.*

Wir haben damit begonnen, die wahrhaften Doppelsinnigkeiten zu unter- 322
streichen, die sich herstellen, je nachdem ob man durch den Schirm des *jener, der | celui qui* hindurchgeht oder nicht. Das Demonstrativpronomen ist nichts anderes als die wohlbekannte dritte Person. In allen Sprachen wird diese Person mit Demonstrativpronomen gebildet, und aus eben diesem Grund ist das keine Person des Verbums. Bleiben noch die beiden anderen

Personen, das *Du,* an das ich mich richte, und dahinter die Gegenwart eines ego, mehr oder weniger vergegenwärtigt, ich würde sogar sagen angerufen, unter der Bedingung, daß wir diesem Ausdruck seinen vollen Sinn verleihen. Ich habe den Nachdruck auf den Gegensatz gelegt, den es gibt zwischen dem unausbleiblichen Charakter, der einfachen Feststellung *Du bist jener, der mir folgen wird | tu es celui qui me suivra,* in der dritten Person, und dem Mandat, der Delegierung, dem Ruf, der sich hören läßt in *Du bist jener, der mir folgen wirst | tu es celui qui me suivras.* Ich hätte ebensogut die Voraussage dem Voraussehen gegenüberstellen können, ein Unterschied, der nur an einem Satz spürbar ist, der die Botschaft verkörpert. Wenn wir zum Abstrakten übergehen, wird die Voraussage zu etwas anderem.

Du bist jener, der mir gefolgt bist | tu es celui qui m'as suivi und *Du bist jener, der mir gefolgt ist | tu es celui qui m'a suivi* stellen eine analoge Verschiedenheit dar. Die Zeit des Verbums beschränkt sich nicht auf das bloße in Betracht ziehen der Vergangenheit, der Gegenwart und der Zukunft, sie ist in ganz anderer Weise beteiligt, dort wo es die zweite Person gibt. Ich würde sagen, daß im ersten Fall, wo das *mir gefolgt bist* in der zweiten Person ist, es sich um eine Aktion in der Zeit handelt, um eine temporalisierte Aktion, im Akt sich zu vollziehen in Betracht gezogen. Im anderen, *Du bist jener, der mir gefolgt ist | qui m'a suivi,* ist das ein Perfektum, eine vollendete Sache, derart beendet, daß man sogar sagen kann, daß das an die Definition grenzt – *unter den anderen bist Du jener, der mir gefolgt ist.*

Es gibt da eine Regel, ganz ohne Zweifel, für die man aber zahlreiche Beispiele geben muß, um dahin zu gelangen, sie zu erfassen. Der Unterschied, den es gibt zwischen *Du bist jener, der mir am besten folgst | tu es celui qui me suis le mieux* und *Du bist jener, der mir wie ein kleiner Hund folgt | tu es celui qui me suit comme un petit chien,* ist dazu da, um Ihnen zu erlauben, die Übungen, die folgen, anzubahnen, das, was an die blanken Stellen gesetzt werden soll.

Du bist jener, der mir an diesem Tag folgte | tu es celui qui me suivait ce jour-là. Du bist jener, der in einer früheren Zeit mir durch die Prüfungen folgtest | tu es celui qui, dans un temps, me suivais à travers les épreuves. Es gibt zwischen diesen beiden Formulierungen den ganzen Unterschied zwischen der Beständigkeit und der Treue. Sagen wir sogar, falls das Wort Beständigkeit Zweideutigkeit bewirken kann, zwischen der Fortdauer und der Treue. Das *mir* braucht nicht da zu sein. *Du bist jener, der dem Gesetz folgst, Du bist jener, der dem Text folgst | tu es celui qui suis la loi, tu es celui qui suis le texte* schreibt sich anders ein, scheint es mir, als *Du bist jener, der der Menge folgt | tu es celui qui suit la foule,* wobei es sich, vom Gesichtspunkt des Signifikanten aus, das heißt als organische Gruppen, deren signifikativer Wert sich vom

Anfang bis zum Abschluß ordnet, um durchaus annehmbare Sätze handelt.
Herr PUJOL – *Sie werden nicht phonetisch, sondern nur orthographisch identifiziert.*
Diese gruppierten Beispiele scheinen mir nicht zu sehr erfunden, um 323
annehmbar zu sein. Diese Unterschiede sind nicht ohne Grund.
M. PUJOL – *In* Du bist jener, der mir gefolgt bist | tu es celui qui m'as suivi *ist es der andere der das s setzt, es ist nicht jener, der spricht.*
Da kommen Sie zum Kern der Sache, indem Sie wiederaufnehmen, worauf ich soeben hingewiesen habe – daß dieses *Du,* an das ich mich vom Platz her richte, wo ich selbst bin als Anderer mit einem großen A, überhaupt nicht mein bloßes Korrelat ist. Diese Beispiele beweisen, daß es etwas anderes gibt jenseits des *Du,* das das ego ist, das den Diskurs dessen trägt, der mir folgt, wenn er meinem Sprechen folgt zum Beispiel. Genau das Mehr oder das Weniger an Intensität, das Mehr oder das Weniger an Gegenwart dieses ego entscheidet zwischen den beiden Formen. Freilich ist es das, was billigt, und eben weil die Billigung von ihm abhängt, sind wir da und befassen uns mit diesen Beispielen. Dieses ego ist jenseits des *Du bist jener,* das der Modus ist, in dem sich zurechtzufinden es berufen ist. Im einen Fall ist es *er,* der folgen wird, und tatsächlich wird das *jener* hinfällig – er wird folgen, *er* wird folgen, es ist *er,* der folgen wird. Im anderen Fall ist es nicht *er,* der verwickelt ist, sondern *ich | moi.*
Kurz, es geht darum, Ihnen zu zeigen, daß der Träger dieses *Du,* unter welcher Form es auch in meiner Erfahrung in Erscheinung treten mag, ein ego ist, das ego, das es formuliert, daß aber dieses niemals als es vollständig tragend angesehen werden kann. Jedes Mal, wenn ich mich auf den anderen berufe durch diese Botschaft, diese Delegierung, jedes Mal, wenn ich ihn namentlich als jenen bestimme, der tun soll, jenen, der tun wird, aber mehr noch als jenen, dem ich ankündige, was er sein wird, erhalte ich ihn zweifellos aufrecht, aber es bleibt etwas völlig Ungewisses, Problematisches in dieser grundlegenden Kommunikation, welche die Ankündigung, um nicht zu sagen die Verkündigung ist.
Das *ich | je* hat ein wesentlich fliehendes Wesen, das niemals vollständig das *Du* aufrechterhält.

2

Das ist wirklich eines der tiefgreifendsten Merkmale der geistigen Grundlage der jüdisch-christlichen Tradition, daß das Sprechen hier deutlich, als seinen

letzten Grund, das Sein des *ich* | *je* hervorhebt. Bei allen wesentlichen Fragen findet sich das Subjekt immer in der Lage, aufgefordert, sich als *ich* zu rechtfertigen. Das *ich*, das sagt *je suis celui qui suis* | *ich bin jener, der bin*, dieses zu Beginn des Satzes stehende *ich*, ganz allein, ist jenes, das radikal das *Du* aufrechterhält in seinem Anruf. Das ist der ganze Unterschied, den es gibt zwischen dem Gott der Tradition, aus der wir hervorgehen, und dem Gott der griechischen Tradition. Ich habe mich gefragt, ob der griechische
324 Gott imstande ist, sich in Form irgendeines *ich* laut werden zu lassen. Würde er sagen *Ich bin jener, der ist*? Davon ist im übrigen überhaupt nicht die Rede. Die ganz gedämpfte Form des griechischen Gottes ist nicht etwas, über das zu lächeln angebracht wäre, noch zu glauben, daß sie sich auf dem Weg zum atheistischen Schwinden Gottes ansiedelt. Das ist eher der Gott, für den Voltaire sich interessierte, so sehr, daß er Diderot als einen Schwachkopf betrachtete, der Gott des Deismus, der der Ordnung des halb Fleisch halb Fisch des *Ich bin jener, der ist* angehört.

Beim Gott des Aristoteles wird Ihr Geist nicht gerne verweilen, denn das ist für uns undenkbar geworden. Aber sei's drum, versuchen Sie, einen Augenblick lang zu meditieren – Modus dieses *medeor*, von dem ich Ihnen das letzte Mal gesprochen habe, und das das ursprüngliche Wort Ihrer ärztlichen Funktion ist – über das, was das Verhältnis zur Welt eines Schülers des Aristoteles sein mag, für den Gott die unveränderlichste Sphäre des Himmels ist. Das ist nicht ein Gott, der sich durch das Wort ankündigt, wie jener, den wir soeben evoziert haben, er ist der Teil der Sternensphäre, der die Fixsterne umfaßt, er ist die Sphäre, die in der Welt sich nicht bewegt. Das bringt natürlich ein Verhältnis zum anderen mit sich, das für uns fremd und undenkbar ist, und viel weiter weg ist, als das, was zum Beispiel bei der Strafphantasie ins Spiel gebracht wird.

Niemand hält sich bei folgendem auf – es ist sehr wohl deshalb, weil es am Grund des religiösen Denkens, das uns gebildet hat, die Idee gibt, uns in Furcht und Zittern leben zu lassen, daß die Färbung der Schuld so grundlegend ist in unserer psychologischen Erfahrung der Neurosen, ohne daß man deswegen im voraus sagen könnte, was sie in einem anderen Kulturkreis sind. Diese Färbung ist sogar so grundlegend, daß wir von da her die Neurosen angegangen sind, und daß wir festgestellt haben, daß sie in subjektiver und intersubjektiver Weise strukturiert sind. Deshalb ist es durchaus angebracht, uns zu fragen, ob unser Verhältnis zum anderen nicht grundlegend von der Tradition betroffen wird, die sich in der Formel ankündigt, von einem Bäumchen flankiert, das in Flammen steht, sagt man uns – *Ich bin jener, der bin* | *Je suis celui qui suis*. Wir sind nicht so weit entfernt von unserem Gegenstand. Darum handelt es sich beim Präsidenten Schreber – um eine Weise, den Gott-Anderen zu konstruieren.

Das Wort Atheismus hat für uns einen ganz anderen Sinn als den, welchen es in einer Bezugnahme auf die aristotelische Gottheit zum Beispiel haben könnte, wo es sich um das Verhältnis zu einem höheren Seienden handelt, zum höchsten Seienden. Unser eigener Atheismus siedelt sich in einer anderen Perspektive an – er hängt mit dieser immer sich entziehenden Seite des *ich* | *je* des anderen zusammen.

Ein anderer, der sich ankündigt als – *Ich bin jener, der bin* | *Je suis celui qui suis* ist aufgrund dieser bloßen Tatsache ein Gott jenseits, ein verborgener Gott, und ein Gott, der keinesfalls sein Gesicht enthüllt. In der Perspektive, die genau die aristotelische ist, könnte man sagen, daß unser eigener Ausgangspunkt schon atheistisch ist. Das ist ein Irrtum, aber in dieser Perspektive ist 325
es durchaus wahr, und in unserer Erfahrung ist es das nicht weniger. Was auch immer sich als *Ich bin jener, der bin* | *Je suis celui qui suis* ankündigen mag, ist vollständig problematisch, hält sich nicht aufrecht und ist fast nicht aufrechterhaltbar, oder nur durch einen Toren aufrechterhaltbar.

Denken Sie nach über das *Ich bin* von *Ich bin jener, der bin* | *Je suis celui qui suis.* Eben das bewirkt den problematischen Charakter der Beziehung zum anderen in der Tradition, welche die unsere ist. Das ist auch das, was eigentlich unser Verhältnis zu den Seienden, den Objekten auszeichnet, und unsere eigene Wissenschaft – viel tiefer als ihr sogenanntes experimentelles Wesen. Die Alten experimentierten nicht weniger als wir, sie experimentierten über das, was sie interessierte, die Frage liegt nicht da. In der Art, die anderen zu setzen, die kleinen anderen, im Lichte des letzten, absoluten Anderen, unterscheiden wir uns in unserer Art, die Welt zu zerstückeln, sie in Stücke zu schlagen. Die Alten gingen dagegen an sie heran wie an etwas, das sich auf einer Stufenleiter der Konsistenz des Seienden hierarchisiert. Unsere Position stellt radikal das Wesen selbst dessen in Frage, was sich ankündigt als das, was *Sein* ist, und nicht *Seiendes.*

Jenem, der sagt *Ich bin jener, der bin* | *Je suis celui qui suis,* sind wir außerstande zu antworten. Was sind wir, um *jenem, der bin* | *celui qui suis* zu antworten? Wir wissen es nur allzu gut. Ein Unbesonnener – wahrlich, viele kommen zu uns, solche Flüge von Unbesonnenen von der anderen Seite des Atlantiks –, den ich vor kurzem getroffen habe, beteuerte mir – *Aber immerhin schließlich, ich bin ich!* Das schien ihm die letzte Gewißheit zu sein. Ich versichere Ihnen, daß ich ihn nicht provoziert hatte und daß ich nicht da war, um antipsychologische Propaganda zu betreiben.

In der Tat, wenn es eine wirklich minimale Evidenz in der Erfahrung gibt, ich sage nicht jene der Psychoanalyse, sondern einfach die innere Erfahrung irgend jemandes, dann das, daß wir gewiß umso weniger jene sind, die wir sind, als wir sehr gut wissen, was für einen Radau, was für ein schreckliches, von diversen Beschwörungen durchquertes Chaos wir ständig in uns erfahren, jeden Augenblick.

Ich habe Sie lang genug an der Hand gehalten, damit Ihnen auffällt, daß das Sprechen, und insbesonders jene wesentliche Form des Sprechens, in der wir selbst uns als ein *Du* ankündigen, ein komplexer Modus ist, der sich keineswegs auf die Intuition zweier Signale austauschender Zentren reduzieren läßt. Nachdem die Beziehung von Subjekt zu Subjekt in einem komplexen Modus durch die Eigenschaften der Sprache strukturiert wird, muß die eigentümliche Rolle, die dabei der Signifikant spielt, ausfindig gemacht werden.

Ich möchte Sie zu einfachen Eigenschaften des besagten Signifikanten zurückführen. Der Radikalismus, den ich Ihnen gegenüber betreffs der Beziehung des Subjekts zum Subjekt an den Tag gelegt habe, führt zu einer in Gang befindlichen Infragestellung des Anderen als solchen, die ihn streng genommen unfaßbar zeigt – er hält die Wette, die wir ihm vorschlagen, nicht
326 aufrecht, kann sie niemals vollständig aufrechterhalten. Umgekehrt bringt der Gesichtspunkt, den ich vor Ihnen aufrechtzuerhalten suche, einen gewissen Materialismus der davon betroffenen Elemente mit sich, in dem Sinn, daß die Signifikanten tatsächlich verkörpert, materialisiert sind, das sind Worte, die spazierengehen, und als solche üben sie ihre Funktion des Zusammenheftens aus.

Ich werde jetzt, um Sie ausruhen zu lassen, einen Vergleich für Sie anstellen. Ein Vergleich ist kein Argument | *comparaison n'est pas raison,* aber die Beispiele, die ich verwendet habe, zeichneten sich durch Rigorosität aus, wie diese erste Szene von *Athalia,* von der ich Ihnen gezeigt habe, daß der Fortschritt darin besteht, daß der Interlokutor, Abner, durch die *Gottesfurcht* ersetzt wird, die nicht mehr Beziehung mit den Befürchtungen und der Stimme Abners hat als das *mir gefolgt bist.*

Parenthese. Ich habe vor kurzem einen englischen Artikel über Racine lesen können, der die Originalität seiner Tragödie dadurch definiert, daß er die Gabe, das Geschick gehabt hat, in diesen Rahmen, und fast ohne daß sein Publikum es wußte, Figuren einzuführen, die sich durch Edelhurerei auszeichnen. Sie sehen den Abstand zwischen der angelsächsischen Kultur und der unsrigen. Der Grundton von *Andromache, Iphigenie,* usw., ist die Hurerei. Man unterstreicht im Vorübergehen, daß die Freudianer in den Tragödien Racines eine großartige Entdeckung gemacht haben. Es ist mir bis

jetzt nicht aufgefallen, ich bedaure es. Es ist wahr, daß man sich im Anschluß an Freud darangemacht hat, in den Stücken Shakespeares, und nicht ohne Selbstgefälligkeit, die Veranschaulichung einer gewissen Zahl von analytischen Beziehungen zu suchen. Aber was die Belege aus unserer eigenen Kultur betrifft, zögern sie, ans Tageslicht zu treten. Es wäre Zeit, sich daranzumachen, man würde da vielleicht etwas finden, um, wie ich es das letzte Mal gemacht habe, die Probleme zu illustrieren, die sich uns stellen betreffs des Gebrauchs des Signifikanten.
Kommen wir zum Beispiel, das ich Ihnen geben will, um Ihnen die dem Signifikanten im Feld der Beziehungen des Anderen eigene Schwere, Trägheit verständlich zu machen.

3

Die Straße ist ein Signifikant, der verdient, als solcher genommen zu werden – die Straße, die Hauptstraße, auf der Sie mit Ihren verschiedenen Fortbewegungsmitteln fahren, die Straße, die zum Beispiel von Mantes nach Rouen geht. Ich sage nicht *Paris*, das ein Sonderfall ist.
Das Bestehen einer Hauptstraße zwischen Mantes und Rouen ist eine Tatsache, die für sich allein sich dem Nachdenken des Forschers anbietet.
Nehmen wir an, daß Sie – wie es im Süden Englands vorkommt, wo Sie diese Hauptstraßen nur in äußerst spärlicher Weise haben –, um von Mantes nach 327
Rouen zu fahren, über eine Reihe von kleinen Straßen zu fahren hätten, wie jene, die von Mantes nach Vernon geht, dann von Vernon nach wohin Sie wollen. Es genügt, diese Erfahrung gemacht zu haben, um daraufzukommen, daß das überhaupt nicht das gleiche ist, eine Folge kleiner Straßen und eine Hauptstraße. Nicht nur läßt Sie das langsamer werden in Ihrem Betreiben, sondern das ändert vollständig die Bedeutung Ihrer Verhaltensweisen gegenüber dem, was sich zwischen dem Ausgangspunkt und dem Ankunftspunkt abspielt. A fortiori, wenn Sie sich einen ganzen Landstrich mit kleinen Wegen bedeckt vorstellen, ohne daß irgendwo die Hauptstraße existieren würde.
Die Hauptstraße ist etwas, das für sich existiert und das sofort erkannt wird. Wenn Sie einen Pfad verlassen, ein Dickicht, einen Seitenstreifen, einen kleinen Gemeindeweg, dann wissen Sie gleich, da, da ist die Hauptstraße. Die Hauptstraße ist nicht etwas, das sich von einem Punkt zu einem anderen erstreckt, es ist eine im Raum entfaltete Dimension, die Vergegenwärtigung einer ursprünglichen Realität.

Wenn ich die Hauptstraße als Beispiel auswähle, dann deshalb, weil das, wie Monsieur de la Palice [30] sagen würde, eine Verkehrsverbindung ist, ein Kommunikationsweg.

Sie können das Gefühl haben, daß wir es da mit einer banalen Metapher zu tun haben, daß die Hauptstraße bloß ein Mittel ist, um von einem Punkt zu einem anderen zu gehen. Irrtum.

Eine Hauptstraße gleicht überhaupt nicht dem Pfad, den das Marschieren der Elefanten durch den Äquatorialwald bahnt. So gewaltig diese Pfade, wie es scheint, auch sein mögen, sie sind nichts anderes als der Durchgangsweg der Elefanten. Zweifellos ist das keine Kleinigkeit, denn es wird aufrechterhalten durch die physische Realität der elefantischen Wanderungen. Außerdem weist dieser Durchgangsweg in eine Richtung. Ich weiß nicht, ob diese Bahnungen, wie man es manchmal sagt, zu Friedhöfen führen, die recht mythisch erscheinen – es scheint, daß das eher Gebeinablagerungen sind –, aber gewiß stocken die Elephanten nicht auf ihren Straßen. Der Unterschied zwischen der Hauptstraße und dem Elefantenpfad besteht dann darin, daß wir dort anhalten – und die Pariser Erfahrung rückt da in den Vordergrund –, wir halten dort so sehr an, daß wir uns anhäufen und diese Durchgangsorte hinreichend viskös machen, daß sie fast zur Sackgasse werden.

Es passiert noch so manches andere auf der Hauptstraße.

Es kommt vor, daß wir auf der Hauptstraße spazierengehen, absichtlich und vorsätzlich, um anschließend den gleichen Weg in umgekehrter Richtung zurückzulegen. Diese Bewegung hin und zurück ist auch ganz wesentlich, und führt uns auf den Weg dieser Evidenz – daß die Hauptstraße eine Stätte ist, um die herum sich nicht nur allerlei Wohnungen, Aufenthaltsorte anhäufen, sondern die auch, als Signifikant, die Bedeutungen polarisiert.

328 Man läßt sein Haus an der Hauptstraße bauen, und das Haus richtet sich auf und steht da, ohne andere Funktion als auf die Hauptstraße zu schauen. Gerade weil die Hauptstraße in der menschlichen Erfahrung ein unbestreitbarer Signifikant ist, kennzeichnet sie eine Etappe der Geschichte.

Die römische Straße, die als solche erfaßte und benannte Straße, hat in der menschlichen Erfahrung eine ganz andere Beschaffenheit als diese Schnellverbindungswege und -fährten, sogar mit Raststätten, die im Osten haben bewirken können, daß Reiche eine Zeitlang standhalten. Alles, was durch die römische Straße gekennzeichnet wird, hat dadurch einen Stil angenommen, der viel weiter geht als das, was unmittelbar zugänglich ist als Wirkung der Hauptstraße. Überall, wo sie gewesen ist, hinterläßt sie auf quasi unauslöschliche Weise Spuren. Die römischen Prägungen sind wesentlich, mit all dem, was sich rundherum entwickelt hat, im übrigen genauso gut die zwischenmenschlichen Rechtsverhältnisse, die Art, das Geschriebene zu übermitteln, wie die Art, die menschliche Erscheinung zu fördern, die Statuen. Herr Malraux kann mit vollem Recht sagen, daß vom Gesichtspunkt des ewigen Kunstmuseums aus nichts von der römischen Skulptur im Gedächtnis zu behalten ist, das ändert nichts daran, daß der Begriff selbst des menschlichen Wesens mit der weiten Verbreitung der Statuen in den römischen Ortschaften zusammenhängt.

Die Hauptstraße ist also ein besonders deutliches Beispiel dessen, was ich Ihnen sage, wenn ich von der Funktion des Signifikanten spreche, sofern er die Bedeutungen polarisiert, festmacht, zu Bündeln vereinigt. Es gibt eine regelrechte Antinomie zwischen der Funktion des Signifikanten und der Induktion, die sie auf die Gruppierung der Bedeutungen ausübt. Der Signifikant ist polarisierend. Es ist der Signifikant, der das Feld der Bedeutungen schafft.

Vergleichen Sie auf einem großen Atlas drei Karten.

Auf der Karte der physischen Welt werden Sie in die Natur eingeschriebene Dinge sehen, gewiß bereit, eine Rolle zu spielen, aber noch im Naturzustand. Sehen Sie demgegenüber eine politische Karte an – Sie finden dort in Form von Spuren, von Anschwemmungen, von Sedimenten, wie die ganze Geschichte der menschlichen Bedeutungen sich in einer Art von Gleichgewicht erhält und jene rätselhaften Linien zieht, welche die politischen Grenzen der Länder sind. Nehmen Sie eine Karte der großen Verkehrsverbindungen, und Sie sehen, wie sich von Süden bis Norden die Straße gebahnt hat, welche die Länder durchquert, um ein Becken mit einem anderen Becken zu verbinden, eine Ebene mit einer anderen Ebene, eine Kette zu überschreiten, über Brücken zu führen, sich zu organisieren. Sie werden daraufkommen, daß es diese Karte ist, die, im Verhältnis des Menschen zum Boden, am besten die Rolle des Signifikanten ausdrückt.

Tun wir nicht so wie jene Person, die verwundert war, daß die Wasserläufe genau durch die Städte gehen. Nicht zu sehen, daß die Städte sich am Knoten der Straßen gebildet, kristallisiert, eingerichtet haben, hieße eine ähnliche Einfalt an den Tag legen. An ihrer Kreuzung, im übrigen mit einer kleinen Schwankung, entsteht historisch das, was zu einem Bedeutungszentrum 329
wird, zu einer menschlichen Ansiedlung, einer Stadt, mit all dem, was ihr diese Dominanz des Signifikanten auferlegt.

Was passiert, wenn wir sie nicht haben, die Hauptstraße, und wir gezwungen sind, um von einem Punkt zu einem anderen zu gehen, die kleinen Wege aneinanderzufügen, mehr oder weniger getrennte Arten von Bedeutungsgruppierungen? Um von diesem Punkt zu jenem Punkt zu gehen, werden wir die Wahl zwischen verschiedenen Elementen des Netzes haben, wir werden unseren Weg so oder so zurücklegen können, aus verschiedenen Gründen, Bequemlichkeit, Vagabundieren, oder einfach Irrtum an der Kreuzung.

Daraus leiten sich mehrere Dinge ab, die uns den Wahn des Präsidenten Schreber erklären.

Welches ist der Signifikant, der bei seiner Anfangskrise in Schwebe gebracht wird? Es ist der Signifikant *Fortpflanzung* in seiner problematischsten Form, diejenige, auf die Freud selbst hinsichtlich der Zwangsneurotiker hinweist, welche nicht die Form *Mutter sein,* sondern die Form *Vater sein* ist.

Sie sollten hier einen Augenblick innehalten, um darüber nachzudenken, daß die Funktion des *Vater sein* in der menschlichen Erfahrung absolut undenkbar ist ohne die Kategorie des Signifikanten.

Was mag *Vater sein* besagen? Sie kennen die gelehrten Diskussionen, ethnologische oder andere, in die man sogleich eintritt, um zu wissen, ob die Wilden, die sagen, daß die Frauen empfangen, wenn sie sich an einem bestimmten Ort befinden, wirklich über den wissenschaftlichen Begriff verfügen, daß die Frauen fruchtbar werden, wenn sie ordentlich kopuliert haben. Diese Fragen sind immerhin mehreren als etwas erschienen, das die Merkmale größter Einfalt trägt, denn es ist schwierig, sich menschliche Tiere vorzustellen, die stumpfsinnig genug wären, um nicht darauf zu kommen, daß man, wenn man Kinder haben will, kopulieren muß. Die Frage liegt nicht hier. Die Frage ist, daß die Summierung dieser Tatsachen – mit einer Frau kopulieren, daß sie dann während einer gewissen Zeit etwas in ihrem Leib trägt, daß dieses Produkt schließlich ausgestoßen wird – niemals den Begriff dessen konstituieren wird, was das ist, *Vater sein.* Ich spreche nicht einmal von dem ganzen in dem Ausdruck *Vater sein* implizierten kulturellen Bündel, ich spreche einfach davon, was das ist, *Vater sein,* im Sinne von zeugen.

Es bedarf einer Rückwirkung, damit die Tatsache des Kopulierens für den Mann den Sinn erhalte, den es wirklich hat, zu dem aber keinerlei imaginärer Zugang möglich ist, daß das Kind genauso gut von ihm ist wie von der Mutter. Und damit sich diese Aktionswirkung als Gegenleistung herstellt, ist es notwendig, daß die Ausarbeitung des Begriffes *Vater sein* durch eine Arbeit, die durch ein ganzes Spiel kultureller Austauschvorgänge zustandegekommen ist, in den Zustand eines ersten Signifikanten übergeführt worden sei, und daß dieser Signifikant seine Konsistenz und seinen Status besitze. Das Subjekt kann sehr wohl wissen, daß Kopulieren *tatsächlich* am Ursprung von Zeugen steht, aber die Funktion des Zeugens als Signifikant ist etwas anderes.

Ich gebe zu, daß ich noch nicht vollständig den Schleier gelüftet habe – ich 330
lasse das für das nächste Mal. Damit Zeugen seinen vollen Sinn hat, ist es noch notwendig, bei beiden Geschlechtern, daß es Erfassen, Beziehung gebe zur Erfahrung des Todes, die dem Term des Zeugens seinen vollen Sinn verleiht. Die Vaterschaft und der Tod sind im übrigen zwei Signifikanten, die Freud, was die Zwangsneurotiker anbelangt, miteinander verbindet.
Der Signifikant *Vater sein* ist das, was die Hauptstraße zwischen den Geschlechtsbeziehungen mit einer Frau herstellt. Wenn die Hauptstraße nicht existiert, findet man sich vor einer gewissen Zahl von kleinen elementaren Wegen, Kopulieren und dann die Schwangerschaft einer Frau.
Der Präsident Schreber ermangelt allem Anschein nach dieses grundlegenden Signifikanten, der *Vater sein* heißt. Deshalb mußte er einen Irrtum begehen, sich verhaspeln, und so weit gehen, zu denken, daß er selbst trage, wie eine Frau. Er mußte sich selbst als Frau vorstellen und in einer Schwangerschaft den zweiten Teil des notwendigen Weges realisieren, damit, indem das eine zum anderen hinzukommt, die Funktion *Vater sein* realisiert werde.
Die Erfahrung der Couvade, so problematisch sie uns auch scheinen mag, kann situiert werden als eine unsichere, unvollständige Assimilation der Funktion *Vater sein.* Sie entspricht tatsächlich einem Bedürfnis, imaginär – oder rituell oder sonstwie – den zweiten Teil des Weges zu realisieren.
Um meine Metapher noch ein bißchen weiter voranzutreiben, werde ich Ihnen sagen – wie machen sie es, jene, die man die Straßenbenutzer nennt, wenn es die Hauptstraße nicht gibt und es darum geht, über kleine Straßen zu fahren, um von einem Punkt zu einem anderen zu gelangen? Sie folgen den am Straßenrand angebrachten Schildern. Das heißt, daß dort, wo der Signifikant nicht funktioniert, es ganz von selbst zu sprechen anfängt am Rand der Hauptstraße. Dort wo es nicht die Straße gibt, treten geschriebene Worte auf den Schildern in Erscheinung. Das ist sie vielleicht, die Funktion der verbalen Gehörshalluzinationen unserer Halluzinanten – das sind die Schilder am Rand ihres kleinen Weges.
Wenn wir annehmen, daß der Signifikant seinen Weg ganz allein fortsetzt, ob wir es bemerken oder nicht, müssen wir zugeben, daß es in uns, mehr oder weniger bemäntelt durch die Aufrechterhaltung von Bedeutungen, die uns interessieren, eine Art von Brummen gibt, ein wahrhaftes Tohuwabohu, von dem wir seit der Kindheit betäubt worden sind. Warum nicht sich vorstellen, daß in genau dem Augenblick, wo die Koppelungen zwischen dem, was Saussure die *amorphe Masse* des Signifikanten nennt, und der amorphen Masse der Bedeutungen und Interessen durchbrennen, wo sie sich als schwach erweisen, der kontinuierliche Strom des Signifikanten seine Unabhängigkeit

wiedererlangt? Und dann, in diesem Brummen, das die Halluzinanten so oft schildern bei dieser Gelegenheit, in diesem kontinuierlichen Murmeln dieser
31 Phrasen, dieser Kommentare, die nichts anderes sind als die Unzahl dieser kleinen Wege, fangen die Signifikanten ganz alleine zu sprechen, zu singen an. Das kontinuierliche Murmeln dieser Phrasen, dieser Kommentare, ist nichts anderes als die Unzahl dieser kleinen Wege.

Es ist noch ein Glück, daß sie ungefähr die Richtung anzeigen.

Ich werde das nächste Mal zu zeigen versuchen, wie all das, was sich im Wahn entsprechend verschiedenen gesprochenen Registern orchestriert und organisiert, in seiner Übereinanderschichtung wie in seiner Textur die grundlegende Polarisierung des plötzlich angetroffenen, plötzlich wahrgenommenen Fehlens eines Signifikanten aufdeckt.

20. Juni 1956

XXIV
«DU BIST»

333

Formen des Klaffens
Das Verb sein
Vom Du *zum anderen*
Die Schildkröte und die beiden Enten
Der Eintritt in die Psychose

Ich werde meinen kleinen wöchentlichen Diskurs beginnen, indem ich Sie anschnauze – aber alles zusammengenommen, wenn ich Sie da sehe, so artig eingereiht zu einem so vorgeschrittenen Zeitpunkt des Jahres, kommt mir eher dieser Vers in den Sinn – *Ihr seid sie, die Getreuen.*

Ich werde dennoch mein Vorhaben fortführen, das sich auf die letzte Versammlung der Société [31] bezieht.

Es ist klar, daß, falls die Wege, auf die ich Sie mitnehme, irgendwohin führen können, sie nicht derart gebahnt sind, daß Sie nicht einigermaßen in Verlegenheit wären, zu zeigen, daß Sie den Punkt wiedererkennen, wo jemand sich auf ihnen fortbewegt. Das ist aber doch wirklich kein Grund, daß Sie still bleiben – sei es auch nur um sehen zu lassen, daß Sie eine Vorstellung von der Frage haben. Sie könnten, dadurch daß Sie sprechen, irgendeine Verlegenheit zeigen, aber Sie gewinnen nichts, indem Sie schweigen. Sie werden mir sagen, daß Sie dabei gewinnen, daß es als Gruppe ist, daß Sie als vernagelt angesehen werden, und daß das, alles in allem, viel erträglicher ist.

Man kann in dieser Hinsicht nicht verfehlen, darüber erstaunt zu sein, daß gewisse Philosophen, die genau jene des Augenblicks sind, und auf die ich mich von Zeit zu Zeit diskret beziehe, formuliert haben, daß der Mensch unter allen Seienden ein offenes Seiendes ist. Die Öffnung des Seins fasziniert jeden, der zu denken anfängt. Diese Art von panischer Behauptung, die unsere Epoche auszeichnet, kann es nicht verfehlen, in gewissen Augenblikken als Ausgleich und Kompensierung für dasjenige zu erscheinen, was der so familiäre Ausdruck *bouché* | *vernagelt* ausdrückt, nämlich, wie man es schulmeisterhaft bemerkt, eine Kluft zwischen den Vorurteilen der Wissenschaft, wenn es um den Menschen geht, und dessen Erfahrung in dem, was seine Authentizität wäre. Diese Leute befleißigen sich wiederzuentdecken,

334 daß sicher das, was am Grund des Denkens ist, nicht das Privileg der Denker ist, daß aber im geringsten Akt seiner Existenz der Mensch, welche auch immer seine Verirrungen über seine eigene Existenz sein mögen, trotzdem, gerade wenn er etwas artikulieren will, ein offenes Wesen bleibt.
Das ist hier die Ebene, auf der angeblich sich jene aufhalten, die wahrhaft denken, die es sagen. Seien Sie gewiß auf jeden Fall, daß ich mich nicht dort aufhalte, obwohl Gewisse versuchen, den gegenteiligen Gedanken zu verbreiten. Zumindest ist es nicht auf dieser Ebene, daß die Realität sich situiert und sich erfassen läßt, um die es geht, wenn wir die analytische Materie explorieren.
Zweifellos ist es unmöglich, darüber etwas Sinnvolles zu sagen, es sei denn, indem man es in demjenigen re-situiert, was wir die klaffenden Stellen des Seins nennen werden. Aber diese klaffenden Stellen haben gewisse Formen angenommen, und hier ist das, was es an Kostbarem gibt in der analytischen Erfahrung – sie ist gewiß in keiner Weise verschlossen gegenüber der radikal fragenden und fragwürdigen Seite der menschlichen Lage, aber sie liefert dazu einige Determinanten. Freilich, indem diese Determinanten für Determiniertes angesehen werden, schleudert man die Psychoanalyse auf die Bahn der Vorurteile der Wissenschaft, welche das ganze Wesen der menschlichen Realität entwischen läßt. Aber indem man einfach die Dinge auf dieser Ebene beläßt und sie auch nicht zu hoch ansetzt, kann man unserer Erfahrung den richtigen Akzent dessen verleihen, was ich mittelmäßige Vernunft nenne.
Nächstes Jahr – der Vortrag von François Perrier hat mich dazu getrieben, denn ich wußte nicht, was ich machen würde – werde ich zum Thema des Seminars die Objektbeziehung nehmen, oder was so genannt wird. Vielleicht werde ich sie durch einen Vergleich der Objekte der Phobie und der Fetische einführen, zwei Objektreihen, von denen Sie schon auf den ersten Blick sehen, wie sehr sie sich in ihrem Katalog unterscheiden.
Für heute werden wir die Dinge dort wiederaufnehmen, wo wir sie das letzte Mal gelassen haben.

1

Über die Art, wie ich diese Lektionen über den Signifikanten eingeführt habe, hat man mir gesagt – *Sie holen da zweifellos weit aus, das ist anstrengend, man weiß nicht sehr gut, worauf Sie hinauswollen, aber dennoch, rückwirkend sieht man gut, daß es da irgendeine Beziehung gab zwischen dem, wovon Sie ausgegangen sind und dem, bei dem Sie angelangt sind.* Diese Art, die Dinge auszudrücken, beweist, daß man nichts verlieren wird, wenn man ein weiteres Mal den Weg durchläuft.

Die Frage ist begrenzt. Ich behaupte nicht, den ganzen Gehalt einer derart enormen Sache wie des Fallberichts des Präsidenten Schreber zu behandeln, und folglich weniger noch das Feld der Paranoia in seiner Gesamtheit. Ich 335
behaupte nur, ein kleines Feld zu erhellen, ich befasse mich mit einigen Phänomenen, ohne sie auf einen Mechanismus zu reduzieren, der ihnen fremd wäre, ohne sie mit aller Gewalt in geläufige Kategorien einzufügen, in das Kapitel *Psychologie* des Studienplans Philosophie, ich versuche, sie mit Begriffen, die ein bißchen besser ausgeprägt sind in Hinsicht auf die Realität der Sprache, in Beziehung zu bringen. Ich behaupte, daß diese Bemühung erlauben müßte, die Frage des Ursprungs, im genauen Sinn des Determinismus, oder des Anlasses, des Eintritts in die Psychose anders zu stellen, was letzten Endes durchaus ätiologische Determinationen umfaßt.

Ich stelle die Frage – was braucht es, damit es spricht?

Das ist wirklich eines der wesentlichsten Phänomene der Psychose. Die Tatsache, es so auszudrücken, ist schon dazu angetan, falsche Probleme aus dem Weg zu räumen, nämlich diejenigen, welche man schafft, indem man sagt, daß bei den Psychosen das Es bewußt ist. Wir enthalten uns immer mehr dieser Bezugnahme, von der Freud selbst immer gesagt hat, daß man buchstäblich nicht wisse, wo man sie hintun soll. Vom ökonomischen Gesichtspunkt aus ist nichts ungewisser als ihr Eingreifen – das ist ganz kontingent. Wir plazieren uns also durchaus in der Freudschen Tradition, wenn wir sagen, daß letzten Endes die einzige Sache, die zu denken uns aufgegeben ist, ist, daß es spricht.

Es spricht. Aber warum spricht es? Warum, für das Subjekt selbst, spricht es? Warum präsentiert das sich wie eine Rede, und warum ist diese Rede *es,* und nicht *er*? Wir haben die Frage schon auf der Ebene des *Du* angeschnitten, des entfernten *Du,* wie man mich aufmerksam gemacht hat, zu dem ich gelangt bin, als ich versuchte, Ihnen den Signifikanten zum Beispiel der Hauptstraße zu symbolisieren. Auf diesen Punkt *Du* werden wir noch zurückkommen, denn er stand im Mittelpunkt eben so sehr unseres Fortschritts vom letzten Mal, als auch gewisser der Einwände, die mir gemacht worden sind.

Halten wir uns bei diesem *Du* auf, falls, wie ich es behaupte, um eine Vertiefung seiner Funktion herum sich die ursprüngliche Erfassung dessen ansiedeln muß, zu dem ich Sie führe und dem Nachdenken zu widmen ich Sie bitte.

Das letzte Mal erhob jemand gegen mich den grammatikalischen Einwand, daß es da etwas Arbiträres gebe, wenn man *Du bist jener, der mir folgen wirst* | *tu es celui qui me suivras* neben *Du bist jener, der mir folgen wird* | *tu es celui qui me suivra* stellt, weil die Elemente nicht homolog sind. Es handelt sich nicht um das gleiche *jener* | *celui* in den beiden Fällen, denn das erstere könnte eigentlich elidiert werden, derart, daß *Du wirst mir folgen* übrigbleiben würde.

Man kann schon darauf hinweisen, daß *Du wirst mir folgen* ein Befehl ist. *Du bist jener, der mir folgen wirst,* wenn wir es in seinem vollen Sinn vernehmen, ist kein Befehl, sondern ein Mandat, es impliziert in der Gegenwart des
336 anderen etwas Entwickeltes, das die Gegenwart unterstellt. Ein ganzes durch den Diskurs eingesetztes Universum wird hier unterstellt, innerhalb dessen *Du* jener bist, *der mir folgen wirst.*

Halten wir uns zunächst bei diesem *Du* auf, um die Bemerkung zu machen, die selbstverständlich zu sein scheint, die aber nicht so gebräuchlich ist, daß besagtes *Du* keinerlei eigene Bedeutung besitzt.

Das ist nicht einfach, weil ich es unterschiedslos an ganz gleich wen richte – ich richte es tatsächlich ebenso gut an mich wie an Sie, und fast an jegliche Art von Dingen, ich kann etwas, das mir so fremd wie möglich ist, duzen, ich kann ein Tier duzen, ich kann ein unbelebtes Objekt duzen – die Frage liegt nicht hier. Beachten Sie die formale, grammatikalische Seite der Dinge. Das ist im übrigen das, worauf sich für uns jegliche Art von Gebrauch des Signifikanten reduziert. Sie bringen, ohne es zu wollen, Bedeutungen hinein. Das kann man sagen, daß Sie an sie glauben, an die Grammatik! Ihr ganzer Schulbesuch läßt sich so ungefähr, als intellektueller Gewinn, darin zusammenfassen, daß man Sie dazu gebracht hat, an die Grammatik zu glauben. Gewiß, man hat Ihnen nicht gesagt, daß es das ist, denn das Ziel wäre nicht erreicht worden.

Betrachten Sie doch Sätze wie diesen – *Wenn Du einen Blick hinaus wagst, wird man Dich niederknallen.* Oder noch – *Du siehst die Brücke, dann biegst Du rechts ab.* Das *Du* hat hier überhaupt nicht den subjektiven Wert irgendeiner Realität des anderen, es ist gänzlich äquivalent einer Lage oder einem Punkt – es führt die Bedingung oder die Zeitlichkeit ein, es hat den Wert einer Konjunktion.

Das mag Ihnen gewagt erscheinen, aber ich versichere Ihnen, daß Sie, wenn Sie ein wenig die chinesische Sprache praktizieren würden, davon überzeugt wären. Man kann sich mit den chinesischen Schriftzeichen viel amüsieren, mit diesem zum Beispiel, welches das Zeichen der Frau ist und das Zeichen des Mundes. Das *Du* ist jemand, an den man sich richtet, indem man ihm einen Befehl gibt, das heißt wie man zu den Frauen sprechen soll. Man kann noch tausend andere Sachen sagen, halten wir uns also nicht zu lange auf, und bleiben wir beim *Du*. Das *Du* in dieser Form kann verwendet werden, um die Lokution *als ob* zu formulieren, und in anderer Form wird es verwendet, um ohne jegliche Ambiguität ein einen Konditionalsatz einleitendes *wenn* oder *falls* zu formulieren.

Wenn die Sache in unseren Sprachen weniger evident ist, und wenn wir einigen Widerstand haben, es in den Beispielen, die ich Ihnen soeben gegeben habe, zu verstehen und gelten zu lassen, so hängt das einzig von den Vorurteilen der Grammatik ab, die Sie daran hindern, zu hören. Die Artefakte der etymologischen und grammatikalischen Analyse zwingen Sie dazu, diesem *Du* die zweite Person des Singulars beizufügen. Freilich, das ist die zweite Person des Singulars, aber es geht darum, zu wissen, wozu sie dient. Anders ausgedrückt, unser *Du* ist verwandt mit bestehenden Elementen, die in den sogenannten nicht flektierenden Sprachen existieren, und welche für uns den Vorteil besitzen, dazu zu dienen, uns ein wenig den Geist 337
zu öffnen. Sie verfügen tatsächlich über Partikel, welche die eigentümlichen Signifikanten sind, deren Gebrauchsformen, wie jene von unserem *Du*, ungemein vielfältig sind und manchmal von einer Reichhaltigkeit, die so weit geht, daß sie in unseren durchdachten Grammatiken eine gewisse Desorientierung hervorbringt. Es würde übrigens genügen, ein wenig phonetisch zu schreiben, um zu bemerken, daß Tonalitäts- oder Akzentunterschiede des Signifikanten *Du* Auswirkungen haben, die durchaus über die Identifizierung der Person hinausgehen und vom Gesichtspunkt der Bedeutung aus ganz verschieden sind.

Dem *Du* eine Signifikatsautonomie zu verleihen, geschieht nicht ohne Schwierigkeit. Sagen wir, daß es im wesentlichen den Wert einer Einleitung besitzt, einer Protasis, wie man sagt, das, was vorangestellt wird. Es ist die allgemeinste Weise, dasjenige zu bezeichnen, was der Aussage dessen vorhergeht, was dem Satz seine Wichtigkeit verleiht.

Es gäbe viel anderes darüber zu sagen, wenn wir ins Detail gingen. Man müßte starken Gebrauch von Formulierungen wie diesem *Du brauchst nur…* | *tu n'as qu'à…* machen, dessen wir uns bedienen, um unseren Gesprächspartner loszuwerden. Das ist etwas, das so wenig mit *nur* | *qu'* zu tun hat, daß der Lapsus sehr spontan zu *das zu tun* hinübergleitet. Man macht daraus etwas, das sich deklinieren läßt, das sich beugen läßt – das *Du brauchst nur…* hat nicht den Wert einer Reduktion dieses Etwas, das zu einigen sehr erhellenden semantischen Bemerkungen Anlaß gegeben hat.

Das Wichtige ist, daß Sie erfassen, daß das *Du* weit davon entfernt ist, einen eindeutigen Wert zu besitzen, und daß es folglich weit davon entfernt ist, uns zu erlauben, den anderen zu hypostasieren. Das *Du* ist im Signifikanten das, was ich eine Art, den anderen zu ködern, nenne, ihn im Diskurs zu ködern, ihm die Bedeutung anzuhängen. Es geht keineswegs im Allokutor auf, das heißt jenem, zu dem man spricht. Das ist offensichtlich, denn er ist sehr oft abwesend. Bei den Imperativen, wo der Allokutor ganz offenkundig impliziert ist, und von wo aus man ein gewisses *einfach lokutorisch* genanntes Register der Sprache definiert hat, wird das *Du* nicht offenkundig gemacht. Es gibt eine Art von Grenze, die beim Signal beginnt, ich will sagen beim artikulierten Signal. *Feuer!* ist mit Sicherheit ein Satz, und es genügt, ihn auszusprechen, um einzusehen, daß das etwas ist, worauf eine gewisse Reaktion nicht ausbleibt. Dann kommt der Imperativ *komm,* der nichts erheischt. Eine Stufe weiter, und das *Du* ist impliziert, zum Beispiel bei diesem Befehl im Futur, von dem ich soeben gesprochen habe, dieses *Du,* das ein Anhängen im Diskurs ist, eine Art, den anderen in der Kurve der Bedeutung zu situieren, die uns de Saussure repräsentiert, parallel zur Kurve des Signifikanten. Das *Du* ist das Ködern des anderen in der Welle der Bedeutung.

Dieser Term, der dazu dient, den anderen an einem Punkt dieser Welle zu identifizieren, ist letzten Endes, wenn wir unsere Auffassung, sogar unsere Metapher, bis zu ihrem radikalen Schluß weiterführen, eine Interpunktion.

338 Überlegen Sie folgendes, was besonders offensichtlich wird in den Formen der nicht abtrennenden Sprachen – die Interpunktion ist das, was dort diese so entscheidende Rolle des Anhängens spielt, so sehr, daß ein klassischer Text vollständig variieren kann, je nachdem ob Sie sie an einer Stelle setzen oder an einer anderen. Ich würde sogar sagen, daß diese Variabilität bisweilen verwendet wird, um den Reichtum der Interpretation zu erhöhen, die Sinnvarietät eines Textes. Der ganze Eingriff, den man in seinem Verhältnis zum überlieferten Text als Kommentar bezeichnet, spielt gerade mit der Art, in einem bestimmten Fall die Interpunktion aufzufassen oder zu fixieren.

Die Frage ist diese – wenn das *Du* ein Signifikant ist, eine Interpunktion, durch die der andere an einem Punkt der Bedeutung fixiert wird, was ist dann notwendig, um ihn zur Subjektivität zu befördern? Dieses *Du,* nicht fixiert im Substrat des Diskurses, in seinem reinen Tragen – dieses *Du,* das von sich aus nicht so sehr das ist, was den anderen bezeichnet, als das, was uns erlaubt, auf ihn einzuwirken, das aber ebensosehr immer im Schwebezustand in uns gegenwärtig ist, in jeder Hinsicht vergleichbar jenen Otolithen, von denen ich Ihnen neulich gesprochen habe, die uns mit ein bißchen Kunstfertigkeit erlauben, kleine Krustentiere mit einem Elektromagneten dorthin zu führen, wo wir wollen – dieses *Du,* das für uns, sofern wir es frei und in Schwebe lassen innerhalb unseres eignen Diskurses, immer imstande ist, diese Leitung auszuüben, gegen die wir nichts vermögen, es sei denn ihr entgegenzuwirken und ihr zu antworten – dieses *Du*, was ist erforderlich, um es zur Subjektivität zu befördern, damit es in seiner Signifikantenform, im Diskurs gegenwärtig, so werde, daß man meint, es sei Träger von etwas, das unserem *ego* vergleichbar ist und es ebenso nicht ist, das heißt der Mythos eines anderen?

Das ist die Frage, die uns interessiert, denn es ist nicht so überraschend, Leute ihre inneren Diskurse nach Art der Psychotiker verlautbaren zu hören, ein ganz klein wenig mehr als wir selbst es machen. Man ist schon seit langem auf die Phänomene des Mentismus aufmerksam geworden. Sie sind in jeder Hinsicht dem vergleichbar, was wir als Zeugnis seitens eines Psychotikers auflesen, außer daß das Subjekt sich nicht der Wirkung eines Störsenders ausgesetzt glaubt.

Wir werden ganz einfach sagen, daß dieses *Du* einen anderen unterstellt, der, alles in allem, jenseits von ihm ist. Wie geschieht das? Unser nächster Schritt sollte sich rund um die Analyse des Verbums *sein* situieren.

2

Wir können nicht all das erschöpfen, was uns rund um die Analyse dieses Verbs *sein* vorgeschlagen wird, von den Philosophen, die in den Mittelpunkt ihrer Meditation die Frage des *Daseins** gestellt haben, und inbesondere 339
Heidegger, der begonnen hat, es unter dem grammatischen und etymologischen Gesichtswinkel in Betracht zu ziehen, in Texten, die in einigen Artikeln, die ihnen Jean Wahl kürzlich gewidmet hat, ziemlich treu kommentiert werden.

Heidegger legt großes Gewicht auf den Signifikanten, auf der Ebene der Analyse des Wortes und der Konjugation, wie man für gewöhnlich sagt, sagen wir genauer, der Deklination. Im Deutschen wie im Französischen ist dieses vielbesprochene Verb *sein* weit davon entfernt, ein einfaches Verb zu sein und sogar ein einziges Verb zu sein. Es ist offensichtlich, daß die Form *suis* | *bin* nicht derselben Wurzel angehört wie *es, est, êtes* | *bist, ist, seid,* und wie *fut* | *war,* und es gibt auch keine strenge Äquivalenz mit der Form *été* | *gewesen.* Während *fut* sein Äquivalent im Lateinischen hat, so wie *suis* und die Reihe von *est,* stammt *été* aus einer anderen Quelle, von *stare.* Die Aufteilung ist ebenfalls verschieden im Deutschen, wo *bin** sich mit *bist** gruppiert, während im Französischen die zweite Person mit der dritten

Person gruppiert ist. Man hat für die europäischen Sprachen ungefähr drei Wurzeln freigelegt, diejenigen, die *sommes* | *sind, est* | *ist* und *fut* | *war* entsprechen, die man der Wurzel *physis* im Griechischen annähert, die sich auf die Vorstellung von Leben und Wachstum bezieht. Für die anderen legt Heidegger auf zwei Seiten Nachdruck, *stehen,* das *stare* nahestünde, sich ganz alleine aufrechthalten, und *verweilen* [32], dauern, wobei dieser Sinn dennoch mit der Wurzel *physis* zusammenhängt. Für Heidegger wären also die Vorstellung, sich geradezuhalten, die Vorstellung von Leben, und die Vorstellung von dauern das, was uns eine durch eine grammatische Analyse vervollständigte etymologische Analyse liefern würde, und der Begriff des Seins würde aus einer Art von auf die Gesamtheit dieser Sinne geworfener Reduktion und Indetermination hervorgehen.

Ich resümiere, um Ihnen eine Vorstellung von der Sache zu geben. Ich muß sagen, daß eine derartige Analyse eher dazu angetan ist, dasjenige, worin Heidegger uns einzuführen versucht, zu elidieren, zu maskieren, nämlich das, was absolut irreduzibel ist an der Funktion des Verbs *sein,* die Funktion einer Kopula ganz einfach. Man hätte unrecht zu glauben, daß diese Funktion durch eine allmähliche Wendung dieser Terme hervortritt.

Wir stellen die Frage – zu welchem Zeitpunkt und durch welchen Mechanismus gelangt das *Du,* so wie wir es als Interpunktion definiert haben, als unbestimmte signifikante Weise des Anhängens, zur Subjektivität? Nun, ich glaube, es ist im wesentlichen, wenn es in der Form der Kopula im Reinzustand genommen wird, und zwar in der ostensiven Funktion. Und aus diesem Grund habe ich die exemplarischen Sätze gewählt, von denen wir ausgegangen sind – *Du bist jener, der...*

Welches ist das Element, das, indem es das *Du* erhöht, es seine unbestimmte Betäubungsfunktion überschreiten läßt, und beginnt, aus ihm, wenn nicht eine Subjektivität, so doch wenigstens etwas zu machen, das einen ersten Schritt hin zum *Du bist jener, der mir folgen wirst* | *tu es celui qui me suivras* darstellt? Es ist das *Du bist es, der mir folgen wird.* Das ist eine Erweiterung, und eine, die in Wirklichkeit die gegenwärtige Versammlung all jener
340 impliziert, von denen unterstellt wird, daß sie, zu einer Gemeinschaft vereinigt oder nicht, deren Körper darstellen, daß sie Träger des Diskurses sind, in den sich die Ostension einschreibt. Dieses *Du bist es* entspricht der zweiten Formel, nämlich *Du bist jener, der mir folgen wird.*

Du bist jener, der mir folgen wird, sage ich, unterstellt die imaginäre Versammlung jener, welche die Träger des Diskurses sind, die Gegenwart von Zeugen, sogar des Gerichts, vor dem das Subjekt die Verständigung oder den Bescheid erhält, auf die zu antworten es aufgefordert ist. In Wirklichkeit gibt es, außer zu antworten *ich folge Dir,* das heißt sich zu fügen, auf dieser Ebene keine andere mögliche Antwort für das Subjekt, als die Botschaft in eben dem Zustand zu belassen, in dem sie ihm übersendet worden ist, wobei es höchstens die Person modifiziert. Es kann sie nur als ein Element seines inneren Diskurses einschreiben, auf den es, ob es will oder nicht, zu antworten hat, um ihm nicht zu folgen. Streng genommen dürfte es diesem Hinweis gerade nicht auf das Gelände folgen, wo zu antworten er es auffordert, das heißt, es müßte sich weigern zu hören. Sobald es hört, wird es dorthin geleitet. Die Weigerung zu hören ist eine Macht, über die kein Subjekt, außer durch eine spezielle gymnastische Vorbereitung, wirklich verfügt. Gerade in diesem Register manifestiert sich die dem Diskurs eigene Macht.

Anders ausgedrückt, auf der Ebene, auf der wir anlangen, ist das *Du* der andere, so wie ich ihn durch meinen Diskurs zeige, so wie ich ihn bezeichne oder ihn denunziere, der andere, sofern er in der Ostension im Verhältnis zu jenem *alle* erfaßt wird, welches das Universum des Diskurses unterstellt. Aber zugleich hole ich den anderen aus diesem Universum des Diskurses heraus, ich objektiviere ihn dort, gelegentlich bezeichne ich ihm seine Objektbeziehungen, sofern er nichts als das beansprucht, wie es dem Neurotiker eigen ist. Das kann recht weit gehen.

Beachten Sie, daß das nicht etwas völlig Nutzloses ist, den Leuten das zu geben, was sie beanspruchen. Es geht einfach darum zu wissen, ob es guttut. Wenn das beiläufig irgendeine Wirkung hat, dann in Wirklichkeit im Maße, wie es dazu dient, ihm sein Vokabular zu vervollständigen. Diejenigen, die mit den Objektbeziehungen operieren, meinen sie tatsächlich zu bezeichnen, und deshalb stellt sich selten, und durch puren Zufall, ein wohltuender Effekt her. Sein Vokabular zu vervollständigen, kann dem Subjekt erlauben, sich selbst aus dieser signifikanten Implikation herauszuziehen, welche die Symptomatologie seiner Neurose darstellt. Deshalb sind die Dinge immer desto besser gelaufen, als diese Zuweisung von Vokabular, dieser *Nervenanhang**, um uns im Vokabular unseres Wahnsinnigen auszudrücken, noch eine gewisse Frische bewahrt hatte. Seither hat das, worüber wir in unseren kleinen Heften als *Nervenanhang** verfügen, viel an Wert verloren und erfüllt nicht mehr ganz die Funktion, die man erhoffen könnte hinsichtlich der Re-Subjektivierung des Subjekts, womit ich die Operation bezeichne, sich herauszuziehen aus der signifikanten Implikation, in der wir das Wesen und die Formen selbst des neurotischen Phänomens erkannt haben. Um diese Objektbeziehung richtig zu handhaben, müßte man verstehen, daß in 341
dieser Beziehung letztlich der Neurotiker selbst das Objekt ist. Das ist sogar

der Grund, warum er sich als Subjekt verloren hat und sich als ein Objekt sucht.

Am Punkt, wo wir angelangt sind, gibt es keinerlei gemeinsamen Maßstab für uns selbst und dieses *Du*, so wie wir es haben auftauchen lassen. Es gibt Ostension mit zwangsläufig darauffolgender Resorbierung, Einschärfung mit darauffolgender Absonderung. Um auf dieser Ebene und auf dieser Stufe ein authentisches Verhältnis zum anderen zu haben, muß er antworten *Du bist jener, dem ich folge* | *tu es celui que je suis.* Da stellen wir uns auf ihn ein, und es ist er, der unser Begehren führt.

Tu es celui que je suis eignet sich zum Wortspiel [33]. Es handelt sich um das Identifikationsverhältnis zum anderen, aber wenn wir uns tatsächlich gegenseitig in unserer reziproken Identifikation zum Begehren führen, werden wir einander zwangsläufig dort begegnen, und wir werden uns dort auf unvergleichliche Weise begegnen, denn ich bin, sofern ich Du bin – hier ist die Ambiguität vollständig. *Je suis* ist im Französischen nicht nur *suivre* | *folgen,* es ist auch *je suis, et toi, tu es* | *Ich bin und Du, Du bist,* und auch *Du, der Du* am Begegnungspunkt *mich töten wirst* | *me tueras.* Dort wo der andere als Objekt in der Ostensionsbeziehung erfaßt wird, können wir dieser als einer der unseren äquivalenten Subjektivität nur auf der imaginären Ebene begegnen, auf der Ebene des *ich oder Du,* der eine oder der andere, wo alle Verwechslungen hinsichtlich der Objektbeziehung möglich sind. Das Objekt unserer Liebe sind nur wir selbst, das ist das *Du bist jener, der mich tötest* | *tu es celui qui me tues.*

Nehmen wir die glückliche Gelegenheit wahr, welche uns im Französischen der Signifikant bietet, mit den verschiedenen Weisen, das *tu es* zu verstehen. Man kann unbegrenzt davon Gebrauch machen. Wenn ich Ihnen sagte, daß wir das den ganzen Tag lang machen – statt zu sagen *to be or not... to be or...,* kann man sagen *tu es celui qui me... tu es...* | *Du bist jener, der mich... Du bist...,* usw. Das ist die Grundlage der Beziehung zum anderen. In jeder imaginären Identifizierung führt das *tu es* | *Du bist* | *töten* zur Zerstörung des anderen, und weicht umgekehrt, weil diese Zerstörung bloß in Form von Übertragung da ist, in dasjenige aus, was wir die Duzigkeit | *tutoïté* nennen werden.

Ich hätte Ihnen darüber eine besonders hoffnungslose und stupide Analyse liefern können, in der Art dessen, was man im berühmten *Meaning of Meaning* findet, das bei schwindelerregenden Dingen anlangt, einer Art Gemurmel. Dasselbe gilt für diese berühmte Passage, wo es darum geht, Leute, die einen kleinen Anfang von Tugend haben, dazu anzuregen, wenigstens die Kohärenz zu besitzen, dieses Feld zu vervollständigen. Einer

der beiden sagt etwa das – *Toi qui ne peux pas supporter le tu, tue-moi* | *Du, der Du das Du nicht ertragen kannst, töte mich*. Das ist eine vernünftige Auffassung – wenn Du nicht die Wahrheit des *Du* ertragen kannst, kannst Du immer noch bezeichnet werden für das, was Du bist, nämlich ein Taugenichts. Wenn Du den Respekt Deiner Nachbarn haben willst, dann erhebe Dich bis zum Begriff der normalen Distanzen, das heißt bis zu einem allgemeinen Begriff des anderen, der Weltordnung und des Gesetzes. Dieses *Du* schien die Kommentatoren in Verwirrung zu stürzen, und ich denke tatsächlich, daß unsere heutige Duzigkeit Sie mit dem Register, um das es 342
sich handelt, vertraut machen wird.

Machen wir den nächsten Schritt. Es handelt sich darum, daß der andere als solcher anerkannt werde. Was ist also notwendig, damit der andere als solcher anerkannt wird? Was ist das, dieser andere? Es ist letzten Endes der andere, insofern er im Mandatssatz figuriert. Da müssen wir einen Augenblick lang innehalten.

Die Anerkennung des anderen stellt nicht eine unerreichbare Überschreitung dar, denn ebensogut haben wir gesehen, daß die schwindende Andersheit der imaginären Identifizierung des Ichs dem Du nur in einem Grenzmoment begegnet, wo keiner der beiden gemeinsam mit dem anderen wird fortbestehen können. Der Andere mit einem großen A muß jenseits dieses Ausschlußverhältnisses, das sogar reziprok ist, anerkannt werden, er muß in dieser schwindenden Beziehung als ebenso unfaßbar anerkannt werden wie ich. Anders ausgedrückt, er muß angerufen werden als dasjenige, was er von sich selbst nicht kennt. Das ist gerade der Sinn von *Du bist jener, der mir folgen wirst* | *tu es celui qui me suivras*.

Falls *Du bist jener, der mir folgen wirst* Delegierung, sogar Konsekration ist, ist es das, wenn Sie näher hinschauen, insofern, als die Antwort nicht ein Wortspiel ist, sondern ein *ich folge dir, ich bin, ich bin das, was Du soeben gesagt hast* | *je te suis, je suis, je suis ce que tu viens de dire*. Es gibt einen Gebrauch der dritten Person, der ganz wesentlich ist für den Diskurs, insofern er das bezeichnet, was sein eigener Gegenstand ist, das heißt das, was gesagt worden ist. *Ich bin es, das, was Du soeben gesagt hast*, was bei dieser Gelegenheit genau heißt – *Ich bin gerade das, was ich nicht weiß, denn das, was Du soeben gesagt hast, ist völlig unbestimmt, ich weiß nicht, wo Du mich hinführen wirst*. Die volle Antwort auf *Du bist jener, der mir folgen wirst* ist *ich bin es* | *je le suis*.

Sie kennen die Fabel von der Schildkröte und den beiden Enten. Die Schildkröte trifft in diesem entscheidenden Moment ein, wo die Enten ihr vorgeschlagen haben, sie nach Amerika mitzunehmen, und jedermann wartet darauf, die kleine Schildkröte sich an den Gehstock klammern zu sehen – *Die Königin?*, sagt die Schildkröte, *ja wirklich, die bin ich.* Pichon stellt sich darüber ungeheure Fragen, um zu wissen, ob es sich um eine Königin im abstrakten Zustand handelt oder um eine konkrete Königin, und spekuliert in für jemanden, der in puncto Grammatik und Linguistik eine gewisse Finesse besaß, beunruhigender Weise darüber, ob sie nicht sagen hätte sollen *ich bin sie.* Hätte sie von einer existierenden Königin gesprochen, hätte sie vieles sagen können, zum Beispiel *ich bin die Königin,* aber da sie nun einmal sagt *die bin ich,* indem sie sich auf das bezieht, worüber Sie soeben gesprochen haben, ist keinerlei Unterscheidung einzuführen, es genügt zu wissen, daß dieses *die* dasjenige betrifft, was im Diskurs impliziert ist.

Was im Diskurs impliziert ist, ist sehr wohl das, worum es geht. Wir müssen uns einen Augenblick lang bei diesem den Dialog eröffnenden Sprechen aufhalten und die Ungeheuerlichkeit des *Du bist jener, der mir folgen wirst* ermessen. An das *Du* selbst richten wir uns als Unbekannten. Gerade das
343 macht seine Gewandtheit aus, auch seine Kraft, und auch, daß es von *Du bist* übergeht auf das *folgst* des zweiten Teils, indem es dort andauert. Es dauert dort genau deshalb an, weil es in der Zwischenzeit dort schwinden kann. Nicht an ein Ich, sofern ich es zeige, richte ich mich folglich in dieser Formel, sondern an alle Signifikanten, die das Subjekt bilden, dem ich gegenüberstehe. Ich sage *alle* Signifikanten, die es besitzt, seine Symptome inbegriffen. An seine Götter wie an seine Dämonen richten wir uns, und das ist der Grund, warum ich diese Art, die Sentenz auszusprechen, die ich bis jetzt das Mandat genannt habe, von jetzt an die Anrufung nennen werde, mit den religiösen Konnotationen des Ausdrucks.

Die Anrufung ist keine leblose Formel. Es ist das, womit ich auf den anderen den mir eigenen Glauben übergehen lasse. Bei den guten Autoren, vielleicht bei Cicero, ist die Anrufung, in ihrer ursprünglichen religiösen Form, eine verbale Formel, mittels welcher man vor dem Gefecht versucht, die Gunst dessen zu erlangen, was ich soeben die Götter und die Dämonen genannt habe, die Götter des Feindes, die Signifikanten. An sie richtet sich die Anrufung, und deshalb glaube ich, daß der Terminus Anrufung geeignet ist, die höchste Form des Satzes zu bezeichnen, wo alle Worte, die ich ausspreche, wahre Worte sind, wachrufende Stimmen, auf welche jeder dieser Sätze antworten soll, die Insignien des wahrhaftigen anderen.

Sie haben gesehen, worin das *Du* vom Signifikanten als solchem abhängt. Von der Ebene des gebrüllten Signifikanten hängen das Wesen und die Beschaffenheit des *Du* ab, das zu antworten aufgerufen ist. Wenn diesem der

Signifikant, der den Satz trägt, fehlt, kann das *ich bin es*, das Ihnen antwortet, nur als eine ewige Fragestellung angesehen werden. *Du bist jener, der mich ...* was? Äußerstenfalls ist das die Reduzierung auf die vorhergehende Ebene – *Du bist jener, der mich ...*, usw., *Du bist jener, der mich ...tötest* | *tu es celui qui me tues*. Das *Du* erscheint unaufhörlich wieder. Das geschieht jedesmal, wenn in dem an den anderen gerichteten Ruf der Signifikant in das Feld stürzt, das für den anderen ausgeschlossen ist, *verworfen**, unzugänglich. Der Signifikant erzeugt dann eine Reduktion, aber eine verstärkte, auf die rein imaginäre Beziehung.

3

Das ist genau der Augenblick, wo sich das so eigenartige Phänomen ansiedelt, das für alle Kommentatoren des Präsidenten Schreber Anlaß war, sich am Kopf zu kratzen – der ratlos lassende *Seelenmord*, wie er sich ausdrückt.

Dieses Phänomen, das für ihn das Signal des Eintritts in die Psychose darstellt, kann für uns Analytiker-Kommentatoren allerlei Bedeutungen annehmen, aber es kann nirgends anders angesiedelt werden als im imaginären Feld. Es bezieht sich auf den Kurzschluß der affektiven Beziehung, der 344
aus dem anderen ein Wesen reinen Begehrens macht, welches demnach, im Register des menschlichen Imaginären, nur ein Wesen reiner gegenseitiger Zerstörung sein kann. Es gibt da eine rein duale Beziehung, welche die radikalste Quelle des Registers selbst der Aggressivität ist. Freud hat im übrigen nicht versäumt, es zu bemerken, aber er hat es im homosexuellen Register kommentiert. Dieser Text liefert uns tausend Beweise für das, was ich vorbringe, und das ist vollkommen kohärent mit unserer Definition der Quelle der Aggressivität und ihrem Auftauchen, sobald sich die trianguläre, ödipale Beziehung kurzgeschlossen findet, sobald diese auf ihre duale Vereinfachung reduziert ist.

Zweifellos fehlen uns im Text die Elemente, die uns erlauben würden, die Beziehungen Schrebers zu seinem Vater, zu irgendeinem vermutlichen Bruder, auf den Freud auch lange eingeht, schärfer zu erfassen. Aber wir brauchen nichts weiteres, um zu verstehen, daß das Register des *Du*, im Augenblick, wo es vom Anderen, vom Feld des Anderen durch das Auftauchen eines ursprünglichen, aber für das Subjekt ausgeschlossenen Signifikanten wachgerufen, angerufen, gerufen wird, zwangsläufig durch die rein imaginäre Beziehung hindurchgehen muß. Diesen Signifikanten, ich habe ihn das letzte Mal genannt – *Du bist jener, der Vater ist,* oder sein wird. Als Signifikant kann er keinesfalls empfangen werden, sofern der Signifikant einen unbestimmten Träger darstellt, um den herum eine gewisse Anzahl von, nicht einmal Bedeutungen, sondern Bedeutungsreihen sich gruppieren und niederschlagen, die durch die Existenz dieses Signifikanten und von ihr ausgehend schließlich konvergieren.

Vor dem Namen-des-Vaters gab es keinen Vater, es gab allerlei andere Dinge. Wenn Freud *Totem und Tabu* geschrieben hat, dann deshalb, weil er zu erraten meinte, was es gab, aber gewiß gab es, bevor der Term Vater in einem gewissen Register instituiert worden ist, historisch keinen Vater. Ich gebe Ihnen diese Perspektive hier nur als reines Zugeständnis, denn sie interessiert mich in keiner Weise. Ich interessiere mich nicht für die Prähistorie, es sei denn um festzuhalten, daß es ziemlich wahrscheinlich ist, daß dem Neandertaler eine gewisse Zahl wesentlicher Signifikanten fehlte. Es ist überflüssig, so weit zu suchen, denn dieses Fehlen können wir bei Subjekten beobachten, die für uns zugänglich sind.

Beobachten Sie diesen entscheidenden Moment aufmerksam, und Sie werden dieses Überschreiten bei jedem Eintritt in die Psychose klar erkennen können – es ist der Moment, wo vom anderen als solchen, vom Feld des anderen, der Ruf eines wesentlichen Signifikanten kommt, der nicht empfangen werden kann.

Bei einer meiner Krankenvorstellungen ergab es sich, daß ich jemanden, der von den Antillen kam, zeigte, dessen Familiengeschichte die Problematik des Urahns sichtbar machte. Das war der Franzose, der sich dort niedergelassen hatte, eine Art Pionier, der ein ungemein heroisches Leben gehabt hatte, ein Gemisch aus ungewöhnlichen Höhen und Tiefen des Geschicks, und
345 welcher das Ideal der ganzen Familie geworden war. Unserem Mann von den Antillen, sehr entwurzelt in der Gegend von Detroit, wo er als recht wohlhabender Handwerker lebte, passiert es eines Tages, eine Frau zu besitzen, die ihm ankündigt, daß sie ein Kind haben wird. Man weiß nicht, ob es von ihm ist oder nicht, aber auf jeden Fall setzen innerhalb von einigen Tagen seine ersten Halluzinationen ein.

Kaum hat man ihm angekündigt *Du wirst Vater sein,* erscheint ihm eine Gestalt, die ihm sagt *Du bist der heilige Thomas.* Es muß sich, glaube ich, um den heiligen Thomas den Zweifler gehandelt haben, und nicht um den heiligen Thomas von Aquin. Die Verkündigungen, die folgten, lassen keinerlei Zweifel – sie kommen von Elisabeth, jener, der man sehr spät in ihrem Leben verkündet hat, daß sie mit einem Kind schwanger gehen würde. Kurz, dieser Fall demonstriert sehr gut den Zusammenhang des Registers der

Vaterschaft mit dem Aufblühen von plötzlichen Erkenntnissen, Verkündigungen über die Generierung, das heißt dem, was das Subjekt buchstäblich gerade nicht zu empfangen vermag, und ich verwende nicht zufällig diesen Ausdruck. Die Frage der Generierung, ein Ausdruck der alchimistischen Spekulation, steht immer bereit, um als eine Antwort über Umwege aufzutauchen, als ein Versuch, dasjenige wiederherzustellen, was nicht annehmbar ist für das psychotische Subjekt, für das *ego,* dessen Vermögen angerufen wird, ohne daß es streng genommen antworten könnte.
Infolgedessen kann die Antwort, jenseits jeglichen Signifikanten, der für das Subjekt signifikativ zu sein vermöchte, nur der ständige, und, würde ich sagen, andauernd sensibilisierte Gebrauch des Signifikanten in seiner Gesamtheit sein. Wir beobachten tatsächlich, daß der memorierende Kommentar, der alle menschlichen Handlungen begleitet, in seinen leersten und neutralsten Formen alsbald belebt und laut erscheint und zur gewöhnlichen Bezugsweise des *ego* wird, das im Signifikanten, auf dessen Ebene es gerufen wird, nicht seine Entsprechung finden kann.
Gerade weil es auf das Gebiet gerufen wird, wo es nicht antworten kann, besteht die einzige Reaktionsweise, die es an die Humanisierung, auf deren Verlust es zusteuert, zu binden vermag, darin, sich ständig in jenem schmächtigen Kommentar des Lebensstroms zu vergegenwärtigen, der den Text des *automatisme mental* bildet. Das Subjekt, das diese Grenze überschritten hat, hat nicht mehr die gewöhnliche signifikative Sicherheit, es sei denn dank der Begleitung durch den ständigen Kommentar seiner Gebärden und Handlungen.
Diese Phänomene bieten im Fall des Präsidenten Schreber einen außergewöhnlichen Reichtum, stellen aber keine ihm eigene Besonderheit dar, da sie ja in der Definition selbst des *automatisme mental* enthalten sind. Das rechtfertigt den Gebrauch des Wortes Automatismus, dessen man sich in der Psychopathologie so häufig bedient, ohne sehr gut zu wissen, was man gesagt hat. Der Ausdruck hat eine ziemlich genaue Bedeutung in der Neurologie, wo er gewisse Phänomene von Freisetzung bezeichnet, aber seine analoge Wiederaufnahme in der Psychiatrie bleibt zumindest problematisch. Das ist nichtsdestoweniger der treffendste Ausdruck in der Theorie 346
von Clérambault, wenn Sie an die heute vollkommen vergessene Unterscheidung denken, die Aristoteles macht zwischen dem *automaton* und dem Geschick. Wenn wir uns geradewegs an den Signifikanten heranmachen, das heißt bei dieser Gelegenheit, mit allen Vorbehalten, welche ein solcher Bezug mit sich bringt, an die Etymologie, dann sehen wir, daß das *automaton* das ist, was wirklich aus sich selbst heraus denkt, das heißt ohne dieses Jenseits,

das *ego,* das dem Denken sein *sujet* gibt. Wenn die Sprache ganz alleine spricht, dann heißt es wirklich bei dieser Gelegenheit oder niemals den Ausdruck Automatismus verwenden, und eben das verleiht dem Ausdruck, den de Clérambault verwendete, seine authentische Resonanz, seine für uns befriedigende Seite.

Das, was wir soeben hervorgehoben haben, wird uns erlauben, das nächste Mal zu sehen, was jedem der beiden von Freud und Ida Macalpine entwickelten Gesichtspunkte fehlt.

Freud behauptet eine latente Homosexualität, welche eine weibliche Einstellung implizieren würde – da findet sich der Sprung. Er spricht von einem Phantasma befruchtender Durchdringung, als ob die Sache selbstverständlich wäre, als ob jegliches Annehmen der weiblichen Einstellung darüber hinaus dieses in Schrebers Wahn so sehr zur Entfaltung gebrachte Register implizieren würde, das aus ihm schließlich das Weib Gottes macht. Freuds Theorie ist, daß die einzige Weise für Schreber, sich demjenigen zu entziehen, was aus der Kastrationsfurcht resultiert, die *Entmannung** ist, oder einfach die Entmännlichung, die Umwandlung in ein Weib – aber wie Schreber es selbst irgendwo bemerkt, ist es letztlich nicht vorzuziehen, ein geistreiches Weib zu sein, als ein armer, unglücklicher, unterdrückter, sogar kastrierter Mann? Kurz gesagt, die Lösung des durch die latente Homosexualität eingeführten Konflikts findet sich in einer den Maßen des Universums entsprechenden Vergrößerung.

Im großen und ganzen ist Freuds Theorie diejenige, die am besten das Gleichgewicht des Fortschreitens der Psychose berücksichtigt. Es ist nichtsdestoweniger sicher, daß die Einwände von Macalpine es verdienen, eine Gegenrede zu Freud zu liefern, sogar einen Teil seiner Theorie zu vervollständigen. Sie streicht als determinierend im Prozeß der Psychose ein Schwangerschaftsphantasma heraus und beschreibt derart eine strenge Symmetrie zwischen den beiden großen Mängeln, die als neurotisierend bei beiden Geschlechtern hervortreten können. Sie geht sehr weit in diese Richtung und sagt sehr amüsante Sachen, die zu verfechten der Text erlaubt, sogar die Heraufbeschwörung einer heliozentrischen Kultur im Hintergrund, deren Grundsymbol die als weiblich und im Stein verkörperte Sonne wäre, als Pendant der Hervorhebung des Phallus in der klassischen Theorie. Man kann die Entsprechung dafür im Namen selbst der Stadt finden, in der Schreber ins Krankenhaus eingeliefert wird, Sonnenstein.

Wir finden jederzeit in den konkreten Analysen der am wenigsten neurotischen Leute diese Schelmenstücke, diese Verspottungen des Signifikanten,
347 wo sich sonderbare Überschneidungen befremdender, von allen Ecken des

Horizonts hergekommener Homonymien ergeben, die der Gesamtheit des Schicksals sowie den Symptomen des Subjekts eine im übrigen manchmal nicht faßbare Einheit zu verleihen scheinen. Gewiß ist es weniger als anderswo angebracht, vor diesem Nachspüren zurückzuschrecken, wenn es sich um den Augenblick des Eintritts in die Psychose handelt.

Bevor ich schließe, möchte ich Sie auf das bedeutsame, unglückliche Wort aufmerksam machen, das Flechsig Schreber bei seinem Rückfall sagt, als dieser stark verwirrt zu seiner Sprechstunde kommt. Flechsig ist für ihn schon zum Wert einer hervorragenden väterlichen Figur erhoben worden. Es war schon zuvor die Funktion der Vaterschaft alarmiert oder suspendiert worden, wir wissen aus seinem Bericht, daß er Vater zu werden gehofft hat, daß seine Frau in dieser Zeitspanne von acht Jahren, welche die erste Krise von der zweiten trennt, mehrere Fehlgeburten durchgemacht hat. Flechsig sagt ihm jedoch, daß man seit dem letzten Mal in der Psychiatrie riesige Fortschritte gemacht hat, und daß man ihm eines dieser kleinen Schläfchen verpassen wird, das recht fruchtbar sein wird. [34]

Vielleicht war das gerade die Sache, die nicht zu sagen war. Von diesem Augenblick an schläft unser Schreber nicht mehr, und in derselben Nacht versucht er, sich zu erhängen.

Die Beziehung der Zeugung ist in der Tat im Verhältnis des Subjekts zum Tod impliziert.

Das hebe ich auf für das nächste Mal.

27. Juni 1956

XXV
349 DER PHALLUS UND DER METEOR

Vorrangstellung der Kastration
Ida Macalpine
Natürliche Symbolisierung und Sublimierung
Der Regenbogen
Eingefügt in den Vater

Ich weiß nicht recht, bei welchem Ende ich anfangen soll, um diese Vorlesung zu beenden. Auf gut Glück habe ich Ihnen zwei kleine Schemas auf die Tafel geschrieben.

Das erste ist alt. Das ist eine Art Tabelle, auf der ich zu Beginn dieses Jahres versucht habe, Ihnen zu zeigen, wie sich das Problem des Wahns stellt, wenn wir es strukturieren wollen, sofern es tatsächlich eine Beziehung zu sein scheint, die irgendwo an das Sprechen gebunden ist. Das zweite dieser Schemas ist ganz neu, und ich werde mich sogleich darauf zu berufen haben.

1

Im Mittelpunkt dessen, was ich dieses Jahr vorgebracht habe, stand das Bemühen, den Akzent wieder auf die Struktur des Wahns zu setzen. Der Wahn kann als eine Störung der Beziehung zum anderen angesehen werden, und er ist folglich an einen Übertragungsmechanismus gebunden. Aber ich habe Ihnen zeigen wollen, daß er in allen seinen Phänomenen, und ich glaube selbst sagen zu können in seiner Dynamik, geklärt wird durch eine Bezugnahme auf die Funktionen und auf die Struktur des Sprechens. Damit wird dieser Übertragungsmechanismus auch von was weiß ich für welchen konfusen und diffusen Objektbeziehungen befreit.

Aufgrund einer Hypothese bezieht man sich, jedesmal wenn man es mit einer insgesamt für unreif gehaltenen Störung zu tun hat, auf eine vom Nichtreifen der Objektbeziehung abgeleitete lineare Entwicklungsreihe. Die Erfahrung zeigt jedoch, daß diese Unilinearität zu Sackgassen führt, zu unzureichenden, unmotivierten Erklärungen, die sich derart überlagern, daß sie nicht erlauben, die Fälle zu unterscheiden, und vor allem den Unterschied

zwischen der Neurose und der Psychose versperren. Die Erfahrung des 350
Partialwahns stellt sich schon für sich allein dagegen in den Weg, daß man von Nichtreifen, oder sogar von Regression oder bloßer Veränderung der Objektbeziehung spricht.

Genauso ist es, wenn man sich nur auf die Neurosen bezieht. Wir werden nächstes Jahr sehen, daß der Begriff des Objekts nicht univok ist, wenn ich damit beginnen werde, das Objekt der Phobien dem Objekt der Perversionen gegenüberzustellen. Dazu werden wir auf der Ebene des Feldes *Objekt* das Problem der Beziehungen des Subjekts zum anderen wiederaufnehmen, zwei Terme, die, wenn es sich um die Psychosen handelt, entgegengesetzt sind.

Ich habe Sie das letzte Mal mit zwei einander entgegengesetzten Beschreibungen zurückgelassen, derjenigen Freuds und derjenigen einer durchaus nicht verdienstlosen Analytikerin, die, obgleich sie die modernsten Tendenzen vertritt, wenigsten den Vorzug geboten hat, es sehr intelligent zu machen.

Resümieren wir rasch Freuds Position hinsichtlich Schrebers Wahn, die Einwände, die man gegen sie vorbringt, und sehen wir, ob man den kleinsten Anfang einer besseren Lösung skizziert hat.

Für Freud, sagt man uns, hängt Schrebers Wahn mit einem Einbrechen der homosexuellen Strebung zusammen. Das Subjekt stellt sie in Abrede, wehrt sich gegen sie. In seinem Fall, der nicht derjenige eines Neurotikers ist, führt diese Negierung zu dem, was wir eine göttliche Erotomanie nennen könnten.

Sie wissen, wie Freud die verschiedenen Verneinungen der homosexuellen Strebung aufteilt. Er geht von einem Satz aus, der die Situation symbolisiert – *ich liebe ihn, einen Mann.* Es gibt mehr als eine Art, die Verneinung in diesen Satz einzuführen. Man kann zum Beispiel sagen *nicht* ich *liebe ihn,* oder *ich liebe nicht* ihn, oder noch *ich* liebe *ihn ja nicht – ich* hasse *ihn.* Er sagt uns auch, daß die Situation niemals einfach ist und sich nicht auf eine einfache symbolische Umkehrung beschränkt. Aus Gründen, die er für hinreichend implizit hält, auf die er aber nicht wirklich den Nachdruck legt, stellt sich eine imaginäre Umkehrung der Situation in einem Teil nur der drei Terme her, das heißt, daß sich zum Beispiel *ich hasse ihn* durch Projektion in *er haßt mich* verwandelt. In unserem Fall kehrt sich *nicht ihn liebe ich, sondern jemanden anderen,* ein großes Er, Gott selbst, um in *er liebt mich,* wie bei jeder Erotomanie. Es ist klar, daß Freud uns darauf hinweist, daß der schließliche Ausgang der Abwehr gegen die homosexuelle Strebung nicht verständlich ist ohne eine sehr fortgeschrittene Umkehrung des symbolischen Apparats.

Alles kann sich also anscheinend um die Abwehr drehen. Sie muß zweifellos sehr intensiv sein, um das Subjekt in Prüfungen zu stürzen, die zu nichts Geringerem führen als zur Entrealisierung nicht nur der äußeren Welt im allgemeinen, sondern der Personen selbst, die es umgeben, bis hin zu den allernächsten und des anderen als solchen, was eine regelrechte wahnhafte
351 Rekonstruktion notwendig machen wird, wonach das Subjekt allmählich, aber in zutiefst gestörter Weise, eine Welt neu ansiedeln wird, in der es sich, in ebenfalls gestörter Weise, wiederzuerkennen vermag, als dazu bestimmt – in einer in die Ungewißheit der Zukunft projizierten Zeit, zu einem unbestimmten, aber gewiß unüberschreitbaren Zeitpunkt – Gegenstand par excellence eines göttlichen Wunders zu werden, das heißt weiblicher Träger und Behältnis einer Neuschöpfung der gesamten Menschheit zu sein. Schrebers Wahn zeigt sich in seiner Schlußphase mit allen megalomanischen Eigenschaften der Erlösungsdelirien in ihren entwickeltsten Formen.

Was trägt dieser Intensität der Abwehr Rechnung? Freuds Erklärung scheint gänzlich in der Beziehung auf den Narzißmus ihren Platz zu haben. Die Abwehr gegen die homosexuelle Strebung geht von einem bedrohten Narzißmus aus. Der Größenwahn stellt dasjenige dar, wodurch sich die narzißtische Befürchtung ausdrückt. Die Vergrößerung des Ichs des Subjekts bis hin zu den Dimensionen der Welt, ist eine Angelegenheit von Libidoökonomie, die sich anscheinend gänzlich auf der imaginären Ebene ansiedelt. Das Subjekt, das sich zum Objekt der Liebe des höchsten Wesens macht, kann demnach dasjenige aufgeben, was zunächst als das Kostbarste dessen erschien, was es retten mußte, nämlich das Kennzeichen seiner Männlichkeit.

Aber letzten Endes, ich unterstreiche es, ist der Angelpunkt, der Sammelpunkt der libidinösen Dialektik, auf den sich bei Freud der Mechanismus und die Entwicklung der Neurose bezieht, das Thema der Kastration. Die Kastration ist die Bedingung für die narzißtische Befürchtung. Das Akzeptieren der Kastration ist das, was das Subjekt mit einem so schwerwiegenden Preis wie dieser Umbildung der gesamten Realität bezahlen muß.

Von dieser Vorrangstellung läßt sich Freud nicht abbringen. Das stellt in der materiellen, explikativen Ordnung der Freudschen Theorie von Anfang bis Ende eine Invariante dar, eine Vorrang behauptende Invariante. Niemals hat er, bei der theoretischen Konditionierung des subjektiven Zwischenspiels, in das sich die Geschichte eines beliebigen psychoanalytischen Phänomens einschreibt, ihren Platz untergeordnet oder auch nur relativiert. Im Umkreis Freuds, in der analytischen Gemeinschaft, hat man ihr symmetrische Entsprechungen, Äquivalente verschaffen wollen. Aber in seinem Werk

nimmt das phallische Objekt den zentralen Platz in der Libidoökonomie ein, beim Mann wie bei der Frau.
Das ist eine ganz wesentliche Tatsache, charakteristisch für alle von Freud gelieferten und beibehaltenen Theoretisierungen – welche Umbildung er auch an seiner Theoretisierung vorgenommen haben mag, durch alle Phasen der Schematisierung hindurch, die er vom Seelenleben hat geben können, ist die Vorrangstellung des phallischen Zentrums niemals modifiziert worden.
Wenn es etwas gibt, das wahr ist in den Bemerkungen von Ida Macalpine – und dennoch ist das das einzige, was sie nicht wirklich deutlich macht –, dann 352
ist es das, daß es sich bei Schreber tatsächlich niemals um Kastration handelt. Der lateinische Ausdruck, der im Deutschen benützt wird, *eviratio-Entmannung**, meint im Text *Verwandlung*, mit all dem, was das Wort an Übergang beinhaltet, *in ein Weib* – das ist keineswegs Kastration. Wie dem auch sei, Freud läßt die ganze Dynamik des Subjekts Schreber um das Thema der Kastration kreisen, den Verlust des phallischen Objekts.
Wir müssen konstatieren, daß sogar durch gewisse Schwächen seiner Argumentation hindurch, die vom Gebrauch von Ausdrücken herrühren, die nur in der imaginären Dialektik des Narzißmus ihren Platz haben, das männliche Objekt das wesentliche Element ist, das im Konflikt im Spiel ist. Es allein erlaubt uns, die verschiedenen Etappen der Entwicklung des Wahns, seine Phasen und seine abschließende Konstruktion, rhythmisch zu gliedern und zu verstehen. Darüber hinaus können wir nebenbei allerlei bloß angebahnte, nicht vollständig explorierte Feinheiten anmerken. Freud zeigt uns zum Beispiel, daß die Projektion allein nicht den Wahn zu erklären vermag, daß es sich hier nicht um eine Widerspiegelung des Gefühls des Subjekts handelt, sondern daß es unerläßlich ist, darin Etappen und, wenn man so sagen darf, zu einem gegebenen Augenblick einen Verlust der Strebung, die altert, festzustellen. Im Laufe des Jahres habe ich viel Nachdruck darauf gelegt, daß das, was drinnen verdrängt worden ist, draußen wiedererscheint, in einem Hintergrund wiederauftaucht – und zwar nicht in einer einfachen Struktur, sondern in einer sozusagen inneren Position, die bewirkt, daß das Subjekt selbst, das sich im vorliegenden Fall als Agent der Verfolgung erweist, zweideutig, problematisch ist. Es ist zunächst nur der Repräsentant eines anderen Subjekts, das nicht bloß zuläßt, sondern letzten Endes zweifellos agiert. Kurz, es gibt da eine Abstufung innerhalb der Andersheit des anderen. Das ist eines der Probleme, zu denen uns Freud zwar hinführt, bei dem er aber abbricht.
Ida Macalpine wendet, nach anderen, aber auf kohärentere Weise als andere, ein, daß nichts erlaubt, sich vorzustellen, daß dieser Wahn die genitale Reife

voraussetzt, wenn ich so sagen darf, die die Kastrationsfurcht erklären würde. Die homosexuelle Strebung ist weit davon entfernt, sich als primär zu manifestieren. Was wir von Anfang an sehen, das sind Symptome, zunächst hypochondrische, die psychotische Symptome sind.

Man findet da sofort dieses besondere Etwas, das am Grund der psychotischen Relation wie der psychosomatischen Phänomene ist, mit denen sich diese Klinikerin ganz speziell beschäftigt hat, und die gewiß für sie den Zugangsweg zur Phänomenologie dieses Falles darstellen. Eben da hat sie zu einer direkten Erfassung von Phänomenen gelangen können, die ganz anders strukturiert sind als das, was sich bei den Neurosen abspielt, das heißt, wo es was weiß ich für einen direkten Abzug oder eine Inschrift eines Merkmals oder sogar, in gewissen Fällen, eines Konflikts gibt, auf dem, was man das
353 materielle Bild nennen kann, welches das Subjekt als körperliches Wesen darstellt. Ein Symptom wie ein dermatologisch auf verschiedene Weisen qualifizierter Ausschlag des Gesichts wird in Abhängigkeit von irgendeinem Jahrestag zum Beispiel sich direkt in Bewegung setzen, ohne Vermittlung, ohne jegliche Dialektik, ohne daß irgendeine Deutung seine Übereinstimmung mit etwas, das der Vergangenheit des Subjekts angehören würde, zu markieren imstande wäre.

Das ist zweifellos das, was Ida Macalpine dazu getrieben hat, das sehr eigenartige Problem der direkten Entsprechungen zwischen dem Symbol und dem Symptom aufzuwerfen. Der Apparat des Symbols fehlt so sehr in den mentalen Kategorien des heutigen Psychoanalyikers, daß nur durch die Vermittlung eines Phantasmas derartige Beziehungen wahrgenommen werden können. Auch wird ihre ganze Argumentation darin bestehen, die Entwicklung des Wahns mit einem phantasmatischen Thema in Beziehung zu bringen, mit einer anfänglichen – gemäß der heutzutage gängigen Ausdrucksweise ursprünglichen – präödipalen Fixierung, womit unterstrichen wird, daß dasjenige, was das Begehren aufrechterhält, wesentlich ein um seiner selbst willen verfolgtes Zeugungsthema ist, asexuell in seiner Form, das die Bedingungen der Entmännlichung, der Verweiblichung lediglich als eine Art von Konsequenz a posteriori der anfänglichen Forderung nach sich zieht. Das Subjekt wird als in der bloßen Beziehung des Kindes zur Mutter entstanden wahrgenommen, vor jeglicher Konstituierung einer triangulären Situation. Und dann würde es in sich ein Begehrensphantasma entstehen sehen, das Begehren, der Mutter in ihrer Fähigkeit, ein Kind zu machen, gleichzukommen.

Darin besteht die ganze Argumentation von Frau Macalpine, die im Reichtum ihrer Details hier zu verfolgen ich keinen Grund habe, denn sie ist für

Sie zugänglich im sehr reichhaltigen Vorwort und Nachwort zur englischen Ausgabe, die sie von Schrebers Text besorgt hat. Das Wichtige ist, zu sehen, daß diese Verarbeitung mit einer gewissen Neuorientierung der gesamten analytischen Dialektik zusammenhängt, die dahin geht, die imaginäre Ökonomie des Phantasmas, die verschiedenen phantasmatischen Reorganisationen, Desorganisationen, Restrukturierungen, Destrukturierungen zum Angelpunkt jeglichen das Verstehen betreffenden Fortschritts und auch jeglichen therapeutischen Fortschritts zu machen. Das gegenwärtig so allgemein akzeptierte Schema Frustration-Aggressivität-Regression findet sich am Grund all dessen, was Frau Macalpine von diesem Wahn erklären zu können meint.

Sie geht sehr weit in diese Richtung. Es gibt, sagt sie, nur deshalb Untergang, Dämmerung der Welt, und, zu einem bestimmten Zeitpunkt, quasi verwirrte Ungeordnetheit der Realitätserfassung, weil die Welt neugeschaffen werden muß. Sie führt derart auf der tiefsten Stufe der geistigen Ungeordnetheit eine Art von Finalismus ein. Der ganze Mythos wird nur konstruiert, weil das für das Subjekt Schreber die einzige Art ist, sich in seiner imaginären Forderung nach Gebären Befriedigung zu verschaffen.

Ida Macalpines Gesichtspunkt kann zweifellos erlauben, tatsächlich den 354
Einsatz, die imaginäre Durchtränkung des zur Neugeburt bestimmten Subjekts wahrzunehmen – ich bilde hier eines von Schrebers Themen nach, das, wie Sie wissen, das *picturing*, das *Zeichnen* ist.

Aber was erlaubt uns von einem solchen Gesichtspunkt aus, wo es sich nur um imaginäre Phantasmen handelt, die Vorrangstellung zu verstehen, die von Freud der Funktion des Vaters verliehen wird?

Worin auch immer gewisse Schwächen der Freudschen Argumentation hinsichtlich der Psychose bestehen mögen, es ist unleugbar, daß die Funktion des Vaters bei Schreber derart übersteigert ist, daß es nichts Geringeres als Gott den Vater braucht, und zwar bei einem Subjekt, für welches das bis dahin keinerlei Sinn besaß, damit der Wahn zur Vollendung, zu seinem Gleichgewichtspunkt gelangt. Die Vorrangstellung, in der gesamten Entwicklung von Schrebers Psychose, der väterlichen Figuren, die einander ersetzen und sich immer mehr vergrößern und miteinander in Verwicklung geraten, bis zu einer Identifizierung mit dem göttlichen Vater selbst, mit der durch den eigentlich väterlichen Ton gekennzeichneten Gottheit, ist unleugbar, unerschütterlich. Und dazu bestimmt, neuerlich das Problem für uns aufzuwerfen – wie kommt es, daß etwas, das Freud derart recht gibt, von ihm nur in einer gewissen Art und Weise angeschnitten wird, die zu wünschen übrigläßt?

In Wirklichkeit ist alles bei ihm ausgewogen, und alles bleibt unzureichend in der Berichtigung von Ida Macalpine. Nicht nur die Ungeheuerlichkeit der phantasmatischen Figur des Vaters hindert uns daran, uns in irgendeiner Weise mit einer auf dem Einbruch des präödipalen Phantasmas beruhenden Dynamik zu begnügen. Es gibt noch genug andere Dinge, das eingeschlossen, was in beiden Fällen rätselhaft bleibt. Viel mehr als Macalpine nähert sich Freud der ausschlaggebenden, überwältigenden, wuchernden Seite der Phänomene verbalen Lautwerdens, der ungeheuren Fesselung des Subjekts in der Welt des Sprechens, das nicht nur in seiner Existenz mit anwesend ist, das nicht nur dasjenige konstituiert, was ich das letzte Mal eine gesprochene Begleitung der Handlungen genannt habe, sondern eine ständige Ankündigung, ein Dringen, sogar eine Mahnung, die sich auf dieser Ebene äußern. Niemals darf das Subjekt auch nur einen Augenblick lang aufhören, diesem ständigen auffordernden Wink des Sprechens, das ihn begleitet, zu bezeugen, daß es da ist, anwesend, imstande zu antworten – oder nicht zu antworten, denn vielleicht, sagt Schreber, will man ihn zwingen, etwas Dummes zu sagen. Durch seine Antwort ebensogut wie durch seine Nicht-Antwort hat er zu bezeugen, daß er immer noch wach ist für diesen inneren Dialog. Es nicht mehr zu sein, wäre das Zeichen dessen, was er *Verwesung** nennt, das heißt, wie man es richtig ins Französische übersetzt hat, *décomposition*.

Darauf haben wir dieses Jahr die Aufmerksamkeit gelenkt und darauf legen wir Nachdruck, um zu sagen, daß das den Wert der reinen Freudschen Position ausmacht. Trotz des Paradoxes, das gewisse Manifestationen der
355 Psychose darstellen, wenn man sie auf die Dynamik bezieht, die Freud bei der Neurose erkannt hat, zeigt sich, daß sein Gesichtspunkt eine befriedigendere Zugangsweise darstellt.

Seinen Gesichtspunkt hat Freud niemals vollständig herausgearbeitet, aber das ist es, was seiner Position ihren Halt verleiht, verglichen mit dieser Art von Planifikation, wenn man das so sagen kann, der instinktuellen Zeichen, worauf nach ihm die psychoanalytische Dynamik sich zu reduzieren tendiert. Ich spreche von diesen Termen, die er niemals aufgegeben hat, die er für jegliches mögliche psychoanalytische Verständnis fordert, selbst dort, wo es nur annähernd klappt, denn es klappt immer noch besser auf diese Weise – die Funktion des Vaters und der Kastrationskomplex.

Es kann sich nicht ganz einfach um imaginäre Elemente handeln. Das, was man im Imaginären in der Gestalt der phallischen Mutter findet, ist nicht homogen, Sie wissen es alle, in bezug auf den Kastrationskomplex, sofern dieser in die trianguläre Situation des Ödipus integriert ist. Diese Situation wird von Freud nicht vollständig erhellt, aber auf Grund der einfachen

Tatsache, daß sie immer beibehalten wird, ist sie da, um Anlaß zu einer Erhellung zu geben, die nur möglich ist, wenn wir erkennen, daß es in dem für Freud zentralen Dritten, welches der Vater ist, ein signifikantes Element gibt, das sich auf keinerlei imaginäre Konditionierung reduzieren läßt.

2

Ich sage nicht, daß der Name-des-Vaters das einzige wäre, von dem wir das sagen können.

Wir können dieses Element immer dann freilegen, wenn wir etwas erfassen, das im eigentlichen Sinn der symbolischen Ordnung angehört. Ich habe darüber ein weiteres Mal den Artikel von Ernest Jones über den Symbolismus nachgelesen. Ich werde eines der notorischsten Beispiele wiederaufnehmen, an dem dieser Sprößling des Meisters versucht, sich an das Phänomen des Symbols heranzumachen. Es geht um den Ring.

Ein Ring, sagt er uns, tritt als analytisches Symbol nicht insofern ins Spiel, als er die Ehe repräsentiert, mit all dem, was das an Kulturellem und Elaboriertem umfaßt, sogar an Sublimiertem – denn so drückt er sich aus. Der Ring als Symbol der Ehe ist irgendwo in der Sublimierung zu suchen. Pfui das alles, das läßt uns aus der Haut fahren, wir sind keine Leute, denen man von Analogismus daherredet. Wenn der Ring etwas bedeutet, dann deshalb, weil er das Symbol des weiblichen Geschlechtsorgans ist.

Ist diese Deklaration nicht dazu angetan, uns nachdenklich zu stimmen? –
wenn wir wissen, das das Ins-Spiel-bringen des Signifikanten im Symptom in 356
keinerlei Verbindung mit demjenigen steht, was der Ordnung der Strebung angehört. Man muß wirklich von den natürlichen Symbolisierungen eine äußerst seltsame Vorstellung haben, um zu glauben, daß der Ring die natürliche Symbolisierung der weiblichen Geschlechtsteile ist.

Sie kennen alle das Thema von *Der Ring des Hans Carvel,* einer guten Geschichte aus dem Mittelalter, aus der La Fontaine eine Erzählung gemacht hat, und die Balzac in seinen *Contes drolatiques* wiederaufgenommen hat. Der brave Kerl, den man äußerst farbig schildert, und von dem man uns manchmal sagt, daß er ein Pfaffe ist, träumt, daß er den Finger in einem Ring stecken hat, und kommt beim Erwachen drauf, daß er den Finger in der Scheide seiner Gefährtin stecken hat. Sagen wir es klipp und klar – wie könnte die Erfahrung des Eindringens in diese Öffnung, weil es sich ja nun einmal um eine Öffnung handelt, wie auch immer derjenigen des Ansteckens eines Ringes ähneln, wenn man nicht im voraus schon wüßte, was ein Ring ist?

Ein Ring ist nicht ein Objekt, dem man in der Natur begegnet. Falls es etwas in der Art eines Eindringens gibt, das dem mehr oder weniger enganliegenden Eindringen des Fingers in den Ring gleicht, dann ist das bestimmt nicht – ich appelliere hier, wie Marie-Antoinette sagte, nicht an alle Mütter, sondern an all jene, die jemals ihren Finger irgendwo hineingesteckt haben – so ist das gewiß nicht die Durchdringung dieses Ortes, der, mein Gott, eher molluskenhaft als sonst was ist. Falls etwas in der Natur dazu bestimmt ist, uns an gewisse der Eigenschaften des Ringes | *anneau* denken zu lassen, so beschränkt sich das auf dasjenige, dem die Sprache den Ausdruck Anus gewidmet hat, der sich im Lateinischen mit einem *n* schreibt und den die alten Wörterbücher schamhaft als den Ring bezeichnen, den man hinten finden kann.

Aber um das eine mit dem anderen zu verwechseln im Hinblick darauf, daß es sich um eine natürliche Symbolisierung handeln könnte, muß man wirklich eine dieser Gedankenwahrnehmungen gehabt haben... Freud selbst hat wirklich an Ihnen verzweifeln müssen, um Ihnen nicht den Unterschied zwischen den beiden gelehrt zu haben, er muß Sie wirklich als unverbesserliche Dummköpfe angesehen haben.

Das Hirngespinst von Ernest Jones soll uns zeigen, daß der Ring nur deshalb in einen Traum eingefügt wird, sogar in einen Traum, der zu einer sexuellen Handlung führt, weil wir dadurch etwas Ursprüngliches signifizieren. Die kulturellen Konnotationen schrecken ihn ab, und gerade da hat er unrecht. Er kann sich nicht vorstellen, daß der Ring schon als Signifikant, unabhängig von seinen Konnotationen, existiert, daß das schon einer der wesentlichen Signifikanten ist, wodurch der Mensch in seiner Gegenwart in der Welt imstande ist, noch ganz anderes als die Ehe zu kristallisieren. Ein Ring ist nicht ein Loch mit etwas herum, wie Jones zu glauben scheint, in der Art der Leute, die meinen, daß man, um Makkaroni zu machen, ein Loch nimmt und
357 es mit Mehl umgibt. Ein Ring besitzt vor allem einen signifikanten Wert.

Wie sonst erklären, daß ein Mensch etwas zu vernehmen vermag, das, was man vernehmen nennt, an der einfachsten sich in die Sprache einschreibenden Formulierung, am elementarsten Sprechen – *das ist 's* | *c'est cela.* Für einen Menschen besitzt diese Formel dennoch einen explikativen Sinn. Er hat etwas gesehen, gleichgültig was, das da ist, und *das ist 's.* Was auch immer das Ding sein mag, in dessen Gegenwart er sich findet, es mag sich um das Eigenartigste, das Seltsamste, das Zweideutigste handeln, *das ist 's.* Jetzt ruht das woanders als dort, wo es vorher war, das heißt nirgendwo, jetzt ist das – *das ist 's.*

Ich möchte einen Moment lang absichtlich ein Phänomen aufgreifen, das dadurch exemplarisch ist, daß es das Unbeständigste darstellt, was für einen Menschen in Erscheinung treten kann – der Meteor [35].

Definitionsgemäß ist der Meteor *das* | *cela,* das ist real und gleichzeitig ist es illusorisch. Es wäre ganz falsch zu sagen, daß es imaginär ist. Der Regenbogen, *das ist 's.* Sie sagen, daß der Regenbogen *das* ist, und dann suchen Sie. Man hat sich eine Zeitlang den Kopf zerbrochen, bis hin zu Descartes, der die kleine Angelegenheit völlig reduziert hat. Es gibt eine Region, in der feine, schwebende Wassertropfen irisieren, usw. Gut. Und dann? Es gibt einerseits den Strahl und andererseits die kondensierten Tropfen. *Das ist 's.* Das war nur Erscheinung – *das ist 's.*

Beachten Sie, daß die Angelegenheit keineswegs geregelt ist. Der Lichtstrahl, das wissen Sie, ist Welle oder Teilchen, und der kleine Wassertropfen ist etwas Seltsames, denn letztlich ist das nicht wirklich die Gasform, es ist die Kondensierung, der Niederschlag in flüssigem Zustand, aber schwebender Niederschlag, zwischen den beiden, im Zustand eines ausgedehnten Schleiers, wie das Wasser.

Wenn wir also sagen *das ist 's,* implizieren wir, daß das ja nur das ist, oder daß das nicht das ist, nämlich die Erscheinung, bei der wir uns aufgehalten haben. Aber das beweist uns, daß all das, was in der weiteren Folge herausgekommen ist, das *das ist ja nur das* ebensogut wie das *das ist nicht das,* schon im ursprünglichen *das ist 's* impliziert war.

Der Regenbogen ist ein Phänomen, das keinerlei imaginäres Interesse besitzt, Sie haben niemals ein Tier ihn beachten gesehen, und in der Tat beachtet der Mensch eine unglaubliche Anzahl von verwandten Manifestationen nicht. Die verschiedenen Irisierungen sind äußerst verbreitet in der Natur, und abgesehen von Beobachtungsbegabungen und einer speziellen Forschung hält sich niemand dabei auf. Wenn dagegen der Regenbogen existiert, dann genau in seiner Beziehung zum *das ist 's.* Das ist dasjenige, was bewirkt, daß wir ihn Regenbogen genannt haben, und daß, wenn man davon zu jemandem spricht, der ihn noch nicht gesehen hat, es einen Augenblick gibt, wo man ihm sagt – *Der Regenbogen, das ist 's.* Und dieses *das ist 's* setzt 358
die Implikation voraus, daß wir darauf eingehen, bis uns der Atem ausgeht, um zu wissen, was dahinter verborgen ist, was seine Ursache ist, worauf wir ihn werden reduzieren können. Beachten Sie doch, daß das, was vom Anfang an den Regenbogen und den Meteor auszeichnet, und jedermann weiß es, denn das ist der Grund, warum man ihn Meteor nennt, gerade ist, daß es nichts dahinter Verborgenes gibt. Er ist gänzlich in dieser Erscheinung. Das, was ihn nichtsdestoweniger für uns fortbestehen läßt, so sehr, daß wir nicht aufhören, uns über ihn Fragen zu stellen, liegt einzig am ursprünglichen *das ist 's,* nämlich an der Benennung als solcher des Regenbogens. Es gibt nichts anderes als diesen Namen.

Anders ausgedrückt, um weiter zu gehen – dieser Regenbogen, er spricht nicht, aber man könnte an seiner Stelle sprechen. Niemals spricht jemand zu ihm, das ist sehr erstaunlich. Man redet den Sonnenaufgang an, und allerlei Dinge. Dem Regenbogen verbleibt dieses Privileg, mit einer gewissen Anzahl anderer derartiger Manifestationen, daß man nicht zu ihm spricht. Es gibt zweifellos Gründe dafür, nämlich daß er ganz besonders unbeständig ist. Aber nehmen wir einmal an, daß man zu ihm spricht. Wenn man zu ihm spricht, kann man ihn zum Sprechen bringen. Man kann ihn sprechen lassen zu wem man will. Das könnte der See sein. Wenn der Regenbogen keinen Namen hat, oder wenn er von seinem Namen nichts hören will, wenn er nicht weiß, daß er Regenbogen heißt, dann hat dieser See keine andere Möglichkeit, als ihm die tausend kleinen Spiegelungen des Sonnenglanzes auf seinen Wellen zu zeigen und die Dunstschwaden, die sich erheben. Er kann sehr wohl versuchen, zum Regenbogen zu gelangen, aber er wird niemals zu ihm gelangen, aus dem einfachen Grund, daß die kleinen Sonnenstückchen, die an der Oberfläche des Sees tanzen, sowie der Dunst, der ihm entweicht, nichts zu tun haben mit der Erzeugung des Regenbogens, die bei einem gewissen Neigungsstand der Sonne beginnt, und bei einer gewissen Dichte der daran beteiligten Tröpfchen. Es gibt keinerlei Grund, die Neigung der Sonne oder irgendeines der Merkmale, die das Phänomen des Regenbogens bestimmen, zu erforschen, solange er nicht als solcher benannt ist.

Wenn ich soeben diese lange Abhandlung über etwas gemacht habe, das die Eigenart eines sphärischen Gürtels besitzt, der entfaltet und zusammengezogen sein kann, so deshalb, weil die imaginäre Dialektik in der Psychoanalyse genau gleichen Wesens ist. Warum reichen die Mutter-Kind-Beziehungen, auf die man diese Dialektik immer mehr zu beschränken sucht, keineswegs aus? Es gibt wirklich keinerlei Grund.

Man sagt uns, daß die Forderung einer Mutter darin besteht, sich einen imaginären Phallus zu verschaffen, und man erklärt uns sehr gut, daß ihr Kind ihr als hinreichend realer Träger für diese imaginäre Verlängerung dient. Was das Kind anbelangt, steht fest – ob männlich oder weiblich, lokalisiert es den Phallus sehr früh und, sagt man uns, gewährt ihn großzügig der Mutter,
359 spiegelbildlich oder nicht, oder doppelt gespiegelt. Das Paar müßte sich spiegelbildlich sehr gut vertragen, rund um diese gemeinsame Illusion der reziproken Phallizisierung. Alles müßte sich auf der Ebene einer vermittelnden Funktion des Phallus abspielen. Nun findet sich aber das Paar im Gegenteil in einer Konfliktsituation, sogar in einer Situation innerer Entfremdung, jeder seinerseits. Warum? Weil der Phallus, wenn ich so sagen darf, Wanderer ist. Er ist anderswo. Jeder weiß, wohin ihn die analytische Theorie verlegt –

sein Träger soll der Vater sein. Rings um ihn stellt sich die Furcht des Verlustes des Phallus beim Kind ein, das Beanspruchen, die Beraubung, oder das Schmachten, die Sehnsucht nach dem Phallus bei der Mutter.
Wenn sich nun aber affektive, imaginäre Austauschvorgänge zwischen der Mutter und dem Kind herstellen rings um das imaginäre Fehlen des Phallus, was aus ihm das wesentliche Element der intersubjektiven Koaptation macht, so hat der Vater in der Freudschen Dialektik den seinen, das ist alles, er tauscht ihn weder aus, noch gibt er ihn her. Es gibt keinerlei Zirkulieren. Der Vater hat keinerlei Funktion in dem Trio, es sei denn, den Träger, den Besitzer des Phallus zu repräsentieren. Der Vater, als Vater, hat den Phallus – Punktum. Anders ausgedrückt, er ist das, was in der imaginären Dialektik existieren muß, damit der Phallus etwas anderes ist als ein Meteor.

3

Das ist so grundlegend, daß wir, wenn wir in einem Schema zu situieren versuchen, was die Freudsche Konzeption des Ödipuskomplexes aufrechterhält, es sich nicht um ein Dreieck Vater-Mutter-Kind handelt, sondern um ein Dreieck (Vater)-Phallus-Mutter-Kind. Wo ist der Vater da drin? Er ist im Ring, der alles zusammenhält.
Der Begriff des Vaters kann nur als mit einer ganzen Reihe signifikanter Konnotationen ausgestattet angenommen werden, die ihm seine Existenz und seine Konsistenz verleihen, welche bei weitem nicht mit denjenigen des Genitalen zusammenfallen, von dem er sich durch alle linguistischen Überlieferungen hindurch semantisch unterscheidet.
Ich werde nicht so weit gehen, Ihnen Homer und den heiligen Paulus zu zitieren, um Ihnen zu sagen, daß den Vater anzurufen, ob das jetzt Zeus oder jemand anderer ist, etwas ganz anderes ist als sich ganz einfach auf die Zeugungsfunktion zu berufen. Aus einer Frau kann eine Unzahl von Wesen hervorgehen. Das könnten nur Frauen sein – übrigens werden wir bald so weit sein, nachdem uns die Zeitungen alle Tage sagen, daß die Parthenogenese im Kommen ist und daß die Frauen bald ohne irgend jemandes Hilfe Mädchen hervorbringen werden. Beachten Sie, daß, wenn männliche Elemente da eingreifen, sie ihre Befruchtungsrolle spielen werden, ohne etwas 360
anderes zu sein, wie bei den tierischen Wesen, als ein unentbehrlicher Lateralschaltkreis. Es gibt Hervorbringung der Frauen durch die Frauen, mit Hilfe lateraler Kümmerlinge, die dazu dienen können, den Vorgang wieder anzukurbeln, ihn aber nicht strukturieren. Einzig vom Augenblick an, wo

wir versuchen, die Abstammung in bezug auf die Männer einzuschreiben, schaltet sich eine Novation in die Struktur ein. Einzig vom Augenblick an, wo wir von Abstammung von Mann zu Mann sprechen, wird ein Schnitt eingeführt, welcher der Unterschied der Generationen ist. Die Einführung des Signifikanten des Vaters führt bereits eine Ordnung in die Nachkommenschaft ein, die Reihe der Generationen.

Wir sind nicht da, um alle Seiten dieser Funktion des Vaters zu erläutern, aber ich mache Sie aufmerksam auf eine der frappierendsten, welche die Einführung einer Ordnung, einer mathematischen Ordnung ist, deren Struktur sich von der natürlichen Ordnung unterscheidet.

Wir sind durch die Erfahrung der Neurosen in der Analyse ausgebildet worden. Die imaginäre Dialektik kann ausreichen, wenn es in dem von uns beschriebenen Rahmen dieser Dialektik schon diese für den praktischen Gebrauch, den man von ihr machen will, implizierte signifikante Beziehung gibt. Zwei oder drei Generationen später wird man zweifellos nichts mehr davon verstehen, eine Katze wird da nicht mehr ihre Jungen finden, aber vorläufig bewahrt das Fortbestehen des Themas des Ödipuskomplexes im großen und ganzen den Begriff der signifikanten Struktur, der so wesentlich ist, um sich bei den Neurosen zurechtzufinden.

Aber wenn es sich um die Psychosen handelt, ist das etwas anderes. Es handelt sich nicht um die Beziehung des Subjekts zu einer innerhalb der bestehenden signifikanten Strukturen signifizierten Bindung, sondern um seine Begegnung, unter elektiven Bedingungen, mit dem Signifikanten als solchen, welche den Eintritt in die Psychose kennzeichnet.

Sehen Sie, zu welchem Zeitpunkt seines Lebens die Psychose des Präsidenten Schreber ausbricht. Mehr als einmal hat er sich in der Lage befunden, zu erwarten, Vater zu werden. Und da ist er plötzlich mit einer Funktion versehen, die in sozialer Hinsicht beträchtlich ist, und die für ihn großen Wert besitzt – er wird Senatspäsident des Oberlandesgerichts. Ich würde sagen, daß es sich in der Verwaltungsstruktur da um etwas handelt, das dem *Conseil d'Etat* ähnlich ist. Damit findet er sich also in die Gipfelregion der legislativen Hierarchie eingeführt, unter Männern, die Gesetze machen und alle zwanzig Jahre älter sind als er – Störung der Rangfolge der Generationen. Auf Grund von was? Eines ausdrücklichen Aufrufs der Minister. Diese Beförderung seiner nominellen Existenz verlangt von ihm, sich in neuer Weise einzugliedern. Es geht letztlich darum, zu wissen, ob das Subjekt Vater werden wird oder nicht. Es ist die Frage des Vaters, welche Freuds gesamte Forschung zentriert, alle Gesichtspunkte, die er in die subjektive Erfahrung eingeführt hat.

Man vergißt es vollkommen, ich weiß es sehr wohl. Die neueste analytische Technik wird von der Objektbeziehung beherrscht. Die höchste Erfahrung, die man beschreibt, der vielzitierte in der Objektbeziehung gewahrte Abstand, besteht letztlich darin, das Sexualorgan des Analytikers zu phantasmatisieren und es imaginär zu verschlingen. Aus der Filiation das Äquivalent einer Fellatio machen? Es gibt schon eine etymologische Beziehung zwischen den beiden Ausdrücken, aber das ist kein ausreichender Grund, um zu beschließen, daß die analytische Erfahrung eine Art obszöner Kette ist, die in der imaginären Verschlingung eines endlich aus den Phantasmen freigesetzten Objekts besteht.

Auf jeden Fall ist es unmöglich, in der Phänomenologie der Psychose die Ursprünglichkeit des Signifikanten als solchen zu verkennen. Greifbar ist im Phänomen all dessen, was sich in der Psychose abspielt, daß es sich um den Zugang des Subjekts zu einem Signifikanten als solchem handelt und um die Unmöglichkeit dieses Zugangs. Ich komme nicht auf den Begriff der *Verwerfung** zurück, von dem ich ausgegangen bin, und für den ich Ihnen nach reichlicher Überlegung vorschlage, endgültig folgende Übersetzung anzunehmen, die ich für die beste halte – *forclusion.*

Es ergibt sich daraus ein Prozeß, dessen ersten Abschnitt wir einen imaginären Kataklysmus genannt haben, daß nämlich nichts mehr verpachtet werden kann von der tödlichen Beziehung, welche für sich allein die Beziehung zum imaginären anderen ist. Dann getrennte Entfaltung und Ins-Spiel-bringen des gesamten Signifikantenapparats – Dissoziation, Zerstückelung, Mobilisierung des Signifikanten als Sprechen, ausgestoßenes Sprechen, bedeutungsloses oder zu bedeutungsvolles Sprechen, voll von Bedeutungslosigkeit, Zersetzung des inneren Diskurses, welche die ganze Struktur der Psychose kennzeichnet. Nach der Begegnung, dem Zusammenstoß mit dem nicht assimilierbaren Signifikanten geht es darum, ihn wiederherzustellen, denn dieser Vater kann kein ganz einfacher Vater sein, ein Vater rundweg, der Ring von vorhin, der Vater, welcher der Vater für jedermann ist. Und der Präsident Schreber stellt ihn tatsächlich wieder her.

Niemand weiß, daß er in den Vater eingefügt ist. Dennoch will ich Sie, bevor ich Sie dieses Jahr verlasse, darauf hinweisen, daß Sie als Ärzte Unschuldslämmer sein können, aber um Psychoanalytiker zu sein, sollten Sie doch von Zeit zu Zeit über ein Thema wie dieses nachdenken, selbst wenn man weder der Sonne noch dem Tod ins Gesicht sehen kann. Ich werde nicht sagen, daß die geringste Geste, ein Übel hervorzurufen, Möglichkeiten eines größeren Übels ergibt, es bringt *immer* ein größeres Übel mit sich. Das ist etwas, woran sich ein Psychoanalytiker gewöhnen sollte, denn ich glaube, daß er

ohne das überhaupt nicht imstande ist, seine berufliche Funktion gewissenhaft auszuüben. Allerdings wird Sie das nicht weit bringen. Die Zeitungen sagen alle Tage, daß die Fortschritte der Wissenschaft weiß Gott wie gefährlich sind, aber das ist uns ganz gleichgültig. Warum? Weil Sie alle
362 eingefügt sind, und ich mit Ihnen, in diesen wichtigen Signifikanten, der *Père Noël* heißt, in den Weihnachtsmann. Mit dem Weihnachtsmann regeln die Sachen sich immer, mehr noch, sie regeln sich gut.

Worum handelt es sich beim Psychotiker? Nehmen Sie an, es gäbe jemanden für uns unvorstellbaren, einen dieser Herren, von denen man uns erzählt – wenn das überhaupt jemals existiert hat, glauben Sie nicht, daß ich diesen Gerüchten das geringste Gewicht beimesse –, daß sie sich so sehr im Zaum halten konnten, daß sie nicht mehr an den Weihnachtsmann glaubten und zur Überzeugung gelangten, daß alles, was man an Gutem tut, ein entsprechendes Übel mit sich bringt, und daß man es folglich nicht tun darf. Es genügt, daß Sie es annehmen, und sei es auch nur einen Augenblick lang, um zu verstehen, daß allerhand Dinge davon abhängen können, die grundsätzlich auf der Ebene des Signifikanten sind.

Gut also, der Psychotiker ist Ihnen gegenüber insofern im Nachteil, aber das ist auch ein Privileg, als er sich im Verhältnis zum Signifikanten ein kleines bißchen quer, schief gestellt gefunden hat. Von dem Augenblick an, wo er aufgefordert ist, sich mit diesen Signifikanten in Einklang zu bringen, muß er die beträchtliche Anstrengung eines Rückblicks machen, was schon zu äußerst versponnenen Sachen führt, welche dasjenige konstituieren, was man die Entwicklung einer Psychose nennt. Diese Entwicklung ist besonders reichhaltig und exemplarisch im Fall des Präsidenten Schreber, aber ich habe Ihnen in meiner Krankenvorstellung gezeigt, daß man etwas klarer sieht, wenn man diesen Gesichtspunkt hat, selbst mit den gewöhnlichsten Kranken. Der letzte, den ich gezeigt habe, war jemand sehr, sehr seltsamer, am Rande des *automatisme mental*, ohne schon gänzlich dort angelangt zu sein. Alle Welt schwebte für ihn in einem artifiziellen Zustand, dessen Koordinaten er gut beschrieb. Ihm war aufgefallen, daß der Signifikant die Existenz der Wesen beherrschte, und seine eigene Existenz schien ihm viel weniger gewiß als irgend etwas, das sich ihm mit einer gewissen Signifikantenstruktur präsentierte. Er sagte es ganz ungeschminkt. Sie haben feststellen können, daß ich ihm die Frage gestellt habe – *Wann hat das alles angefangen? Während der Schwangerschaft Ihrer Frau?* Er war eine Zeitlang ein bißchen erstaunt, dann hat er mir geantwortet – *Ja, das stimmt* – und hinzugefügt, daß er niemals daran gedacht hatte.

Vom imaginären Gesichtspunkt aus gesehen hat das, was wir nebenbei in der

Analyse sagen, nicht das geringste Gewicht, denn es handelt sich einzig um Frustration oder nicht Frustration. Man frustriert ihn, er ist aggressiv, er regrediert, und so gehen wir weiter bis zum Auftauchen der ursprünglichsten Phantasmen. Leider ist das nicht die richtige Theorie. Man muß wissen, was man sagt. Es reicht nicht aus, die Signifikanten in solcher Weise eingreifen zu lassen – *Ich hau Dir auf den Buckel*... – *Bist schön brav*... – *Hast einen bösen Papa gehabt*... – *'s wird sich schon einrenken*... Man muß sie mit Bedacht verwenden und sich wenigstens darauf verstehen, gewisse nicht zu verwenden. Die negativen Indikationen betreffs gewisser Deutungsinhalte werden 363
durch einen solchen Gesichtspunkt in den Vordergrund gerückt.
Ich lasse diese Fragen offen. Das Jahr endet in Mundart, warum sollte es anders enden?

Ich möchte zum Abschluß zu einer anderen Art von Stil als dem meinigen übergehen. Schon vor einigen Wochen habe ich mir vorgenommen, mit einer sehr schönen Stelle eines wunderbaren Dichters namens Guillaume Apollinaire zu schließen. Sie stammt aus *L'Enchanteur pourrissant*.
Am Ende eines der Kapitel gibt es den Zauberer, der in seinem Grab verwest, und der, wie jeder ordentliche Kadaver, ich werde nicht sagen faselt, wie Barrès sagen würde, sondern zaubert und sehr gut spricht. Es gibt auch die Seefrau, die auf der Gruft sitzt – sie war es, die ihn durch das Versprechen, er könnte leicht wieder herauskommen, dazu gebracht hat, ins Grab hineinzugehen, aber auch sie hatte ihre Kniffe, und der Zauberer ist da, der verwest und von Zeit zu Zeit spricht. Da sind wir also angelangt, als inmitten eines Gefolges einige Verrückte eintreffen, und ein Ungeheuer, das Sie hoffentlich wiedererkennen werden. Dieses Ungeheuer ist jenes, das den analytischen Schlüssel gefunden hat, die treibende Kraft des Menschen, und ganz besonders in der Beziehung des Kind-Vaters zur Mutter.

Ich habe miaut, miaut, sagt das Ungeheuer, ich habe nichts als Waldkäuze getroffen, die mir versichert haben, daß er tot war. Ich werde niemals fruchtbar sein. Dennoch haben jene, die es sind, gute Eigenschaften. Ich gebe zu, daß ich an mir keine kenne. Ich bin einsam. Ich habe Hunger, ich habe Hunger. Jetzt entdecke ich eine gute Eigenschaft an mir; ich bin ausgehungert. Suchen wir was zu essen. Wer ißt, ist nicht mehr allein.

4. Juli 1956

ANMERKUNGEN DES ÜBERSETZERS

Ausdrücke, die deutsch im Original stehen, sind mit * gekennzeichnet.

(1) „Wenn ich gesagt habe, daß er sie verwarf, so ist die nächste Bedeutung dieses Ausdrucks, daß er von ihr nichts wissen wollte im Sinne der Verdrängung.“ (FREUD, „Aus der Geschichte einer infantilen Neurose“, *GW*, XII, 117)

(2) Lacan übersetzt hier und im folgenden *Verwerfung* mit *rejet* und führt erst in der letzten Sitzung dieses Seminars den später konstant von ihm verwendeten Ausdruck *forclusion* ein.

(3) *Cf.* SCHREBER, *Denkwürdigkeiten eines Nervenkranken,* Oswald Mutze, Leipzig, 1903, S. 36; bei Lacan hier „Leipzig“ statt „Dresden“.

(4) FREUD, „Psychoanalytische Bemerkungen über einen autobiographisch beschriebenen Fall von Paranoia (Dementia Paranoides)“, *GW,* VIII, 239–320.

(5) Bei Lacan hier wieder „Leipzig“ statt „Dresden“.

(6) „Es war nicht richtig zu sagen, die innerlich unterdrückte Empfindung werde nach außen projiziert; wir sehen vielmehr, daß das innerlich Aufgehobene von außen wiederkehrt.“ (FREUD, „Psychoanalytische Bemerkungen etc.“, *op. cit.*, 308)

(7) *porc:* Schwein; *cochon:* als Haustier aufgezogenes Schwein.

(8) *discours commun:* hier und im folgenden auch im Sinn von „gemeinsamer Diskurs“ oder „allgemeiner Diskurs“.

(9) So in *GW*, II/III, 563f. Die Abweichungen vom Freudschen Text in der französischen Fassung scheinen eher auf mangelhafte Transkription als auf eigenwillige Übersetzung aus dem Deutschen zurückzugehen.

(10) Wörtlich bei Einstein: „Raffiniert ist der Herrgott, aber boshaft ist er nicht."

(11) Seitenangaben hier und im folgenden entsprechend der Erstausgabe.

(12) Paul Claudel, *Le soulier de satin ou Le pire n'est pas toujours sûr.*

(13) Wörtlich bei Freud: „... ich habe nichts an meiner Frau" („Bruchstück einer Hysterieanalyse", *GW,* V, 261).

(14) Wörtlich ist bei Schreber (*Denkwürdigkeiten,* S.197, Fußnote) von einem „Entfernten, der ich bin" die Rede.

(15) Man weiß inzwischen, daß Schreber am 14. April 1911 gestorben ist (*cf.* W. G. NIEDERLAND, *Der Fall Schreber,* Frankfurt am Main, Suhrkamp, 1978, S. 23).

(16) *Cf.* SCHREBER, *Denkwürdigkeiten,* S. 183. – In der französischen Vorlage: „Souvenez-vous que tout ce qui est mondialisant comporte une contradiction en soi."

(17) Bezug auf die Numerierung der Briefe in der Erstausgabe (*Aus den Anfängen der Psychoanalyse,* London, Imago, 1950). In FREUD, *Briefe an Wilhelm Fließ* (Frankfurt am Main, Fischer, 1986) trägt der Brief die Nummer 112.

(18) In dem zitierten Brief Freuds findet man die Ausdrücke „Umordnung", „Umschrift" und „Niederschrift".

(19) In der französischen Vorlage hier *Verneinung** statt *Wahrnehmung**.

(20) Bezieht sich auf: *le mot de l'énigme* | des Rätsels Lösung.

(21) Entspricht in der neuen Ausgabe (*cf.* Fußnote 17) Brief 98.

(22) *Cf.* Fußnote 17.

(23) Jeweils nach dem Kontext wird in diesem Kapitel das Wort *signifier* mit „bedeuten", „kundtun" oder „signifizieren" übersetzt.

(24) Vgl. Fußnote 6.

(25) Bezieht sich vermutlich auf FREUD, *Briefe an Wilhelm Fließ, op. cit.*, S. 139: „Ich wollte ja weiter nichts als die Abwehr erklären, aber erklär' da etwas mitten aus der Natur heraus."

(26) Die erwähnten Arbeiten erschienen etwas später: Herbert SILBERER, „Spermatozoenträume", *Jahrbuch für psychoanalytische und psychopathologische Forschungen*, 4 (1912) 141–161; „Zur Frage der Spermatozoenträume", *ibid.*, 708–740; „Zum Thema: Spermatozoenträume", *Zentralblatt für Psychoanalyse und Psychotherapie*, 3 (1913) 211–212.

(27) Familiäre Abkürzung von *d'accord* | *einverstanden.*

(28) Im Französischen: *tu es celui qui me suivras.* – Die zentralen Beispiele der folgenden Kapitel beruhen darauf, daß im Französischen die homophonen Endungen der zweiten und dritten Person des Singular durch ihre jeweils verschiedene Schreibweise (*-as* und *-a*) unterschieden werden können. Im Deutschen ist es möglich, zwischen „Du, der Du mir folgen wirst" und (bei Auslassung des Personalpronoms) „Du, der mir folgen wird" zu unterscheiden. Bei jenen Beispielen, wo Lacan auf alle Satzelemente eingeht, war es jedoch notwendig, in der Übersetzung wörtlich zu bleiben und den dadurch herbeigeführten Verstoß gegen die Grammatik („Du bist jener, der mir folgen wirst") in Kauf zu nehmen.

(29) *Société psychanalytique de Paris.*

(30) *une vérité de La Palice:* eine Binsenwahrheit.

(31) *Société française de psychanalyse.*

(32) *Cf.* HEIDEGGER, *Einführung in die Metaphysik*, Tübingen, Max Niemaeyer, 1987, S. 48f.

(33) „Du bist jener, dem ich folge", „Du bist jener, der ich bin", „Jenen töten, dem ich folge" und „Jenen töten, der ich bin".

(34) Zu dieser Stelle aus Schrebers *Denkwürdigkeiten* vergleiche man Lacans Kommentar in *Schriften II*, S. 77, Fußnote.

(35) Das Wort „Meteor" bedeutet hier jegliches sich in der Atmosphäre ereignende Phänomen.